実践 臨床薬理学

中谷晴昭　　大橋京一　　越前宏俊
【編著】

秋山一文　　下田和孝　　武城英明
安西尚彦　　竹内和彦　　松本明郎
上田幹人　　竹下明裕　　室井秀太
喜多敏明　　西田洋文　　山田　浩
小杉真一　　野元正弘　　渡邊　崇
小手川 勤　　服部裕一　　渡邉裕司
佐原直日　　藤井久彌子
【著】

朝倉書店

■ **編著者**

中谷晴昭　千葉大学大学院医学研究院薬理学・教授
大橋京一　大分大学医学部臨床薬理学・教授
越前宏俊　明治薬科大学薬物治療学・教授

■ **執筆者**（五十音順）

秋山一文　獨協医科大学医学部精神生物学・教授
安西尚彦　杏林大学医学部薬理学・准教授
上田幹人　獨協医科大学医学部精神神経医学・助教
喜多敏明　千葉大学環境健康フィールド科学センター・准教授
小杉真一　獨協医科大学医学部精神神経医学・講師
小手川勤　大分大学医学部臨床薬理学・准教授
佐原直日　関東労災病院血液内科・副部長
下田和孝　獨協医科大学医学部精神神経医学・教授
竹内和彦　浜松医科大学医学部臨床薬理学・准教授
竹下明裕　浜松医科大学医学部臨床検査医学・准教授
西田洋文　千葉大学大学院医学研究院薬理学・助教
野元正弘　愛媛大学大学院医学系研究科病態治療内科学・教授
服部裕一　富山大学大学院医学薬学研究部分子医科薬理学・教授
藤井久彌子　獨協医科大学医学部精神神経医学・講師
武城英明　千葉大学大学院医学研究院
松本明郎　千葉大学大学院医学研究院薬理学・准教授
室井秀太　医療法人　大田原厚生会　室井病院・副院長
山田　浩　静岡県立大学薬学部医薬品情報解析学・教授
渡邊　崇　獨協医科大学医学部精神神経医学
渡邉裕司　浜松医科大学医学部臨床薬理学・教授

は じ め に

　薬理学の教科書に関しては，すでに国内において優れたものが多数出版されている．海外でもGoodman & Gillman's The Pharmacological Basis of Therapeutics といった，薬理学のバイブルとも言われる教科書が出版されている．その中で，あえて出版社の依頼に応えて，この実践臨床薬理学の作成に至ったのは次のような理由による．

　薬理学は，基礎医学の中においても生理学，生化学，解剖学といった医学の基礎を学んだ上で履修する科目であり，基礎医学と臨床医学の境界に位置し，それらを結びつける学問といえよう．しかしながら，医学教育のカリキュラムとしては基礎医学の後で疾病の病態を臨床医学として学ぶことになるので，基礎医学の後半で学ぶ薬理学は教育する教員にとっては教えにくい科目となっている．医学教育モデルコアカリキュラムにおいても，薬理学の総論的な部分および主要な部分は「基本的診療知識」の中に「薬物治療の基本原理」としてまとめられているが，各論的部分の多くは各種疾患の治療項目として述べられている．最近，大学によっては基礎医学と臨床医学を統合して学ぶ統合型教育や臓器別教育が行われる場合も多いが，薬理学の系統的教育がなされない場合，十分にその教育効果が上がらない場合もあるし，薬理学としてのアイデンティティが失われてしまうこともある．

　医療において薬物治療は非常に重要な部分を占めることは言うまでもない．しかしながら医学生からは「薬の名前や化学構造式ばかり多く大変な科目だ」「受容体はたくさん出て来るがそれらが何故重要となるかが不明である」といった意見が出てくることもある．これらの問題を解決するためには，簡単であったとしても種々の疾患の病態生理を説明して理解させ，その上で疾患治療の方法として薬理学を教えることが非常に有効であると思われる．そのような観点から，現在，薬物が実際に使用される臨床の場面を想定し，そこで重要な薬物に焦点を絞った実践的な薬理学の教科書が望まれていると考えた．本教科書はそのような要求に応えるべく，それぞれの治療薬が対象となる疾患の病態にも簡単に触れ，その上で実際に用いられる重要な治療薬の作用機構，副作用などについて記載することを目標にまとめたものである．また，実際の臨床の場面における症例を提示し，その際の治療薬の選択を演習する問題も掲載し，問題解決型教育に資する教材を加えてみた．

　このような教科書作成の意図を理解していただき，日常業務でお忙しい中，執筆の労をとって下さった著者の先生方に心より感謝したい．この教科書が，医学生を中心とした薬理学を学ぶ者にとって，この学問に興味を持ち，その重要性を認識するきっかけとなれば望外の喜びである．

2010年10月

編者一同

目　次

■　A　薬理学総論　■

1　薬理学序論 …………………………………………………………………… 2
　1.1　薬の定義と薬物療法の種類 ………………………………………………… 2
　1.2　薬の歴史 ……………………………………………………………………… 3
　1.3　薬に関する学問 ……………………………………………………………… 4
　1.4　薬と法令 ……………………………………………………………………… 5
　1.5　薬物の原料および製剤 ……………………………………………………… 6

2　薬力学 ………………………………………………………………………… 8
　2.1　薬理作用 ……………………………………………………………………… 8
　2.2　用量-反応曲線 ……………………………………………………………… 10
　2.3　薬物の副作用 ………………………………………………………………… 12
　2.4　受容体と細胞内情報伝達系 ………………………………………………… 14

3　薬物動態学 ………………………………………………………………… 20
　3.1　治療学における薬物動態学の位置づけ …………………………………… 20
　3.2　血中薬物濃度の時間的推移と効果の関係 ………………………………… 21
　3.3　薬物の生体内運命 …………………………………………………………… 23
　3.4　薬物動態パラメーターと薬物投与設計への応用 ………………………… 28

4　薬物反応に影響を与える因子と薬物相互作用 ……………………… 35
　4.1　薬物動態の個人差 …………………………………………………………… 35
　4.2　時間薬理学 …………………………………………………………………… 40

5　医薬品開発と臨床試験 …………………………………………………… 42
　5.1　臨床試験の意義 ……………………………………………………………… 42
　5.2　臨床試験の倫理 ……………………………………………………………… 43
　5.3　医薬品開発の道筋 …………………………………………………………… 45
　5.4　臨床薬効評価 ………………………………………………………………… 48

■ B 薬理学各論 ■

1 末梢神経薬理 ··· 52
 1.1 末梢神経の構造と機能，神経伝達機構，受容体と細胞内情報伝達機構 ········· 52
 1.2 カテコラミンの生合成，分泌，取り込み，代謝 ·· 57
 1.3 交感神経作動薬の薬理作用と臨床応用，キサンチン誘導体とその応用 ········· 61
 1.4 交感神経遮断薬の薬理作用と臨床応用 ·· 68
 1.5 副交感神経作動薬の薬理作用と臨床応用 ·· 74
 1.6 副交感神経遮断薬の薬理作用と臨床応用 ·· 78
 1.7 コリンエステラーゼ阻害薬の薬理作用と臨床応用 ······································· 81
 1.8 神経筋接合部遮断薬の薬理作用と臨床応用 ··· 87
 1.9 神経節作動薬および遮断薬の薬理作用 ·· 92
 1.10 局所麻酔薬の種類と薬理作用・臨床応用 ·· 96

2 中枢神経薬理 ·· 102
 2.1 吸入麻酔薬の種類と薬理作用・臨床応用およびその他の全身麻酔薬 ········· 102
 2.2 麻薬性鎮痛薬の薬理作用と臨床応用 ·· 106
 2.3 抗不安薬，睡眠薬，アルコールの薬理作用・臨床応用 ······························ 109
 2.4 抗精神病薬の薬理作用と臨床応用 ·· 114
 2.5 抗うつ薬と気分安定薬の薬理作用と臨床応用 ·· 119
 2.6 てんかんの種類と抗てんかん薬 ··· 130
 2.7 パーキンソン病の病態と治療薬 ··· 137
 2.8 アルツハイマー病の病因と治療薬，その他の抗認知症薬 ·························· 141

3 オータコイドの薬理 ··· 146
 3.1 ヒスタミン ··· 146
 3.2 セロトニン ··· 149
 3.3 アンジオテンシン ··· 153
 3.4 ブラジキニン ·· 155
 3.5 エイコサノイド（プロスタノイド，ロイコトリエン） ······························ 157

4 循環器薬理学 ·· 163
 4.1 高血圧 ·· 163
 4.2 慢性心不全 ··· 170
 4.3 虚血性心疾患（狭心症・心筋梗塞） ··· 172
 4.4 不整脈 ·· 177
 4.5 脂質異常症 ··· 189
 4.6 腎臓 ·· 197

5　消化器薬理学 …… 203
- 5.1　消化性潰瘍の薬物治療 …… 203
- 5.2　下痢・止痢薬 …… 206
- 5.3　制吐薬 …… 208
- 5.4　胆石治療薬 …… 209

6　非ステロイド性抗炎症薬，抗リウマチ薬，痛風治療薬 …… 211
- 6.1　非ステロイド性抗炎症薬の薬理作用と種類，臨床応用 …… 211
- 6.2　関節リウマチの病態生理とその治療薬，臨床応用 …… 213
- 6.3　痛風の病態生理とその治療薬，臨床応用 …… 217

7　糖尿病とその治療薬 …… 221
- 7.1　糖尿病の病態生理と病型 …… 221
- 7.2　インスリン製剤とその種類 …… 222
- 7.3　経口血糖降下薬 …… 224

8　内分泌薬理学 …… 229
- 8.1　視床下部，下垂体ホルモン …… 229
- 8.2　甲状腺および抗甲状腺薬 …… 233
- 8.3　副腎皮質ホルモン …… 234
- 8.4　副甲状腺ホルモン …… 237
- 8.5　性ホルモン …… 238
- 8.6　子宮収縮薬 …… 243

9　血液薬理学 …… 244
- 9.1　貧血の種類，鉄代謝とその治療薬 …… 244
- 9.2　血栓治療薬，血液凝固系，線溶系，抗凝固薬，抗血小板薬，抗血栓溶解薬の種類と作用機構，副作用，臨床応用 …… 251

10　化学療法薬 …… 259
- 10.1　抗生物質の作用機序 …… 259
- 10.2　抗生物質に対する耐性獲得 …… 260
- 10.3　代表的な細菌に対する抗生物質とその特徴 …… 260
- 10.4　抗結核薬（antituberculosis agents） …… 268
- 10.5　ハンセン病（らい）治療薬 …… 269
- 10.6　抗真菌薬（antifungal agents） …… 270
- 10.7　抗ウイルス薬（aintiviral agents） …… 271
- 10.8　寄生虫治療薬 …… 275

11 悪性腫瘍治療薬 ……………………………………………………………………… 277
11.1 殺癌細胞性の抗癌剤の作用機序 …………………………………………… 277
11.2 悪性腫瘍に対するホルモン・サイトカイン療法 ………………………… 282
11.3 分子標的治療薬 ……………………………………………………………… 284

12 ビタミン薬 …………………………………………………………………………… 288
12.1 水溶性ビタミンの種類とその欠乏症 ……………………………………… 290
12.2 脂溶性ビタミンの種類とその欠乏症 ……………………………………… 291

13 漢方薬 ………………………………………………………………………………… 294
13.1 漢方医学の歴史, 診断と治療に関する基本的概念 ……………………… 294
13.2 漢方薬の臨床応用と副作用 ………………………………………………… 298

付録　ヘルシンキ宣言 …………………………………………………………………… 303

索　引 ……………………………………………………………………………………… 307

A

薬理学総論

1

薬 理 学 序 論

1.1　薬の定義と薬物療法の種類

　病気の治療手段として薬物を用いるもの以外に，外科的治療，放射線治療，物理療法，精神療法などがあるが，薬物治療はそれらの中で重要な部分を占める．たとえば早期胃癌が発見されれば，外科的に胃を切除するし，放射線に感受性を持つ悪性腫瘍に対しては放射線を照射する．脳梗塞などで片側の手足が麻痺した患者には，マッサージ等を含めた物理療法（理学療法）によってその機能回復を図る．不安神経症などの精神神経疾患には医師が患者にインタビューやカウンセリングを行うことによって不安を取り除く精神療法が行われる．しかし，その中で最も重要なものは薬物療法（薬物治療）と言えよう．たとえば，外科的治療を行う場合でも，全身麻酔薬という薬物を使用するわけであり，不安神経症の治療には精神療法も行うが同時に鎮静作用を持つ抗不安薬も用いられる．このように，薬物は病気の治療において必要不可欠なものである．

　病気とは，生体の恒常性が損なわれた状態であり，薬とはその生体の機能失調を正常に近づける目的で使用される化学物質と定義できる．薬理学で取り扱う化学物質を広義に捉えれば，生体機能に影響を与えうる純物質である．

　もう少し具体的に薬の意味を考えてみよう．ここに急性肺炎を起こし発熱している患者がいたとする．細菌が感染し肺炎という炎症が起きているため，生体はその細菌に対する防御機構を働かせ，その結果炎症性サイトカインが産生される．サイトカインは視床下部に存在する体温調節中枢付近でプロスタグランジン E_2 を産生し，そのプロスタグランジンが受容体（EP_3 受容体）に作用すると体温のセットポイントが正常値から上昇し（たとえば37℃から40℃に上昇する），患者は寒気を感じて発熱することになる．そこで，解熱薬（非ステロイド性抗炎症薬）のアスピリンを投与すると，この薬物はシクロオキシゲナーゼというプロスタグランジンの合成酵素を抑制するため，体温調節中枢のセットポイントが正常値に戻り，暑く感じて発汗し，解熱する（図1.1）．しかし，アスピリンによる治療は発熱という症状に対して効果を持つことから対症療法と呼ばれるものであり，肺炎そのものに対しては作用せず，その効力が消失すれば再び発熱する可能性がある．

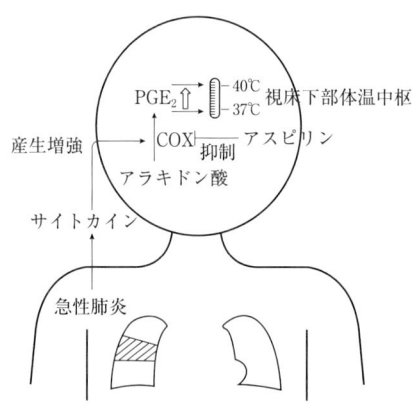

図1.1　アスピリンの解熱作用のメカニズム

肺炎そのものを治療するにはやはり抗生物質を用い，細菌を死滅させる必要がある．抗生物質による薬物療法は病気の原因を根本的に治療することになるから原因療法と呼ぶことができる．この他に体内に不足したものを補い治療する目的で使用される薬物もある．たとえば鉄分が不足しておきる貧血（鉄欠乏性貧血）に対しては，通常鉄剤を投与すれば貧血は改善する．このような，体の不足成分を補う治療を補充療法と呼ぶ．

薬物療法を効果的に実践するには患者と医師の信頼関係の構築が不可欠であり，的確な薬物治療の実践と共に精神療法的な配慮はいつも重要となってくる．そのような医療側と患者側のゆるぎない信頼関係の成立によって，薬物の有効性が高まり副作用が軽減して，理想的な薬物療法を行うことができるようになる．

1.2 薬の歴史

薬を用いた病気の治療は有史以前より行われていたようであり，古代ギリシア時代には医薬に関する知識が広がり，ヒポクラテスは治療医学の始祖と呼ばれている．しかしながら，それ以後も薬を経験や伝承に基づいて使用することが多く，科学的根拠に基づいて使用されるようになったのは大部分20世紀になってからである．歴史的に重要な薬の治療への応用についていくつか列記してみよう．1630年頃，キニーネを含有する南米高地のキナノキの樹皮エキスによりマラリアの治療が行われた．1783年ウィーザーリングによってジギタリスが浮腫の治療に用いられた．1804年には日本において華岡清洲がマンダラゲを含む通仙散を用いて麻酔を施し，乳がんの外科治療を行った．1807年にはセルチュルナーによりアヘンからモルヒネが抽出され，鎮痛薬として用いられた．1845年にはモートンがエーテル麻酔によって全身麻酔を行った．20世紀になり，抗生物質が発見され，細菌感染症の克服と外科手術の進歩がもたらされた．1929年フレミングによりペニシリンが発見され，1943年のストレプトマイシン，1952年のテトラサイクリンの発見が続いた．20世紀後半には各種高血圧治療薬，消化性潰瘍治療薬等の画期的な薬物が開発され，多くの患者に福音をもたらした．

2002年にはヒトゲノムの解読が終了し，薬物の作用点としての受容体が多く存在することが明らかとなった．新たに見出された受容体の分子構造が同定されるとともに，それらに作用する生体内物質（リガンドと呼ばれる），生理的役割および病気とのかかわりが明らかにされ，それらの受容体に結合する薬物の開発が試みられている．このようにして新たに見い出された受容体蛋白を標的とする薬物を開発することはゲノム創薬と呼ばれている．また，従来の薬理学は種々の疾患モデルや評価系を用いて開発した薬物の作用機構を臓器レベル，細胞レベルで解明することを主体に行われてきた．それに対して，ゲノム解析から新たな受容体や蛋白を見出し，それに作用する内因性物質（リガンド），その機能的役割および疾患との関連などを明らかにした後に薬物の開発を行う．この新たなタイプの薬理学をreverse pharmacology（逆転薬理学）と呼ぶ（図1.2）．このような手法を用いることにより，画期的な薬物の開発が行われる可能性もあり，期待されている．

20世紀後半から多くの薬物が開発され，種々の疾患の薬物治療が可能となって，人類の健康回復や寿命延長に大きく貢献してきた．しかし，その一方で，サリドマイド事件やソリブジン禍など薬物を原因とする「薬害」も決して忘れてはいけないことである．したがって薬物治療を行う際は，薬物の有用な部分のみならず，有害作用（副作用）を十分認識し，薬物療法を実践することが重要

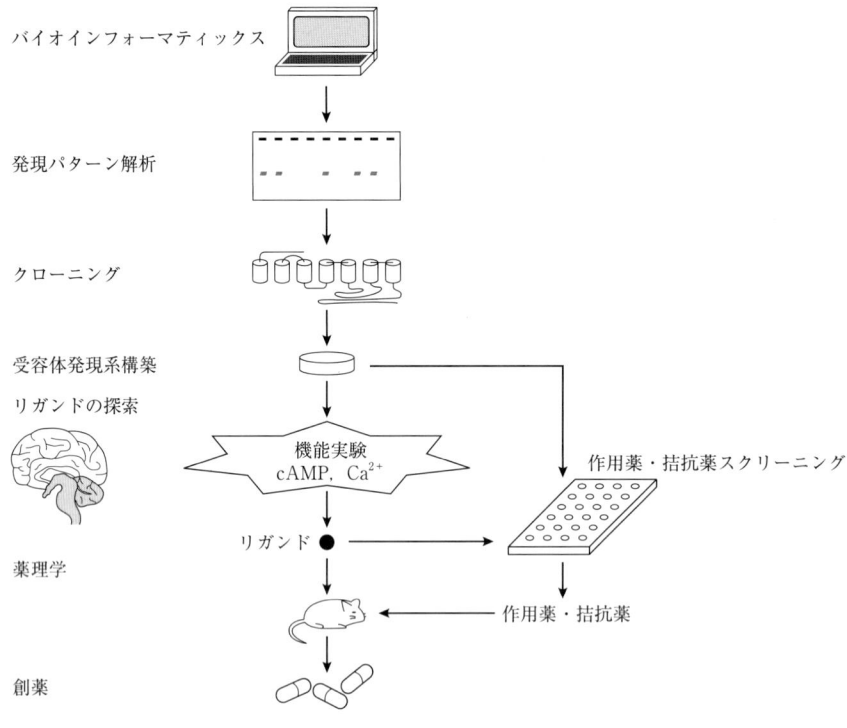

図 1.2　逆転薬理学

である．

1.3　薬に関する学問

　生体に化学的作用物質である薬を与えた時に起こる生体，器官，細胞の反応を研究する学問を「薬理学（pharmacology）」という．とくに薬が細胞，臓器，生体にどのような作用機構でどのような作用を発揮するかを研究する学問を「薬力学（pharmacodynamics）」という．

　薬物は生体に与えられた際，いつまでもそのままの状態で体内に残り，作用し続けるものではない．体内に入った薬物は肝臓で代謝されたり，腎臓から排泄されたりして，体内の薬物量は減少し，その作用は消失する．薬物が生体に投与された場合の体内への吸収，体内各組織への分布，肝臓を中心とした臓器での代謝，腎臓等の臓器からの排泄を研究する学問が「薬物動態学（pharmacokinetics）」である．

　すなわち，薬の生体に対する働きかけを研究する学問を「薬力学」，体外から入ってきた薬という化学的異物に対する生体の働きかけを「薬物動態学」と定義することが可能である．

　薬には望ましくない有害作用や副作用はつきものである．投与量を誤り，大量の薬を投与（過量投与）すれば中毒症状が発現する．薬物の副作用や中毒作用について研究する学問が「中毒学（毒科学，toxicology）」と呼ばれるものである．

　また，疾病に対する新たな薬物治療の方策を研究する学問を「薬物治療学」と呼び，臨床における薬物使用の全般について研究する学問を「臨床薬理学」と呼ぶ．

1.4 薬と法令

　薬にはいくつかの命名法があり，複雑である．たとえば，狭心症や高血圧に用いられるプロプラノロール（propranolol）は「一般名」と呼ばれるものである（正確には塩酸塩として臨床で用いられているので，プロプラノロール塩酸塩と呼ばれる）．化学構造を示す命名法としては化学名があり，この薬物の化学名は 1-[(1-methylethyl)amino]-3-(1-naphthalenyloxy)-2-propanol と複雑なものになるので，教科書や論文は通常一般名で記載されている．同じ成分の薬物でも異なった多くの製薬会社から販売されていることも多く，その商品名はそれぞれの製薬会社によって異なっている．たとえば，塩酸プロプラノロールはインデラル，ノルモテンス，サワタール，アイデイトロール，シンプラール，ソラシロールなどの商品名がつけられている．同じ会社から出ている薬物でも剤型が異なっていれば（錠剤，カプセル，注射薬など）名前が少し変わることもある．

　薬物に関する法令がいくつか存在する．医薬品，医薬部外品，化粧品と医療器具に関する事項を規制し，それらの品質，有効性，安全性を確保する目的で制定された法律が薬事法である．この法律をもとに，日本薬局方が制定されており，それぞれの薬物製剤の純度，貯蔵法，有効性，安全性等を規定している．すなわち，日本薬局方はわが国で使用されている薬物の規格書といえる．日本薬局方に記載されている名前は，局方名と呼ばれ，通常は一般名と同じである．医薬品とは病気の治療，診断，予防に用いられる薬物であり，医薬部外品とは医薬品より作用が弱く，薬事法によって定められているもので，養毛剤，体臭防止剤，口臭防止剤などがこれに属する．

　薬事法によって医薬品は毒薬，劇薬，普通薬に分類されている．作用がきわめて強く，投与量を間違うと毒性を発現する薬物を毒薬と呼び，強心薬のジギトキシン，筋弛緩薬のスキサメトニウム，ムスカリン受容体遮断薬（抗コリン薬）の硫酸アトロピンなどが属する．劇薬は毒薬ほど強力ではないが，過量投与で有害作用を起こす薬物であり，鎮痛解熱薬（非ステロイド性抗炎症薬）のインドメタシン，インスリン製剤，躁病治療薬の炭酸リチウムなどが属する．劇薬よりさらに作用の弱い薬物は普通薬として分類される．これらは致死量等が考慮され，臨床で通常に用いられる薬用量と中毒作用が発現する中毒量が近接しているもの，体内に蓄積することによって毒性が出現するものなどが，毒薬あるいは劇薬として指定されている．毒薬あるいは劇薬は，医師あるいは薬剤師以外のものが，その監督から離れて取り扱うことはできず，厳格な保管，管理が義務づけられている．しかしながら，これは毒薬は副作用が多く，普通薬は副作用が少ないことを意味するものではない．たとえ，普通薬であっても通常の投与量（常用量）をはるかに超えて投与されれば，有害作用（副作用）が発現し，場合によっては患者を死に至らしめる場合もある．

　薬物が疾病治療以外の目的で，社会規範に反した目的により自己使用されることを乱用と言い，社会問題化している．精神や行動に影響を与える薬物が多く，麻薬，覚醒剤，幻覚薬，大麻，シンナーなどの有機溶媒，アルコールなどの乱用が問題となる．反復使用によって，精神的快楽を求め，薬物なしではいられないと思い込んで，精神的依存の状態となる．さらに反復して使用されると，身体依存が成立し，薬物作用が切れたときに，発汗，鳥肌，血圧変化などの自律神経症状が出現し，振戦，精神錯乱などの精神神経症状など，いわゆる禁断症状が発現し，最終的には精神的，人格的荒廃を招くこととなる．薬物の反復作用の結果，精神的依存はある程度認められるが，身体的依存までいたっていないものを習慣と呼び，薬物依存がさらに進行して社会生活にまで影響を与える状

態になっているものを嗜癖（しへき）という．

　薬物の乱用を防ぐためにいくつかの法的対応がなされている．麻薬および向精神薬取締法，覚醒剤取締法，大麻取締法などが制定されている．麻薬に指定されている薬物としてはアヘン製剤（塩酸モルヒネ，リン酸コデイン，アヘンアルカロイド-アトロピンなど），合成麻薬（ペチジン，フェンタニルなど），塩酸コカイン，LSD-25 などがある．覚醒剤に指定されている薬物としてはアンフェタミン，メタンフェタミン（ヒロポン）などがある．マリファナは大麻取締法で規制されている．麻薬の取り扱いは，その免許を受けた医師，歯科医師，薬剤師に限定されると共に，その保管と収支記録が厳しく義務づけられている．

1.5　薬物の原料および製剤

1.5.1　薬　物　の　原　料

　薬物の原料には天然由来植物，動物，鉱物などがあるが，有機合成による薬物も多くなっている．以下にその具体例を示す．

a.　植物由来薬物

　古くから植物から抽出し，薬物として用いられてきたものは多い．たとえば，ケシの果皮から得られる麻薬性鎮痛薬のモルヒネ，キナノキの樹皮からとった抗マラリア薬であるキニーネ，抗不整脈薬のキニジン，ジギタリスの葉からとった強心薬のジゴキシン，ベラドンナから抽出した抗コリン薬のアトロピン，ツルニチニチ草からとった抗腫瘍薬のビンブラスチン，イチイの樹皮から抽出された抗腫瘍薬のパクリタキセルなどが植物由来の薬物である．

b.　動物由来薬物

　骨粗鬆症の治療に用いられるカルシトニンはブタやサケの臓器から得られ，血液凝固阻止薬のヘパリンは種々の動物の肝臓，肺，腸管から抽出される．糖尿病の治療に用いられるインスリン製剤は以前は動物の膵臓から抽出したものが用いられていたが，最近は後述する遺伝子工学的に産生されたものが主体となっている．

c.　無機性医薬品，鉱物由来薬物

　これに属する薬物としては下剤として用いられる硫酸マグネシウム，消化性潰瘍治療薬として用いられる制酸薬の水酸化アルミニウム，鉄欠乏性貧血に用いられる硫酸鉄，吸入麻酔ガスの亜酸化窒素があげられる．

d.　微生物由来薬物

　細菌やカビなどから抽出した薬物もある．たとえば，青カビから抽出した抗生物質のペニシリンが有名である．抗結核薬のストレプトマイシンや抗腫瘍薬のマイトマイシンやブレオマイシンは放線菌から分離されたものである．

e.　合成薬

　近年，多くの薬物が有機合成によって化学的に作られている．また，インスリン，成長ホルモン，エリスロポエチン，組織型プラスミノーゲンアクチベーター，インターフェロンといった生体内ホルモン，ペプチド，サイトカインなども遺伝子工学の応用により大量に生産できるようになっている．

1.5.2 薬物の製剤

薬物はさまざまな形態で投与される．たとえば薬物は錠剤，カプセル剤，注射剤などさまざまな剤形に加工されて投与され，これを薬剤と呼ぶ．すなわち「薬物」とは薬理作用を発現する化学物質と定義されるものであり，臨床の場でさまざまな安定剤や賦形剤を加えて加工し製剤化したものは「薬剤」と呼ばれる．したがって厳密に言えば薬剤と薬物の定義は異なるものであり，区別して用いる必要がある．以下に代表的な製剤名を挙げてみる．

a. 散剤

薬物の粉末化したものであり，いわゆる粉薬である．作用が強力な薬物では，乳糖や澱粉などの賦形剤を加えて，調剤を容易にしている．たとえば10倍散と呼ばれるものは1gの散剤の中に薬物成分が100 mg含まれるものであり，100倍散と呼ばれるものは1gの散剤の中に薬物成分が10 mg含まれるものを示す．したがって，その散剤に対象とする薬物がどれだけ含まれるかをしっかり把握して，処方箋を書かなければならない．

b. 顆粒剤

散剤の際に認められる飛散を防ぐために顆粒状にしたものである．顆粒剤よりさらに粒子が小さいものを細粒剤と呼ぶ．

c. 錠剤

薬物に賦形剤などを加えて固形にしたものである．錠剤には吸収等を考慮し，さまざまに工夫されたものもある．たとえば酸性環境下で失活したりする薬物は，腸に移行してから溶解するように工夫されており，腸溶錠と呼ばれる．また，ゆっくり溶解し効果が持続するように工夫したものは徐放錠と呼ばれる．口腔で溶解し，口腔粘膜から吸収されるように加工したものを舌下錠と呼び，ニトログリセリンはこの形で投与されることが多い．

d. カプセル剤

ゼラチンで作られたカプセルの中に薬物が封入されているものである．

e. 坐剤（坐薬）

肛門に挿入して溶解させ，直腸から吸収させるものである．直腸粘膜から薬物を吸収させると，大部分は門脈を通過せず，肝臓における代謝を逃れることが可能である．胃腸障害を起こさないこと，乳幼児，老人，意識のない患者にも使用できるという利点を持つ．

f. トローチ剤

口腔内で溶解するものであり，口腔および咽頭粘膜の殺菌などに用いられる．

g. シロップ剤

甘味剤などを加え，内服しやすい状態にしたものであり，小児への治療薬として用いられることが多い．ドライシロップといって水を加え懸濁液とするものもある．

h. 注射剤

静脈内注射，筋肉内注射，皮下注射などいろいろな投与経路で薬物が投与される．それぞれの投与方法に適した無菌的な液を加え，調整されたものである．

i. その他

軟膏剤，パップ剤など皮膚から投与するように工夫されたものや点眼剤のようなものもある．

〔中谷晴昭〕

2

薬 力 学

2.1 薬 理 作 用

　薬物が生体に投与されると，生体内で何らかの作用を発現する．薬物は何らかの分子に作用し，それが細胞機能および臓器機能に影響を与え，結果的に生体機能を修飾することになる．病気を持った患者に投与した場合，病気の原因を除去し，病気に伴って発現する症状を緩和して，病気が軽快することになる．ここでは個々の薬物の作用を理解するために重要なさまざまな薬理作用について説明する．

2.1.1　直接作用と間接作用

　薬物には直接的に細胞に働きかけ作用を発揮する直接作用と，ある細胞に対する作用の結果として別の細胞に影響を与える間接作用がある．たとえば，ノルエピネフリン（norepinephrine）は血管平滑筋細胞の膜表面にあるα_1受容体に結合して活性化し，血管において収縮反応を引き起こす．このノルエピネフリンの作用は直接血管平滑筋細胞に働き作用を発現しているので，直接作用と定義できる．一方，チラミン（tyramine）という薬物は，それ自身は血管平滑筋細胞のα_1受容体に結合し活性化することはないが，血管組織の周辺に存在する交感神経終末に作用してノルエピネフリンを遊離させ，結果的にやはり血管収縮反応を惹起する．このように同じように血管を収縮させる作用を持つが，ノルエピネフリンの作用は直接作用，チラミンの作用は間接作用と定義できる．

2.1.2　局所作用と全身作用

　通常，薬物は吸収されて血液によって運ばれ標的器官に達した後作用を発揮することを期待されている．麻酔薬を例にとってみよう．イソフルラン（isoflurane）という吸入麻酔薬は肺から吸収され，血液に溶解して中枢神経に到達した後，神経に対して抑制的作用を発揮し，患者の意識を消失させ痛みを感知しないようにする．これが全身作用であり，このような麻酔薬を全身麻酔薬と呼ぶ．一方，抜歯を行うとき痛みを感じないように局所麻酔薬を注射する．この薬物はNa^+チャネルを抑制し，痛覚を伝達する知覚神経を遮断する薬物であり，局所的に注射した部位の周辺のみで局所作用が発現する．

　解熱作用を期待してアスピリン（aspirin）を服薬する場合，吸収されたアスピリンは消化管から吸収された後，視床下部にまで達してそこでプロスタグランジン（prostaglandin）の産生を抑制して解熱作用を発揮する．すなわち，アスピリンは消化管から吸収された後，血液によって全身

に分布し，全身的にプロスタグランジンの産生を抑制しており，視床下部に作用して発現する解熱作用は全身作用の一部である．その一方で投与した薬物の局所での作用を期待する場合もある．たとえば，アスピリンと同じようにプロスタグランジンの産生を抑制する薬物として，インドメタシン（indomethacin）という非ステロイド性抗炎症薬が存在する．この薬物も内服すると吸収され，アスピリンと同様に全身的に働いて解熱作用を発揮するが，局所に投与された場合でも鎮痛作用や抗炎症作用を発揮する．たとえばスポーツにおいて，足首の捻挫を起こした場合，湿布薬を用い局所を冷やすが，その湿布薬にインドメタシンを含有させているものもある．この場合，インドメタシンは足首局所の腫脹した部位に吸収され，抗炎症作用および鎮痛作用を発揮する．解熱作用のように，薬物が吸収され，血液で作用部位に運搬され効果を発揮するのが全身作用であり，湿布薬に含有された薬物のようにその部位で作用を発揮するのが局所作用である．

2.1.3　中枢作用と末梢作用

薬理作用を発揮する部位が中枢神経系と末梢臓器の場合があり，それぞれを中枢作用と末梢作用といい，分けて考える場合がある．たとえば，コーヒーや緑茶等にはカフェインという薬物成分が含まれる．カフェイン（caffeine）は眠気を醒ます覚醒作用を持つが，それ以外に尿量を多くする利尿作用を発現する．前者を中枢作用と呼び，後者を末梢作用と呼ぶ．

2.1.4　急性作用と慢性作用

薬物には投与後すぐに期待される効果が発現する場合と，何回か繰り返し投与を続けることにより作用が発現する場合がある．前者のような作用を急性作用と呼び，後者のような場合を慢性作用と言う．ここで具体例を挙げてみよう．高血圧治療薬（降圧薬）には多くの種類があるが，ジヒドロピリジン（dihydropyridine）系 Ca^{2+} 拮抗薬（Ca^{2+} チャネル遮断薬）は投与後すぐに血圧が低下する．これはこの薬物が血管平滑筋細胞に直接働き，弛緩反応を引き起こすものであり，急性作用と定義できる．また，その作用がすぐに発現するので，速効性とも言える．一方，β 受容体遮断薬は高血圧治療薬としても用いられるが，その作用は服薬してすぐに血圧が低下することはあまりなく，数日間繰り返して服薬することによって徐々に血圧が低下してくる．これは慢性作用と呼び，その作用は遅効性であると言うことができる．

ジヒドロピリジン系 Ca^{2+} 拮抗薬のニフェジピン（nifedipine）は投与後すぐに血圧が低下するが，繰り返して投与しない限りその作用は一時的であって，半日後には血圧は元のレベルに戻っている．したがってこの作用は一過性であると言える．一方，β 受容体遮断薬のプロプラノロール（propranolol）で血圧をコントロールした場合は，数日以上服薬しなければその降圧作用は明らかとならないが，逆にその作用は持続的であり，1日程度服薬を忘れても血圧が元のレベルに戻ることはない．このような作用は持続性であると言える．

ジヒドロピリジン系 Ca^{2+} 拮抗薬のニフェジピンのカプセル剤は投与後すぐに血圧を低下させるので，緊急高血圧症と呼ばれる重症高血圧の血圧コントロールに用いられることもあるが，その一方で通常の高血圧の治療に用いた場合，その迅速な降圧効果のために反射性頻脈をおこすこともある．そこで，それを避けるために同じ薬の製剤的な工夫を行い錠剤化して緩徐な降圧効果が現れるようにしている．同じような製剤的な工夫は，糖尿病の治療に用いられるインスリン（insulin）の場合にもなされている．インスリンの絶対的あるいは相対的な不足によって起きる糖尿病は血糖値

が非常に上昇し，体液がアシドーシスに傾くと患者の意識が消失することもある（糖尿病昏睡）．この場合，すぐさま治療を行いその危機的な状況から脱する必要がある．そこでこのような状況下では投与後すぐに効果発現が期待できる速効型のインスリン製剤が用いられる．しかしながら，患者の様態が安定した際には，1日何度もインスリン注射を行うのは煩雑であることから，中間型あるいは持続型のインスリン製剤が用いられる．このように製剤的修飾を行うことにより，その薬物の吸収や作用発現時間，作用持続時間を変化させ，患者にとって最も望ましい効果が得られるように工夫している．

また，ある種の化学物質による中毒の場合，たとえば鉛，水銀，カドミニウムの中毒の場合など，長期間にわたる食物や飲料を介しての摂取によって中毒症状が発現することが多い．この場合，これらの中毒物質がある程度体内に蓄積した段階で症状が発現するものであり，蓄積作用を観察していることとなる．

2.1.5 主作用と副作用

薬物は病気の治療や予防という明確な目的をもって投与されるものであり，それらの目的において有用であると考えられる薬理作用を主作用と言う．しかしながら薬物は薬理作用の延長上あるいは別の作用によって，患者に望ましくない作用を引き起こすことがあり，これを副作用あるいは有害作用という．

後述するが，薬物の投与量を誤って適量以上に投与すると，通常生体機能に障害を与え望ましくない反応が起きる．これを過量投与と呼ぶ．たとえば抗がん薬の過量投与は，取り返しのつかない医療過誤につながることはよく知られるところである．

2.2 用量-反応曲線

薬物は生体に作用し，何らかの生体の反応を引き起こす．その生体反応の強さは薬物の投与量（用量）によって異なってくる．当然のことながら薬物の投与量が非常に少なければ，生体は何の反応も示さない．ある程度以上の用量になると，疾病治療に有益な何らかの薬理作用が発現する．その薬理作用は用量が多くなるとそれに応じて効果は増強するが，ある程度以上の用量になると，その薬理作用による生体反応は頭打ちの状態となり，それ以上の強い反応は起きなくなる．また，さらに用量を多くして生体に与えると望ましくない作用，すなわち副作用あるいは中毒作用と呼ばれるものが発現し，それが高じて致死的になる場合もある．薬の用量を対数値として横軸にとり，生体反応の強さとなる指標を縦軸にとると，図2.1に示すようなS字状の用量-反応曲線ができる．

薬物を投与した時の薬理作用に対する生体反応から用量-反応曲線が得られる．同じように，用量を増やしたときの副作用の発現に対しても，動物実験等を通じて同様の用量-反応曲線を得ることができる．また，さらに用量を増加させた場合は実験動物の死をもたらすこととなり，そのS字状の曲線を求めることも可能である．

ここで実例をあげてみよう．抗不安薬のジアゼパム（diazepam）という薬物は，通常不安障害（神経症）の治療等に用いられる．治療量を投与すると不安感を除くという期待される薬理作用が発現し，マウスを用いた実験においてもその作用は観察される．ジアゼパムの用量を治療量より増加させて投与すると，麻酔がかかった睡眠状態となり，これが中毒量といえる．さらに用量を増加する

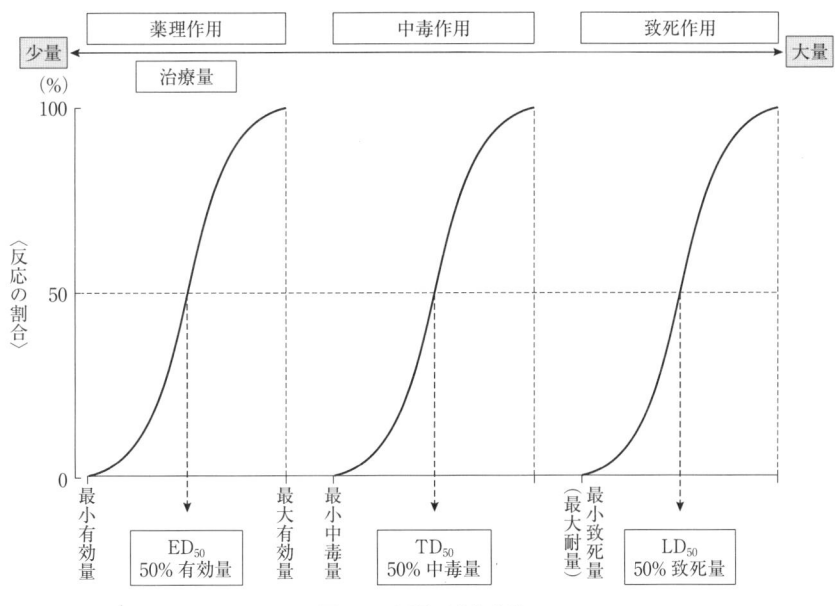

図2.1 用量-反応曲線

と中枢神経系に対する抑制作用が顕著となり，呼吸抑制および循環抑制を起こし，死亡する．これが致死量である．このように用量-反応曲線から有効量，中毒量，致死量が求められる．

薬物を投与し効果が発現し始める最小の薬物量（用量）を最小有効量，効果が最大となり頭打ちとなる用量を最大有効量という．最大効果の半分の強さで効果を示す用量を50%有効量（effective dose 50%；ED_{50}）といい，通常の臨床における薬物療法は50%有効量付近の薬物量の投与が行われることが多い．また，最大有効量を超えてさらに多い薬物量を投与すると，何らかの望ましくない有害作用（中毒作用）が発現するが，これもS字状の用量-反応曲線として表される．この場合も有害作用が発生し始める最小中毒量と50%の動物で有害作用が発現する50%中毒量（toxic dose 50%；TD_{50}）を求めることができる．中毒量を超えてさらに多い用量を投与すると死をもたらし，その場合の用量-反応曲線から有効量，中毒量の場合と同様に最小致死量，50%致死量（lethal dose 50%；LD_{50}）が求められる．最小致死量に達しなければ，致死的にはならないことから，最小致死量を最大耐量と呼ぶこともある．これらのED_{50}，TD_{50}，LD_{50}の値は薬物の開発段階で動物実験によって求められる．

有効量，中毒量および致死量の3本の用量-反応曲線は薬物によって異なっている．薬物治療の安全性を考えるとED_{50}がTD_{50}やLD_{50}と大きな差がある薬物は，安心して使用できる薬物と言える．逆に，ED_{50}がTD_{50}やLD_{50}に近い場合は致命的な副作用が出現しやすく，注意が必要な薬物であり，その例としてはジゴキシン（digoxin）などの強心配糖体が挙げられる．すなわち，強心配糖体は少し量が多くなると不整脈を引き起こし，致死的になってしまう．一般的にLD_{50}/ED_{50}を治療係数（therapeutic index）と呼び，薬物の安全性を表す指標として用いられる．最近はLD_{50}の代わりにTD_{50}を用い，TD_{50}/ED_{50}を治療係数とする場合も多くなっている．

2.3 薬物の副作用

　副作用は英語で side effects, untoward effects, undesirable effects, toxic effects と呼ばれる有害作用であり，WHO（世界保健機構）では「疾病の予防，診断，治療において医薬品を投与した時，人に通常使用される量で発現する有害，かつ予期しない反応」と定義されるものである．極端な言い方をすれば「副作用のない薬はない」と言っても過言ではない．薬物の誤った使用，薬物の乱用や過度の投与量によって有害作用が起きる場合は厳密には副作用とは言わない．しかしながら既に述べたように，薬物の量を誤って多く投与すると，確実に中毒作用という有害作用が発現し，場合によっては患者を死亡させてしまう場合がある．したがって，患者に誤った薬物を投与することと共に，このような過量投与による医療過誤は絶対避けなければならないことである．

　薬物をある患者に投与してなんら副作用が出ない場合もあるが，他の患者では重篤な副作用が出現する場合もある．このような場合，古くから副作用の出た患者は「特異体質」であるから，副作用が発現したと弁明されてきた．しかしながら，薬理学が進歩した現在，次のような解釈がなされている．薬物の代謝酵素等には個人個人で遺伝的な違いが存在する．したがって，同じ薬物量を投与しても，個人によって吸収，代謝，排泄などが異なり，血中に現れる薬物濃度が大きく違い，それによって有害作用が現れることもある．また，薬物の作用点である広義の受容体にも個人差が存在することが知られており，たとえ血中濃度が同じであったとしても，それぞれの患者で薬物の作用の強度は異なってくる可能性もある．このように遺伝子の個人差に起因する薬物動態的，薬力学的相違によって作用や副作用の発現が異なってくる．

　患者の病気によってはある薬物を絶対投与してはいけない場合もある．逆にある病気には非常に有効性を示す薬物もある．前者を「禁忌」と呼び，後者を「適応」という．ここでそれらの実例を挙げてみよう．気管支喘息はアレルギーによって気管支が攣縮し，呼吸困難に陥る病気である．このような患者に β 遮断薬を投与することは，気管支の攣縮を増強させるのできわめて危険であり，死に至らしめる可能性が高い．したがって気管支喘息の患者にプロプラノロールなどの β 遮断薬は禁忌である．反対にサルブタモール（salbutamol）等の β_2 受容体刺激薬（β_2 受容体作用薬あるいは β_2 受容体作動薬）は気管支拡張作用を示すことから，喘息発作の緩解を目的によく用いられる薬物である．β_2 受容体刺激薬は気管支喘息の患者に適応となる．

　薬物の副作用にはいろいろなものが存在する．たとえば，その薬理学的作用の延長上に副作用が発現する場合がある．バルビツール酸は静脈麻酔薬として用いられる薬物であるが，その投与量が増加すると麻酔作用を発現する用量を超えて投与すると，中枢抑制作用が高度となり，呼吸停止や過度の血圧低下を招き，場合によっては患者を死に至らしめる．また，薬物が病理学的障害を引き起こす場合もある．アセトアミノフェンという抗炎症薬は肝臓の病理的変化を起こす．通常，肝障害は可逆的であることが多いが，脳などの神経組織に障害を起こす場合は非可逆的になる場合が多い．また，抗がん薬などは DNA 障害という副作用を起こす薬物もある．また，注射薬では注射部位，軟膏薬では塗布した部位に障害を起こし局所的な副作用を引き起こす場合もあるが，内服薬が吸収されて全身に分布し，そして全身的な副作用を起こす場合もある．

　このように，副作用はきわめて多彩である．ここで，臨床上注意しなければならない主な副作用について列挙してみよう．

a. 薬物アレルギー

薬物によってI型，II型，III型，IV型アレルギー反応すべてが起こる可能性がある．例としてはペニシリンの注射でアナフィラキシーショックを起こしたり，α-メチルドーパによる溶血性貧血，サルファ剤や抗炎症薬によるStevens-Johnson症候群の誘発などが，薬物アレルギーの範疇に入る副作用である．

b. 消化器障害

多くの薬物によって消化器障害がおきる．代表的なものとして非ステロイド性抗炎症薬による胃痛が挙げられる．胃粘膜において，アラキドン酸から生成されるプロスタグランジンEは胃酸分泌を抑制し，粘液で胃粘膜表面を保護して，粘膜血流量を保持して，保護的に働くことが知られている．アスピリンやインドメタシンを代表とする非ステロイド性抗炎症薬はシクロオキシゲナーゼというプロスタグランジン合成酵素を抑制するため，胃粘膜が荒れ，胃痛が出現する．このような作用を持たない薬物であっても内服によって，胃腸を刺激し，消化器症状を起こすことは稀でない．

c. 肝障害

抗がん薬，抗生物質，向精神薬，蛋白同化ホルモンなど肝障害を起こす薬物も多い．肝実質性障害を起こす場合と胆汁うっ滞性肝障害を起こす場合がある．

d. 腎障害

腎障害を引き起こす薬物も多い．たとえば，ゲンタマイシン（gentamicin）などのアミノグリコシド（aminoglycoside）系抗生物質，シスプラチン（cisplatin）等の抗がん薬などが例として挙げられる．

e. 代謝障害

薬物によって代謝変化を起こすことがある．チアジド（thiazide）系降圧利尿薬は腎臓に対する作用から，血清K^+濃度を低下させると共に，血清尿酸値を上昇させる．また，インスリン分泌反応を抑制することから，糖尿病患者では耐糖能を低下させることも知られている．

f. 血液障害

抗がん薬の大部分は細胞分裂がさかんに行われている骨髄組織を抑制するので，白血球や赤血球が減少する．同様の骨髄抑制作用は抗生物質などでも認められる．クロラムフェニコール（chloramphenicol）は骨髄抑制作用が強いので，特別な感染症の場合を除いて用いられなくなっている．

g. 内分泌異常

副腎皮質ホルモンを膠原病などの治療に用いると，投与された患者自身の副腎機能が低下する．したがって，長期に副腎皮質ホルモンの投与を続けている場合は，急に薬物の減量を行わず，治療対象疾患の状況を見ながら，徐々に行うことが重要である．また，抗不整脈薬のアミオダロン（amiodarone）は甲状腺機能の異常を引き起こすことがある．

h. 精神・神経障害

統合失調症（精神分裂病）に用いられるクロルプロマジン（chlorpromazine）はパーキンソン病様症状を引き起こす．また，降圧薬のレセルピン（reserpine）はうつ症状を起こすことから，現在ではほとんど用いられない薬物となっている．

2.4 受容体と細胞内情報伝達系

　生体ではさまざまな神経伝達物質，ホルモンなどが働き，生体の恒常性が保たれている．たとえば神経終末からは神経伝達物質が神経興奮に伴って分泌され，その神経伝達物質が働く細胞の受容体に結合し，標的細胞あるいは標的臓器にある種の反応を引き起こす．同様に内分泌組織から遊離したホルモンは血流によっていろいろな遠隔臓器に運ばれ，そこで受容体に結合して細胞機能を調節する．局所で生成され，周辺の細胞機能を調節するオータコイドと呼ばれる局所ホルモンも受容体を介して反応を引き起こしている．神経伝達物質，ホルモン，オータコイドといった細胞機能調節物質をリガンドと呼び，リガンドに親和性を持ち特異的に結合する標的細胞側の蛋白を受容体と呼ぶ．この受容体はリガンドや薬物の作用点となるものであり，そこにリガンドが結合すると細胞内においてさまざまな情報伝達系が作動し，化学的あるいは電気的な情報に変換，増幅されて細胞反応がおきる．

　生体の恒常性が崩れた状態が病気であり，治療とは受容体に結合する薬物によって生体機能を正常に近づけようとするものである．したがって，薬物治療を理解するためには病気の病態生理を理解するとともに，薬物の作用点である受容体と生体機能とのかかわりを十分に理解する必要がある．

　受容体にある薬物が結合すると体内の神経伝達物質，ホルモン，オータコイドが結合した時と同様の反応を起こす場合がある．このような時，その薬物は体内のリガンドと同様に受容体を刺激して反応を引き起こしていることから，その薬物を作用薬と呼ぶ．作用薬は，刺激薬，作動薬，活性薬，アゴニストとも呼ばれる場合もある．作用薬の中で，生体内リガンドと同程度の強い反応を引き起こす場合，その薬物を完全活性薬と呼ぶ．薬物の中にはリガンドと類似の作用を引き起こすものの，その反応の大きさがリガンドより劣る場合があり，その薬物を部分活性薬と呼ぶ．薬物によってはそれ自身が受容体に結合するものの，リガンドとは異なり，何の作用も発揮しないものもある．このような薬物を遮断薬，拮抗薬，アンタゴニストと呼ぶ．遮断薬は内因性のリガンドが結合したときの生体反応を減弱させることによって，治療薬として利用しようとするものである．最近，受容体に薬物が結合したとき，リガンドが結合したときとは反対の反応を引き起こすものがあることが明らかとなってきた．これはインバースアゴニスト（逆アゴニスト）と呼ばれるものである（図2.2）．

　それでは，受容体に同じように結合するにもかかわらず，なぜ発現する反応に差異が出てくるのであろうか？　この説明に受容体の two state model が提唱されている．受容体にリガンドや薬物が結合していない状況においても受容体には活性化状態（Ra）と不活性化状態（Ri）という二つの状態が存在している．もし，ある薬物が Ra に高い親和性を持つ場合，活性化状態の受容体の割合が非常に多くなり，アゴニストとしての作用が発現する．一方，Ra と Ri に対して同じ親和性を持つ薬物は Ra と Ri の割合を変えないことから遮断薬（中性拮抗薬とも呼ばれる）として働く．インバースアゴニストは Ra に比して Ri に対して高い親和性を持つことから，不活性化状態にある受容体の割合が多くなり，受容体活性が低下することとなる（図2.3）．最近，アンジオテンシン受容体拮抗薬（AT_1受容体拮抗薬；ARB）にも中性拮抗薬（遮断薬）として働くものとインバースアゴニストとして働くものがあることが示されている．

　ここで作用薬および遮断薬と生体反応との関係を考えてみよう．薬物と受容体の関係は椅子取り

2.4 受容体と細胞内情報伝達系　　　　　　　　　　　　　　　　　15

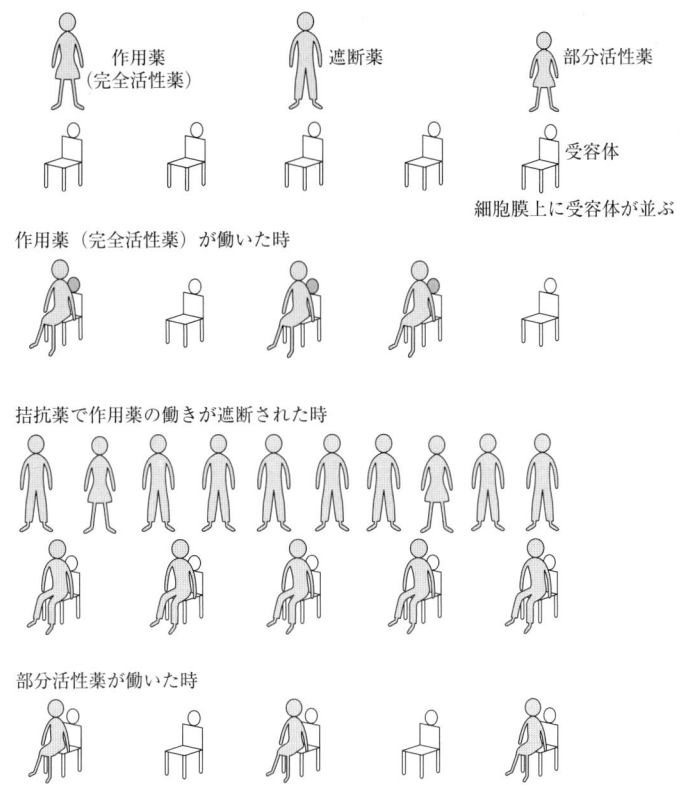

図 2.2　作用薬と遮断薬の概念図
薬とのかかわり，臨床薬理学（日本看護協会出版会）より引用

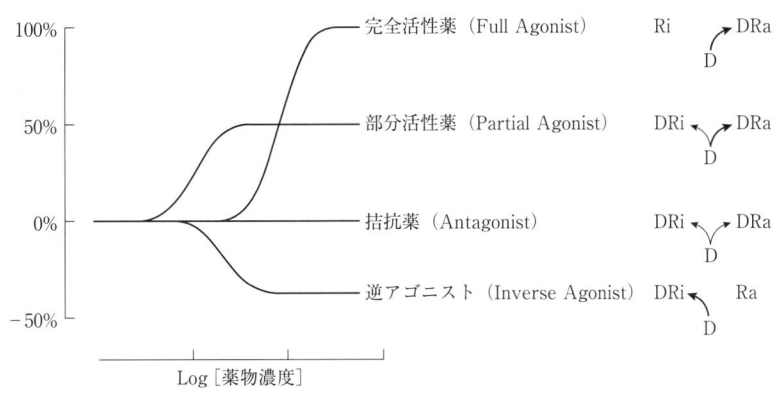

図 2.3　受容体の two state model

ゲームにたとえることが可能である．椅子を受容体とすると，作用薬（活性薬）と遮断薬が椅子を争うこととなる．遮断薬がある程度以上存在すると，作用薬が椅子に座る確率は減少する．しかしながら，そこに作用薬をさらに多くすると作用薬が椅子に座る確率は高くなり，反応が起きることとなる．このように，受容体という椅子をめぐって，作用薬と遮断薬が競合的に争い，確率的に決まる作用薬の椅子占拠率によってそのときの反応の大きさが決まってくる．

生体には多くの種類の受容体が存在し，生体内の神経伝達物質，ホルモン，オータコイドなどのリガンドが結合し，細胞，臓器，生体の機能を調節している．ここで主な受容体の種類とその情報

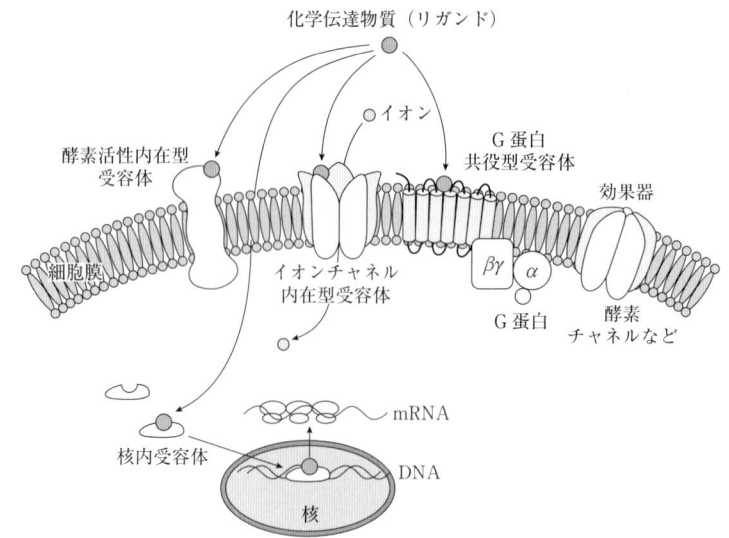

図 2.4 受容体の種類とその情報伝達系
薬とのかかわり，臨床薬理学（日本看護協会出版会）より引用

伝達系について述べることとする．受容体は細胞膜上にある G 蛋白質共役型受容体，イオンチャネル内在型受容体，酵素活性内在型受容体，細胞核に存在する核内受容体の 4 つに分類される（図 2.4）．ここでは，これらの主な受容体について実例を示しながら解説する．

2.4.1 G 蛋白共役型受容体 (G-protein coupled receptor；GPCR)

この受容体蛋白質は膜 7 回貫通型の構造を持ち，細胞膜を貫通する構造を持つ．神経伝達物質などのリガンドが受容体の細胞膜表面側（外側）に結合すると，この受容体の細胞膜の内側に隣接して存在する GTP 結合蛋白（G 蛋白）が活性化する．G 蛋白は α, β, γ サブユニットという三量体からなり，α サブユニットに GTP（グアノシン 3 リン酸）が結合した状態が活性化状態であり，GDP（グアノシン 2 リン酸）が結合した状態が不活性化状態である．受容体にリガンドが結合すると GDP に替わって GTP が結合することとなる．その状態で α サブユニットと $\beta\gamma$ サブユニット（β サブユニットと γ サブユニットは一体として機能する）が解離し，どちらかが酵素やイオンチャネルの活性に影響を与えることとなる．その後，GTP は水解酵素 (GTPase) によって GDP となり，不活性化状態となって次の受容体刺激への対応準備状態となる．

このように G 蛋白共役型受容体は受容体の刺激が，G 蛋白という「変換器」を介して，酵素やイオンチャネルといった「効果器」に伝わり，それによって種々の細胞反応が起きる．すなわち，受容体，変換器，効果器という順番でシグナルが伝達している．

G 蛋白には多くの分子種が存在することが知られている．受容体によって共役する G 蛋白が異なっており，また，1 つの受容体が複数の G 蛋白と共役することもめずらしくない．その G 蛋白によってその共役する効果器が異なり，必然的にその後のシグナル伝達も異なってくる．例として挙げると，アデニル酸シクラーゼという酵素を活性化するのは Gs と呼ばれる刺激（促進）性 G 蛋白である．逆にアデニル酸シクラーゼを抑制するものとして G_i（$G_{i/o}$）と呼ばれる抑制性 G 蛋白が存在する．この G 蛋白は直接 K^+ チャネルを活性化する場合や，Ca^{2+} チャネルを抑制する場合もある．また，

ホスフォリパーゼ $C\beta$ と共役して活性化する Gq と呼ばれる蛋白もある．網膜に存在し，cGMP ホスホジエステラーゼと共役する Gt（トランスデューシン）と呼ばれる G 蛋白も存在する．

これらの G 蛋白のいくつかは細菌毒素によって修飾を受け，その機能が変わることが知られている．例えば $G_{i/o}$ は百日咳毒素によって ADP リボシル化を受けてその機能が消失することが知られている．また，Gs はコレラ毒素によって ADP リボシル化を受けると，そのアデニル酸シクラーゼ活性化作用は持続し，cAMP が産生し続ける．これが腸粘膜細胞の水分，イオンの能動輸送を高め，コレラによる激しい下痢の原因と考えられている．このような細菌毒素を薬理学的ツールとして用いて，種々の受容体系における G 蛋白のかかわりが研究されてきた．

2.4.2 イオンチャネル内蔵型受容体

細胞膜上に存在し，神経伝達物質の結合によってイオンチャネル（イオンを通過させる蛋白分子）が開いてある種のイオンが通過し，その結果標的細胞の膜電位が変化して，細胞反応がおきる．たとえば，運動神経で支配される骨格筋収縮を例として挙げてみよう．脳の命令によって運動神経が興奮すると先端からアセチルコリンが遊離する．アセチルコリンは骨格筋細胞膜上にあるニコチン受容体と呼ばれるイオンチャネル内在型受容体に結合し，Na^+ が細胞外から細胞内に流入することにより細胞膜の脱分極を引き起こす．ニコチン受容体の開口による細胞膜のわずかな脱分極は電位依存性の Na^+ チャネルの活性化を引き起こし，細胞膜の強い脱分極をきたす．この細胞膜の脱分極は筋小胞体からの Ca^{2+} 遊離を引き起こし，最終的に筋肉の収縮を惹起する．脱分極時には細胞膜上の L 型 Ca^{2+} チャネルが脱分極を感知し，近接する筋小胞体 Ca^{2+} 放出チャネル（リアノジン受容体と呼ばれるもの）に伝え，Ca^{2+} 遊離を起こすものである．

アセチルコリンの結合によるイオンチャネルを介しての Na^+ の流入現象は神経節に存在するニコチン受容体においても観察され，節後神経の脱分極反応として現れる．また，中枢神経においてγ-アミノ酪酸（GABA）はその受容体（$GABA_A$ 受容体）への結合によって内在するイオンチャネルを通して Cl^- を通過させ，その神経の過分極を引き起こして興奮を抑制する方向に作用する．これらはすべてイオンチャネルそのものが受容体となり，神経伝達物質が結合することによってイオンの透過性が変化し，その結果細胞反応が起きるものである．

2.4.3 酵素内蔵型受容体

細胞膜に存在する受容体そのものが酵素活性を持つことがある．細胞外の結合部位にホルモンなどのリガンドが結合すると細胞内の活性部位が活性化し，細胞反応を引き起こす．たとえば，インスリンや種々の成長因子が結合するとチロシンキナーゼ活性が上昇しチロシン残基をリン酸化して，細胞質や核に働き細胞機能を修飾する．また，心房性 Na 利尿ペプチド（atrial natriuretic peptide；ANP）は細胞膜を貫通する ANP 受容体に結合すると，グアニル酸シクラーゼを活性化することとなり，細胞内ではサイクリック GMP（cGMP）というセカンドメッセンジャーを増加させる．このように受容体自身が酵素活性を持ち，リガンドの結合によって活性化するものがある．

2.4.4 核 内 受 容 体

受容体は必ずしも細胞膜表面にあるものばかりではない．ある種のホルモンは脂溶性が高く，細胞膜を通過できる．その結果細胞膜を通過して受容体に結合し，リガンド-受容体複合体として細

胞核内に移行して遺伝子の転写を調節し，最終的には蛋白の合成に影響を与えて細胞機能を修飾する．この例としては，ステロイドホルモン類や甲状腺ホルモン，ビタミンDやレチノイン酸等が挙げられる．

　糖質コルチコイドは各種のアレルギー疾患や自己免疫疾患の治療にその抗炎症作用を期待して用いられる．これはステロイドホルモンが標的細胞の核に働き，リポコーチンと呼ばれる蛋白の生成を高める．この蛋白は細胞内でホスフォリパーゼA_2を抑制することから，アラキドン酸の生成を抑制して最終的にアラキドン酸からできるプロスタグランジンやロイコトリエンといった炎症物質の遊離を抑制して抗炎症作用を発揮するものである．また，アルドステロンも副腎皮質から分泌されるステロイドホルモンであるが，尿細管細胞の細胞質の鉱質コルチコイド受容体に結合して核に移行し，管腔側細胞膜上のNa^+チャネルの密度を多くして，体内Na^+貯留を引き起こす．

　以上，内因性のリガンドが結合して細胞反応を起こす場合，どのような受容体を介しておこしているかを受容体の種類を挙げながら述べてきた．これらの受容体に結合する薬物はその作用薬であれ，拮抗薬であれ，細胞機能を修飾する可能性があり，それが薬物となりうる可能性がある．事実，臨床で用いられる多くの薬物がこれらの受容体に結合し作用することがわかっている．

　「薬物受容体」を広く捉える時，その意味するものは必ずしも内因性リガンド，すなわちホルモンや神経伝達物質が結合するものではないものも含まれる．すなわち，薬物が結合し作用を示す場合，薬物が結合する対象をすべて薬物受容体と呼ぶことも多い．ここでは，薬物の作用点となる薬物受容体についていくつか例を挙げてみる．

2.4.5　イオンチャネル

　イオンチャネル内蔵型受容体については既に述べてきた．神経細胞，心筋細胞，平滑筋細胞などイオンチャネルを発現する細胞も多く，それらを標的とする薬物も多数存在する．たとえば神経細胞のNa^+チャネルを抑制するリドカイン（lidocaine）のような薬物は知覚神経を遮断して，痛みを軽減させるので，局所麻酔薬として臨床応用されている．Na^+チャネル遮断薬は心臓においても抗不整脈薬としても用いられる．また，ニフェジピンなどのCa^{2+}チャネル遮断薬は血管平滑筋細胞のCa^{2+}チャネルを抑制して血管弛緩反応を引き起こすので，狭心症や高血圧症の治療薬として応用される．心筋細胞のK^+チャネルを遮断するアミオダロンは重症不整脈の治療薬として用いられ，膵β細胞のK^+チャネルを遮断するスルホニル尿素系抗糖尿病薬のグリベンクラミド（glibenclamide）はインスリン分泌を促進させ，血糖値を低下させる．

2.4.6　トランスポーター

　細胞は細胞内外のイオン分布の恒常性を絶えず保とうとしている．細胞膜には多くの種類のトランスポーターが存在し，絶え間なく細胞膜を通してのイオンの運搬を行っている．たとえば心筋細胞において活動電位が発生した時，脱分極時Na^+とCa^{2+}が細胞外から細胞内に流入し，再分極時にはK^+が細胞内から細胞外に流出する．したがって心筋細胞が興奮収縮を繰り返し行っていると，細胞内に高濃度で存在するK^+が減少し，低い濃度に保たれているはずのNa^+とCa^{2+}が増加することとなる．これらの恒常性を保つために，3個のNa^+を排出して2個のK^+を取り込むNa^+-K^+ATPase（Na^+-Kポンプ）が機能する．また，細胞内に蓄積したCa^{2+}に対してはNa^+-Ca^{2+}交換系が機能し，1個のCa^{2+}を排出して3個のNa^+を取り込む形で処理している．

強心配糖体であるジギタリス (digitalis) は古くから心不全の治療薬として用いられてきているが，その作用点は Na^+-K^+ ATPase である．このトランスポーターを抑制することにより細胞内 Na^+ が上昇し，その結果 Na^+-Ca^{2+} 交換系を介する Ca^{2+} の処理機構が働きにくくなって細胞内 Ca^{2+} が上昇し，収縮蛋白に結合する Ca^{2+} が多くなることにより収縮力が増強する．

胃壁細胞には水素イオン（プロトン）を排出する H^+-K^+ ATPase（プロトンポンプ）が存在する．このトランスポーターは胃酸分泌に重要であり，この抑制薬（プロトンポンプインヒビター）であるオメプラゾール（omeprazole）は消化性潰瘍治療薬として用いられている．

腎尿細管には多くのイオントランスポーターが存在し，体液の塩分調節を行っている．チアジド系利尿薬は遠位尿細管の Na^+-Cl^- 共輸送を抑制し Na^+ の排泄を増大させ，利尿作用を発揮する薬物であるし，ループ利尿薬はヘンレ係蹄に存在する Na^+-K^+-$2Cl^-$ 共輸送を抑制し利尿作用を発現する薬物である．

2.4.7 酵　　　素

細胞内外に存在する酵素を抑制して薬理作用を発揮する薬物も多い．たとえば，アスピリンやインドメタシンを代表とする非ステロイド系抗炎症薬はシクロオキシゲナーゼという酵素を抑制して，アラキドン酸から種々のプロスタグランジン合成を低下させ，抗炎症的に作用する薬物である．これによって，抗炎症作用ばかりでなく解熱作用や鎮痛作用を発揮する．また，痛風の治療薬であるアロプリノール（allopurinol）という薬物は体内でキサンチンオキシダーゼという尿酸生成酵素を抑制する薬物である．また，高脂血症治療薬であるプラバスタチン（pravastatin）などはコレステロール生成酵素の1つである HMG-CoA 還元酵素を抑制する薬物である．カプトプリル（captopril）を代表とするアンジオテンシン変換酵素阻害薬はアンジオテンシンⅠからアンジオテンシンⅡに変換するペプチダーゼを抑制して，アンジオテンシンⅡによる血圧上昇を抑制する薬物であるが，同時に炎症性ペプチドの1つであるブラジキニンの分解をも抑制してしまうため，このペプチドによる気道刺激作用が出現して，空咳といった副作用の発現にもつながる．

細胞内の酵素を抑制して作用を発揮するものもある．核酸代謝を抑制する薬物は分裂を繰り返すがん細胞に有効であり，抗がん薬として用いられる．細菌における核酸合成酵素を抑制するものは抗菌薬として用いられているし，抗生物質の中にも細菌の分裂や増殖に必要な物質の生合成を抑制する薬物は多い．

その他，薬物には生体機能の維持に必須の物質を供給する目的で投与される場合もある．たとえば，妊婦や思春期の女性では鉄分が不足して赤血球の数およびサイズが小さい鉄欠乏性貧血（小球性貧血）となることが多い．この場合，鉄剤を投与することとなるが，鉄そのものは血色素であるヘモグロビンの合成の原料として用いられるものであり，何らかの受容体に働くものではない．また，ビタミン類も私たちの体の中で補酵素として働き，生体に機能維持に寄与している．ビタミン B_{12} は赤血球の成熟過程に重要な働きをするので，不足すると赤血球のサイズが大きくその数が少ない大球性貧血の形となる．このように，薬物を投与することが，生体必須物質の補給としてとらえられる場合もある．

以上，薬物の作用点となりうる受容体について述べてきた．さまざまな病態において，それぞれの薬物がどのような作用点に働きかけ，薬理作用あるいは副作用を発現するのかを常に意識しながら，薬物治療を行うことが重要である．

〔中谷晴昭〕

3
薬 物 動 態 学

3.1 治療学における薬物動態学の位置づけ

 薬効には大きな個体差がある．同じ薬物を同じ量だけ投与しても，薬効の程度は患者個別に異なり，患者によっては不十分な薬効による治療の失敗や副作用の出現もあり得る．薬効の大きな個体差についてワルファリンを例にして考えてみる．ワルファリンはビタミンK依存性の凝固因子の合成を阻害することで抗凝固作用を発揮し，心房細動における血栓症予防などのために広く世界中で用いられる薬物である．このワルファリンの臨床現場における1日あたりの投与量を図3.1に示す．図を見てわかるように，同じ薬効を得るために必要とするワルファリンの投与量には患者個別に大きな差がある．この原因の1つは，ワルファリンの体内濃度の個体差である．ワルファリンは主にチトクロームP450（CYP：後述）2C9で代謝されるが，このCYP2C9には遺伝的多型があり，代謝能には大きな個体差がある．遺伝的に酵素活性が低い患者では，同じ投与量であったとしても体内薬物濃度が高くなり，結果的に薬効が増大するだけでなく副作用が発現する可能性もある．また遺伝的要因以外にも，併用薬によるCYPの阻害等，さまざまな要因によって体内薬物濃度は影響される．このように体内薬物濃度の個体差を扱う学問領域を薬物動態学（pharmacokinetics）と言う．また，別の原因として作用部位（受容体，イオンチャネル，酵素など）における反応性の個体差が考えられる．ワルファリンの作用部位の酵素であるvitamin K epoxide reductase 1（VKOR1）に遺伝的多型があり，これがワルファリンの反応性に影響する．このような薬物の反応性の個体差を考える領域を薬力学（pharmacodynamics）と呼ぶ．

 ワルファリンの例のように，用量-反応関係の考え方では多くの薬物において薬効の説明は困難であり，体内薬物濃度を考慮した図3.2のような概念によって，はじめて用量-薬効の関係が明確に説明可能になる．

 本章では薬物動態学について概説するが，その臨床における必要性の1つは，薬物動態を考慮した薬物投与設計への応用である．体内薬物濃度が上昇する要因

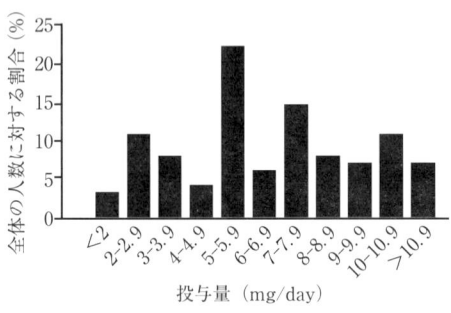

図3.1 同程度のプロトロンビン時間を得るために必要としたワルファリンの1日投与量（200名の患者）[1]

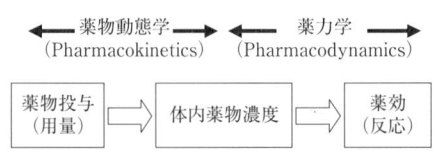

図3.2 薬物治療における用量-濃度-反応関係

があらかじめわかっていれば，通常よりも投与量を減ずることによって副作用を回避できる．このような，個人差を引き起こす要因を明らかにし，その情報に基づいて各患者にとって最適な薬物投与設計（薬物の種類，投与量，投与タイミングの最適化を図ること）を行うことは，テーラーメイド（tailor-made）医療，あるいは個別化（personalized）医療と呼ばれる．

3.2 血中薬物濃度の時間的推移と効果の関係

3.2.1 薬物の投与経路と薬効の関係

薬物投与後の血中薬物濃度の時間的推移は，投与経路によって大きく異なる（図3.3）．投与経路を分類すると，血管内投与（多くは静脈内投与）と血管外投与（経口投与，経直腸投与，筋肉内投与，皮下投与，経皮投与等）に分けることができる．これは，吸収のプロセスを伴わない投与経路と，吸収のプロセスを伴う投与経路と言い換えることができる．前者の投与の場合，薬物は直接全身循環血液中に投与されるが，後者の場合は，全身循環血液に薬物が到達する前に，何らかの生体膜の通過が生じる．血管内投与は，その後の血中薬物濃度の時間的推移からは，大きく2つに分けることができる．1つは，急速静脈内投与（bolus）であり，投与直後の血中薬物濃度が非常に高くなるため，投与直後に毒性が出現しやすい．したがって，急速静脈内投与を行うケースは緊急時など限られ，通常は時間をかけてゆっくりと投与する．もう1つは，一定速度での持続（点滴）静脈内投与である．一定速度で静脈内投与するので，徐々に血中薬物濃度は上昇してゆき，いずれ濃度は一定となる．この状態を定常状態（steady state）という．この投与方法の場合，最低有効血中濃度に到達するまで，ある程度時間を必要とする．できるだけ早期に薬効を得るために，薬物によっては一定の薬物量を急速静脈内投与し，その後，静脈内持続点滴投与を行うこともある（負荷投与量と維持投与量の考え方：3.4参照）．

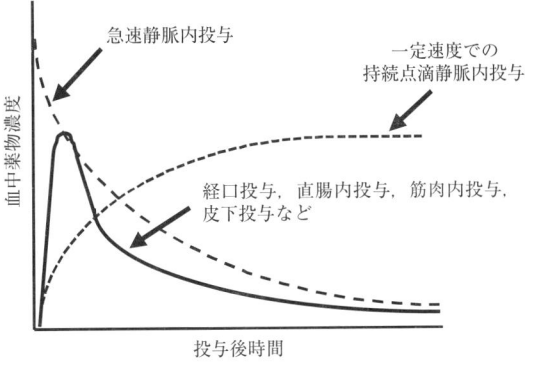

図3.3 血中薬物濃度の時間的変化は薬物の投与経路によって異なる

3.2.2 薬物反復投与時の血中濃度と薬効の関係

緊急時に用いる薬物や，屯用で用いる薬物以外では，多くの薬物は反復して経口投与されることになる．一定速度の反復投与の場合，図3.4のように投与を繰り返すたびに血中薬物濃度の上下を繰り返しながら，徐々に血中薬物濃度が上昇してゆき，やがて前述した定常状態となる．この状態では，血中薬物濃

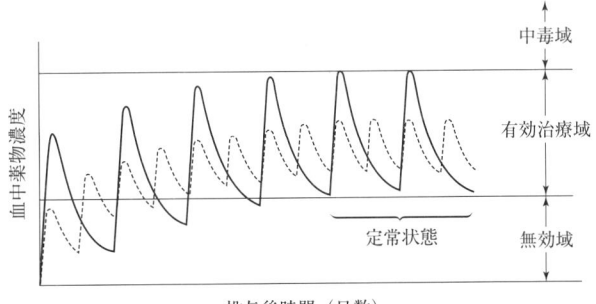

図3.4 反復経口投与した場合の血中薬物濃度の時間的変化
1日あたりの投与量が同じ場合，1日1回で投与すると（実線）上下幅が大きくなり，1日2回に分けて投与すると（破線）上下幅は小さくなる．

度の上下変動は一定範囲となる．

この定常状態の血中濃度変動は，投与量や投与回数によって，その変動の大きさや高さが異なってくる．多くの薬物では，通常の臨床的な投与量の範囲では線形薬物動態（後述）を示すため，定常状態の血中薬物濃度の高さは投与量と比例する．つまり，投与量を2倍にすれば，定常状態の血中薬物濃度も2倍となる．また，一定の投与速度であっても，投与回数によって血中薬物濃度の変動範囲が異なる．たとえば，1日あたりの投与量が200 mgであっても，これを100 mgずつ2回に分けて投与する場合と，1回で200 mg投与するのと比較すると，平均血中薬物濃度は同じだが，後者の方が変動幅が大きくなる（図3.4）．この変動が薬効や副作用発現に関係する場合がある．

3.2.3 治療薬物モニタリング

薬物治療を成功させるためには，血中薬物濃度を図3.4のように有効治療濃度域内に維持する必要がある．この治療濃度域が狭い薬物の場合は，採血を行って血中薬物濃度が治療濃度域内に入っているかどうかを調べる．そして，その結果をもとに，薬物の投与量あるいは投与間隔調整を行う．血中薬物濃度のモニタリングが必要とされる薬物を表3.1にあげる．臨床で用いられる多くの薬物（表のリスト以外の薬物）は治療濃度域が広いため，通常の臨床用量の範囲内であれば血中薬物濃度のモニタリングを必要としない．ただし，薬物中毒を疑う場合や，薬物が無効でその原因が不明の場合には血中薬物濃度測定が必要になるケースはある．血中薬物濃度や薬物に応じたバイオマーカー（ワルファリンであればプロトロンビン時間やCYP2C9，VKOR1の遺伝的多型）を測定・評価し，その結果をもとに用量変更等の投与設計を行うことを治療薬物モニタリング（therapeutic drug monitoring；TDM）という．

表3.1 TDMにて血中薬物濃度測定の対象となる薬物

ジギタリス	抗てんかん薬	グリコペプチド系抗菌薬
ジゴキシン	エトスクシミド	バンコマイシン
ジギトキシン	カルバマゼピン	テイコプラニン
メチルジゴキシン	クロナゼパム	アミノグリコシド系抗菌薬
抗不整脈薬	ジアゼパム	アミカシン
アプリンジン	ゾニサミド	アルベカシン
キニジン	トリメタジオン	ゲンタマイシン
ジソピラミド	ニトラゼパム	トブラマイシン
シベンゾリン	バルプロ酸ナトリウム	抗悪性腫瘍薬
ピルジカイニド	フェノバルビタール	メトトレキサート
プロカインアミド	フェニトイン	免疫抑制薬
プロパフェノン	プリミドン	シクロスポリン
フレカイニド	気管支拡張薬	タクロリムス
メキシレチン	テオフィリン	トリアゾール系抗真菌薬
リドカイン	抗精神病薬	ボリコナゾール
	ハロペリドール	その他
	ブロムペリドール	サリチル酸
	抗躁薬	
	炭酸リチウム	

3.3 薬物の生体内運命

3.3.1 吸収 (absorption)

a. 薬物の物理化学的性質と吸収

前述した吸収のプロセスを伴う投与経路の場合，薬物が全身循環に到達するためには，生体膜を通過する必要がある．生体膜は基本的に脂質で構成されているため，脂溶性の高い薬物は細胞膜を受動拡散により通過して吸収される．受動拡散による細胞膜通過以外の吸収ルートとしては，輸送担体（トランスポーター）による輸送と細胞膜間隙の通過がある．したがって，薬物の吸収には，脂溶性や分子量といった薬物そのものの物理化学的性質やトランスポーターの基質であるかどうかが影響することになる．また，薬物の溶解度も吸収に影響する．薬物は錠剤，カプセル剤，散剤などいろいろな形で投与されるが，消化管内での溶解が不十分な場合は，薬物や賦形剤が一塊となっているため消化管粘膜を通過できない．薬物は，同時に飲んだ水や胃液などに溶解し，薬物分子本来のサイズとなることによって消化管粘膜を通過可能になる．また，溶解液中に存在すれば，絨毛の発達した小腸粘膜に広がって吸収面積が増大するため吸収されやすくなる．抗真菌薬のイトラコナゾールは酸性溶液中に溶解しやすいため食直後に投与される．これは，胃液分泌量が多い食直後に投与すると溶解性が向上するため，吸収されやすくなるからである．

b. 経口投与した場合の薬物吸収部位

多くの薬物の吸収部位は小腸（とくに上部小腸）である．小腸は絨毛が発達しており，吸収面積は小腸全体では 200 m^2 にもなるが，胃はわずか 1 m^2 である．また小腸は血流が豊富な臓器である（血流量は小腸では 1 L/min であるのに対し，胃は 150 mL/min）．とくに上部小腸は絨毛がきわめてよく発達しているため，速やかに薬物分子を吸収することができる．ただ，薬物が溶解していない場合や，キレート形成などにより分子量が大きすぎる場合には，ほとんど吸収されることなく糞便中に排泄される場合もある．キレートが形成される例としては，金属カチオンを含有する製剤とニューキノロン系抗菌薬，あるいはテトラサイクリン系抗菌薬の相互作用がよく知られている．アルミニウムやマグネシウムを含有する制酸剤，貧血の治療のための鉄剤，カルシウム含有製剤（牛乳も注意）は，ニューキノロン系抗菌薬，テトラサイクリン系抗菌薬のキレート形成を引き起こすため，薬物の吸収が低下する．

近年，多くの薬物が製剤的に徐放化されている．製剤から時間をかけてゆっくりと薬物分子を放出することによって，少ない服用回数で長時間の薬効を得るためである．たとえば，ニフェジピンの徐放製剤は，外層部と内核部の2層構造となっている．絨毛がよく発達していて吸収効率の高い消化管上部では，外層部が薬物分子を一定速度で緩徐に放出し，吸収効率の低い消化管下部では，内核部が速やかに薬物分子を放出する．このような徐放化は，服用回数を少なくすることを可能にし，患者の服薬アドヒアランス向上に寄与すると考えられる．

c. 初回通過効果と生体利用率

消化管から吸収された薬物は消化管粘膜を通過し門脈に入る．さらに肝臓を通過してから全身循環に入る．このプロセスで，消化管粘膜および肝に存在する代謝酵素により薬物の一部が除去されてしまうことを初回通過効果という（図3.5）．トリアゾラムの場合，投与された薬物のうち約20％が消化管粘膜で除去され，約40％が肝で除去される．この場合，全身循環に到達できた薬

物の割合は約 40% ということになる．この全身循環に到達できた薬物の割合を生体利用率あるいはバイオアベイラビリティーという．生体利用率が低い薬物は，初回通過効果を受けやすい薬物の場合と，消化管から吸収される割合が低い薬物の場合とがある．たとえば β 受容体遮断薬のアテノロールの場合，消化管から吸収される薬物の割合は約 40% で，残りは吸収されることなく糞便中に排泄される．消化管から吸収されたアテノロールは消化管粘膜および肝でほとんど代謝を受けずに全身循環に到達する．したがってアテノロールの生体利用率は約 40% ということになる．

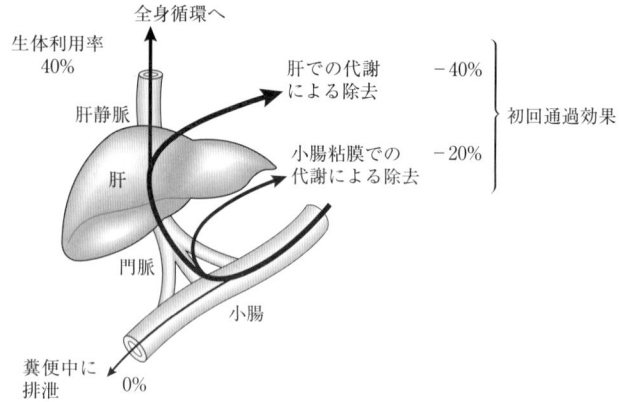

図 3.5 経口投与された薬物が全身循環血中に到達するまでのプロセス
睡眠薬のトリアゾラムを 0.25 mg 経口投与した場合を例にすると，初回通過効果によって約 60% が除去され，生体利用率は約 40% となる．この場合，全身循環に到達できた薬物量は 0.1 mg となる．

　ニトログリセリンは初回通過効果を受けやすい薬物であり，狭心症発作時に舌下投与される．この場合，舌下の粘膜より吸収された薬物は上大静脈に入るため，初回通過効果を受けずに全身循環に入ることになる．

　薬物を直腸内投与した場合は，初回通過効果が少なくなる．直腸上部の血流は上直腸静脈から門脈に入るが，中および下直腸静脈は下大静脈に入る．このため一般に直腸内投与では初回通過効果の程度が少なくなる．ただし，大腸には絨毛がないため吸収速度が遅くなる可能性がある．また肛門からの薬物の漏れがあると十分な薬物量が吸収されない可能性もある．

3.3.2 分布 (distribution)

　薬物が効果を現すためには，薬物分子が血液中から目的とする臓器に移行する必要がある．しかし，目的とする臓器だけに薬物を移行させることは一般に困難であり，薬物は全身の種々の組織，臓器に移行する．このことを分布という．

　薬物分子が組織に移行するためには，血管壁（主に毛細血管壁）を通過する必要がある．つまり血管内皮細胞を通過するか，あるいは血管内皮細胞の間隙を通過する必要がある（図 3.6）．さらに組織の細胞間液に移行し細胞表面の受容体に結合して作用を現す薬物もあれば，組織の細胞内に移行し，ステロイドホルモンのように核内受容体に作用する場合もある．このような組織への移行は，分子のサイズや脂溶性といった薬物の物理化学的性質によって影響される．細胞膜は主に脂質で構成されているため，脂溶性の高い薬物ほど細胞膜を通過して組織に移行しやすい．輸送担体（トランスポーター）も薬物の組織移行を制御している．たとえば，P 糖蛋白質は脳血管内皮細胞，腎尿細管上皮細胞など全身に存在し，薬物を細胞外にくみ出す働きを有する．

　血液中では，薬物は蛋白に結合するが，一部は蛋白と結合せず遊離型となる（図 3.6）．薬物が結合する血液中の蛋白は主にアルブミンと α_1 酸性糖蛋白である．酸性薬物はアルブミンに，塩基性薬物は α_1 酸性糖蛋白に結合しやすいことが知られている．蛋白に結合する割合（蛋白結合率）

は薬物によって大きく異なる．たとえば，抗てんかん薬であるバルプロ酸とプリミドンを比較すると，前者は90-95%が蛋白に結合するのに対して，後者は10%以下である．蛋白と結合した薬物は分子量が大きいため組織に移行できない．組織に移行して作用を発揮できるのは遊離型薬物である．このため，蛋白結合が飽和状態となると遊離型薬物が増大し，組織移行の増大，さらには薬効の増大につながる可能性がある．

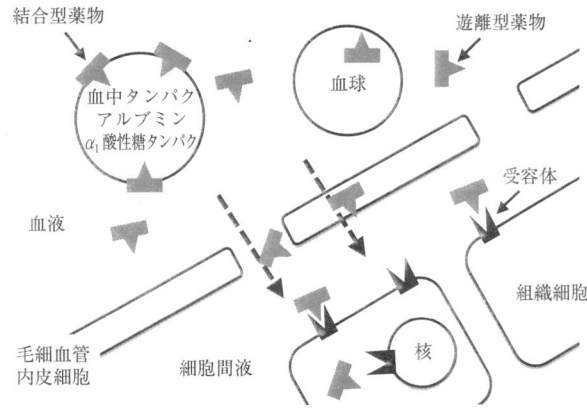

図3.6 薬物の血液中の分布と組織移行

3.3.3 代謝（metabolism）

一般に，薬物は生体にとって「異物」であるから，生体はこれを体外に排出しようとする．薬物が水溶性の場合は，薬物が尿へ移行しやすく，腎から尿中に排泄される．しかし，脂溶性の高い薬物は，尿へ移行しにくいため腎排泄が難しい．このような場合，生体は代謝酵素により水溶性の高い誘導体（代謝物）に変換した後，腎排泄あるいは胆汁排泄する．つまり，薬物代謝とは，一言で言うと異物を水溶性にする化学反応のことである．

a. 薬物代謝に関わる酵素

薬物代謝は大きく2つの種類に分けることができる．1つは酸化反応を中心とした比較的シンプルな化学反応であり，もう1つは生体内に存在する物質を結合させる化学反応（抱合反応）である．前者を第一相反応と呼び，主にチトクロームP450（CYP）が関与する．後者を第二相反応と呼び，代表的な代謝酵素としてグルクロン酸抱合酵素（UDP-glucuronosyltransferase；UGT）がある．たとえば，抗不安薬であるジアゼパムは，まずCYPにより脱メチル化および水酸化を受け，その

表3.2 CYPの分子種と，その代表的基質薬物

CYPの分子種	基 質 薬 物
CYP1A2	テオフィリン，カフェイン，メキシレチン
CYP2A6	テガフール，ニコチン
CYP2C9	トルブタミド，フェニトイン，ジクロフェナク，ワルファリン，ロサルタン
CYP2C19	オメプラゾール，ジアゼパム，プロプラノロール
CYP2D6	抗不整脈薬（キニジン，プロパフェノンなど），抗精神病薬（ハロペリドール，リスペリドンなど），SSRI（パロキセチン，フルオキセチンなど），三環系抗うつ薬（アミトリプチリン，デシプラミンなど），コデイン，メトプロロール，プロプラノロール，タモキシフェン
CYP2E1	エチルアルコール，クロルゾキサゾン
CYP3A4	カルシウム拮抗薬（ニフェジピン，ジルチアゼムなど），スタチン系高脂血症治療薬（シンバスタチン，アトロバスタチンなど），ベンゾジアゼピン系薬物（ジアゼパム，ミダゾラムなど），リドカイン，シクロスポリン，タクロリムス，エリスロマイシン，クラリスロマイシン，ジソピラミド，カルバマゼピン，アミオダロン
CYP3A5	ミダゾラム，アルプラゾラム，クラリスロマイシン

後にグルクロン酸抱合を受ける．このように，第一相反応と第二相反応の両方を受ける薬物もあれば，どちらか一方のみで代謝される薬物もある．いずれの代謝も受けずにそのまま未変化体として尿中に排泄される場合もある．

　CYPは主に肝や小腸のミクロソームに局在し，多数の分子種が存在する．表3.2にCYPの分子種と，その分子種で代謝される代表的薬物を示す．生体に最も多く存在するCYPの分子種はCYP3Aであり，薬物の代謝に関与するCYPの割合のうちCYP3Aの関与が最も多い．このため，後述する併用薬等によるCYP3Aの機能変化（阻害や誘導）は，多くの薬物の代謝に影響することになる．

b. 薬物代謝酵素の遺伝的多型

　酵素の設計図といえる遺伝子の塩基配列に変異があると，酵素が合成されない，あるいは合成されても機能が低下する場合がある．たとえば，オメプラゾールはCYP2C19で代謝されるが，CYP2C19の2つの対立遺伝子の両方に変異（ホモ接合体）があるヒトでは，著しい血中オメプラゾール濃度の上昇がみられる．このようなヒトをpoor metabolizer（PM）と呼ぶ．一方，変異のない遺伝子のホモ接合体の場合はextensive metabolizer（EM）という．CYP2C19の一方の対立遺伝子のみに変異（ヘテロ接合体）があるヒト（ヘテロEM）では，血中オメプラゾール濃度の上昇がみられるが，その程度はPMに比べると大きくない．このような遺伝子変異の頻度が人口の1％以上存在する場合，その変異を遺伝子多型という．

　遺伝子多型の頻度には，人種差があることが知られている．たとえば，CYP2C19のPMの頻度は，アジア人では約20％であるが，白人では2-5％である．このような人種差があるため，ある人種での薬物の至適投与量は必ずしも他人種にはあてはまらない可能性がある．

　患者の遺伝子多型に従って薬物を選択する，あるいは投与量を決定する（個別化医療）時代が訪れつつある．実際，抗がん薬であるイリノテカンについて，その重要な代謝酵素であるUGT1A1の遺伝子多型に基づいて投与量を決定することが添付文書に記載されている．UGT1A1遺伝子変異をホモ接合体（UGT1A1*28）として有している患者では好中球減少のリスクが高まるためである．その他に，前述したようにワルファリンにおけるCYP2C9およびVKORC1遺伝子多型評価も臨床応用されつつある．

c. 薬物代謝酵素の阻害と誘導

　併用薬物等によって薬物代謝酵素が阻害を受ける場合がある．CYPは基質特異性が低く，同じ

表3.3 CYPを阻害する代表的薬物

CYPの分子種	阻害薬物
CYP1A2	フルボキサミン，キノロン系抗菌薬（シプロフロキサシン，ノルフロキサシン），シメチジン
CYP2C9	フルコナゾール，アミオダロン
CYP2C19	シメチジン，フルボキサミン，オメプラゾール，チクロピジン
CYP2D6	アミオダロン，キニジン，シメチジン，パロキセチン，ハロペリドール
CYP2E1	ジスルフィラム
CYP3A4, 5	マクロライド系抗菌薬（エリスロマイシン，クラリスロマイシン），アゾール系抗真菌薬（イトラコナゾール，フルコナゾール），シメチジン，ジルチアゼム，フルボキサミン，プロテアーゼ阻害薬（インジナビル，ネルフィナビル，リトナビル，サキナビル）

分子種の酵素が多くの薬物や内因性物質の代謝に関わる．したがって，複数の薬物が同じ酵素によって代謝されると，競合的な阻害が生じることになる．また，薬物によっては不可逆的に酵素を失活させてしまう場合もある．このような代謝酵素阻害は，薬物の体内からの除去を低下させ，体内薬物濃度の上昇を引き起こすため薬効の増大や副作用の出現につながることがある．表3.3にCYPを阻害する代表的な薬物を示す．マクロライド系抗菌薬であるエリスロマイシンやクラリスロマイシンは，CYP3Aで代謝されるが，その代謝物は生成されると同時にCYP3Aと不可逆的に結合して複合体を形成する．このため，代謝に関わったCYP3Aは活性を失ってしまう．グレープフルーツも同様の阻害様式によってCYP3Aを阻害する．このため，CYP3Aが再合成されるまでCYP3Aによる代謝は低下してしまう．

薬物を投与すると特定の酵素の合成が高まる場合があり，その現象を酵素誘導という．酵素誘導が生じると薬物の体内からの除去が速くなるために，体内薬物濃度が低下し，薬効の低下につながる．酵素誘導を引き起こす重要な薬物としてフェノバルビタール，リファンピシン，カルバマゼピンがあげられる．また，喫煙や健康食品として使用されるセントジョーンズワートも酵素誘導を引き起こす．

図3.7に酵素阻害，酵素誘導による血中薬物濃度-時間曲線の変化を示す．

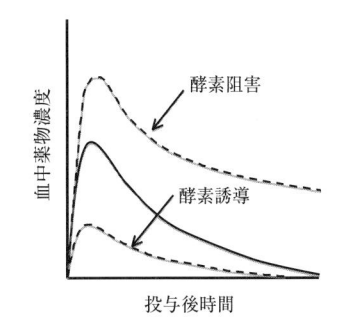

図3.7 併用薬や食品による酵素阻害，酵素誘導と血中薬物濃度-時間曲線の変化
酵素阻害や酵素誘導によって血中濃度時間曲線下面積（AUC）が変化する．ただし，ピーク濃度や消失半減期の変化の程度は薬物の種類や阻害・誘導様式によって異なる．

3.3.4 排泄 (elimination)

水溶性の高い薬物の場合は未変化体のまま腎から尿中に排泄される．一方，脂溶性の高い薬物は代謝を受けることにより水溶性が高くなり尿中に排泄される．

薬物は血流に乗って腎に入ると，まず一部が糸球体で濾過される．糸球体での濾過をまぬがれた薬物は血流に乗って尿細管へと運ばれ，尿細管上皮細胞から管腔中に分泌される．一方，管腔中の薬物の一部は尿細管から再吸収される．ただし，薬物によって，糸球体濾過，尿細管分泌，尿細管再吸収の関与の程度は異なる．

臨床的に重要なことは，まず，投与しようとしている薬物について，未変化体のまま尿中に排泄される割合（尿中未変化体排泄率）が高い薬物かどうかを把握することである．そのような薬物は腎機能低下患者では体内からの除去が遅いために，反復投与すると薬物の体内への蓄積量が増加し，

表3.4 尿中未変化体排泄率が高い代表的薬物

ジギタリス系薬物：ジゴキシン，メチルジゴキシン
抗菌薬：アミノグリコシド系抗菌薬（アミカシン，ゲンタマイシンなど），グリコペプチド系抗菌薬（バンコマイシン，テイコプラニン），セフェム系抗菌薬（セファクロル，セファゾリンなど），ペニシリン系抗菌薬（アモキシシリン，メチシリンなど），カルバペネム系抗菌薬（イミペネムなど），キノロン系抗菌薬（オフロキサシン，ノルフロキサシン）
抗躁薬：リチウム
β受容体遮断薬：アテノロール，カルテオロール，ナドロール
アンジオテンシン変換酵素阻害薬：エナラプリル，リシノプリル
利尿薬：フロセミド，トリクロルメチアジド

薬理作用が過剰になる可能性がある．また，加齢に伴って糸球体濾過機能等の腎機能が低下することもよく知られており，高齢者では薬物の尿中排泄速度が低下していることにも注意すべきである．表3.4に尿中未変化体排泄率が高い薬物を示す．実際に，そのような薬物を腎機能低下患者に投与する際は，投与量の減量あるいは投与間隔の延長を考慮する必要がある．そのような投与方法の補正を行う際は，糸球体濾過機能の指標であるクレアチニンクリアランスを用いる．尿細管からの薬物排泄をよく反映する指標は現在のところないが，腎不全病態下では，糸球体濾過機能と尿細管分泌機能は同程度障害されていると考えられている．したがって，患者個別の薬物の尿中排泄を推定する際にはクレアチニンクリアランスが良い指標となる．

3.4 薬物動態パラメーターと薬物投与設計への応用

前述したように血中薬物濃度は時間とともに変化する．つまり，体内薬物量は投与後の時間とともに刻々と変化しており，薬効の現われ方も変化する．薬物の体内量や濃度を理論的に解析することによって得られる消失半減期などのさまざまな薬物動態パラメーターは，合理的な薬物投与設計を行う上で有用な情報となりうる．

ここでは，基本的な薬物動態パラメーターとその薬物投与設計への応用を概説する．

3.4.1　分布容量（volume of distribution）

人体を1つのコンパートメント（桶にたまっている水をイメージするとよい）と見なし，このコンパートメントに薬物が均等に行き渡っているとする．その時のコンパートメントの濃度（桶の水に溶解している薬物濃度）を C とし，コンパートメントの容積（桶の水の容積）を Vd とすると，コンパートメント内の薬物量（桶の水に溶解している総薬物量）A は，

$$A = Vd \times C \tag{1}$$

となる．これを，薬物を急速静注する場合にあてはめて考えてみる．薬物（投与量 D）を投与して，すぐに薬物がコンパートメント内に行き渡ると仮定し，その濃度が C_0 とすると，

$$D = Vd \times C_0 \tag{2}$$

となる．この Vd を分布容量あるいは分布容積と呼ぶ．

これはきわめて単純化したモデルであり，実際には血液中や各組織に異なる速度と濃度で分布するため，薬物が分布するコンパートメントを複数にして解析する方法もあるが，ここでは概念的理解を目的としているので簡単なモデル（1-コンパートメントモデル）にとどめる．

この Vd は実際の人体や血液の容積を表しているわけではない．たとえば脂溶性が高く，非常に組織に分布しやすい薬物の場合，分布容量は大きくなる．たとえばジアゼパムの分布容量は約140 L と報告されているが，これは標準的な人体の容積を超えている．一方，水溶性の高いゲンタマイシンの場合は約20 L 程度である．このように，分布容量は薬物の物理化学的特性によってその大きさが左右される．また，体重，体組成（脂肪の割合など），年齢等，患者側の要因によっても変化する．

3.4.2　除去（消失）半減期（elimination half-life）

前述したように，投与された薬物は代謝，排泄によって除去されるため，経時的に体内薬物量

3.4 薬物動態パラメーターと薬物投与設計への応用

は減少していく．その減少プロセスは一次過程（first-order process）に従う．一次過程とは，薬の体内量の変化速度（dA/dt）は，その時の体内薬物量（A）に比例すること（ここで，比例定数をkとする）である．つまり，体内薬物量が多いときは，単位時間あたりの体内薬物量が大きく低下するが，だんだん体内薬物量が低下してくるとそれに従って，単位時間あたりの低下の程度が小さくなるということである．これは，図3.8のような穴のあいた桶をイメージするとよい．桶の中に大量に水がある時は勢いよく放水されるが，水の量が減少するに従って，放水される勢いも小さくなっていく．

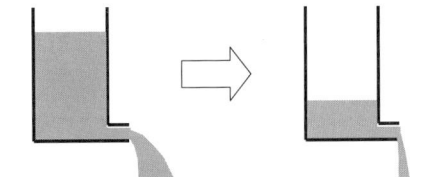

図3.8 薬物が体内から消失するスピードは，その時の体内薬物量に比例する（文献2より改変して使用）

消失スピード（mg/hr）＝比例定数（/hr）×薬物量

$$\frac{dc}{dt} = -k \cdot A \quad (k：除去（消失）速度定数)$$

これを数式で表すと，薬物量の変化速度＝定数×薬物量であるから，

$$\frac{dA}{dt} = -k \cdot A \tag{3}$$

t時間後の体内薬物量を$A(t)$とし，$t=0$の時の体内薬物量をA_0（これは，急速静脈内投与した場合の投与量Dと同じである）として，この式を解くと，

$$A(t) = A_0 \cdot e^{-k \cdot t} = D \cdot e^{-k \cdot t} \tag{4}$$

となる．ここでt時間後の薬物濃度を$C(t)$とし，投与直後の血中薬物濃度をC_0とする．両辺をVdで割ると（2）式より，

$$C(t) = C_0 \cdot e^{-k \cdot t} \tag{5}$$

となる．両辺の自然対数をとると

$$\ln C(t) = \ln C_0 - k \cdot t \tag{6}$$

kは除去速度定数と呼ばれる．ここで，仮に$C_0=100$，$k=0.693$としてグラフを描いてみると図3.9のようになる．この図は薬物を急速静脈内投与したあとの血中薬物濃度の経時的変化と考えてよいが，ここで理解してほしいのは薬物濃度の低下プロセスである．式（4）のように血中薬物濃度は指数関数的に減少し，投与直後は急速に血中薬物濃度が低下するが，時間が経つに従って血中薬物濃度の低下が緩やかになる．このように薬物濃度の低下速度は時間とともに常に変化し，その速度は徐々に減少していくが，このグラフでは，どの時点であっても1時間経過すれば薬物濃度が半分になっていることがわかる．この時間を除去半減期（$t_{1/2}$）と呼ぶ．このように，薬物量あるいは薬物濃度の変化速度は時間とともに変化するが，

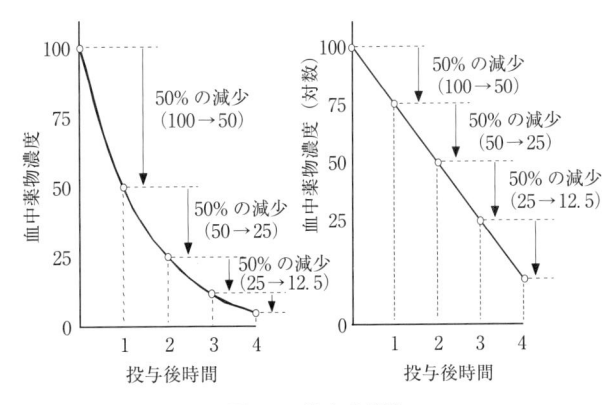

図3.9 除去半減期

このグラフはわかりやすくするために，$C(t) = C_0 \cdot e^{-k \cdot t}$の式を$C_0=100$，$k=0.693$として描いてある．どの時点でも1時間経過すると半分になっていることがわかる．つまりこの例では，除去半減期＝1時間．

除去半減期は経過時間によらずどの時点であっても一定である．除去半減期は薬物によって大きく異なり，分単位で表される半減期の短い薬物もあれば，日あるいは週単位で表されるものもある．たとえば抗うつ薬のフルオキセチン（わが国では未発売）の活性代謝物であるノルフルオキセチンの除去半減期はおおよそ7日間である．

ここで，薬物投与後，除去半減期の時間だけ経過すると，血中薬物濃度は半分（$C_0/2$）になるので，これを（5）式にあてはめると

$$C_0/2 = C_0 \cdot e^{-k \cdot t_{1/2}}$$

両辺の対数をとると，$\ln(1/2) = -k \cdot t_{1/2}$ となり，$\ln(2) = 0.693$ なので

$$t_{1/2} = 0.693/k \tag{7}$$

となる．このように除去半減期は除去速度定数 k がわかれば算出することができる．図3.9の右側は縦軸を対数にしたものである．（6）式を見てもわかるように，対数グラフにすると直線になる．この直線の傾きが除去速度定数の $-k$ である．しばしばこのような対数表示で血中濃度-時間曲線が表示されるが，その直線部分は一次過程に従って変化していることを示している．

除去半減期がわかれば，式を用いなくても比較的簡単に投与後時間から血中濃度を推測することができる．除去半減期は血中薬物濃度が半分になる時間なので，除去半減期の2倍経過すれば$0.5 \times 0.5 = 0.25$，つまり血中薬物濃度は1/4となる．同様に3倍経過すれば1/8，4倍経過すれば1/16となる．たとえば，ジゴキシン中毒で血中ジゴキシン濃度が4 ng/mLであったとする（治療域は1～2 ng/mL）．ジゴキシンはほとんど代謝を受けずに腎から排泄されるために，その排泄速度は腎機能で左右されるが，この患者は腎機能が正常であるとする．腎機能正常者でのジゴキシンの除去半減期は概ね40時間と報告されており，40時間経過すると2 ng/mL，80時間経過すると1 ng/mLとなることが推算され，40時間以降に治療域内の濃度になることが予想される．実際は，同じ薬物でも患者によって除去半減期の時間は異なるために正確な濃度の算出は不可能であるが，経過を予測し治療計画を立てる上では役に立つ情報となりうる．

3.4.3 クリアランス（clearance）と定常状態（steady state）

再び図3.10のような穴のあいた桶を用いて説明する．この桶が空の状態から水を注いでいくとする．徐々に水位が上がっていくが，同時に水の排泄速度も上がっていく．これは前述したように薬物の消失は一次過程に従うことをイメージしており，体内薬物量（水量）が増えれば，薬物の除去速度（水の排泄速度）も増える．しかし，ある程度の水位になると，徐々に増加していた水の排泄速度が給水速度と等しくなる．この状態に達すると水位は一定となり変化しなくなる．この状態を定常状態という．つまり，薬物の投与速度と除去速度が等しくなった状態である．このように，一定速度で薬物を持続点滴静注していると，徐々に血中薬物濃度は上昇していくが，いずれ投与速度と消失速度が等しくなり，血中薬物濃度は上下せずに一定レベルとな

図3.10 定常状態の概念（文献2より改変して使用）

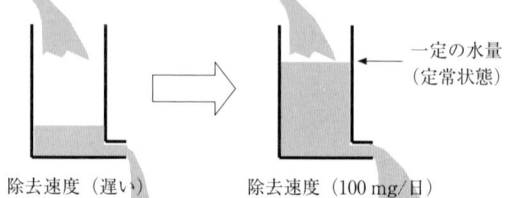

る．この時の投与速度（R_{inf}）を定常状態の血中濃度（C_{ss}）で除したものをクリアランス（CL）と呼ぶ．

$$CL = R_{\mathrm{inf}}/C_{\mathrm{ss}} \qquad (8)$$

また，定常状態では投与速度 R_{inf} は薬物の消失速度（$k \cdot A = k \cdot Vd \cdot C_{\mathrm{ss}}$）と等しいのであるから

$$CL = k \cdot Vd$$

となる．

また，薬物を経口投与する場合も，反復投与しているといずれ1日あたりの投与速度と1日あたりの除去速度は等しくなるため，血中薬物濃度は一定範囲を上下する定常状態となる．

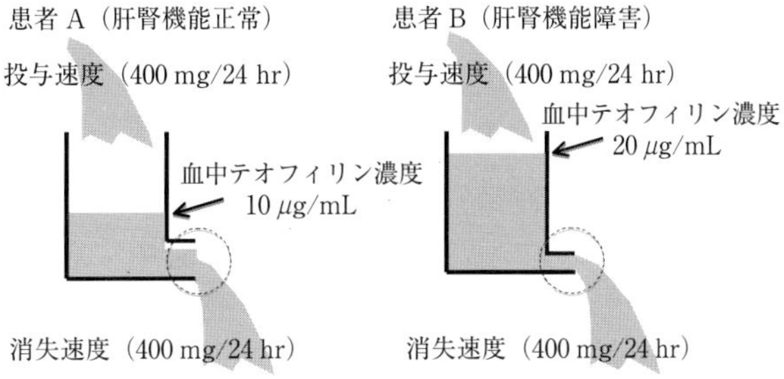

$$\text{クリアランス} = \frac{\text{定常状態の投与速度（排泄速度）}}{\text{定常状態の血中薬物濃度}}$$

患者 A のクリアランス：1.66 L/hr　患者 B のクリアランス：0.83 L/hr

図 3.11　クリアランスの概念

テオフィリンを1日あたり 400 mg で肝腎機能正常の患者 A と肝腎機能障害の患者 B に投与するとする．定常状態では，いずれの患者も1日あたりの薬物消失量は 400 mg となる．しかし，体内薬物量（濃度）は患者 B の方が高くなる．クリアランスは薬物を体外に除去する能力の指標であり，患者ごとに異なる．図ではこれを概念化するために桶の穴の大きさを変えている．

クリアランスの概念をイメージしやすいように図 3.11 を示す．たとえば，肝腎機能障害者を含む複数の患者に対して，テオフィリンを1日あたり 400 mg の投与速度で反復して経口投与するとする．一定の速度で反復して投与していれば，いずれどの患者も定常状態となり，定常状態ではどの患者も1日あたりの薬物除去量は 400 mg となり投与速度と等しくなる．しかし，血中薬物濃度には大きな個体差が生じる．肝腎機能障害者では体内薬物量が多くなり血中薬物濃度も高くなる．これらの患者では，体内薬物量を多くすることで，なんとか1日あたり 400 mg という消失速度を維持しているという言い方もできる．図 3.11 の例では，肝腎機能障害者ではクリアランスが健常者の半分となる．このように，クリアランスは患者個別（正確には薬物除去を行う臓器）の薬物除去能力の指標である．ちなみに，クレアチニンクリアランス（CL_{cr}）は患者のクレアチニン除去能力の指標であるが，糸球体で濾過されるが尿細管からの分泌はごくわずかというクレアチニンの特性のため，その値は糸球体濾過機能を反映する．これも式（8）と同様に

$$CL_{\mathrm{cr}} = \text{尿中へのクレアチニン排泄速度}/\text{血清クレアチニン濃度}$$

で計算する．尿中クレアチニン排泄速度（一定時間蓄尿して測定する）はクレアチニン産生速度でもある．

持続点滴静注の際の血中薬物濃度曲線は

$$C(t) = C_{\mathrm{ss}}(1 - e^{-k \cdot t}) \qquad (9)$$

で表される．この式をここで出した理由は，除去半減期と定常状態に達するまでの時間の関係を示すためである．

式の括弧内の $e^{-k \cdot t}$ は，前述したように除去半減期の時間経過すると 0.5 となる．同様に2倍経過すると 0.25，3倍経過すると 0.125，4倍経過すると 0.0625，5倍経過すると 0.03125 となる．したがって，除去半減期の5倍が経過すると $1 - e^{-k \cdot t}$ は 0.96825 となる．すなわち，除去半減期の5倍が経過すると，その時の血中薬物濃度は $0.96825 \times C_{\mathrm{ss}}$ となり，C_{ss} の約 97% の血中濃度に到達していることになる．このことから，概ね除去半減期の5倍経過すれば，ほぼ定常状態に達しているとみなすことができる．ある薬物の除去半減期が 24 時間であれば，その薬物を一定速度で投与

すると，定常状態に達するのは概ね5日後ということになる．4日後であっても定常状態血中濃度の94%である．実際の除去半減期は患者ごとに異なるが，治療経過を予測する上で参考にすることができる．

さてここで，点滴静注を開始すると同時に同じ薬物を急速静注する場合を考える．仮に，急速静注直後の血中薬物濃度がC_{ss}になったとすると，血中薬物濃度の経時的推移は式 (5) より，$C_t = C_{ss} \cdot e^{-k \cdot t}$ となる．点滴静注後の薬物の経時的推移は式 (9) となるが，同じ薬物であるから合算すると $C_t = C_{ss}$ となり，投与直後から一定の C_{ss} となることがわかる．この場合の急速静注する薬物投与量を負荷投与量（loading dose）と呼び，点滴静注の薬物投与速度を維持投与量（maintenance dose）と呼ぶ．

目標とする C_{ss} を得るための負荷投与量は，前述したように Vd で推算することができる．また，C_{ss} を得るための維持投与量は，前述したように CL あるいは Vd と k で算出することができる．実際の医療現場で薬物動態パラメーターを使って投与設計を行うケースは多くないが，できるだけ早期に一定の有効治療濃度を得たい場合は，負荷投与量と維持投与量の考え方が必要になる．

3.4.4 投与量と投与間隔（投与タイミング）の変更

臨床現場では，患者の症状や検査値の変化，あるいは血中薬物濃度の測定値をもとに薬物の投与設計，つまり投与量や投与間隔の変更が行われる．

仮に，ある薬物を持続点滴静注している患者において，定常状態の血中薬物濃度を2倍にするための投与方法の変更を考えてみる．前述したように式 (8) から，$R_{inf} = CL \times C_{ss}$ である．病態の大きな変化や薬物相互作用を生じる併用薬の追加などがなければ，CL は患者個別にほぼ一定であるから，C_{ss} を2倍にしたければ投与速度を2倍にすればよい．経口投与の場合は，服用を繰り返すたびに血中薬物濃度が上下するが，その平均濃度は持続点滴静注を行っている場合と同様の時間的推移で変化する（図3.12）．したがって，反復経口投与の場合は，投与間隔（一定時間内の投与回数，1日朝夕2回投与など）を一定にして投与量を2倍にすれば投与速度は2倍となり，その定常状態における平均血中薬物濃度は2倍になる．また，投与量を一定にして投与間隔を半分にすれば（1日2回投与を4回にする，など），やはり投与速度は2倍となり，定常状態における平均血中薬物濃度は2倍になる．ただし，異なるのは血中薬物濃度の上下幅である．図3.12のように投与間隔を一定にして投与量を2倍にすれば，上下幅が大きくなるが，投与間隔を半分にすれば上下幅は小さくなる．どちらにするかは薬物によって異なる．抗菌薬を例にすると，βラクタム系やマクロライド系の抗菌作用は time above MIC（最小発育阻止濃度を超える薬物濃度が持続する時間）に相関するため，投与回数を多くする方が有利である．しかし，アミノグリコシド系やキノロン系の場合は，C_{max}/MIC（最高血中薬物濃度/MIC）あるいは AUC/MIC（血

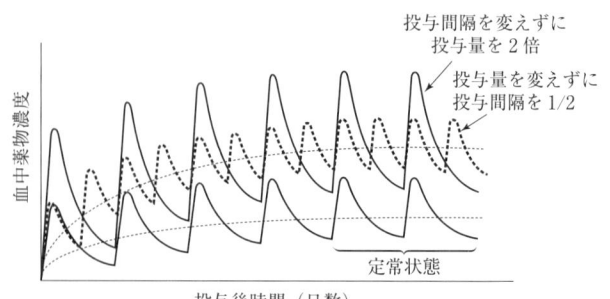

図3.12 投与速度変更時の血中薬物濃度の時間的推移
投与間隔を変えずに投与量を2倍にすると，血中薬物濃度も2倍で推移し（太い実線），その平均血中薬物濃度も2倍になる（細い破線）．投与量を変えずに投与間隔を1/2にしても（太い破線），その平均血中薬物濃度（細い破線）は2倍になる．

中薬物濃度時間曲線下面積/MIC）の大きさに抗菌作用が相関するため，投与回数を増やさず1回あたりの投与量を増やす方が高い抗菌効果が期待できる．ただし，後者のアミノグリコシド系の場合，C_{max} にも有効治療域があり，それを超えると腎毒性や聴器毒性が生じやすくなることには注意が必要である．

3.4.5　線形および非線形薬物動態

どのような薬物であっても，投与量と定常状態の血中薬物濃度の関係は図3.13のような非線形性を示す．これは，薬物代謝などにかかわる生体の処理能力には限界があり，それを超えると急激な血中濃度の上昇をきたすためである．しかし，臨床的に用いられているほとんどの薬物は，図の範囲の臨床用量で使用される．この範囲はほぼ直線関係とみなせる．したがって，クリアランスの項で述べたように，臨床的に用いられているほとんどの薬物は，臨床用量の範囲では投与量と定常状態血中薬物濃度の間にほぼ比例関係が成立する．そのような薬物動態を線形薬物動態という．この関係性は臨床用量の範囲でのことであり，多量服薬などによって体内薬物量が非常に多くなっている場合はあてはまらない．

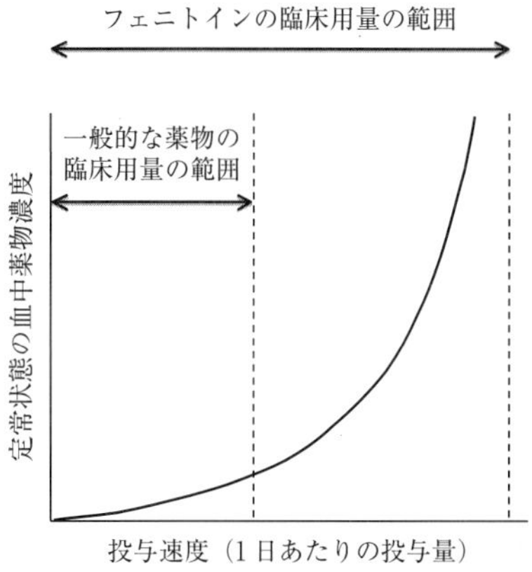

図3.13　薬物の投与速度と定常状態の血中薬物濃度の関係は非線形であるが，一般的な薬物では，直線とみなせる範囲が通常の臨床用量（1日あたりの用量）となっている．

フェニトインは臨床用量の範囲内で代謝が飽和してしまう．このため，他の大部分の薬物と異なり，非線形薬物動態を示す（図3.13）．したがって，投与量を2倍にすると，定常状態での血中薬物濃度は2倍にならず，4～8倍，あるいはそれ以上になる場合もあり得る．逆に減量すると，血中薬物濃度の大幅な減少をきたす可能性がある．フェニトインの投与量を変更する際は，患者の症状の変化を注意深く観察すると同時に，治療薬物モニタリング（TDM）を行って慎重な投与量変更を行うことが必要である．

〈小手川勤，大橋京一〉

参考文献

1) Koch-Wester J, et al：The serum level approach to individualization of drug dosage. Eur J Clin Pharmacol 9：1-8, 1975.
2) 石崎高志ら（編）：薬物療法学．南江堂，東京，2007．

演習問題

問題1　次の組み合せのうち，薬力学的な相互作用を生じるのはどれか．
　a．グレープフルーツーニフェジピン
　b．セントジョーンズワート（セイヨウオトギリ草）ーシクロスポリン
　c．牛乳ーミノマイシン
　d．納豆ーワーファリン
　e．喫煙ーテオフィリン

問題2　ある消化性潰瘍の患者にオメプラゾールを投与したが期待する薬効を得られなかった．この原因として考えにくいものはどれか？

a. 投与量が少ない
b. リファンピシンの併用
c. 服薬アドヒアランス不良
d. CYP2C19 の poor metabolizer
e. ステロイドホルモンの経口投与

解答 1 d
解説 納豆は VitK を多量に含有するため，VitK の作用を阻害するワーファリンの効果が出にくくなる．しかし，ワーファリンの体内濃度には変化がない．他の組み合せは，a が酸素阻害，b と e が酸素阻害，c がキレートによる吸収量低下を生じ，薬物の体内濃度が変化する．

解答 2 d
解説 CYP2C19 の poor metabolizer では，十分な血中濃度が得られるため潰瘍の改善率が高い．逆に extensive metabolizer では，血中濃度が低くなり，十分な改善が得られないことがある．リファンピシンは薬物代謝酸素を誘導するためオメプラゾールの血中濃度が低くなり，期待する薬効を得られない原因となりうる．患者がきちんと服薬していない場合（服薬アドヒアランス不良）も，治療がうまくいかない原因となりうる．ステロイドホルモンの代表的副作用に消化性潰瘍がある．

4
薬物反応に影響を与える因子と薬物相互作用

　薬物によっては標準的な投与量（常用量）に対する効果あるいは副作用の発現に大きな個人差が存在する場合がある．また，同一患者が同じ薬物を一定量服用していても薬効や毒性に変動が生じることもある．この現象の原因は多岐にわたるが，基本的に薬物が投与されてから作用部位に到達する経路に個人差が存在する場合［pharmacokinetic（PK）要因］（第3章参照）と薬物が作用部位に到達した後に複雑な細胞内情報伝達経路を経て作用を発現する過程に個人差が存在する場合［pharmacodynamic（PD）要因］（第2章参照）に分類できる．患者による薬物反応の個人差は，このいずれの機序が重要かを見極めて対処することが重要である．

4.1 薬物動態の個人差

　薬物効果の個人差はPK要因とPD要因とに分離して考えることができる．PKについては薬物の血中濃度をパラメーターとして，薬物の体内動態を記述し，薬物の作用部位への送達量とその時間経過を記述できる精緻な数学理論がすでに確立している．薬物を連続投与する場合には，薬物の消失半減期と投与間隔の関係で薬物の体内蓄積量が決定される（第3章参照）．体内の薬物蓄積を決定する体内動態パラメーターはクリアランス（clearance：CL）である．薬物の主要な消失経路は，肝代謝か腎排泄であるので肝代謝型薬物は全身クリアランスの大部分が肝クリアランスで支配され，腎排泄型薬物の全身クリアランスは腎クリアランスにより支配される．薬物の肝または腎クリアランスは肝機能または腎機能の変化に伴い変化するので，投与しようとする薬物が，肝代謝型であるか腎排泄型であるかを知ることが薬物応答の個人差を考える第一歩となる．その薬物が肝代謝型か腎排泄型かの判断は，体内に吸収された薬物が構造上の変化をうけず未変化のまま尿中に排泄される割合（尿中未変化体排泄率：Ae）を目安に評価する．Aeの値が10％以下であれば典型的な肝代謝型薬物であるし，Aeが80％以上であれば典型的な腎排泄型薬物である．表4.1にAe%が50％以上であるため重症の腎機能障害者で投与量補正が必要な代表的薬物を示した．

4.1.1 疾病の影響

　薬物の標準的な投与量（常用量）を定める臨床試験では肝・腎機能が正常な患者を対象として行われる．したがって，常用量は肝・腎機能正常患者では作用部位に適切な薬物量を送達するが，肝または腎機能障害のために薬物の体内動態が変化している臓器障害患者に対しては必ずしも最適な投与量とは限らない．代謝型薬物を肝障害患者に投与する場合には，患者の全身クリアランスが低下しているために，肝機能正常患者よりも高度な薬物蓄積があることを予測して，常用量より低用

表4.1 主要な消失経路が腎排泄であるため重症腎機能障害患者で投与量の減量が必要な薬物

薬物名	Ae(%)	薬物名	Ae(%)	薬物名	Ae(%)
N-アセチルプロカインアミド	81	セファロチン	52	メトクリン	50
アセチルサリチル酸	68	セファラジン	86	ミダゾラム	56
アシクロビル	75	クロロキン	61	モキサラクタム	76
アマンダジン	50-90	クロロチアジド	92	ナドロール	73
アミカシン	98	クロロタリドン	65	ネオスチグミン	67
アモキシシリン	86	シメチジン	62	ネチリミシン	80-90
アンピシリン	82	シノキサシン	60-85	ニザチジン	61
アテノロール	94	シプロフロキサシン	65	パンクロニウム	67
アトロピン	57			ピンドロール	54
アズロシリン	65	クロニジン	62	ピペラシリン	71
ブレオマイシン	68	クロキサシン	75	プロカインアミド	67
ブレチリウム	77	ジクロキサシン	60	ピリドスチグミン	80-90
ブメタニド	62	ジゴキシン	60	ピリメタミン	65
カルベニシリン	82	ジソピラミド	55	ラニチジン	69
セファドロキシル	93	エナラプリル	88	ストレプトマイシン	50-60
セファマンドール	96	エタンブトール	79	スルファジアジン	57
セファゾリン	80	ファモチジン	67	テルブタリン	56
セフォニシド	88	フルシトシン	99	テトラサイクリン	58
セフォラニド	84	フロセミド	66	チカルシリン	92
セフォテタン	61	ゲンタマイシン	>90	トブラマイシン	90
セフォキシチン	78	チオリンゴ酸金	95	トリアムテレン	52
セフタジジム	84	ヒドロクロロチアジド	>95	トリメトプリム	69
セフチゾキシム	93	イミペネム	69	ツボクラリン	63
セフロキシム	96	カナマイシン	90	バンコマイシン	79
セファレキシン	91	リチウム	95		

Ae(%)＝未変化尿中排泄率；データはGoodman and Gilman's The Pharmacological Basis of Therapeutics第8版より引用した．表中のデータは平均値であり個別の患者では多少異なる値をとりうる．また，引用されていない薬物については上記グッドマン・ギルマン薬理学書の巻末付録等を参照されたい．

量で投与を開始するべきである．また，腎排泄型薬物を患者に投与する場合には，いつも患者の腎機能をクレアチニン・クリアランスで確認する習慣をつけるべきである．クレアチニン・クリアランスの正確な測定には24時間の蓄尿と採血が必要であるが，臨床的には血清クレアチニン（Cr）と年齢（歳），体重から糸球体濾過速度（GFR）を表すクレアチニン・クリアランスを概算する下記のCockcroft-Gault式が便利である．ただし，この式は安定した腎機能を持つ患者にしか適応できない．

男性： $\dfrac{(140-年齢（歳））\times 体重（kg）}{血清クレアチニン濃度（mg/dL）\times 72}$ （mL/min）

女性： 男性×0.85

最近では血清クレアチニンと年齢からGFRを推算するeGFR推算式も広く利用されている．

男性： $194\times Cr^{-1.094}\times 年齢^{-0.287}$ （mL/min/1.73 m^2）

女性： 男性×0.739 （mL/min/1.73 m^2）

4.1.2 加齢の影響

　加齢に伴いすべての生理機能は低下するが，薬物の応答性の個人差を考える場合には薬物の体外消失を支配する肝機能と腎機能の加齢による変化が問題となる．とくに，腎機能は40歳以降，加齢に伴い比例的に低下するため，70歳の平均的高齢者では，腎糸球体濾過速度を表すクレアチニン・クリアランスは40代の壮年患者の70%程度にまで低下している．したがって，腎排泄型薬物では常用量の投与は高齢者において，しばしば蓄積過剰の傾向がある．薬物の濃度-効果関係で評価する薬物感受性の傾きが大きく，過剰蓄積による毒性反応が重篤な場合には，薬物蓄積の個人差を，薬物血中濃度モニタリングにより評価し，投与量の補正を行う薬物血中濃度モニタリング（therapeutic drug monitoring；TDM）の手法が日常的に用いられている．

4.1.3 薬物代謝酵素の遺伝子多型

　近年，臨床検査で評価される肝臓や腎臓の機能はまったく正常であるにもかかわらず，ある特定の薬物の効果が他の人より過剰に発現し，副作用を生じる患者が存在することが明らかとなった．この現象の研究から薬物代謝酵素の遺伝的多型に基づく薬理効果の個人差を研究する薬理遺伝学（pharmacogenetics）が発達した．その後の分子生物学の急速な発展により，この問題は全ヒトゲノムを対象に，すべての薬物体内動態関連遺伝子を対象に検討され，現在ではより包括的な用語である薬理ゲノム学（pharmacogenomics）が用いられるようになった．薬物反応の個人差を支配する遺伝的要因については薬物動態の面と薬物感受性の面それぞれについて知られている．

　薬物動態の個人差に遺伝的因子が関与するのは，主として肝代謝の過程である．肝薬物代謝を健常人で検討すると，大部分の薬物では代謝能には個人差があるものの分布の型は単峰性の正規分布である．しかし，いくつかの臨床的に重要な薬物では，代謝能の分布が2峰性分布を示すことがある．すなわち，多数者が属する代謝能力が高い集団（extensive metabolizer；EM）と，少数者の代謝能力がきわめて低い集団（poor metabolizer；PM）の2集団である．いわゆる常用量は比較的多数のEM群の薬物処理能力に合わせて定められた値であるため，薬物投与代謝能力が低いPM群に属する患者では常用量の投与は過量投与となり，EM群よりはるかに高度な薬物の体内蓄積が生じるため，予想より強い薬効や副作用が生じる危険が高い．

　このように，ある集団内に対立する遺伝形質（表現型：phenotype）が複数存在し，まれな形質の頻度が全体の1%より大きい場合，遺伝学では，その形質に多型（様）性（polymorphism）があると言う．このような現象はABO式血液型などを例として臨床家には古くから知られていた現象である．しかし，薬物代謝酵素の活性に遺伝子多型が関係することは1950年前後までまったく未知であったのである．

　薬物代謝活性で遺伝的な多型性を示す代謝経路には酸化代謝酵素である，チトクロームP450（CYP）に属する数種類の分子種，N-アセチル転移酵素2（NAT2），UGTグルクロン酸転移酵素など多くが知られている．この中で変異の頻度が高いものについては臨床検査として日常的に解析可能な状態となっている．以下に代表的な薬物代謝酵素の遺伝子多型の概略を述べる．

　肝臓における薬物代謝において最も重要な酵素は，その対象基質薬物の広さから，ミクロゾーム分画に存在するチトクローム（cytochrome）P-450と総称されるヘム蛋白群である．ヒトのP450酵素分子種については，すでに60種前後がクローニングされ，塩基配列が判明した．個々の酵素分子種の命名は塩基配列の相同性によりなされている．CYP2D6は，分子生物学的な薬理遺伝学

研究の糸口となった酵素であり，多くの循環器薬物（一連のβ遮断薬，クラス IC の抗不整脈薬），抗うつ薬（イミプラミンなど），抗精神薬（ハロペリドール）など多くの薬物の主要な代謝経路に関係している．この酵素については約70種の変異アレルが報告されており，とくに白人で変異の頻度が高いため，人口中に5-9%の頻度でPMが存在する．アジア人には酵素活性が消失するタイプの変異アレルをホモ接合体の形で有する者は少ない（<0.3%）ものの，酵素活性が50%前後低下するアジア人特有の変異アレル（CYP2D6*10）の頻度は高いため，日本人集団全体の平均的CYP2D6活性は白人よりも低い（つまりCYP2D6が代謝に関係する薬物の体重当たり投与量が欧米白人よりも少ない）．近年は，新規医薬品の開発が国際的な規模で行われるため，薬物代謝酵素活性の人種差は，諸外国で行われた薬物の臨床試験のデータを解釈する際，あるいは海外で開発された医薬品を日本に導入する際に日本人の投与量を設定する観点からも重要である．

　CYP2C19は消化性潰瘍の治療やヘリコバクター・ピロリ菌の除菌療法に用いるプロトンポンプ阻害薬（PPI）の代謝に関係している．この酵素の活性低下変異はアジア人に白人よりも多く，日本人ではPMが集団の15%前後も存在する．プロトンポンプ阻害薬は安全性の高い薬物であるので，常用量のPPIを投与されたPM患者で薬物の過剰蓄積で副作用を起こすことはないが，PM患者ではPPIによる胃酸分泌阻害作用がEM患者よりも長時間持続する．ヘリコバクター・ピロリ菌の除菌療法は，PPIとアモキシシリン，クラリスロマイシンの3剤併用療法が行われるが，アモキシシリンとクラリスロマイシンの抗菌作用は胃内のpHに依存しており，酸性条件下では抗菌力が低下する．このため，PPIの体内濃度が長時間持続するCYP2C19のPMでは，これら2剤の抗菌作用がEMより長時間持続するため除菌効果の成功率がEMより高い．これは，薬物代謝酵素の遺伝子多型によるPMが薬物効果の増強に結びつくまれな例である．

4.1.4 薬物相互作用

　高齢者の患者などでは同時期に複数の薬物が投与される機会はきわめて多い．日本の外来患者は平均的に5-6剤の併用薬物を服用している．複数同時に服用している薬物のあるものが他の薬物の効果や副作用を量的または質的に変化させることがある．このような現象を薬物（間）相互作用と言う．相互作用を受ける側の薬物の作用が増強されれば過剰な薬理作用発現が中毒を生じる可能性があるし，逆に薬理作用が減弱されれば治療対象としている疾患のコントロールが不十分となる．

　薬物相互作用発現のメカニズムは薬物の体内動態（吸収，分布，代謝，排泄）の各過程で生じる．消化管吸収過程では，同時に投与された薬物が消化管内で非吸収性の錯体を形成したり，薬物間のイオン結合により複合体を形成したりすると薬物吸収過程に障害を生じることがある．たとえば，水酸化アルミニウムを含む制酸剤をニューキノロン系抗生物質やテトラサイクリン系抗生物質と併用したり，骨粗しょう症治療薬であるビスホスホネート薬と併用すると消化管内で両薬物が錯体を形成し，抗生物質の消化管吸収阻害が生じる．

　臨床的に重要な薬物相互作用の多くは薬物の代謝部位における相互作用が関係している．たとえば，消炎鎮痛薬フェニルブタゾン（発売中止）の併用によりワルファリンの抗凝固効果が増強され，大出血を招いた事例，気管支喘息治療の目的で気管支拡張薬テオフィリンを服用していた患者に消化器症状を発現したためヒスタミン H_2 受容体シメチジンを投与したところ，テオフィリンの中毒症状が発現した事例，テオフィリンを服用していた患者に呼吸器感染症が発症したために，エノキサシン等のニューキノロン系抗菌薬を投与したところテオフィリン中毒を発症した事例，さらには

大腸癌の手術後に再発予防の目的でフッ化ピリミジン系の抗癌剤を服用していた患者が，帯状疱疹を発症したため抗ウイルス薬であるソリブジン（発売中止）を投与されたところ，著明な抗癌剤の毒性発現を生じた事例等，薬物代謝部位の相互作用の事例には枚挙に暇がない．ある報告によれば薬物相互作用の 70-80% は，薬物代謝部位における代謝阻害により生じるとされている．

ヒトのチトクローム（cytochrome）P450 分子種の分類はアミノ酸配列の相同性を基準に行われ，共通の接頭辞 CYP に続いてファミリーの分類をアラビア数字（1, 2, 3 など）で示し，ついでサブファミリー名をアルファベットで，最後に個々の酵素分子種に固有の番号をアラビア数字で示す．アミノ酸配列が 40% 以上一致すれば同じファミリーに分類し，さらに 55% 以上一致すれば同じサブファミリーに分類する規則である（図 4.1）．

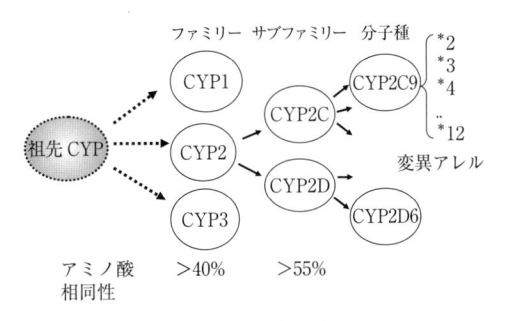

図 4.1 チトクローム P450（CYP）のスーパーファミリー階層構造と個別分子種および変異アレルの関係

CYP 酵素は活性中心に共通のヘム構造を持ち，配位した鉄イオンに活性化された薬物から電子を移動させる過程で薬物を酸化する．活性中心であるヘム分子への薬物の 3 次元的な近接はヘムに結合している分子種特異的なアポ蛋白の立体構造により異なるため，CYP 分子種の基質特異性はアポ蛋白のアミノ酸配列により決定されている．共通の CYP 分子種を代謝酵素とする複数の薬物が CYP 分子近傍に共存すると薬物間には競合的な代謝阻害が生じる．上述した，テオフィリンとエノキサシンの相互作用では両薬物が代謝酵素として CYP1A2 分子種を共有するために生じる．HIV 治療に用いるプロテアーゼ阻害薬（リトナビルなど）は CYP3A4 の強い阻害薬であるため，併用する薬物が CYP3A4 により代謝される場合には併用薬の薬理効果を増強することがある．このため，新規医薬品では添付文書にもその薬物が肝代謝型薬物であれば主要な薬物代謝酵素分子種の情報が記述されるようになっている．臨床上問題になるほど他の薬物を強力に阻害する作用のある薬物は限られており，かつその阻害作用は特有の分子種に限定されることが多いので，ヒトの各 CYP 分子種に特異的な阻害薬を知ることは薬物相互作用を回避する有用な手段である．

CYP 阻害作用を持つ薬物のなかには競合的な阻害作用とは異なる機序で代謝阻害の相互作用を生じるものもある．代表的な阻害薬はマクロライド系抗生物質である．この薬物は，3 級アミンの N-脱メチル化反応を受けると，代謝物であるニトロソ体が CYP のヘム鉄と非解離性の複合体を形成するため酵素活性を不活化する．この反応は，マクロライド薬物自身の代謝酵素である CYP3A4 に特異的に発現する．CYP3A4 はシクロスポリン，カルバマゼピン，ミダゾラム等多くの薬物の代謝に関係するためマクロライド系薬物を使用する場合には併用薬物との代謝阻害相互作用に注意が必要である．

最近，グレープフルーツジュースと薬物の相互作用の研究から，薬物代謝酵素は肝臓だけでなく消化管粘膜上皮にも存在していることが明らかになった．グレープフルーツジュースを経口投与のジヒドロピリジン系カルシウム拮抗薬（フェロジピン等）やミダゾラムなどと併用すると，これらの薬物の体内濃度が数倍に増加し，フェロジピンなどの血管拡張性降圧薬では，低血圧，顔面紅潮，心悸亢進，めまいなどが生じ，ミダゾラムやトリアゾラム等の鎮静薬では眠気や集中力低下を起こす．この相互作用の機序は，グレープフルーツジュース中に含まれる天然フラボノイド成

分が，消化管粘膜上皮の刷子縁に存在するCYP3A4と結合し酵素蛋白を不安定化させて蛋白の分解を促進するため，消化管通過に際して生じる薬物の代謝が無効化されるためであることが判明している（図4.2）．

したがって，グレープフルーツジュースが関係する相互作用は，消化管粘膜のCYP3A4分子種に代謝を受ける薬物に限定されており，ジヒドロピリジン系カルシウム拮抗薬（フェロジピン，ニトレンジピン，ニソルジピン，ニカルジピン），ベラパミル，テルフェナジン，シクロスポリン，ミダゾラム，トリアゾラム，ジアゼパム，ロバスタチン，シンバスタチン，サキナビル，カルバマゼピンなどが問題となる．

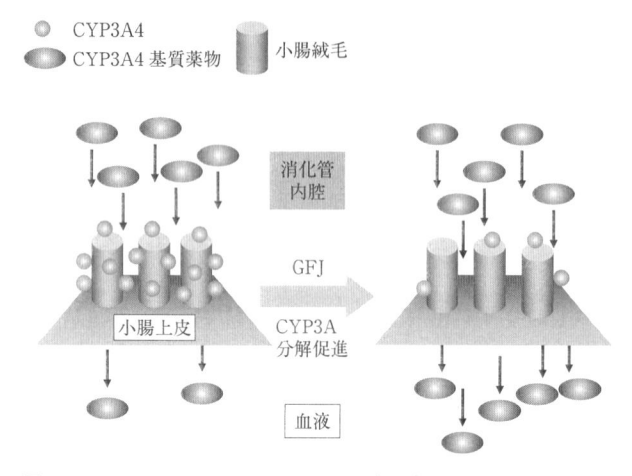

図4.2 グレープフルーツジュース（GFJ）による消化管粘膜CYP3A阻害機構の説明

治療に用いる薬物中には肝臓の薬物代謝酵素を誘導するものがある．たとえば，結核治療などに使用されるリファンピシンは強いCYP3A4誘導作用があるため，患者がCYP3A4により代謝される薬物を併用していると，それらの薬物効果が減弱することが知られている．リファンピシンの投与によりジヒドロピリジン系カルシウムチャネル遮断薬の降圧薬を服用していた患者の血圧調節が不良になった事例，経口避妊薬を服用していた女性が避妊に失敗してしまった事例などの報告がある．また，酵素誘導による効果減弱を観察した医師が薬物の投与量を増量した場合には，酵素誘導薬を中止した後に適切に投与量を減量しないと，酵素誘導が2週間前後で消失した時点で過量投与となり毒性作用が出現することがあるので注意が必要である．

4.2 時間薬理学

心拍数，体温，血圧，胃酸分泌，副腎皮質ホルモン分泌等の生体の生理機能には明らかな概日リズム（circadian rhythm）が認められる．また，疾患の原因となる病態，たとえば喘息における気管支収縮，虚血性心疾患における冠動脈攣縮，不整脈発生，突然死等にも好発時間があることが知られている．したがって，薬物動態（pharmacokinetics）と薬物感受性（pharmacodynamics）にも同様の日内変動がある可能性は古くから多くの薬物について指摘されてきた．このため，疾患によっては生体側の薬物動態/感受性の日内変動をも考慮に入れて薬物の投与時間と投与量を設定しなければ目的とする効果が十分得られない可能性がある．たとえば，喘息発作が明け方にとくに生じやすいことは古くから知られているが，この現象は気管支平滑筋の緊張が明け方に高まるため気道抵抗が上昇するためであるとされる．したがって，気管支拡張薬の効果はこの生体の気道抵抗の日内変動に合わせて明け方に効果を増強するような投与計画が合理的であるかもしれない．この方面の研究は今後の展開が期待されている．

（越前宏俊）

参考文献

1) 越前宏俊:図解薬理学―病態生理から考える薬の効くメカニズムと治療戦略.医学書院,2001.
2) 今井 正,宮本英七,鹿取 信編集:標準薬理学第6版.医学書院,2001.
3) Katzung BG:Basic & Clinical Pharmacology (9th ed), McGraw-Hill, 2003.
4) Brunton LL, Lazo JS, et al (eds):Goodman & Gilman's The Pharmacological Basis Of Therapeutics (11th ed). McGraw-Hill, 2005.
5) Mycek MJ, Harvey RA, Champe PC (eds):Lippincott's Illustrated Reviews:Pharmacology (2nd ed). Lippincott Williams & Wilkins, 1999.
6) Koda-Kimble MA, Young LY, et al:Handbook of Applied Therapeutics (7th ed). Lippincott Williams & Wilkins, 2002.

演習問題

問題1 患者80歳 男性 体重60 kg,喫煙1日20本 60年 ビール350 mL/日
10年前からCOPDの診断を受け,しばしば呼吸器感染症を発症して入退院を繰り返していた.今回は,転倒による右橈骨骨折により入院.入院5日目から発熱,X線で肺炎像,酸素飽和度低下し,血圧も低下した.院内感染と考え,極めて全身状態が悪いため,タゾバクタム・ピペラシリンの投与を開始したが,緑膿菌感染も考えアミノグリコシドの追加投与も考慮している.いずれの薬物も腎消失型薬物であるため,患者の腎機能を評価したい.血清クレアチニン濃度は1.5 mg/dLである.患者のクレアチニン・クリアランスを予測せよ.

問題2 68歳 女性 体重70 kg
腰痛を訴え受診したところ,第4腰椎に圧迫骨折を認め,骨密度測定値も低かったため,骨粗鬆症と診断された.治療薬としてビタミンDとアレンドロン酸ナトリウム水和物の投与が開始された.半年後に再度腰痛を訴え受診したため,腰椎X線を撮ったところ,第5腰椎にも圧迫骨折が生じていた.服薬状況を詳しく聴取したところ,処方薬により消化器症状が生じたため,自己判断でOTC薬の制酸薬(水酸化アルミニウム・水酸化マグネシウム含有)を併用していたことが判明した.このOTC薬と処方薬との間の薬物相互作用の可能性について答えよ.

解答1 クレアチニン・クリアランスは蓄尿により測定することも可能であるが,このように緊急性のある場合には血清クレアチン濃度,年齢,体重から簡易式により予測することが多い.
コッククロフト・ゴールト法では
男性 $\dfrac{(140-年齢)\times 体重(kg)}{血清クレアチン濃度\times 72} = 33$ ml/min
一方,e-GFR推算式では
男性 $194 \times Cr^{-1.094} \times 年齢^{-0.287} = 35$ ml/min/1.73 m^2

解答2 ビスホスホネート薬は水酸化アルミニウム・水酸化マグネシウム含有の制酸薬やカルシウム薬などと併用すると消化管内で錯体を形成し吸収率が顕著に低下する.このため,上記患者では処方薬のアレンドロン酸が有効に働いていなかったものと考えられる.

5
医薬品開発と臨床試験

　現在使用している医薬品は，多くの患者の協力のもとに実施された臨床試験の結果により承認されたものであり，我々がこの恩恵を受けていることを忘れてはならない．しかしながら，薬物治療上十分満足できる医薬品はまだまだ少なく，革新的な新薬の創出が待望される疾患領域が多いのが現状である．医薬品開発において，基礎研究や実験動物を用いた非臨床試験はあくまでヒトにおける仮説を提唱するに過ぎず，臨床試験で検証しなければならない．医療に携わる者にとって，より良い医薬品を世に出す経緯を理解し，できる限り医薬品開発に関与することが義務であろう．ヒトを対象とする臨床試験では，常に倫理的配慮が優先されなければならないし，科学的で信頼性の高いデータを得る努力を果たさなければならない．薬物治療の進歩は質の高い臨床試験の実施を除いては成立しないのである．

5.1　臨床試験の意義

　医学の急速な進歩は，さまざまな生理活性物質と生理作用の発見につながっている．これらの進歩を通して，医薬品の候補となる化合物が開発され，人類にとって真に必要な医薬品となるためには，最終的には臨床試験を通して適切な薬効評価をヒトにおいて下さなければならない．もちろん，非臨床試験で得られる結果はきわめて重要であるが，実験動物とヒトとの間には，大きな種差が存在しており，非臨床試験の結果はあくまで臨床における薬物治療に際しての仮説を提供しているにすぎず，そのままヒトに外挿することはできない．最終的にヒトにおける有効性，安全性を評価するうえで，臨床試験を避けて通ることはできないのである．これまで，製薬企業や多くの研究者や患者の協力があって，臨床試験が行われてきたからこそ，多くの医薬品が創出され，恩恵を受けているのである．将来によりよい医薬品を残していくことは我々の責務であり，倫理的，科学的かつ信頼性の高い臨床試験を実施していく必要がある．

　臨床試験は大きく臨床研究の範疇に属するが，あらかじめエンドポイントを定めて前向きに実施する介入研究である．とくに，医薬品の臨床試験は有効性，安全性を含めた臨床評価を目的として，ヒトを対象として意図的に企画される科学的研究である[1]．このうち新しい医薬品，用法用量を厚生労働省に承認申請するために行う臨床試験を治験と称している（図5.1）．我が国では薬事法などの法的整備が治験を中心として進められてきた経緯があ

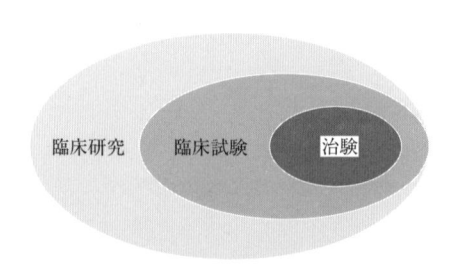

図5.1　臨床研究，臨床試験，治験の関係

り，治験が臨床試験と異なると混乱している人も存在している．治験は通常は製造承認申請する製薬企業が主導で実施されるが，近年，医師が承認申請を目的として治験を実施することが可能となった．これを医師主導治験と呼ぶ．いずれも医薬品としての承認取得のための臨床試験として行われるが，常にその後の臨床における有用性の評価に重要な情報を提供するものであることを念頭に置いておく必要がある．いずれにしても，治験を含む臨床研究はヒトを対象とするからには，倫理的な配慮が必須であるし，科学的，かつ信頼性に富んだ臨床試験を実施し，その結果は公表され国際的な批判に耐えられるものでなければならない．

　臨床試験は最適な薬物治療を行うためのエビデンスを提供する．EBM (evidence based medicine) の流れには，エビデンスを「つくる」，「つたえる」，「つかう」の3つの局面がある．エビデンスを「つくる」のは治験を含めた臨床試験である．これまで，日本人のエビデンスが乏しいことが問題となってきた．これには臨床試験を行う医師の理解が十分でなかったが，徐々に認識が広がってきて，大規模臨床試験が行われつつある．倫理的かつ科学的な臨床試験の活性化を通して，我々は薬物治療の武器としての医薬品を手に入れることができ，はじめて薬物治療の適正化につながっていく．

5.2　臨床試験の倫理

　臨床試験（治験）は倫理的側面と科学的側面の調和のうえで遂行されるべきであるが，臨床試験の対象は善意の健常人や病に苦しんでいる患者であり，常に倫理的配慮が優先されなければならない．ヒトを対象とする臨床試験は"人体実験"ではないかと過去の暗いイメージを連想しがちである．たしかに過去においてナチスの非人道的医学研究を代表として，倫理的に問題がある例が存在した[2]．その反省の上に立って，ヒトを対象とした医学研究の倫理的原則の確立が行われてきた（表5.1）．世界医師会は1964年にヒトを対象とする医学研究の倫理的原則（ヘルシンキ宣言）を発表した．現在，臨床試験（治験）はヘルシンキ宣言の精神を尊重した「医薬品の臨床試験の実施の基準」（GCP；good clinical practice）が薬事法として制定され，この法律に基づいて倫理的，科学的に，信頼性を確保して進められている．また，医師を含めた研究者が自主的に行う臨床研究について，わが国では2003年に厚生労働省より臨床研究に関する倫理指針が出された．しかし，GCPと乖離した内容であったために，2008年にGCPと原則的に同じ内容となる新しい臨床研究に関する倫理指針が公表された．

表5.1　臨床試験の倫理に関する主な歴史

1947年	ニュールンベルグ綱領
1964年	ヘルシンキ宣言
1979年	被験者保護のための倫理原則およびガイドライン（ベルモントレポート，米国）
1989年	旧GCP公表（厚生省）
1991年	第1回ICH会議（ブリュッセル）
1993年	WHO-GCPガイドライン
1996年	ICH-GCPの合意
1998年	新GCP完全実施（薬事法）
2003年	臨床研究に関する倫理指針（厚生労働省）
	GCPを改正（医師主導の治験を追加）
2008年	新しい臨床研究に関する倫理指針（厚生労働省）

5.2.1 ヘルシンキ宣言（人間を対象とする医学研究の倫理的原則）

ナチスの非人道的研究はドイツのニュールンベルグにおける国際裁判（1946年）において裁かれた．その際，ヒトを対象とした医学研究の倫理性が10項目からなる「ニュールンベルグ綱領」としてまとめられた．その後，1964年に世界医師会は，時代の流れに応じてニュールンベルグ綱領を基にしてヘルシンキ宣言（1975年東京，1983年ベニス，1989年香港，1996年サマーセットウエスト，2000年エジンバラにて修正，2002年ワシントンにて第29項目明確化，2004年東京にて修正，2008年ソウルにて修正）を制定した[3]（巻末付録参照）．ヘルシンキ宣言では，科学知識の増進を図り悩み苦しんでいる人類のためには，基礎研究の成果をヒトに適用することが必要であり，医学の進歩のためには臨床研究が不可欠であるという認識に立って，医学研究の倫理性について謳っている．ヘルシンキ宣言の中では，被験者個人の利益と福祉は，科学的・社会的利益よりも優先すべきであるという原則が明記され，治験を含めた臨床研究における倫理を守るための具体的な原則が述べられている．とくに研究計画書，インフォームド・コンセント，施設内臨床試験審査委員会（IRB）などの重要性が謳われている．現在，国際的に治験を含めた臨床試験は，ヘルシンキ宣言に基づいて実施されなければならず，もしこれに基づいて実施されていなければその臨床試験の発表（学会発表，論文等）は認められないことになっている．

わが国では臨床試験の倫理的基準として治験においては薬事法の中にGCPが存在する．しかし，研究者主導の自主臨床試験にはこのGCPが適用されないため，「臨床研究に関する倫理指針」が発表されており，この指針を遵守することが求められている[4]．

5.2.2 GCPと臨床試験

現在，新しい医薬品の候補化合物の創薬はわが国ならびに米国，欧州がそのほとんどを占めており，この三極は世界に向けて安全で有効な新薬を送り出す責任ある立場にある．倫理的，科学的かつ信頼性の高い臨床試験（治験）を実施することにより，よい薬を無駄なく，速やかに患者のもとに供給できるように，国際的に共通の基盤で医薬品開発が進むようにICH（International Conference for Harmonization）会議が開かれてきた．この中でGCPの整備についても取り上げられ，ICH-GCPとして合意された．この合意を受けてわが国では，薬事法に基づいた新しい「医薬品の臨床試験の実施の基準（GCP）」として法制化された．その後，わが国の治験はこのGCPに従って倫理的，科学的，信頼性の配慮のもとに施行されてきた．以下にGCPでの重要な点について述べる．

a. インフォームド・コンセント

インフォームド・コンセントは医療現場で現在，市民権を得つつあるところであるが，単に同意と訳すべき内容ではなく，十分な説明を受け理解したうえでの同意である．被験者は参加する予定の医学研究を含めた臨床試験について，十分な説明を受けなければならないし，当該研究に参加しない自由をもち，またもし参加しても，いつでもその同意を撤回できる自由があることを知らされなければならない．新しいGCPでは治験実施前に，被験者よりインフォームド・コンセントを文書で取得しなければならないとするなど，被験者の人権の保護の徹底を図っている．GCPでは，これらの項目を含めて18項目にわたる同意説明文を，治験責任医師は作成しなければならないことになっている．この際に注意しなければならないのは，被験者に分かりやすく，理解可能な文章で記載することである．

b. 臨床試験（治験）審査委員会

ヘルシンキ宣言の中で述べられている独立委員会に相当する．すなわち，当該臨床試験あるいは医学研究に直接かかわる者から独立した第三者的な委員会をさす．GCPでは，臨床試験審査委員会（Institutional Review Board；IRB）の権限が強化され，その責務として最も重要なのは被験者の人権，安全および福祉を保護することである．GCPでは，IRBの構成委員には医学，薬学の専門家とともに非専門委員ならびに施設に所属しない外部委員を構成委員に加え，5名以上で構成しなければならない．これはIRBにおいて社会的立場から臨床試験の倫理性を検討するうえで不可欠である．

c. モニタリングと監査

新GCPにおいて，治験依頼者，医療機関，治験責任医師等，治験に携わるすべての関係者の役割と責任が明確にされた．とくに治験依頼者は実施中の治験の品質管理および実施された治験の品質保証のために，治験の質（quality control；QC）の管理としてのモニタリングならびに質の保証（quality assurance；QA）としての監査を実施しなければならない．また，研究者主導の臨床研究においても臨床研究の質を担保するために求められる．

5.3 医薬品開発の道筋

生物・医学の進歩により，より良い医薬品が生み出されつつあるが，まだまだ多くの疾患領域で，新しい医薬品の誕生が切望されている．新しい医薬品が承認されるまでには長い年月がかかり，数多くの被験者の協力や研究者の努力がなければ成しえない．優れた医薬品をいち早く患者の元に届けることが，医療に携わる者の責務である．医薬品開発は，疾患の関わる標的分子や標的受容体を見いだすことから始まり，これらに作用するリード化合物の探索が行われる．その後，物性（製剤）試験，薬効薬理試験，安全性試験，薬物動態試験などの非臨床試験が行われ，ヒトにおける安全性・有効性が期待できると予想されると医薬品候補薬として，臨床試験に進むのである．

医薬品開発の臨床試験（治験）は安全性と有効性を確認しながら第1相試験，第2相試験，第3相試験と段階的に実施されるものと従来は考えていた．しかし，ICHの「臨床試験の一般指針」

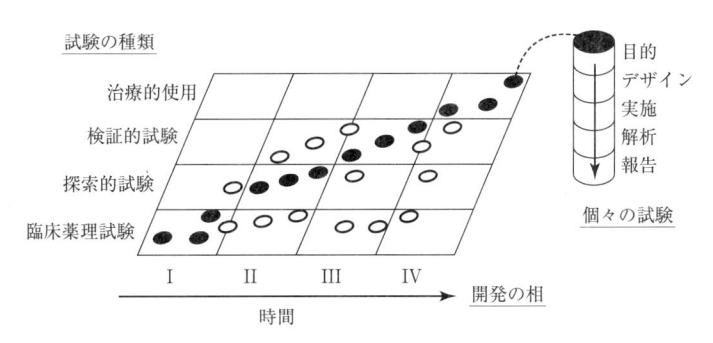

図5.2 開発の相と試験の種類の関係
黒丸はある開発の相で最も一般的に実施される試験を示し，白丸はその相で実施されることが比較的まれな試験を示す．それぞれの丸は個々の試験を表し，右側のカラムはそれぞれの試験の構成要素とその順序を表す．
(ICH-E8「臨床試験の一般指針」1998年医薬審第380号より)

表 5.2　目的による臨床試験の分類

試験の種類	試験の目的	試験の例
臨床薬理試験	・忍容性評価 ・薬物動態，薬力学的検討 ・薬物代謝と薬物相互作用の探索 ・薬理活性の推測	・忍容性試験 ・単回および反復投与の薬物動態，薬力学試験 ・薬物相互作用試験
探索的試験	・目標効能に対する探索的使用 ・次の試験のための用法・用量の推測 ・検証的試験のデザイン，エンドポイント（評価項目），方法論の根拠を得ること	・比較的短期間の，明確に定義された限られた患者集団を対象にした代用もしくは薬理学的エンドポイント（評価項目）または臨床上の指標を用いた初期の試験 ・用量反応探索試験
検証的試験	・有効性の証明/確認 ・安全性プロフィールの確立 ・承認取得を支持するリスク・ベネフィット関係評価のための十分な根拠を得ること ・用量反応関係の確立	・有効性確立のための適切でよく管理された比較試験 ・無作為化並行用量反応試験 ・安全性試験 ・死亡率/罹病率をエンドポイント（評価項目）にする試験 ・大規模臨床試験 ・比較試験
治療的使用	・一般的な患者または特殊な患者集団および（または）環境におけるリスク・ベネフィットの関係についての理解をより確実にすること ・より出現頻度の低い副作用の検出 ・用法・用量をより確実にすること	・有効性比較試験 ・死亡率/罹病率をエンドポイント（評価項目）にする試験 ・付加的なエンドポイント（評価項目）の試験 ・大規模臨床試験 ・医療経済学的試験

ICH-E8「臨床試験の一般指針」1998 年医薬審第 380 号より

により，臨床試験の目的によって分類する考え方に変わってきた（図 5.2，表 5.2）．この一般指針により医薬品開発の臨床試験の目的が明確になり，相にこだわらず合理的かつ効率的に臨床試験を実施することになった．

5.3.1　第 1 相試験（最も代表的な試験：臨床薬理試験）

非臨床試験の成績を踏まえて初めてヒト（原則として健常人）に医薬品候補薬を投与する試験である．ヒトでの有効性，安全性を推測するのに非臨床試験の意義はきわめて大きい．しかしながら，非臨床試験からヒトへの外挿は難しく，第 1 相試験では非臨床試験の結果からは予測できない薬効が出現し薬物有害反応が生じることがあり，とくに注意を払って実施しなければならない．第 1 相試験の主たる目的は，医薬品候補薬のヒトにおける忍容性の評価，臨床薬物動態データの収集である．一方，臨床薬理試験は第 1 相試験の目的を含み，さらに薬力学的検討，臨床薬理遺伝学的情報，薬物代謝と薬物相互作用の探索，薬理活性の推測を行い，その後の臨床試験の理論的根拠を示すことである．これらの目的を遂行するために，臨床薬理試験は健常人のみでなく患者を対象とし，かつすべての相において実施される．

近年，第 1 相試験よりもさらに初期の段階で健常人を対象としたマイクロドース臨床試験が実施可能になってきた．これは，分子生物学などの急速な発展により，候補化合物が増加し，効率よく医薬品開発を行う必要性が増すと同時に，薬物濃度分析技術のめざましい進歩が可能にした．マイ

クロドース臨床試験では，候補化合物は薬理作用を示す投与量の 1/100 未満かつ 100 μg/人以下の用量に限定されており，微量の候補化合物のヒトにおける薬物動態を早期に検討できるようになった．これらを早期探索的臨床試験と呼ぶことがある．

5.3.2　第 2 相試験（最も代表的な試験：探索的試験）

　第 2 相試験では，第 1 相試験より得られた医薬品候補薬の安全性，薬物動態，薬理作用に関する情報をもとにして治験薬の有効性が予測される患者層を対象にして，治療効果の探索を行い，第 3 相試験での用法・用量を決定することが，主要な目的である．

a.　前期第 2 相試験（初期の探索的試験）

　第 1 相試験での成績を受けて，この段階で初めて期待される薬効を有する候補化合物が対象となる疾患を有する少数の患者が選ばれる．少数の患者を対象として，安全性と有効性を評価することが目的である．この段階では安全性が主たる目的であるが，有効性についての情報を得る必要があるため，proof of concept（POC：コンセプトの証明）試験が実施されることがある．POC 試験はその後の医薬品開発の道筋を決定する重要な臨床試験として位置づけられている．マイクロドース試験，第 1 相試験，前期第 2 相試験を含めて早期臨床試験と称することがある．

　前期第 2 相試験は臨床用量設定の根拠を得ることが目的でもある．対象患者を明確に定義し，サロゲート（代用）あるいは，薬理学的または臨床上の指標をエンドポイントとして試験を行う．これらは前述の臨床薬理試験として実施されることもある．

b.　後期第 2 相試験（後期の探索的試験）

　後期第 2 相試験の重要な目的は第 3 相試験で実施する用法・用量の至適用量幅を決定することにある．この段階では治療対象となる患者群を決定することも他の目的の 1 つである．肝臓，腎臓，心臓などの臓器障害を有していても当該医薬品候補薬が投与可能な患者，あるいは高齢者なども含まれる．用量反応試験を実施する際に，薬物血中濃度測定を併用すれば薬効あるいはその持続時間と血中濃度の関係など，投与量，投与方法を決定するための重要な情報を得ることができる．さらにこれらの情報はその後の開発をすすめるにあたって有益な情報ともなる．

5.3.3　第 3 相試験（最も代表的な試験：検証的試験）

　第 3 相試験の主たる目的は，第 2 相試験までに得られた医薬品候補薬の適応症や対象患者群における有効性と安全性の成績を検証することである．第 3 相試験においては，有効性が期待される疾患を有する多数の患者が対象となる．被験者数の設定については，試験内容などにより異なるが，統計学的見地から設定根拠を示す必要がある．全国の多施設の医療機関で実施されるため，担当医師へ試験目的，投与量，投与方法，被験者の選定などを明確にし，実施計画書の遵守を徹底させる必要がある[5]．また担当医師の評価判定の偏りをできるだけ小さくするべきである．

　この段階では薬効評価に関わる変動を克服する試験方法がとられる．この変動には，① 自然経過における変動，② 個体間の変動，③ 心理的，社会的な変動などがある．このため，プラセボあるいはすでに有効性の確立されている標準薬を対照として，ランダム化比較試験（randomized control trial；RCT）を実施することが原則である．このランダム化比較試験は二重盲検法を採用することが多い．

5.3.4　第4相試験（多様な試験：治療的使用）

　厚生労働省が医薬品の承認に際して評価するのは，第3相試験までの成績である．承認前に対象となる患者数は多くて数千名であるが，一方，承認後に新医薬品が投与される患者数は数千万人に及ぶ場合もある．また第3相試験までは比較的軽症，中等症の患者群が対象となり，重症例，多剤併用例，妊婦，小児，老年者は対象から除外されるのが一般的である．承認後では当該医薬品が長期間にわたって使用される場合が多い．また，多種多様の併用薬やさまざまな病態など，投与される患者背景が増幅されてくる．したがって，第3相試験までででは当該医薬品の有効性・安全性の評価に限度があり，新医薬品の多くの問題が承認後に積み残されている．新医薬品について真の評価を行うためには多種多様な病態を有する多数の患者における情報を収集し，評価することが重要である．死亡率/罹病率に関わる大規模臨床試験なども含まれる．

5.4　臨床薬効評価

　臨床試験は科学的な方法を用いて新しい治療法や予防法に対して適切な評価を下すことにより，臨床医学の発展に大きく貢献している．薬物治療の進歩のためには合理的薬物投与計画の確立，薬物動態学の進歩，薬物治療学教育の必要性とともに，臨床薬効評価法が必要である．この評価法が不確実であれば誤った薬物治療へと流されてしまう．

5.4.1　薬効評価の変動，誤差

　科学的な薬効評価を行うためには主に4つの変動，誤差を考慮すべきである．1つは疾患の病状が自然に寛解したり，悪化したりする自然経過による変動である．たとえば感冒のごとく1週間以内に自然に軽快する疾患を考えてみればよい．薬を投与し軽快したとしても，それを薬効とは考えられないであろう．2つめは，それぞれの患者の病態あるいは遺伝子に基づく変動である．被験者が同じ疾患だとしても臓器障害の程度は個々の患者によって異なり，薬物動態にも違いが生ずる．また遺伝子多型があれば薬の反応性も異なるために個体間の変動を考慮する必要がある．3つめは評価の主観性に基づく変動である．被験者の先入観等による思いこみで評価の隔たりが生ずる．たとえば薬理学的作用を有しない物質（プラセボ）により，心理的に症状が軽快することはよく知られている．この反応をプラセボ反応と称している．また，臨床試験を担当する医師の思いこみにより偏りが出ることがある．とくに多施設での臨床試験の際には，担当医師の主観的評価の偏りは大きな変動要因となる．4つめは治療予後と関連する患者背景因子が薬効差に影響を及ぼすことがある．これらの変動，誤差をできるだけ少なくしたうえで，客観的かつ再現性の高い研究デザインを組む必要がある[6]．

5.4.2　ランダム化比較試験

　薬の使用前後で比較してよくなっていれば「効いた」と考えてよいのだろうか．この論法には次のような問題点がある．①多くの病気は患者間で病態にばらつきがある．ある患者が治ったからといっても，他の患者も治るとはいえない．②多くの病気は自然経過により治る．③病気は1人の患者の中で自然変動があり，よくなったり悪くなったりする．④病気は，食事，ストレスなど他の要因で変動する．⑤ある薬を使う以前に行った治療が，後になって効いてくることがある（キャ

リーオーバー効果)．このように単に薬を使って病気が治ったから効いたという論法は科学的とはいえない．薬効など科学的な因果推論を行うためには，コントロールと比較しなければならない．

ランダム化（無作為化）比較試験は質の高い臨床試験の基本となる試験デザインであり，エビデンスをつくる上で最も重要な方法である．対象となる被験者をランダムに割り振る作業がランダム割付である．一方の群に試験薬，他方の群にコントロールを設ける．この2群の患者背景因子が等しくなければ，年齢，性別，疾患の重症度，合併症などの影響を大きく受け薬の効果を正しく評価することができなくなる．ランダム化は意図的な割り付けを避けるために行う方法である．

5.4.3 二重盲検法

新しい薬の薬効評価を行う際に被験者は先入観で病気の改善を期待するし，担当医師も観察過程において先入観によるバイアスが入る．また統計解析の段階においても偏りが生じる可能性がある．このようなバイアスを避けるために，被験者，担当医師ともにいずれが試験薬であるのか対照薬であるのか知らされない方法が二重盲検法である．

5.4.4 プラセボ反応

観察された薬の効果には，真の薬効，病態の自然変動とともに薬の効果を期待するプラセボ反応が含まれている．このため真の薬効を正しく評価するためには，病態の自然変動とプラセボ反応を差し引く必要がある．病態の自然変動は無作為化比較試験を行うことで評価できる．一方，プラセボ反応はプラセボを対照薬とした二重盲検法を用いることにより真の薬効が得られることになる．プラセボを対照薬とすることは薬効を科学的に評価するために必要なことであるが，倫理的配慮のもとで臨床試験を計画しなければならない．

（大橋京一）

参考文献

1) 大橋京一，小手川勤：医薬品開発と臨床試験，臨床薬理に基づく医薬品開発戦略（杉山雄一，津谷喜一郎編）．pp. 3-14，廣川書店，2006.
2) 大橋京一：臨床試験の倫理性と科学性，疾患からみた臨床薬理学第2版（大橋京一，藤村昭夫編）．pp. 14-19，じほう，2003.
3) 日本医師会 HP：http://www.med.or.jp/wma/helsinki02_j.html
4) 厚生労働省 HP：http://www.imcj.go.jp/rinri/index.html
5) 大橋京一，小手川勤：治験薬概要書の読み方，臨床試験の ABC（日本医師会編）．pp. 180-184，医学書院，2007.
6) 大橋京一：臨床薬効評価，臨床薬理学第2版（日本臨床薬理学会編）．pp. 65-70，医学書院，2003.

演習問題

問題　ヘルシンキ宣言の記述について，正しいのはどれか．2つ選べ．
  a. ヒトを対象とする医学研究を重視し，動物実験を否定している．
  b. ヒトを対象とする医学研究の責任は，常に医学的に資格のある人に所存する．
  c. 個人を特定できるヒト由来の試料を用いる研究には，言及していない．
  d. 医学研究における健康なボランティアの参加を排除していない．
  e. 医学研究において，プラセボの使用について言及していない．

解答 b, d

解説 ヘルシンキ宣言は個人を特定できるヒト由来の試料およびデータの研究を含む，人間を対象とする医学研究の倫理的原則を謳ったものである．適切な動物実験の必要性，動物の福祉についても述べている．プラセボの使用または無治療が認められる条件が述べられている．

B

薬理学各論

1
末梢神経薬理

1.1 末梢神経の構造と機能，神経伝達機構，受容体と細胞内情報伝達機構

　末梢神経系（peripheral nervous system）は，大きく機能的に分けると，体性神経系（somatic nervous system）と，自律神経系（autonomic nervous system）からなる．体性神経系では，脊髄前根から出て骨格筋を支配する遠心性神経である運動神経（motor nerve）と，脊髄後根に入って体性感覚を中継する求心性神経である知覚神経（sensory nerve）があるが，自律神経系も遠心性と求心性線維をもつ．一般には自律神経というと遠心性神経を指し，自律神経系の求心性神経を内臓知覚神経（viscerosensory nerve）と呼んでいる．自律神経系は，呼吸・循環・栄養・体温・生殖など，生命の保持にとって不可欠な，いわゆる植物性機能を担う神経系であり，大脳皮質の支配から比較的独立している．自律神経は心筋・平滑筋組織・分泌腺等に分布するが，これらの臓器・組織はいずれも自律（動）性をもっており，自律神経はそれらの自律機能に対して，ホルモンによる化学的調節機構である内分泌系の指揮と協調しながら，外から促進・抑制の影響を与える．自律神経の最高中枢は視床下部にあるとされ，この自律神経が中枢神経系を離れるとき，早いものは中脳，次いで延髄，脊髄の順に出る．

1.1.1　自律神経系の構成

　中枢神経系より出た自律神経系は，知覚神経や運動神経とは違い，直接末梢の臓器には到達しない．自律神経は，中脳，延髄および脊髄のさまざまなレベルから出て，神経節（autonomic ganglion）を介して末梢臓器に到達する（図1.1, 図1.2）．神経節よりも中枢側の神経線維を節前線維（preganglionic fiber），末梢側の線維を節後線維（postganglionic fiber）という．

　自律神経は，交感神経系（sympathetic nervous system）と，副交感神経系（parasympathetic nervous system）とに分けられる．多くの場合1つの器官を交感神経，副交感神経の両系統の神経が支配しており，これらが機能的に相反する影響を及ぼしている（拮抗的二重支配（antagonistic double innervation））．一般に，交感神経系の機能は活動時に適し，侵襲をうけた場合の緊急時に活動するというのに対し，副交感神経系の機能は休息・睡眠時に適し，その興奮の効果は局部的に現れる．ただし，どちらか一方だけの支配を受ける器官もあり，瞳孔散大筋，大部分の血管平滑筋，心室筋，脾臓被膜，汗腺，脂肪組織などは交感神経のみが支配し，瞳孔括約筋や毛様体筋などは副交感神経のみの支配を受ける．

　交感神経の節前線維は比較的短く，胸腰部自律神経として，第1胸髄から第3あるいは第4腰髄

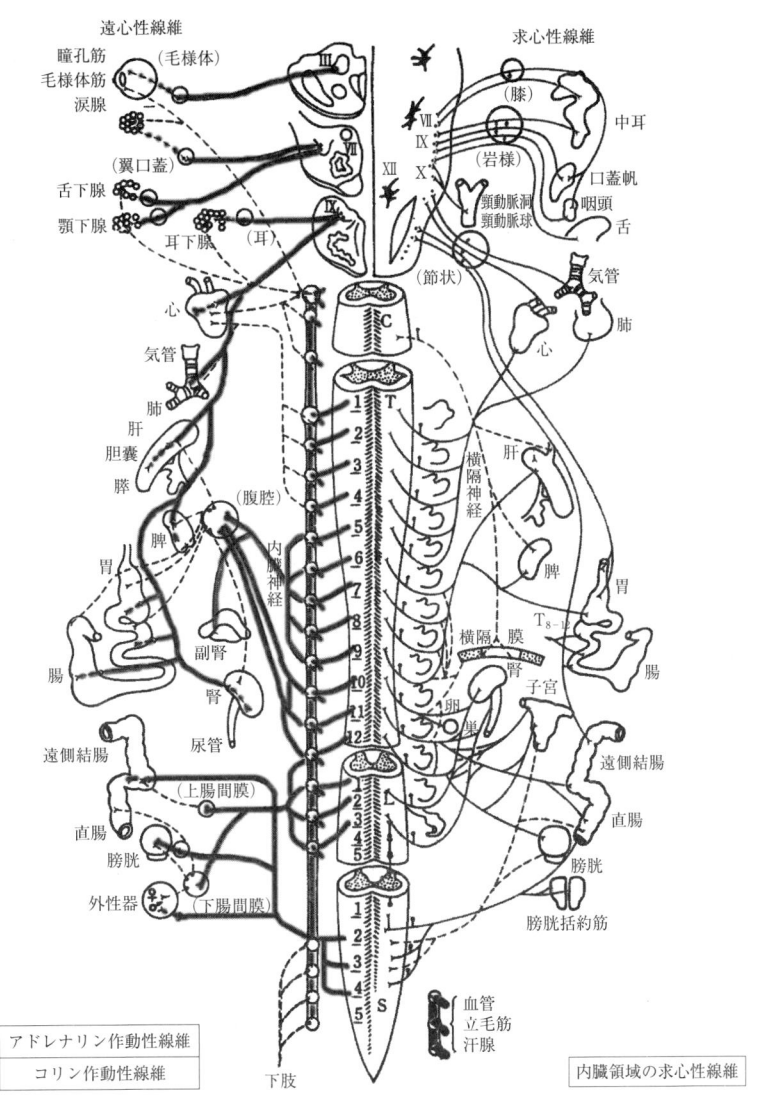

1.1 末梢神経の構造と機能，神経伝達機構，受容体と細胞内情報伝達機構

図 1.1　自律神経系の臓器支配
実線＝節前線維　　点線＝節後線維
左側の太線はコリン作動性線維，細い破線はアドレナリン作動性線維を示す．
カッコ内は神経節の名称
ローマ数字は脳神経の番号
(Fulton, 1955 より)

の前根から出てくる．胸部の神経から出たものは，脊髄側神経節幹に入って星状神経節などの神経節に節前線維が終わるものと，それを通過して末梢に行き，腸間膜神経節などに行って節前線維の終わるものとがある．副交感神経の節前線維は，脳神経の一部および仙髄から発しているが，支配臓器の近傍に神経節をもち節後線維に乗り換えるため，節後線維は短いのが特徴である．すなわち，交感神経系では神経節が末梢臓器から離れており，1本の節前線維は数本の節後線維に枝分かれしているために，広い範囲に興奮が伝達されるのに対し，副交感神経系では節後線維は短くて枝分かれがなく，興奮は限られた領域の臓器にのみ起こる．

副腎へ分布する交感神経はコリン作動性の節前神経であり（図1.2），交感神経節前線維の興奮により，アセチルコリンが分泌され，クロム親和性細胞膜のニコチン性受容体を活性化する．この副腎髄質のカテコラミンを遊離するクロム親和性細胞は，節後神経細胞体に相当する．

1.1.2 自律神経系の化学伝達

神経衝撃（インパルス（impulse））は神経線維上を伝導していくが，節前線維と節後線維とのシナプス接合部（synaptic junction）や，節後線維と効果器との神経効果器接合部（neuroeffector junction）の興奮は化学的に伝達される．自律神経系の主な神経伝達物質（neurotransmitter）は，アセチルコリン（acetylcholine）とノルエピネフリン（norepinephrine）（ノルアドレナリン（noradrenaline））で，交感神経および副交感神経の解剖学的分類と，伝達物質による分類とは必ずしも一致しないため（図1.2），アセチルコリンを伝達物質とする神経をコリン作動性神経（cholinergic nerve），ノルエピネフリンを伝達物質とする神経をアドレナリン作動性神経（adrenergic nerve）と呼ぶ．

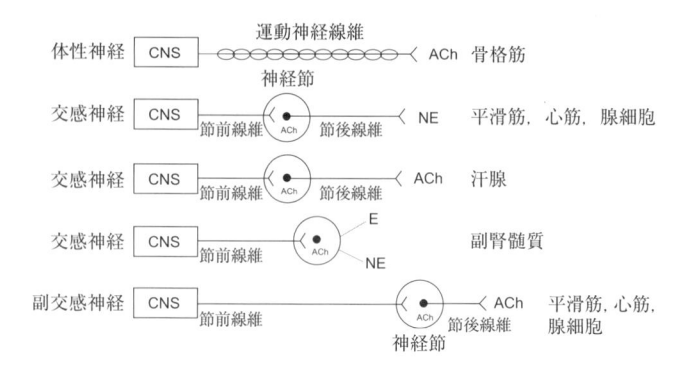

図1.2 体性神経，交感神経，副交感神経の解剖学的・薬理学的特徴
CNS：中枢神経系，NE：ノルエピネフリン，E：エピネフリン，ACh：アセチルコリン

刺激伝達の際に，遊離したアセチルコリンが体内に長時間活性状態であるならば問題を生じることになるが，アセチルコリンエステラーゼ（acetylcholinesterase）がアセチルコリンをコリンと酢酸に分解し，不活性化することにより，その効果は消失する．コリンエステラーゼには真性と仮性とがあり，前者はアセチルコリンのみを分解するものである（1.7.1参照）．ノルエピネフリンは主にノルエピネフリントランスポーター（norepinephrine transporter；NET）により神経終末に再取り込みされて，交感神経の効果は終焉する．

1.1.3 自律神経系の受容体
a. コリン作動性受容体

アセチルコリンに対する受容体は，その分子構造や選択的アゴニストの違いにより2つに大別されている．毒キノコの成分であるムスカリン（muscarine）が選択的アゴニストとなるムスカリン様作用を媒介する受容体をムスカリン性受容体（muscarinic receptor）と呼び，一方，タバコの成分であるニコチン（nicotine）が選択的アゴニストとなるニコチン様作用を媒介する受容体をニコチン性受容体（nicotinic receptor）と呼ぶ．

ムスカリン性受容体は7回膜貫通型のG蛋白質共役型受容体であり，M_1からM_5のサブタイプが存在して，それぞれ異なるG蛋白質と共役し，異なる細胞内情報伝達を引き起こす（1.5.3参照）．

ニコチン性受容体は5量体からなるイオンチャネル内蔵型受容体で，陽イオンであるNa^+，K^+，Ca^{2+}に対して透過性をもつ．運動神経と骨格筋との接合部である神経筋接合部に存在する筋肉型（Nm）と，自律神経節や中枢神経系に存在する神経型（Nn）に分けられている．

b. アドレナリン作動性受容体

アドレナリン作動性受容体は，7回膜貫通型の G 蛋白質共役型受容体であり，交感神経支配臓器の接合部後膜や交感神経節後線維終末に存在するほか，中枢神経系にも存在する．1948 年に，Ahquist は，効果器官の側の受容体について，カテコラミンの作用の強さの比較を丹念に行い，平滑筋の興奮反応を示すものを α 受容体，逆に抑制反応を示すものを β 受容体と分類した．

α 受容体に関しては，1974 年，Langer により，後シナプスと前シナプスに存在する α 受容体は薬物特異性が異なることが見出され，前者を α_1，後者を α_2 とする分類が提唱された．α_1 受容体の刺激は血管平滑筋や膀胱括約筋の収縮に関与しているが，現在では α_1 受容体はさらに α_{1A}, α_{1B}, α_{1D} 受容体サブタイプに細分化され（表 1.1），α_{1A} 遮断薬であるタムスロシン（tamsulosin）は，前立腺肥大症に伴う排尿障害に適用され，他の α_1 遮断薬と違って，血圧低下作用が軽微である．α_2 受容体はシナプス前膜に存在し，シナプス間隙へのノルエピネフリンの過剰放出を抑制する負のフィードバック調節に関わる自己受容体（autoreceptor）であるが，シナプス後膜および血小板や膵 Langerhans 島 β 細胞にも存在する．α_2 受容体はさらに α_{2A}, α_{2B}, α_{2C} という相同性の高い3つのサブタイプに細分化されている（表 1.2）．

β 受容体は，β_1, β_2, β_3 の3分子種が存在することが明らかにされている（表 1.3）．β_1 受容体は主に心臓に存在し心機能を高める．β_2 受容体の刺激は血管，気管支，消化管，子宮などほとんどの平滑筋での弛緩を惹起する．β_3 受容体を刺激すると脂肪組織での脂肪分解を促進して血中に遊離脂肪酸を増加させて，脂肪酸の β 酸化により熱産生を高める．β_3 受容体の機能はまだ十分に解明されたとはいえないが，その作動薬は，肥満，糖尿病などの代謝異常の治療に有効と考えられ，

表 1.1　アドレナリン α_1 受容体サブタイプの特徴

	α_{1A}	α_{1B}	α_{1D}
染色体上での位置	第 8 染色体	第 5 染色体	第 20 染色体
ヒトでのアミノ酸数	466	519	572
主たる遺伝子の発現部位	大脳皮質，海馬，心臓，肝臓	肝臓，大脳皮質，海馬，心臓	肺，心臓，大脳皮質
カテコラミンの親和性	NE≧E	E＝NE	E＝NE
拮抗薬の親和性			
WB4101	高親和性	低親和性	高親和性
5-メチルウラピジル	高親和性	低親和性	低親和性
クロルエチルクロニジンによるアルキル化	−	＋	＋

NE：ノルエピネフリン，E：エピネフリン

表 1.2　アドレナリン α_2 受容体サブタイプの特徴

	α_{2A}	α_{2B}	α_{2C}
染色体上での位置	第 10 染色体	第 2 染色体	第 4 染色体
ヒトでのアミノ酸数	450	450	461
主たる遺伝子の発現部位	大脳皮質，海馬，血小板ほか	大脳皮質，腎臓，肝臓ほか	大脳皮質，海馬，腎臓ほか
カテコラミンの親和性	E≧NE	E≧NE	E≧NE
拮抗薬の親和性			
オキシメタゾリン	高親和性	低親和性	低親和性
プラゾシン	低親和性	比較的高親和性	α_{2A} と α_{2B} の中間

NE：ノルエピネフリン，E：エピネフリン

表 1.3 アドレナリン β 受容体サブタイプの特徴

	β_1	β_2	β_3
染色体上での位置	第 10 染色体	第 5 染色体	第 8 染色体
ヒトでのアミノ酸数	477	413	408
存在部位	心臓	気管支, 血管, 肝	脂肪細胞
カテコラミンの親和性	E＝NE	E＞NE	NE＝E
アゴニスト	Denopamine	Turbutaline	BRL 37344
	Xamoterol	Ritodrine	SWR-0342SA
アンタゴニスト	Atenolol	ICI118, 551	SR 59230A
	Metoprolol	Butoxamine	L-748337

NE：ノルエピネフリン，E：エピネフリン

また寒冷ストレスに対する順応を容易にさせるという．一方，β_3 受容体刺激は，NO 合成酵素系の活性化を介して心抑制的に働くという報告がある．

1.1.4 自律神経系受容体と共役した細胞内反応

ムスカリン受容体およびアドレナリン作動性受容体はいずれのサブタイプも G 蛋白質を介して細胞内反応を起こす（図1.3）．

ムスカリン受容体のうち M_1, M_3 および M_5 サブタイプは，$G_{q/11}$ と共役し，イノシトールリン脂質（PI）代謝回転の促進を引き起こし，イノシトール三リン酸の生成を亢進させて，細胞内の貯蔵部位からの Ca^{2+} 遊離を引き起こす．細胞質中の Ca^{2+} 濃度上昇にはまた細胞外からの Ca^{2+} 流入亢進も寄与する．M_2 および M_4 サブタイプは百日咳毒素感受性の抑制性 G 蛋白質である $G_{i/o}$ を介して，アデニル酸シクラーゼ（adenylate cyclase）を抑制して，細胞内 cAMP 濃度を低下させる．M_2 サブタイプはまた，$G_{i/o}$ を活性化させて，その結果解離した $\beta\gamma$ サブユニットが，内向き整流 K^+ チャネルの開口を引き起こし，心臓ではその結果 K^+ 透過性上昇による過分極が起こって，ペースメーカー細胞の陰性変時作用を惹起する．

α_1 受容体の刺激は，ムスカリン受容体のうちの M_1, M_3 および M_5 サブタイプの場合と同様に，$G_{q/11}$ を介した PI 代謝回転の亢進〜Ca^{2+} 動員系と共役して，細胞内情報伝達を行う．α_2 受容体は，$G_{i/o}$ を介してアデニル酸シクラーゼと共役し，その活性を抑制し，cAMP を低下させる．α_{2A} 受容体には Ca^{2+} チャネルを抑制したり，K^+ チャネルを開口する場合もある．β 受容体はいずれのサブタイプも G_s の活性化を介してアデニル酸シクラーゼと共役し，cAMP をセカンドメッセンジャーとする．心筋では，β_3 受容体は $G_{i/o}$ を活性化して，cAMP-プロテインキナーゼ A 系，または NO 合成酵素-cGMP 系を介して心筋収縮力抑制に働くといわれる．

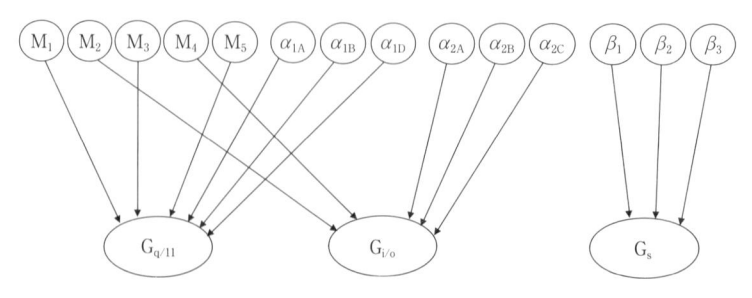

図 1.3 自律神経系の受容体と共役する G 蛋白質

1.2 カテコラミンの生合成，分泌，取り込み，代謝

カテコラミンは，3, 4位が水酸化されたベンゼン環であるカテコール核とアミンを含む側鎖をもつ化合物の総称であるが，ドパミン（dopamine），ノルエピネフリン（またはノルアドレナリン），エピネフリン（epinephrine）（またはアドレナリン（adrenaline））の3つのアミンを示すことが多い．いずれも左旋体（l体）と右旋体（d体）の光学異性体があり，薬理作用は，l体のほうがd体に比べて強力である．哺乳類交感神経系の節後線維の伝達物質の主要なものはノルエピネフリンであるが，脳内にはエピネフリンを含むニューロンが存在することが示され，また血中に存在するエピネフリンが交感神経節後神経の末端に取り込まれ，ノルエピネフリンとともに放出され，伝達物質として働くことが示唆されている．ドパミンは脳内カテコラミンの約50%を占め，線条体や嗅結節に高濃度分布してドパミン系という独立した神経系を形成している．副腎の髄質クロム親和性細胞は生体内で最も多量のカテコラミンを含有しており，ヒト副腎では約1 mg/gのエピネフリンとその10%以下のノルエピネフリンが含まれている．

1.2.1 カテコラミンの生合成経路

カテコラミンはL-チロシン（L-tyrosine）からL-ドパ（L-dopa）→ドパミン（dopamine）→ノルエピネフリン（norepinephrine）→エピネフリン（epinephrine）という経路で合成される（図1.4）．L-チロシンは食物から得られるかまたはフェニルアラニンから酵素的に合成される．神経細胞に取り込まれたL-チロシンは，チロシン水酸化酵素（tyrosine hydroxylase）の働きによってL-ドパになる．このときテトラヒドロビオプテリンという補酵素が必要である．L-ドパは次に芳香族L-アミノ酸脱炭酸酵素（L-aromatic amino acid decarboxylase, dopa decarboxylase）によって脱炭酸されてドパミンになる．このときピリドキサールリン酸が必要である．ドパミンはついでドパミンβ-水酸化酵素（dopamine-β-hydroxylase）により水酸化されてノルエピネフリンとなる．このときアスコルビン酸が必要である．ノルエピネフリンは，最後にフェニルエタノールアミンN-メチルトランスフェラーゼ（phenylethanolamine-N-methyltransferase；PNMT）という酵素によってエピネフリンとなる．

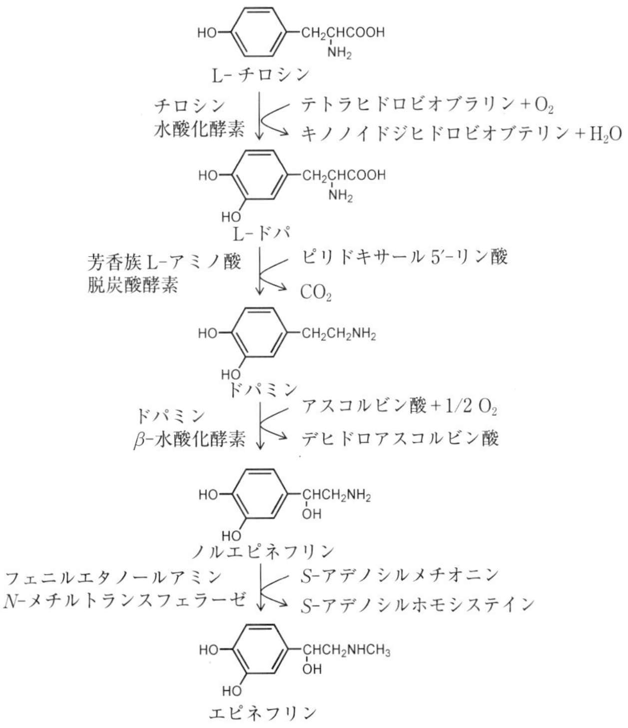

図1.4 カテコラミンの生合成

この反応には S-アデノシルメチオニンを必要とする．

カテコラミンの生合成に関与する酵素は，基質特異性が高くないので，他の化合物に対しても反応する．すなわち，他の化合物もこの経路内で変化を受けることになる．たとえば，本態性高血圧症の治療薬として用いられる α-メチルドパ（α-methyldopa）は芳香族 L-アミノ酸脱炭酸酵素によって脱炭酸されて α-メチルドパミンとなる．これはさらにドパミン β-水酸化酵素によって水酸化されて α-メチルノルエピネフリンとなる．これが偽伝達物質（false transmitter）として，真の神経伝達物質であるノルエピネフリンと置き換わり，活性代謝産物として，中枢神経系に働いて交感神経活動性を低下させる．このため血圧を低下させる働きをもつ．α-メチルドパは，妊娠中の高血圧に対して使用実績が豊富なため，安全性のうえから妊娠時の第一選択とされる場合が多い．

カテコラミン生合成経路上での律速段階は，L-チロシンから L-ドパになる過程である．そのときの律速酵素はチロシン水酸化酵素である．このチロシン水酸化酵素が阻害されると，ノルエピネフリンの合成が停止する．α-メチル-p-チロシンが阻害薬として働くが，臨床応用はされていない．しかしこの α-メチル-p-チロシンを前処置しておくと，カテコラミンの枯渇した動物モデルを作成することが可能である．

1.2.2 アドレナリン作動性シナプスにおける化学的伝達の過程

図 1.5 に示すように，まず最初にチロシンが能動的に神経線維の細胞質内に取り入れられる［A］．これが次に細胞質内の dopa decarboxylase によってドパに変換した後［B］，ドパミンとなる．ドパミンは貯蔵小胞に取り込まれノルエピネフリン（NE）が合成され，貯蔵される［C］．交感神経節後線維末端に神経衝撃が来ると，神経末端への Ca^{2+} 流入が起こる．続いて貯蔵小胞が細胞質膜と融合して，NE の exocytosis が起こる．これが NE の遊離である［D］．次に，遊離した NE が神経伝達物質としてシナプス後膜の α および β 受容体に結合して，受容体を興奮させる［E］．これによって交感神経の刺激によって薬理作用が現れることとなる．シナプス後膜の細胞内に入り込ん

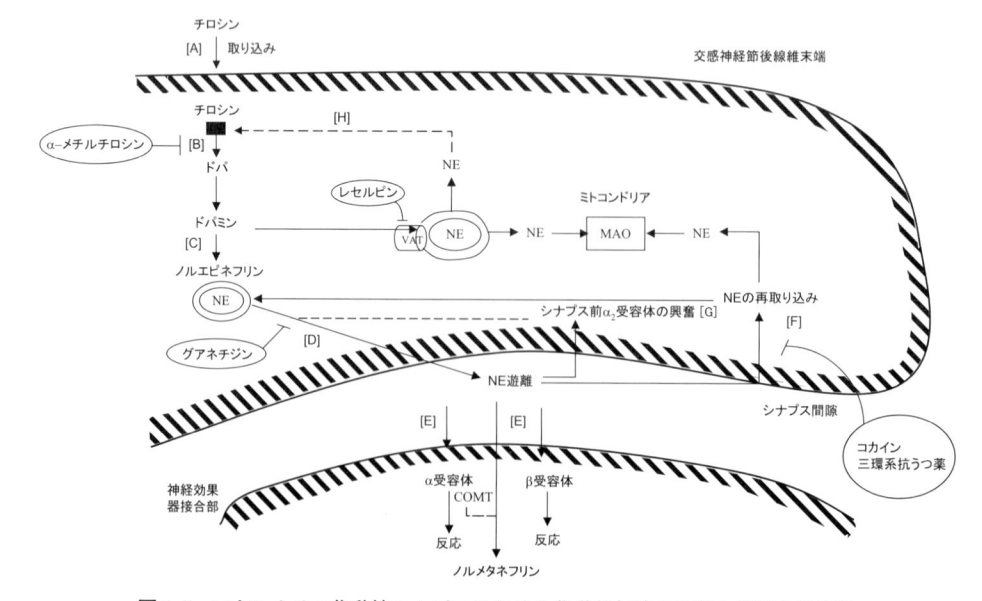

図 1.5 アドレナリン作動性シナプスにおける化学的伝達の過程と作用する薬物

だ NE は，おそらく COMT（catechol-*O*-methyltransferase）によって速やかに不活性化されて，ノルメタネフリン（normetanephrine）になる．

交感神経節後線維からシナプス間隙に出た NE の作用を終了させるのに最も重要な過程は，NE の能動的な再取り込み機構である．すなわち，いったん出た NE が交感神経節後線維末端に再び取り込まれることになる [F]．NE が再び取り込まれるため，シナプス間隙での NE 濃度が低下し，NE の作用が消失してしまうわけである．この再取り込みされた NE は顆粒小胞内に貯蔵される．NE はまた前シナプス受容体である $α_2$ 受容体を興奮させて [G]，それ以上の NE の exocytosis による遊離を阻止するように働くようにする．すなわち負のフィードバック（negative feedback）機構である（点線）．NE の生合成のうち，律速段階の酵素は tyrosine hydroxylase であるが，この酵素は NE によってフィードバック的に抑制を受けている [H]．

チラミン（tyramine）は，能動的に NE が再取り込みされるトランスポーターから取り込まれる薬物であるが，取り込まれたチラミンは貯蔵小胞のなかの NE を追い出し，この NE が神経の外へ拡散して，アドレナリン作動性受容体に結合して反応を惹起する．このようにチラミンによって遊離した NE と，神経衝撃で遊離してきた NE の一部は，ミトコンドリアに存在するモノアミン酸化酵素（monoamine oxidase；MAO）によって脱アミノ化される．

1.2.3　アドレナリン作動性シナプスに作用する薬物

a.　モノアミン酸化酵素阻害薬（MAO inhibitors）

パーギリン（pargyline）のような MAO の阻害薬は，MAO との間に安定した複合体を形成する．その結果，MAO を不可逆的に不活性化させる．MAO はセロトニンの代謝分解にも関与しているため，細胞内でカテコラミンのみならずセロトニン含量も増加させる．神経細胞内でのモノアミン含有量の増加は，中枢神経興奮作用を惹起し，異常興奮，多幸感，不眠などをもたらす．そのため，MAO 阻害薬は，うつ病の治療薬として用いられてきたが，アメリカではフェネルジン（phenelzine），トラニルシプロミン（tranylcypromine）がまだ依然として使用されているものの，日本では現在，サフラジン（safrazine）だけが使用されている．

b.　三環系抗うつ薬とコカイン

NE の細胞質膜への再取り込みを抑制する働きがある．このため，アドレナリン作動性受容体と結合する NE の量が多くなる．イミプラミン（imipramine）のような三環系抗うつ薬の抗うつ剤としての作用機序は確立されていないが，脳内の NE およびセロトニンの神経終末の取り込み阻害作用による受容体刺激の増強が考えられている．コカイン（cocaine）は，局所麻酔薬としての作用に加えて，中枢神経興奮作用によって快感を得て，とても爽快な気分になることができ，きわめて強い薬物依存症の原因になり，日本でも麻薬及び向精神薬取締法で規制対象になっている麻薬である．このコカインの中枢作用は覚醒剤と類似しており，モノアミントランスポーターの阻害により，カテコラミンを遊離させ，脳のカテコラミン作動神経に作用するためだと考えられている．

c.　レセルピン

レセルピン（reserpine）は，NE の貯蔵小胞への取り込みを抑制する．このため遊離している NE は通常 MAO によって不活性化され，最終的に神経終末での NE が枯渇してしまうことになる．この交感神経末梢に貯蔵されている NE を枯渇させることで，末梢性および中枢性に降圧作用を起こす．降圧効果はよいが副作用が多いので使用される頻度は少ない．重要な副作用として，抑うつ

症状，パーキンソン症候群，胃酸過多による胃潰瘍などがある．高血圧緊急症などの際に注射薬として用いることがある．フェノチアジン系薬物の使用困難な統合失調症に用いることもある．三環系抗うつ薬との併用はお互いの効果を相殺するので，通常併用しない．

d. グアネチジンとブレチリウム

グアネチジン（guanethidine）とブレチリウム（bretylium）は，活動電位によって起こるNE遊離を阻止する働きがある．グアネチジンは交感神経シナプスでの興奮伝導を遮断する．グアネチジンは，交感神経節後線維末端からのNE遊離抑制とともにシナプス小胞のNEと置換してNEを枯渇させる作用により，血圧は持続的に下降するが，起立性低血圧が起こりやすく，最近ではほとんど使われなくなってきている．グアネチジンは神経終末のアミンポンプにより取り込まれて作用が発現するため，コカインにより抑制される．また脳血液関門を通過しないため中枢作用がない．ブレチリウムは，血圧を下降させるが，作用の持続は短く一定しない．また，不整脈の治療に使用されたが，耐性が生じやすいとされる．精神錯乱，骨格筋力低下などの副作用のために臨床使用は限定されている．

1.2.4 カテコラミンの代謝経路

ノルエピネフリンとエピネフリンはMAOの働きによって，最初に酸化的に脱アミノ化される（図1.6）．その結果，DOPGAL（3,4-dihydroxyphenylglycoaldehyde）となる．DOPGALは，DOPEG（3,4-dihydroxyphenylethylene glycol）に還元されるか，あるいはDOMA（3,4-dihydroxymandelic acid）へと酸化される．ノルエピネフリンとエピネフリンはまた，COMTで最初にメチル化されてノルメタネフリンとメタネフリンにそれぞれ代謝される．ノルメタネフリンとメタネフリンは，MAOによりそれぞれ代謝されてMOPGAL（3-methoxy-4-hydroxyphenylglycoaldehyde）となる．次にMOPGALは，aldehyde reductaseと，aldehyde dehydrogenaseによって代謝されて，MOPEG（3-methoxy-4-hydroxyphenylethylene glycol）とVMA（vanillylmandelic acid，バニールマンデル酸）に代謝される．MOPEGとVMAが最終代謝産物である．このMOPEGおよび一

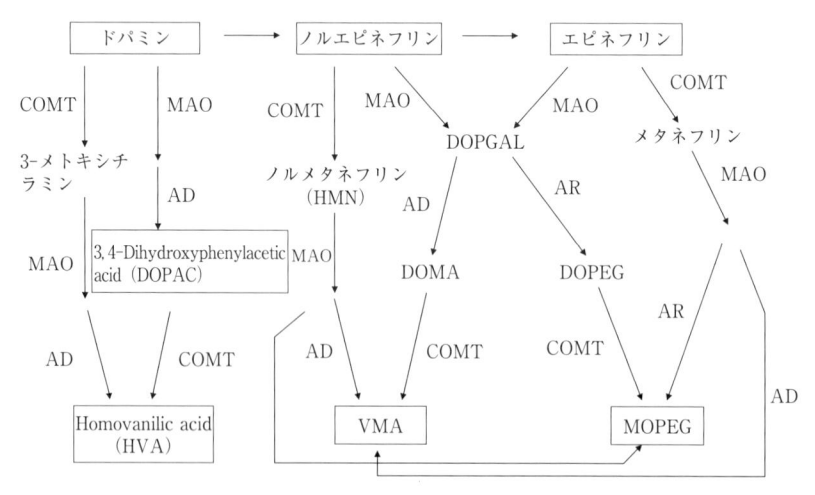

図1.6 カテコラミンの代謝
COMT：catechol-*O*-methyltransferase, MAO：monoamine oxidase, AD：aldehyde dehydrogenase, AR：aldehyde reductase

部分 O-メチル化されたアミンおよびカテコラミンは，それぞれ相当する硫酸抱合体あるいはグルクロン酸抱合体となる．MOPEG と VMA が尿中に排泄される主要な代謝産物である．正常ヒトの 24 時間尿の中に排泄されるノルエピネフリンとエピネフリンの代謝産物は，VMA (2-4 mg)，MOPEG (1.2-1.8 mg)，ノルメタネフリン (100-200 μg)，メタネフリン (25-50 μg)，エピネフリン (2-5 μg)，ノルエピネフリン (25-50 μg) である．副腎や交感神経節に腫瘍があると，尿中の VMA が増加することから，小児期では神経芽細胞腫，青年以後では褐色細胞腫の診断に用いられる．生後 6 カ月の乳児を対象にマススクリーニングが行われている．

1.3 交感神経作動薬の薬理作用と臨床応用，キサンチン誘導体とその応用

　交感神経を刺激したときにみられる効果と同様の薬理作用を引き起こす薬物が交感神経作動薬（sympathomimetic drugs）である．交感神経が興奮したのと同様な状態をつくり出す薬物には，アドレナリン受容体に直接作用する直接型交感神経模倣薬（directly acting sympathomimetic drugs）あるいはアドレナリン作用薬（adrenergic agonist drugs）と，交感神経節後線維終末に作用して，ノルエピネフリン放出を促すか，ノルエピネフリンの再取り込みを抑制して，結果的に内因性ノルエピネフリンによる作用を高めるように働く間接型交感神経模倣薬（indirectly acting sympathomimetic drugs）がある．この直接作用と間接作用の両方の作用を併有している薬物もあり，混合型交感神経模倣薬（mixed acting sympathomimetic drugs）とよばれる．交感神経作動薬の多くは phenylethylamine を基本骨格とするものが多く，その中で，ベンゼン環の 3, 4 位が水酸化されたものをカテコラミン（catecholamine）と総称し（図 1.7），ノルエピネフリン，エピネフリン，ドパミンは内因性カテコラミンである．交感神経作動薬が作用するアドレナリン受容体は α 受容体（α_1, α_2）と β 受容体（β_1, β_2, β_3）に分類されている．キサンチン誘導体は中枢神経興奮薬として大脳皮質および延髄の興奮により中枢機能および循環機能の亢進を起こす一方，強力な気

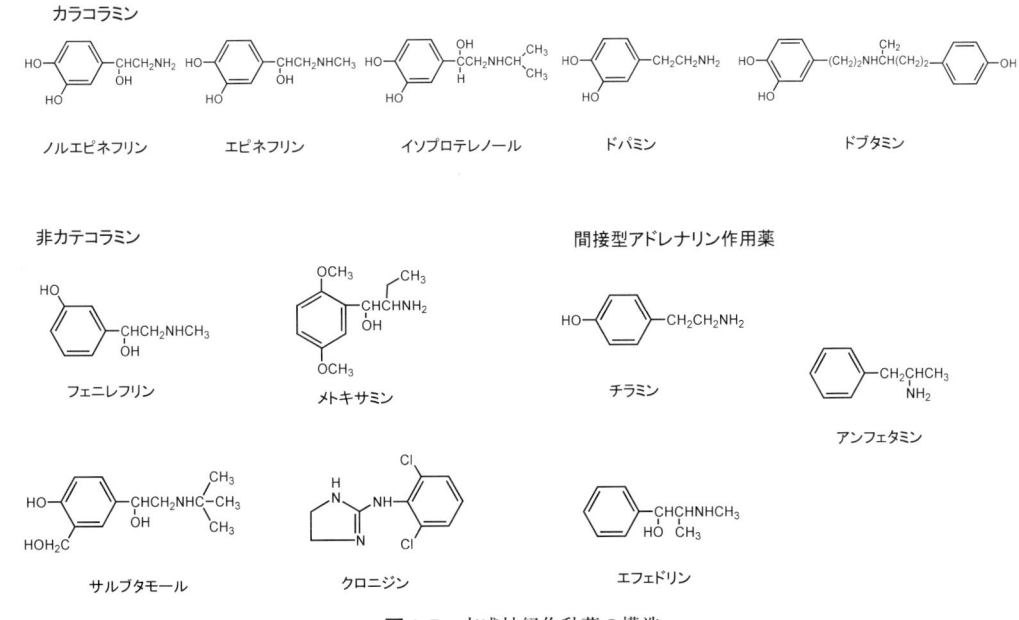

図 1.7 交感神経作動薬の構造

管支拡張作用で気管支喘息治療薬として臨床応用されている．

1.3.1 カテコラミンの薬理作用

カテコラミンのアドレナリン受容体に対する親和性には薬物間で差があり，その結果，薬理作用に違いがみられる．ノルエピネフリンは，α_1, α_2 受容体に同程度に作用し，β_1 受容体にも親和性が高いが，β_2 受容体に対しては親和性が低い．エピネフリンは，α, β 受容体いずれに対しても高親和性で，ノルエピネフリンと同等かあるいはより強く，α_1 と α_2, β_1 と β_2 間の作用比はほぼ等しい．イソプロテレノール（isoproterenol）（イソプレナリン（isoprenaline））は β 受容体に親和性をもつが，α 受容体にはほとんど作用がない．

ドパミンは，生体内でL-ドパから生合成され，ノルエピネフリンの前駆体である．ドパミンはドパミン受容体に作用をもつが，α_1, β_1 受容体に対する作用もある．ドパミン受容体には，D_1 から D_5 まで5種類のサブタイプが知られ，D_1 と D_5 は G_s と共役し，D_2 から D_4 は G_i/G_o と共役する．末梢でのドパミン受容体は，D_1 と D_2 に分類されており，D_1 作用として，腎血管や内臓血管に作用して血流を増大させ，D_2 作用として，胃副交感神経節後神経に作用してアセチルコリン遊離を抑制し，胃運動を抑制する．中等量のドパミンは心臓の β_1 受容体を刺激あるいは交感神経終末からのノルエピネフリン放出により，心収縮力を増加し，心拍出量を増大させる．大量のドパミンでは，α_1 受容体への直接作用により，血管収縮作用が強くなり，血圧が上昇する（表1.4）．臨床現場では，ドパミンは急性循環不全治療薬として用いられ，無尿，乏尿や利尿薬で利尿が得られない状態，脈拍数の増加した状態，他の強心昇圧薬により副作用が認められたり，好ましい反応が得られない状態に，最適とされる．

a. 循環系

健常者の静脈内に 10-20 μg/min で，ノルエピネフリン，エピネフリン，イソプロテレノールを注入すると，図1.8に示すような循環動態変化が観察される．

ノルエピネフリンは，脳血管と冠血管を除くすべての血管を α_1 受容体刺激により収縮させ，また末梢血管抵抗が増大して，収縮期圧，拡張期圧，脈圧はともに上昇する．ただし血圧上昇に伴い，頸動脈洞や大動脈弓に存在する圧受容器を介する迷走神経反射により，洞房結節のペースメーカー部のムスカリン M_2 受容体を介する β_1 作用を凌駕して心拍数は低下する．

エピネフリンは皮膚や粘膜の血管を α_1 受容体刺激により収縮させるが，β_2 作用を介して骨格筋や内臓の血管を拡張させる．その結果，血流量が増大し，末梢血管抵抗は減少する．少量のエピネフリンでは，β 作

表1.4 ドパミンの作用の用量依存性

	ドパミンのヒトへの投与量（μg/kg/min）		
	<2	2〜5	>5
受容体	D_1/D_2	β_1	$\beta_1 + \alpha_1$
心収縮力	±	++	++
頻拍	±	+	++
昇圧	±	+	++
腎血流	++	+	±
不整脈	−	±	++

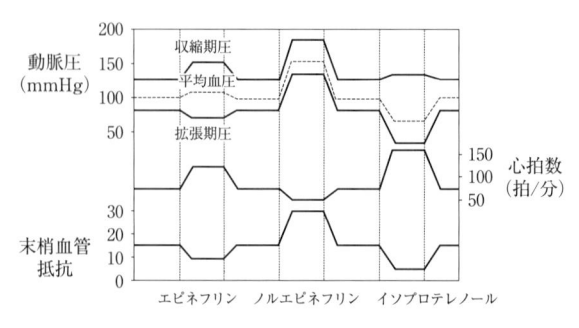

図1.8 ヒトにエピネフリン，ノルエピネフリン，イソプロテレノールを静注したときの心血管系に対する作用（Rang and Dale, 2007 より）

用のみ出現し，心拍数の増加と血圧の下降がみられるが，大量になると β 作用に α_1 作用が加わり，収縮期圧は上昇するが，平均血圧にはほとんど変化はみられない．また，ノルエピネフリンとは違って，反射性の心拍数減少は出現しない．

イソプロテレノールは，α 作用がほとんどなく，強い β 作用を有しているため，β_1 受容体刺激作用により，心機能は顕著に亢進し，心拍数，心拍出量が増大し，収縮期圧は上昇するが，一方，β_2 作用により骨格筋や内臓の血管が拡張し，拡張期圧が低下して，平均血圧も低下する．

b. 呼吸系

ノルエピネフリンは β_2 作用が弱いため，気道の拡張作用は小さい．一方，エピネフリンは，β_2 受容体を介して気道平滑筋を弛緩させ，気道を拡張する．この作用は，気道平滑筋の緊張が亢進しているときにそれに拮抗するように働くので，気管支喘息などの際の気管支痙攣に対し吸入液として用いる．また，イソプロテレノールの気管支平滑筋弛緩作用はとりわけ顕著に認められるものであり，気管支喘息，慢性気管支炎，肺気腫時にエアロゾルとして，気管支喘息の重症発作時には注射薬として用いられることがある．

c. 代謝系

エピネフリン投与後には，血糖上昇および血中乳酸の増加がみられる．これは，すべての組織における糖原分解が β_2 受容体刺激により促進するのと，α_2 受容体を介してインスリン分泌が抑制され，末梢組織への糖の摂取が減少することに関係する．

脂肪細胞や筋肉細胞の β_3 受容体が刺激されると，脂肪分解が亢進し，血中遊離脂肪酸の濃度は増加し，血清コレステロール，リン脂質，低比重リポ蛋白も通常増加する．

エピネフリンの治療量の投与後には，酸素消費量が 20-30% 増加し，これは，エピネフリンの熱産生作用に起因する．体温はエピネフリンによってやや上昇する．

血清カリウム濃度はエピネフリンによって一過性に増加するが，これは肝臓から K^+ が遊離することによる．この高カリウム血症に続いて血清カリウム濃度は持続的に減少するが，筋肉に摂取されるためであり，さらに血清カリウムの減少により筋肉 K^+ は肝臓に転送される．またエピネフリンによって血中無機リン濃度は減少する．

ノルエピネフリンは心臓血管以外には顕著な作用を及ぼさない．血糖上昇などの代謝作用は，大量投与の場合に限られる．

d. 中枢神経系

カテコラミンは治療用量を投与しても，脳-血液関門を通過しないため，中枢神経系への影響は少ない．エピネフリンの臨床用量でわずかな中枢神経興奮作用が現れ，不穏，不安，心配，呼吸促進，頭痛，振戦がみられることがある．パーキンソン病患者では，エピネフリンの投与により，筋強直と振戦が増悪する場合がある．

1.3.2 選択的 β_1 受容体刺激薬

比較的選択的な β_1 受容体アゴニストであるドブタミン（dobutamine）は，心筋の β_1 受容体に直接作用して心収縮力増強効果を示す．臨床的には急性循環不全に用いられるが，ドブタミンの特徴は，強い強心作用をもつが，末梢血管収縮作用はなく，むしろ拡張させ，心拍数もそれほど増大しないという点である．ドパミンの誘導体であるが，ドパミンとは異なる点として，(i) 腎血管拡張作用はなく直接的な利尿作用はない，(ii) 心拍数増加作用が弱い，(iii) 末梢血管収縮作用が弱

く昇圧が軽度である，(iv) 肺動脈に対して拡張作用を示す，などがあげられる．(−) 体と (+) 体とでは，α_1 受容体に対する挙動が異なり，(−) 体はアゴニストとして働き昇圧反応を示すが，(+) 体はアンタゴニストとして作用する．また β 受容体刺激作用は，(+) 体が (−) 体の 10 倍高く，いずれもフルアゴニストとして働く．肝臓で 3-O-メチルドブタミンに急速に分解されるので，血中の半減期は 2 分しかなく，そのため持続静脈注入される．肥大型閉塞性心筋症には禁忌とされ，不整脈，過度の血圧上昇，狭心痛などの副作用には注意を要する．

1.3.3 選択的 β_2 受容体刺激薬

従来の β 刺激薬は，平滑筋に存在する β_2 受容体に対する刺激作用のみならず，β_1 受容体に対する刺激作用もかなりあったため，副作用として心刺激作用がみられた．しかし，より選択的に β_2 受容体に働くような化学構造をした β_2 受容体が開発され（図 1.7），β_1 受容体を介する心刺激作用を少なくしたものが気管支拡張剤として臨床的に用いられている．サルブタモール（salbutamol），トリメトキノール（trimetoquinol），テルブタリン（terbutaline），プロカテロール（procaterol）など多くの気道選択性を示す β 刺激薬が知られており，β 刺激薬には気管支拡張作用のほかに，粘膜線毛クリアランスを改善し，気道分泌の排泄を促進する作用もある．副作用としては，振戦，頻脈，高血糖，低カリウム血症などがあるが，このうち振戦は生理的な頻度の範囲内で動作の振幅の増加によって起こり，次第に耐性となるため，防止策としては少量より開始し耐性を利用して次第に増量していけばよい．頻脈は，β_1 刺激による心拍数増加によるものばかりでなく，β_2 受容体を介した末梢血管拡張からの反射効果もいわれている．

リトドリン（ritodrine）は，子宮選択性 β_2 刺激薬であり，切迫流産や早産に用いる．通常は内服であるが，緊急の場合は点滴静注を行い，長期に及ぶ場合は硫酸マグネシウムも併用する．

1.3.4 α 受容体刺激薬の薬理作用とその臨床適用

フェニレフリン（phenylephrine, 図 1.7）は，α_1 選択的受容体アゴニストで，高濃度では β 受容体刺激作用を有する．顕著な動脈血管収縮作用を示す．臨床的には，鼻充血除去や，虹彩散大筋収縮による散瞳などに用いられる．

メトキサミン（methoxamine, 図 1.7）は，比較的特異的な α_1 選択的受容体アゴニストで，用量依存的に末梢血管抵抗を増加させるが，β 受容体を活性化せず，むしろ高濃度で β 受容体を遮断する．血圧上昇の結果，迷走神経反射により徐脈となるので，低血圧状態の治療のほか，発作性上室性頻脈停止を目的として用いられることがある．

クロニジン（clonidine, 図 1.7）は，交感神経終末に存在する α_2 受容体に選択性があり，この受容体刺激により神経末端からのノルエピネフリン放出を抑制する．中枢性交感神経抑制薬として，血管運動中枢の α_2 受容体を刺激することによって交感神経活動を抑制し，降圧するので，高血圧治療に使われる．クロニジンを突然中止すると withdrawal（離脱）症状が 12-24 時間後に血圧上昇や頻脈，精神不穏といった形で出現することがあり，また眠気，口渇，倦怠感，レイノー様症状，陰萎など副作用が多い．グアンファシン（guanfacine）やグアナベンズ（guanabenz）は，作用時間が長く，クロニジンに比べ副作用が少ない α_2 受容体作動薬である．

1.3.5 間接型交感神経作動薬の薬理学

チラミン（tyramine，図1.7）は，間接型交感神経模倣薬の代表的薬物であり，交感神経終末に取り込まれ，シナプス小胞内の貯蔵部位あるいは小胞外結合部位からノルエピネフリンの化学量論的な置換を起こし，ノルエピネフリンは神経終末から出てアドレナリン受容体を刺激し交感神経刺激作用を起こす．除神経やレセルピンの前処置により伝達物質が枯渇すると，チラミンの作用は消失する．また頻回投与すると，ノルエピネフリン貯蔵プールが枯渇するため，タキフィラキシー（tachyphylaxis）を起こす．コカインや三環系抗うつ薬によりノルエピネフリンのuptake-1が抑制されると，チラミンも取り込まれるので，作用が減弱する．臨床応用はないが，チーズ，赤ワイン，ビール，にしん，鶏肝，チョコレートなどチラミンを多く含んだ食物をとると，MAO阻害薬使用時には，心筋梗塞や脳血管障害を起こすような高血圧発作を起こすことがある．これは，MAO阻害薬使用時は神経終末中のノルエピネフリンの分解を抑えてシナプス顆粒中の貯蔵量を増し，チラミンによりノルエピネフリンの大量放出を引き起こすためである．

エフェドリン（ephedrine，図1.7）は，麻黄（*Ephedra vulgaris*）中に含まれるアルカロイドで，その単離抽出は1885年に日本薬学の開祖である長井長義によってなされた．エフェドリンは2つの不斉炭素をもつため，4つの異性体が存在し，*l*-エフェドリンが最も活性が強い．間接的アドレナリン作動性効果のほか，弱いが直接的アドレナリン作動性効果もあり，また中枢神経系興奮作用を有する．臨床応用としては，気管支喘息，鼻づまり，脊髄・硬膜外麻酔の低血圧に対する対処，ナルコレプシーや夜尿症がある．これまで鼻炎のOTC薬に含有されていた塩酸フェニルプロパノールアミン（PPA）が，出血性脳卒中の発症リスクを増大させたことから，2003年以降配合中止となったため，代わりにエフェドリンの異性体の1つプソイドエフェドリンが使われている．メチルエフェドリン（methylephedrine）は，エフェドリンのアミノ基にさらに1個のメチル基が入った，薬効をマイルドにした誘導体で，中枢神経興奮作用・血圧上昇作用・心筋興奮作用は弱いが，気管支筋弛緩作用が強く，気管支拡張剤として用いられる．

アンフェタミン（amphetamine，図1.7）は，中枢ノルアドレナリン神経およびドパミン神経の終末に働き，(i)ノルエピネフリンやドパミンを遊離させ，(ii)取り込みを阻害し，(iii)MAOを阻害することによって，強い交感神経興奮作用と中枢興奮作用を示し，とくに強い中枢興奮作用を示すメタンフェタミン（methamphetamine，ヒロポン）とともに覚醒剤に指定されている．アンフェタミンは，*β*-phenylisopropylamineのラセミ体であるが，心血管作用は*l*体が強く，中枢興奮作用は*d*体が強い．アンフェタミンを10-30 mg経口投与すると，不眠（wakefulness），敏捷・注意活発（alertness），集中力，意気昂揚（elation），多幸症（euphoria），動作・会話の増加，といった中枢興奮作用が現れ，長期服用，大量服用で逆に精神抑圧，疲労感を起こす．外側視床下部の栄養中枢へ作用し，食欲抑制を起こすが，すぐに耐性が起こる．

1.3.6 キサンチン誘導体の薬理作用とその臨床適用

a. 歴　史

人類は旧石器時代から，世界の至るところで，茶，コーヒー，ココアなどがとれる植物のエキスの入った飲料をつくっていたようである．この飲料を飲むと眠くならなくなり，気分が高揚して疲れを感じなくなることを知っていたからである．昔，羊飼いたちはコーヒーの実を食べた羊は夜になっても眠らず一晩中快活に跳び回っていることを知っていた．そこで，ある修道士は一晩中お祈

りをしなければならない修行に耐えるために，羊飼いに命じてコーヒーの実を持って来させ，この実のエキスの入った飲料をつくって飲んだという話がある．また17-18世紀の英国では，コーヒーハウスが文人や政治家などのグループのたまり場であったという．コーヒーを飲めば，精神活動が活発となり，気分が爽快となって，多弁となるからであろうが，知能が高くなるわけではない．コーヒー（*Coffea arabica*）の種子にカフェインが，茶（*Tea sinensis*）の葉にはテオフィリンとカフェインが，ココア（*Theobroma cacao*）にはテオブロミンとカフェインが含まれている．カフェインは他にコーラなどの嗜好品にも含まれる．

b. 化学的特性

キサンチン（xanthine）は，化学的にはジオキシプリン（dioxypurine）であり，化学構造上は尿酸（トリオキシプリン）に似ている．キサンチンそのものはほとんど薬理作用をもっていないが，そのメチル誘導体は強い薬理作用を有している．キサンチンというのはラテン語の「黄色」という意味の語からきており，キサンチン類を硝酸とともに熱して乾燥すると黄色に変色するのでこのような名称がついている．薬理学的にみて重要なキサンチンのメチル誘導体は，カフェイン（caffeine），テオフィリン（theophylline），テオブロミン（theobromine）である（図1.9）．これらキサンチン誘導体は，体内では脱メチル化と酸化をうけて主としてメチル尿酸となって尿中に排泄されるが，メチルキサンチンが痛風を増悪するという証拠はない．

c. 中枢興奮作用

カフェインとテオフィリンはテオブロミンに比べて強い中枢興奮作用をもっており（表1.5），大脳皮質および延髄中枢の興奮を起こす．常用量で覚醒，不穏，精神緊張を生じ，知覚および運動機能が高められる．量が多くなれば延髄を刺激して，その結果，呼吸中枢や血管運動中枢が興奮する．大量では脊髄反射が亢進し，間代性痙攣が起こることがある．テオフィリンの気管支喘息治療時に，興奮，痙攣，昏睡などの中枢神経症状は重大な副作用である．

d. 心臓血管系に対する作用

テオフィリンとカフェインは心筋に直接作用して収縮力を増大させ，拍動数を増加させる．上室性・心室性頻拍，心室細動，心停止などは，テオフィリン製剤の重大な副作用として知られている．テオフィリンは冠血管を拡張させるものの，同時に心収縮力と拍動数を上昇させるため，心筋の酸素消費量を増大させるので，冠血管拡張を目的としてテオフィリンを使用することはない．テオフィリンを静脈注射すれば全身血管の拡張が起こり，血圧は急激に下降する．一方，カフェインは脳血

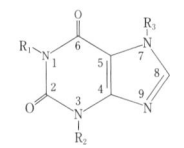

	R_1	R_2	R_3	
	H	H	H	キサンチン
	CH_3	CH_3	CH_3	カフェイン（1,3,7-Trimethylxanthine）
	CH_3	CH_3	H	テオフィリン（1,3-Dimetylxanthine）
	H	CH_3	CH_3	テオブロミン（3,7-Dimethylxanthine）

図1.9 キサンチン誘導体の構造

表1.5 キサンチン誘導体の薬理作用の比較

	中枢興奮	心筋興奮	平滑筋弛緩	利尿	胃液分泌亢進
カフェイン	1	3	3	3	1
テオフィリン	2	1	1	1	2
テオブロミン	3	2	2	2	3

管抵抗を高め，脳血流量を低下させるので，高血圧や脳圧上昇による頭痛に用いられる．

e. 呼吸器系に対する作用

テオフィリンは喘息の増悪期に短期間あるいは慢性的に用いられる効果的な気管支拡張薬である．しかし，気管支拡張作用に加えて，テオフィリンには，微小血管の透過性の抑制や，アレルゲンで誘発した遅延型喘息反応の抑制作用があることから，抗炎症作用を有する可能性も示唆されている．ただし長期間使用しても気道過敏症亢進を改善しない．テオフィリンの有効血中濃度領域は狭く，それを超えると中毒症状を発現してくるため，長期管理のテオフィリン血中濃度コントロール目標は，5-15 μg/mL に提唱されている．

f. 利尿作用

キサンチン誘導体は弱い利尿作用を有し，歴史的には古くから知られていた利尿薬である．テオフィリンはカフェインやテオブロミンの2倍の効力があるが，効果は不確実で，反復すると効かなくなるので，これらのものにはあまり有効な利尿作用は期待できない．利尿効果は尿細管での Na^+ 再吸収減少により発現している．尿のパターンは，NaCl の排泄増加が認められるが，K^+ の排泄増加は著明ではない．

g. 胃腸管に対する作用

カフェインは胃液の分泌を促進し，胃潰瘍の発生を促すことがあり，胃潰瘍がすでにある患者に対してはカフェインを含む飲料を用いることが制限される．またテオフィリンの副作用として，悪心・嘔吐，心窩部痛などの消化器症状がある．キサンチン誘導体は平滑筋弛緩作用を有するが，腸の運動にはほとんど影響を与えない．

h. 作用機序

メチルキサンチンの薬理作用は多種多様であり，このような多様なメチルキサンチンの作用を一元的なメカニズムで説明することは難しい．

(1) 細胞内 cAMP の増加

テオフィリンは phosphodiesterase（PDE）を阻害することにより，細胞内 cAMP 濃度を上昇させるが，心収縮力増強作用などはこのメカニズムによってうまく説明できる．しかしながら，PDE 阻害作用は気管支拡張作用よりも高濃度で発現することから，気管支拡張との関連は疑問視されている．

(2) アデノシン受容体に対する拮抗

アデノシンは中枢神経系において，抑制的に作用している．メチルキサンチンはアデノシン受容体を遮断することによりアデノシンに拮抗的に働くので，中枢神経系の興奮が起こるという．しかし，アデノシン受容体遮断作用をもたないテオフィリン誘導体も，気管支拡張作用を示すので，気管支拡張のメカニズムとはならないかもしれない．

(3) 細胞内カルシウムの移動

メチルキサンチンは細胞内 Ca 動態に影響を与えて，細胞の機能に大きく影響することが考えられている．*In vitro* 系の実験ではあるが，細胞膜を破壊した骨格筋標本において，カフェインは筋小胞体から Ca を放出して筋の拘縮を起こす．

(4) ベンゾジアゼピン受容体に対する拮抗

ベンゾジアゼピンは中枢神経系において，その受容体に結合して Cl^- チャネルを開き，細胞内への Cl^- イオンの流入を促進して，中枢神経抑制効果を現す．カフェインはベンゾジアゼピンに対し

てその受容体部位において拮抗するので，中枢の興奮を起こすという．

1.4 交感神経遮断薬の薬理作用と臨床応用

アドレナリン受容体である α および β 受容体に直接結合して，アドレナリン作用性神経興奮作用を抑制する交感神経遮断薬（sympathetic drugs）は抗アドレナリン作用薬（antiadrenergic drugs）とも呼ばれる．α および β 受容体遮断薬は，高血圧，不整脈，狭心症などの循環器疾患のほか，幅広い臨床適応のある汎用性のある重要な薬物である．

1.4.1 α受容体遮断薬の薬理学的特徴

交感神経刺激によって，交感神経節後線維の終末部から遊離されるノルエピネフリンが結合する α 受容体には α_1 と α_2 の2種のサブタイプがある．動静脈の血管平滑筋細胞に多く存在している α_1 受容体は，その活性化により，動脈側を収縮させて末梢血管抵抗を高め，また静脈側を収縮させて静脈還流（venous return）を増大させる．α_1 受容体遮断は，交感神経の緊張に伴うこの血管系の活性化を抑制し，細動脈を弛緩させ末梢血管抵抗を減少させて血圧を低下させる．

交感神経中枢では α_2 受容体がニューロン側に存在して交感神経活動に抑制をかけている．α_2 受容体はまたアドレナリン作動性神経終末にも存在して，シナプス間隙に遊離したノルエピネフリンが結合してこのシナプス前 α_2 受容体を興奮させ，続いてくる神経衝撃によるノルエピネフリン放出を抑制する．したがって，この α_2 受容体が特異的に遮断されると，交感神経刺激によるノルエピネフリン遊離が増加することになる．

ヨヒンビン（yohimbine）は α_2 受容体遮断薬として代表的な薬物であるが，南アフリカ原産の *Corynanthe yohimbi* という植物の樹皮に含まれるアルカロイドである．外陰部血管を拡張し，勃起を生ずるので，いわゆる催淫薬（aphrodisiaca）として用いられたことがあった．セロトニンの作用にも拮抗し，精神機能に影響するともいわれる．α_2 受容体は血管平滑筋にも存在し，これによっても血管が収縮するが，α_2 受容体のみを遮断すると，交感神経の自己抑制が解除され，ノルエピネフリンの放出が増し，中枢神経系では交感神経活動が高まることになるため，α_2 受容体遮断薬として臨床的に利用されることはない．

非選択性 α 遮断薬であるフェノキシベンザミン（phenoxybenzamine）とフェントラミン（phentolamine）は，α_1 受容体と α_2 受容体の両方を遮断する．フェノキシベンザミンはハロゲンを含む β-haloalkylamine 誘導体のアルキル化薬であり（図1.10），α 受容体と不可逆的に結合して非競合的拮抗作用を現す．高用量では，アセチルコリン，セロトニン，ヒスタミンなどの受容体にも不可逆的に結合する．一方，フェントラミン（図1.10）は，α_1 と α_2 受容体に対して可逆的に結合して競合的拮抗作用を現す．非選択性 α 遮断薬は，シナプス前 α_2 受容体を遮断する結果，ノルエピネフリン遊離が増加する．副腎髄質や傍神経節に発生するカテコラミン産生腫瘍である褐色細胞腫（pheochromocytoma）の降圧の治療薬としてフェノキシベンザミンやフェントラミンは用いられるが，本症では，α_2 受容体刺激薬を投与しても血中カテコラミンは低下しないことから（クロニジン試験），これら非選択性 α 遮断薬の α_2 受容体遮断作用は問題とならない．なお，褐色細胞腫に対して β 受容体遮断薬の単独投与は，α_1 受容体刺激作用が優位となり血圧上昇を招くので禁忌である．

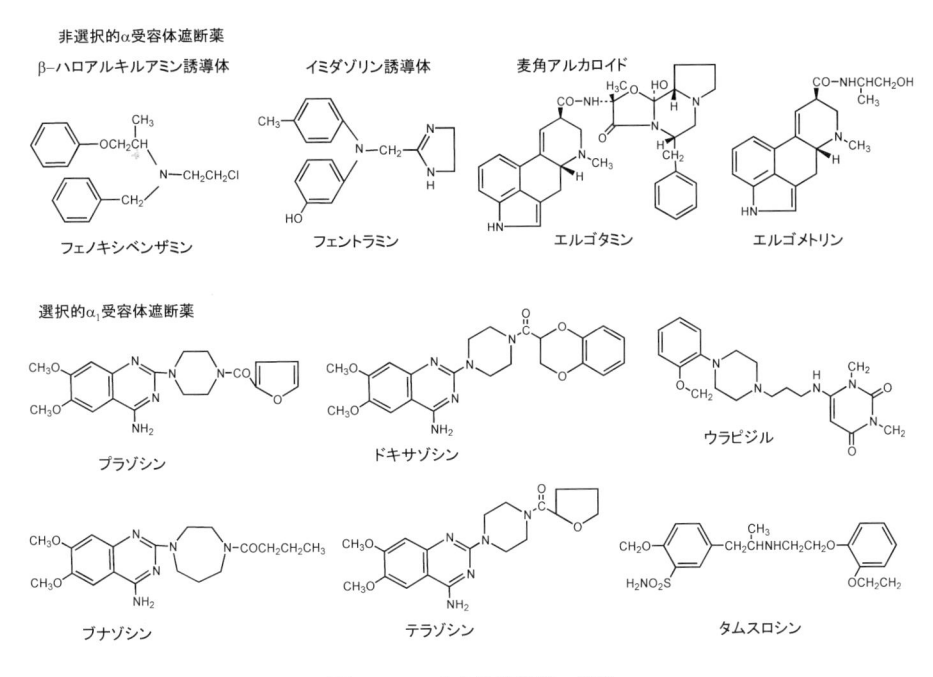

図1.10 α受容体遮断薬の構造

1.4.2 エピネフリン反転

1905年にDaleはエピネフリン反転（epinephrine reversal）という現象（図1.11）を発見した．このエピネフリン反転がα受容体遮断薬の最も特徴的な性質である．Daleはエルゴタミンが含まれている麦角製剤の注射の後，エピネフリンの昇圧反応が降圧反応に変わることを観察した．このことは，エピネフリンが元来，血管収縮と血管拡張の2つの作用があることによるものであり，エピネフリンのα受容体刺激作用である血管収縮がα受容体遮断薬である麦角製剤で抑制され，β_2受容体刺激作用である血管拡張が優位になったためである．

α受容体遮断薬の代わりに非選択的β受容体遮断薬を与えておくと，β_2受容体刺激作用による血管拡張作用が抑えられるため血管収縮のみみられ，エピネフリンによる顕著な昇圧作用が起こる．これは選択的β_1受容体遮断薬存在下では起こらない．

ノルエピネフリンは血管のβ_2受容体に対してほとんど作用しない．このためノルエピネフリン反転は起こらない．α受容体遮断薬の投与後には，α受容体が遮断されるので，ノルエピネフリンを投与しても血圧上昇が起こらない現象がみられるのみである．

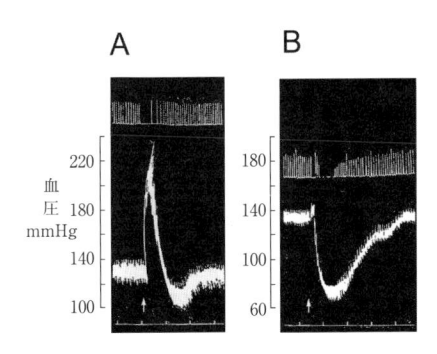

図1.11 α受容体遮断薬によるエピネフリン反転

イヌをペントバルビタール麻酔下で，呼吸（上）と頸動脈血圧（下）を記録すると，エピネフリン5μg/kg静脈注射（矢印）により，一過性の無呼吸と血圧の急激な上昇がみられる（A）．α受容体遮断薬ジベナミン15 mg/kgを静脈内注射後，同量のエピネフリンを静脈内注射（矢印）すると，無呼吸は影響されないが，血圧低下のみみられる（B）．（Nickerson & Goodman, 1948より）

1.4.3 選択的α_1受容体遮断薬

キナゾリン誘導体であるプラゾシン（prazosin, 図1.10）は最初のα_1受容体選択的な遮断薬であり，その後開発さ

れたブナゾシン（bunazosin），ウラピジル（urapidil），テラゾシン（terazosin）は，プラゾシンに比べ緩和で持続的な降圧が得られ，ドキサゾシン（doxazosin）に至っては，半減期が10-16時間と長く，1日1回の服用で効果が期待できる．いずれも α_1 受容体に高く選択的であり，血管拡張作用を起こして血圧を下げるが，非選択的 α 受容体遮断薬にみられるような頻脈はほとんど起こさない．これは選択的 α_1 受容体遮断薬は交感神経末端からのノルエピネフリン放出を増加しないからと考えられている．立位のときには血圧低下がより顕著であり，プラゾシン投与後には初回投与現象（first dose phenomenon）として，プラゾシン投与後30-90分で起立性低血圧（postural hypotension）によるめまい，動悸，失神がある．したがって少量より始め漸増する．とくに高齢者では初回投与現象に注意が必要である．軽症から重症，各種の合併症を伴う高血圧に使用されるほか，褐色細胞腫での手術前の血圧のコントロールにも用いられる．早朝の高血圧（モーニングサージ（morning surge））にも眠前投与などで用いられる．一般に，総コレステロール低下，中性脂肪低下，HDLコレステロール上昇など脂質代謝に対し好影響を有する．また肝臓で代謝され胆汁排泄型のため，腎障害にも用いられる．

α_1 受容体遮断薬は，前立腺被膜や膀胱頸部の平滑筋の弛緩を起こし，これらの組織での肥大を抑制する．それ故，前立腺肥大症に伴う排尿障害のよい適応となる．タムスロシン（tamsulosin）は α_{1A} 受容体遮断薬として膀胱に選択性をもち，血管緊張をコントロールする α_{1B} 受容体に作用するプラゾシンなどに比べてほとんど低血圧を起こさない．α_{1A} 受容体は，前立腺や血管平滑筋の病的肥大のみならず，高血圧で起こってくる心肥大にも関与すると信じられており，選択的 α_{1A} 受容体遮断薬を用いたこれら慢性症状の治療については現在研究中である．

1.4.4 麦角アルカロイド

子嚢菌の一種で，小麦・ライ麦などに寄生する麦角菌（*Claviceps purpurea* など）により産生されるアルカロイド．麦角菌に感染した穀物は，その穂に穀粒の代わりに菌核と呼ばれる湾曲した紫色の硬い突起状の硬化部位を形成し，これが麦角と呼ばれる．麦角アルカロイド（ergot alkaloids）による中毒は，中世を通じてアルプス以北のヨーロッパで繰り返し流行し，けいれん性の症状と壊疽性の症状からなり，四肢が焼かれるような感覚に襲われることから，神が下した「聖なる火（ignis saccer）」によってもたらされたと考えられ，「聖アントニウスの火（St. Anthony's fire）」と呼ばれた．麦角より抽出されたアルカロイドは，最初に見出された α 受容体の遮断薬であるが，α 受容体，セロトニン $5HT_1$ 受容体，ドパミン D_2 受容体に部分的作用薬および拮抗薬として作用するため薬理作用は多岐にわたる（表1.6）．一般に麦角アルカロイドには血管や子宮を収縮させる作用がある．血管収縮作用をもつ麦角アルカロイドは，毛細血管を損傷させ，血流停滞，血栓形成，壊疽をもたらす．麦角の集団中毒でみられた流産は麦角アルカロイドの子宮収縮作用によるものであり，アメリカの植民地時代には，産婆は麦角を陣痛促進薬として用いたりしていた．

エルゴタミン（ergotamine）は，α_1 部分アゴニスト/アンタゴニストで，血管を収縮し血圧を上昇させる．片頭痛治療薬として使われてきたが，副作用が多く，とくにドパミン受容体への作用は悪心・嘔吐を誘発し，またセロトニン受容体である $5-HT_{2A}$, $5-HT_C$ に対する作用は脳血管を刺激して片頭痛を悪化させるため，また薬剤依存性も大きいため，トリプタン製剤の発売後はあまり処方されなくなった．ジヒドロ誘導体であるジヒドロエルゴタミン（dihydroergotamine）は，血管収縮作用よりも神経細胞への直接作用によって抗片頭痛効果を発揮するといわれ，一方，そ

表 1.6 麦角アルカロイドの作用点と臨床適応

		アドレナリンα受容体	セロトニン 5-HT$_1$ 受容体	ドパミン D$_2$ 受容体	臨床適応
アミノ酸型	エルゴタミン	血管平滑筋：部分アゴニスト/アンタゴニスト 神経：アンタゴニスト	血管平滑筋：部分アゴニスト 平滑筋：アンタゴニスト 中枢：弱いアゴニスト/アンタゴニスト	CTZ：アゴニスト	片頭痛
	ジヒドロエルゴタミン	静脈：アンタゴニスト 血管平滑筋：アンタゴニスト 中枢：アンタゴニスト	平滑筋：部分アゴニスト/アンタゴニスト	交感神経節：特異的アンタゴニスト	片頭痛，起立性低血圧
	ジヒドロエルゴトキシン	血管平滑筋：アンタゴニスト	中枢：部分アゴニスト/アンタゴニスト	中枢：部分アゴニスト/アンタゴニスト	高血圧症，閉塞性動脈硬化症に伴う末梢循環障害
アミン型	エルゴメトリン	血管：弱い部分アゴニスト	臍帯，臍帯血管：部分アゴニスト 平滑筋：強力アンタゴニスト 中枢：部分アゴニスト/アンタゴニスト	脳血管：弱いアゴニスト 中枢：部分アゴニスト/アンタゴニスト	出産時の胎盤娩出後の子宮復古不全，弛緩出血，流産後，人工妊娠中絶後

の昇圧作用の発現にはセロトニン受容体の関与が指摘され，起立性低血圧の治療薬として用いられる．長期の連用により胸膜，心臓弁の線維症などの報告がある．ジヒドロエルゴトキシン（dihydroergotoxine）は，限局した血管収縮作用を示すだけで，全体として血管運動中枢の抑制による血管拡張と血圧下降効果を現すので，高血圧症や閉塞性動脈硬化症に伴う末梢循環障害に適応をもつ．出産時の胎盤娩出後の弛緩性出血を予防する場合は，子宮収縮作用の強いエルゴメトリン（ergometrine）が使用されるが，良好な子宮収縮の一方で，血圧上昇，肺動脈圧の上昇，冠血管の収縮作用のほか，悪心・嘔吐などの副作用もあるので注意しなければならない．

1.4.5 β受容体遮断薬の分類（図 1.12）

a. 第 1 群

部分的作動薬としての活性，すなわち内因性交感神経刺激活性（intrinsic sympathomimetic activity, ISA）をもつβ受容体遮断薬であり，ISA のないものと比較すると，気管支収縮作用が弱く，脂質代謝への影響が少なく，高齢者や徐脈傾向の患者に用いやすいといった利点がある．ピンドロール（pindolol）のほか，カルテオロール（carteolol），インデノロール（indenolol），ブニトロロール（bunitrolol），ペンブトロール（penbutolol），ボピンドロール（bopindolol）が知られている．このうち，ピンドロールとカルテオロールは，膜安定化作用はなく，血液脳関門を通過しない．ISA のないβ受容体遮断薬は一般にレニン分泌抑制作用が強いが，ピンドロールにはレニン放出抑制作用はない．

b. 第 2 群

部分的作動薬活性をもたないβ受容体遮断薬であり，プロプラノロール（propranolol）が代表的薬物である．ほかにチリソロール（tilisolol）やナドロール（nadolol）がある．ほとんどは膜安定化作用（membrane stabilizing action）を有するが，これは，キニジン様作用，あるいは局所麻

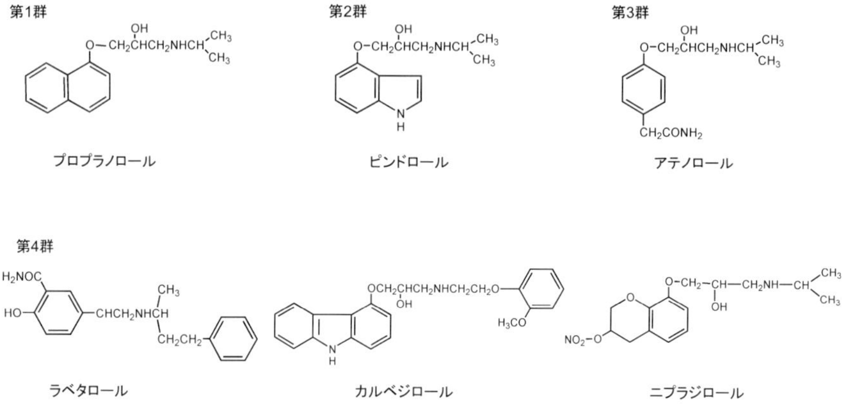

図 1.12 β受容体遮断薬の構造

表 1.7 αβ受容体遮断薬のβ:α比

	β受容体遮断 プロプラノタール=1	α受容体遮断 フェニトラミン=1	β:α比
アモスラロール	1/4	2	1:1
ラベタロール	1/3	1/6	5:1
アロチノロール	5	1/10	8:1

酔作用とも呼ばれ，心筋の活動電位の立ち上がり速度を抑制する作用のことである．プロプラノロールの場合，このキニジン様作用が発現するためには，β受容体遮断作用をおこす用量の約100倍量が必要ともいわれ，そのため膜安定化作用の臨床上の意義は小さいと考えられている．血液脳関門を通るため，中枢を介する交感神経抑制作用もあるといわれるが，一方で悪夢，不眠，抑うつ，性機能障害などの副作用を伴うことがある．プロプラノロールは経口投与後腸管からよく吸収され，代謝は主として肝臓で行われ，半減期は3-3.5時間，血中では90%以上が血漿蛋白と結合し，肝における初回通過効果に個人差があることもあって，血中濃度は同じ用量に対して10倍以上の個人差のあることが報告されている．レニン放出抑制作用は強い．

c. 第3群

心臓選択性をもつ$β_1$受容体選択的遮断を有するものである．アテノロール（atenolol），メトプロロール（metoprolol），ビソプロロール（bisoprolol），ベタキソロール（betaxolol），ベバントロール（bevantolol）などがある．アセブトロール（acebutolol）とセリプロロール（celiprolol）は内因性交感神経刺激活性を有する$β_1$受容体遮断薬である．一般に血液脳関門は通過せず，レニン放出抑制作用を有する．$β_2$受容体に対する親和性が弱いため，気管支収縮作用が弱く，四肢末端動脈の血行障害が少ない．

d. 第4群

臨床上有用な新しい属性を有するβ受容体遮断薬である．アモスラロール（amosulalol），アロチノロール（arotinolol），ラベタロール（labetalol）はα受容体遮断作用も有する（表1.7）．カルベジロール（carvedilol）は弱いα受容体遮断に加えて抗酸化作用を併せもつ．ニプラジロール（nipradilol）は弱いα受容体遮断作用と，ニトロ化合物に近い血管拡張作用を有する．なお，アロチノロールは，従来の適応に加え，本邦で唯一の本態性振戦に対する保険適応薬である．

1.4.6 β受容体遮断薬の薬理作用

a. 循環系

β受容体遮断薬は，安静時の正常心臓にはほとんど効果がないが，運動時のように交感神経が緊張しアドレナリン作動性神経からノルエピネフリンが放出され，心血管系に作用しているときには強い効果を現す．心拍数は減少し，心収縮力は低下し，心拍出量は減少する．また房室伝導を抑制し，心筋の自動能を低下させる．

β受容体遮断のもとでは，α受容体が優位となり，冠血管は拡張より収縮の方向に向かい，冠血流は減少する．しかし，運動，寒冷刺激，ストレスなどで交感神経が緊張して，心機能が亢進し酸素消費量が増大するような時，β受容体遮断により心拍数を下げ，血圧を下げ，心収縮速度を下げて，酸素需要を減少させることで，心臓における酸素の需要と供給のバランスを改善するため，労作性狭心症の発作予防に有効なのである．

末梢血管でβ_2受容体を遮断すると，血管は収縮して末梢血管抵抗は増大するが，高血圧患者にβ受容体を持続的に投与すると血圧は徐々に低下してくる．血圧下降の機序はまだ明確ではないが，心拍出量減少に対する末梢血管系の適応，レニン放出抑制，中枢β受容体の遮断，交感神経終末からのノルエピネフリン遊離抑制などが提唱されている．

b. 気道

気管支，細気管支は交感神経支配を強く受けており，β受容体遮断は交感神経の緊張による気管支および細気管支の平滑筋拡張作用に拮抗して，平滑筋収縮を起こし，気道抵抗を増大させる．したがって，非選択的β受容体遮断薬は気管支喘息患者には禁忌となっている．

c. 眼

β受容体選択薬は眼房水産生を抑制するため眼内圧を下げるので，慢性経過の原発開放隅角緑内障に頻用される．緑内障治療薬の点眼液として，チモロール（timolol）が有名だが，カルテオロールやニプラジロールなど多くのβ受容体遮断薬が使われている．

d. 代謝

β受容体遮断薬は糖質および脂質代謝を抑制する．β_2受容体遮断は，膵臓からのインスリン分泌の抑制や肝臓でのグリコーゲン分解の抑制をするため，高血糖を起こしやすくする可能性がある一方，糖尿病を治療中の患者で低血糖症状を見つかりにくくしたり，低血糖からの回復を遅らせたりする場合があり，また経口糖尿病剤スルフォニル尿素薬の血糖効果作用を強めたりする．非選択的よりも選択的β_1受容体遮断薬の方が比較的代謝への影響も少ないとされる．内因性交感神経刺激活性（ISA）のないβ受容体遮断薬では，血清中性脂肪増加とHDLコレステロールの低下をきたすなど脂質代謝への悪影響がある．

1.4.7 β受容体遮断薬の臨床適用と副作用・使用上の注意

β受容体遮断薬は主として循環器系疾患の治療に用いられ，(1) 本態性高血圧，(2) 労作性狭心症，(3) 洞性頻脈や期外収縮などの頻脈性不整脈，の適用がある．甲状腺機能亢進症などを含む高心拍出型症例や解離性大動脈瘤にも適応がある．また，アロチノロールは本態性振戦に，カルベジロールは虚血性心疾患または拡張型心筋症に基づく慢性心不全に，チモロールやカルテオロール，ベタキソロール，ニプラジロールなどの点眼液は緑内障治療薬として用いられる．

糖尿病性ケトアシドーシス，代謝性アシドーシス，徐脈，II度以上の房室ブロック，洞房ブロッ

クや洞不全症候群，心不全，間欠性跛行，レイノー症状，褐色細胞腫，気管支喘息のある場合は禁忌である．一般にこれら禁忌の場合は，どのβ受容体遮断薬の薬剤も使用を控えたほうがよいとされる．通常β受容体遮断薬を突然中止すると離脱症候群として，狭心症，心筋梗塞発作，あるいは高血圧の悪化が生ずることがあるので，徐々に中止していくことが重要である．内因性交感神経刺激活性（ISA）のないβ受容体遮断薬は，糖質および脂質代謝に影響を与え，糖尿病治療中の患者では低血糖症状の隠蔽作用や血糖低下遷延作用があるので注意する．

1.5 副交感神経作動薬の薬理作用と臨床応用

　副交感神経系に対して興奮的に作用する薬物を副交感神経作動薬（parasympathomimetic drugs）という．副交感神経作動薬の作用は，末梢性に副交感神経節線維を刺激したときにみられる効果と同様である．このため，副交感神経作動薬は，神経伝達物質であるアセチルコリン様に作用する薬物であるためコリン作用薬（cholinergic drugs）とも呼ばれる．副交感神経作動薬は，アセチルコリン受容体のうちのムスカリン性受容体を介したムスカリン様作用と，ニコチン性受容体を介したニコチン様作用を起こす．ムスカリン性受容体には，M_1からM_5のサブタイプが知られている．アセチルコリンに類似した構造をもつエステル化合物であるコリンエステル類が合成されており（図1.13），コリンエステラーゼに対して抵抗性があるので作用持続時間が長い．また，平滑筋や分泌腺においてアセチルコリンと同様のムスカリン様作用を有する植物アルカロイド（図1.13）は，ニコチン様作用はほとんどもたない．

1.5.1　主なムスカリン性作用薬と構造活性連関

　ムスカリン性作用薬には，アセチルコリン（acetylcholine），コリンエステル類（メタコリン（methacholine），カルバコール（carbachol），ベタネコール（bethanechol）），および天然アルカロイドであるピロカルピン（pilocarpine），ムスカリン（muscarine），アレコリン（arecoline）がある（図1.13）．アセチルコリンとコリンエステル類は，ムスカリン性およびニコチン性の両アセチルコリン受容体におけるアゴニストであるが，ムスカリン性アセチルコリン受容体により強く働く．天然アルカロイドは，主としてムスカリン性アセチルコリン受容体に作用するが，アレコリンはムスカリン性およびニコチン性アセチルコリン受容体の両方に作用する．

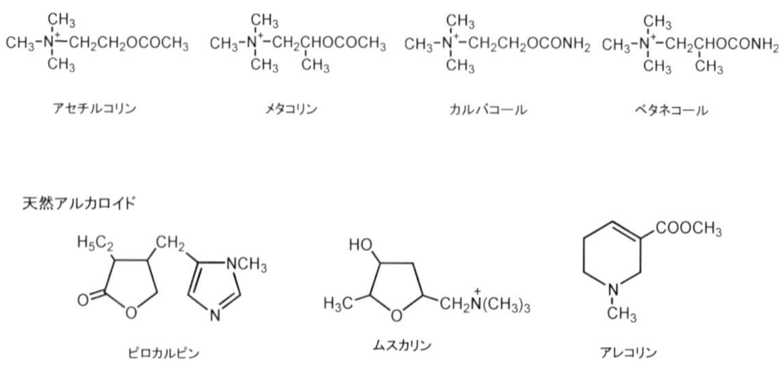

図1.13　ムスカリン性作用薬の構造

表1.8 コリンエステル類の化学的・薬理学的性質

	化学的性質		薬理学的作用					投与
	安定性	コリンエステラーゼによる分解	ムスカリン様作用				ニコチン様作用	
			心血管	消化管	膀胱	瞳孔		
アセチルコリン	吸湿性不安定	₩	＋	＋	＋	＋	＋	非経口的
メタコリン	吸湿性 かなり安定	＋	₩	＋	＋	＋	＋	非経口的 経口的
カルバコール	安定	－	＋	₩	₩	＋	₩	経口的
ベタネコール	安定	－	±	₩	₩	＋	－	経口的

アセチルコリン分子のその活性に関して重要な特徴は，正電荷をもつ第四級アンモニウム基と，部分的に負電荷をもつエステル基を有していることであり，コリンエステラーゼにより急速に加水分解されやすいということである．β位にメチル基を入れてコリンエステルの構造を変異することにより，コリンエステラーゼによる分解がされにくくなるため作用が長くなり，ニコチン様作用が減弱してムスカリン様作用優位になる．

メタコリンとカルバコールは，実験試薬として使われる．メタコリンはアセチルコリンのβ-メチル体であって，心血管系に対して顕著なムスカリン様作用を及ぼし，また自律神経節や骨格筋に作用してニコチン様作用をわずかに示す（表1.8）．カルバコールはコリンのカルバミルエステルであり，胃腸管および膀胱の平滑筋に比較的選択的に作用するが，ニコチン様作用を有する．ベタネコールは，これら2つの分子を組み合わせた合成物であって，カルバコールのβ-メチル体である．ニコチン様作用をもたないため，ときおり臨床に使われるが，麻痺性イレウスや尿閉の適応となっている．

ピロカルピンは，部分的作用薬（partial agonist）であって，汗腺，唾液腺，涙腺，気管支腺からの分泌刺激や，虹彩平滑筋収縮に選択性を示し，胃腸平滑筋や心臓に対する作用は弱い．縮瞳薬として，緑内障の診断・治療に用いられている．また経口では，口腔乾燥症に対して投与される．

1.5.2 毒キノコによるムスカリン中毒

ムスカリンは，1869年にベニテングダケから初めて単離され最初に研究された副交感神経作用物質である．精製が困難なこともあって1957年になってようやく化学構造が決定され，合成が完成された．第四級アンモニウム化合物のアルカロイドで，ムスカリン受容体に特異的に結合し，副交感神経興奮症状を示すが，血液-脳関門を通れないために中枢神経に直接影響を及ぼすことはない．ムスカリンは，最初にベニテングダケから抽出されたがその含有量は低く，むしろアセタケやカヤタケ属のほうが含有量が高い．天然から単離されるムスカリンには不斉中心が3つあるのでRS表示すると（1S, 3R, 4S）である．

中毒症状としては，食後15-30分以内で，唾液と汗が増加，続いて嘔吐，下痢などのムスカリン症状が出現する．瞳孔の縮小，脈の不整，血圧低下，喘息用呼吸などがみられ，ひどくなると心臓麻痺や呼吸脆弱で死亡することがある．致死量は180 mgといわれる．処置としては胃洗浄を行い，アトロピン0.5 mgを30-60分ごと筋肉注射あるいは静脈注射する．嘔吐後は薄い塩水とブドウ糖を多量に与えるのがよい．

ベニテングダケには，有毒成分として，ムスカリンのほかに，幻覚症状を起こすとされるムシモルやイボテン酸が知られている．ムシモルは構造がGABAに類似しており，GABA受容体を刺激して，抑制作用を現す．イボテン酸はグルタミン酸受容体のうちキスカル酸型受容体の刺激剤であるが，血液-脳関門を通過できないので，経口摂取した場合には脱炭酸されてムシモルになって吸収される．イボテン酸はうま味を感じさせるアミノ酸で，北欧やロシアではベニテングダケを毒抜き処理した後，食用としたりウォッカに漬け込み薬酒に利用したりする．

1.5.3 ムスカリン受容体サブタイプ

ムスカリン性受容体には，M_1〜M_5までの異なったサブタイプが存在し，いずれのサブタイプも脳内で発現していることが明らかにされているが，薬理学的には，M_1からM_3の3種の受容体サブタイプがよく知られ，これら受容体は中枢のみならず末梢においてさまざまな薬理作用を担っている（表1.9）．これら受容体サブタイプではそれぞれ，$G_{q/11}$-PLCβを介したPIレスポンス促進によるIP$_3$ (inositol-1, 4, 5-trisphosphate) やDG（ジアシルグリセロール）産生亢進および細胞内Ca^{2+}の増加（M_1, M_3），G_iを介したアデニル酸シクラーゼ抑制やK^+チャネル活性化など膜イオン透過性の変化（M_2）などの細胞内反応により効果器に対する反応が現れてくる．

これまでに数多くのムスカリン性受容体リガンドに関する構造活性相関が研究されてきたものの，受容体サブタイプ間のホモロジーが高いため，選択的なリガンドの開発は非常に困難とされ，特定のサブタイプに選択性を示す拮抗薬がいくつか知られていたが，特異性は絶対的でなく，高濃度では選択性がなくなってしまうという問題があった．しかし近年，M_2受容体にそれほど親和性をもたないM_3選択的拮抗薬が創出されるなど，サブタイプの違いに基づくよりよい薬物の開発が期待されている．

1.5.4 アセチルコリンの薬理作用

アセチルコリンの薬理作用は，副交感神経節後線維が刺激されたときの効果とほぼ同様である．したがって，その作用の多くは副交感神経系の機能から予測できるものであるが，副交感神経支配領域外にもムスカリン性受容体が存在しており，またアセチルコリンは自律神経節や神経筋接合部のニコチン性受容体にも刺激作用をもつので，交感神経興奮状態や骨格筋収縮といったニコチン性受容体が興奮したために起こった効果も惹起され得る．

a. 眼

瞳孔の大きさは，副交感神経支配の虹彩括約筋の緊張と，交感神経支配の虹彩散大筋の緊張によって決定されるが，アセチルコリンにより虹彩括約筋が収縮して縮瞳が起こる．アセチルコリンはさ

表1.9 ムスカリン受容体のサブタイプ

サブタイプ	分布	機能	シグナル伝達系
M_1	脳（皮質，海馬），腺，交感神経節	記憶，学習ほか	$G_{q/11}$-PLCβ-IP$_3$/DG
M_2	心臓，後脳，平滑筋	陰性変時作用，陰性変導作用，平滑筋収縮ほか	$G_{i/o}$-cAMP
M_3	平滑筋，血管内皮細胞，外分泌腺，脳	唾液分泌，膀胱収縮ほか	$G_{q/11}$-PLCβ-IP$_3$/DG
M_4	脳（前脳，線条体）	—	—
M_5	脳（黒質），眼	—	—

らに副交感神経支配の毛様体筋を収縮させて，毛様体筋痙攣を起こす．このため調節痙攣が起こり，視野の調節が困難となる．遠点が近くなり，遠視は正視または近視となる一方，近視はさらに強度の近視に移行する．

b. 心　臓

アセチルコリンを投与すると活動電位の拡張期脱分極が抑制されるが，これはとくに，洞結節，心房内刺激伝導系および房室結節などでみられる．洞結節はこれら自動能を有する心筋細胞の中で最もアセチルコリンに対する感受性が高く，自動能が強く抑制されて洞性徐脈が起こる．これは洞房結節の歩調取り細胞のアセチルコリン感受性 K^+ チャネル（K^+_{ACh}）の活性を高めて，過分極を起こすことにより活動電位の発生を遅らせるためである．またアセチルコリンにより房室結節の不応期は延長して伝導速度は遅くなり房室ブロックを起こすこともある．

c. 血　管

全身のほとんどの細動脈にはムスカリン性受容体が存在し，アセチルコリンにより血管拡張作用を起こす．副交感神経支配はないといわれている大動脈，内臓血管，腎血管などでも，アセチルコリンにより血管拡張作用がみられる．これは，血管内皮細胞から血管内皮由来因子（endothelium-derived relaxing factor [EDRF]）が放出されるためであるが，この主要な本体は一酸化窒素（NO）であることが明らかにされている．すなわち，アセチルコリンは血管内皮細胞の M_3 受容体を刺激して，細胞内 Ca^{2+} 濃度を上昇させ，Ca^{2+}-カルモジュリン系を介して，一酸化窒素合成酵素（eNOS）を活性化して NO を産生する（図1.14）．NO は隣接する血管平滑筋細胞内の Ca^{2+} 濃度を低下させることにより，収縮システムの Ca^{2+} 感受性を下げて弛緩を導く．したがって，アセチルコリンにより血圧は下降するが，大量に投与した場合にはニコチン様作用がみられ，イヌにアトロピン存在下でアセチルコリンを大量静注すると，交換神経節刺激によるノルエピネフリン放出による第1相と，副腎髄質刺激によるエピネフリン放出による第2相からなる，二相性の血圧上昇がみられる．なお，アセチルコリンの血管平滑筋に対する直接作用は，何も起こらないかむしろ収縮であり，例外的なのは骨格筋の細動脈で，コリン作動性交感神経支配により弛緩する．

d. 気管支

気管支の輪状筋は迷走神経によって支配されており，アセチルコリン刺激で気管支輪状筋は収縮するため，気管支内腔が狭くなる．さらにアセチルコリンは気管支腺の分泌を高めるため，これらの結果，気管支への空気の流通は妨げられ，気管支喘息様症状を呈するようになり，呼気性呼吸困難が起こる．

e. 胃腸管

アセチルコリンにより消化管平滑筋の緊張を高め蠕動運動を亢進する．胆囊，胆管なども収縮する．

f. 膀　胱

アセチルコリンにより膀胱の排尿筋の収縮と三角部と括約筋の弛緩が認められる．

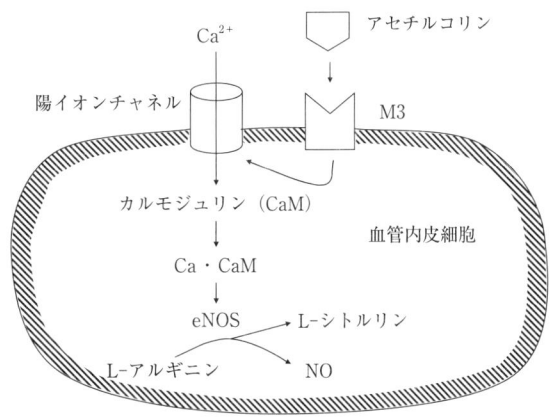

図1.14 血管内皮細胞におけるアセチルコリンによる NO 産生

g. 外分泌腺

汗腺，唾液腺，粘膜腺および涙腺の分泌はアセチルコリンによって増加する．また胃液，腸液，膵液の分泌もアセチルコリンで増加する．

1.6 副交感神経遮断薬の薬理作用と臨床応用

副交感神経節後線維によって支配されている末梢臓器の効果器において，刺激遮断的に作用する薬物を副交感神経遮断薬（parasympatholytic drugs）とよぶ．すなわちムスカリン様受容体において副交感神経伝達物質であるアセチルコリンや他のコリン作用薬の薬理作用に対して拮抗的に働く薬物で，抗ムスカリン薬（antimuscarinic drugs）もしくは抗コリン作用薬（anticholinergic drugs）とよばれる．また，この群の原型である薬物はアトロピンであることから，アトロピン様薬物ともいう．

1.6.1 ベラドンナアルカロイド

ナス科植物の根や葉に存在するアルカロイドは，アトロピン（atropine）やスコポラミン（scopolamine）など抗コリン作用を示す物質が含まれ，これらを総称してベラドンナアルカロイド（belladonna alkaloid）という（図 1.15）．ベラドンナアルカロイドを含んだ植物には有毒なものが多く，中でも主にアトロピンを含むベラドンナ（*Atropa belladonna*）は，古代ローマの第5代皇帝で悪名高いネロの母親アクリッピナを中心とした陰謀劇の際に，アクリッピナ付きの侍女で毒に精通した女妖術師ロクスタが，皇帝クラディウスを毒殺するのに用いたものである．Atropaの名は，ギリシャ神話の3人の運命の女神のうち，運命の糸を断ち切る女神 Atropos に因んで付けられた．

全草が有毒であるチョウセンアサガオ（*Datura stramonium*）も毒成分として主にスコポラミンを含んでおり，別名をマンダラゲともキチガイナスビともいい，花岡清洲が日本で初めて乳がんの手術をしたときの全身麻酔薬「通仙散」の主成分で，日本麻酔科学会のシンボルマークは本種の花である．日本では，やや湿った山岳帯に生育する多年生草本であるハシリドコロ（*Scopolia japonica*）がスコポラミンを含有している．ハシリドコロの名は，幻覚が生じて走り回ることに由来するといわれている．

なお，belladonna はイタリア語で美しい婦人という意味であり，中世の貴婦人達が，この植物の汁を点眼して散瞳させ，黒目がちになって瞳を輝かせるために用いた．

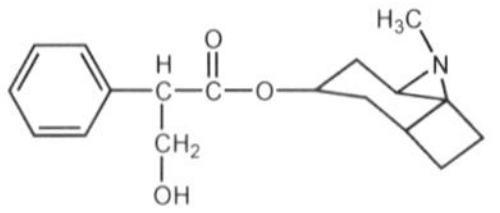

1.6.2 アトロピンの薬理作用

アトロピンの主作用は，アセチルコリンの作用に対する競合的拮抗をすることである．副交感神経遮断薬のうちで四級アンモニウム構造をもつ薬物は，臓器におけるアセチルコリン作用の遮断のみならず，すべての自律神経節において節前神経を伝わる刺激を遮断する神経節遮断作用をもち，大量では神経筋接合部遮断を起こすが，三級アミン構造をもつアトロピンの節遮断作用は弱く，

アトロピン

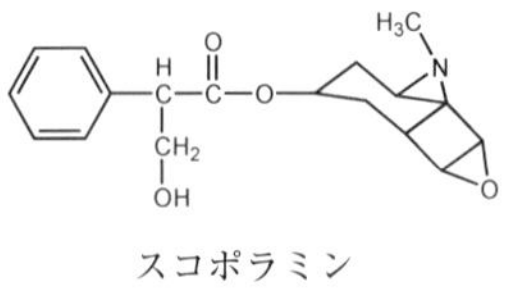

スコポラミン

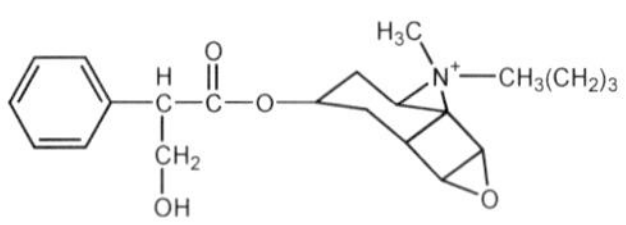

ブチルスコポラミン

図 1.15 ベラドンナアルカロイドとその誘導体の構造

クラーレ様作用ももたない．アトロピンに対する臓器感受性は，唾液分泌抑制＞排尿障害＞頻脈＞視力調節障害，の順である．

a. 外分泌腺の抑制

唾液腺，涙腺，気管支腺および汗腺はアトロピンのかなり低用量から抑えられ，口内乾燥による口渇や嚥下困難，乾燥肌が起こる．汗腺は交感神経支配であるが，コリン作動性であるので，発汗が抑えられ，皮膚乾燥や皮膚血管拡張による紅潮（atropine flush）や小児では体温上昇もみられる．アトロピン投与後，母乳中の水分が低下し，母乳の量が少なくなり濃厚となる．

b. 循環系に対する作用

アトロピンの通常の用量で，はじめ一過性の徐脈を起こし，その後心臓のムスカリン性アセチルコリン受容体の遮断により頻脈となる．この最初の徐脈は，延髄の心臓抑制中枢の刺激によるものである．頻脈は軽度なものであり，ヒトで 80-90 拍/分である．これは交感神経系に対する作用がなく，既存する副交感神経系の緊張を抑制しているだけのせいである．頻脈は，安静時の迷走神経緊張が最高である若年者で最も顕著であり，高齢者ではたいてい欠如している．かなり低用量で，アトロピンは中枢作用によるものと考えられるが，奇異性徐脈（paradoxical bradycardia）を起こす．運動に対する心臓の反応性は影響を受けない．多くの抵抗血管はコリン作動性神経支配を受けないので動脈血圧も影響がない．ただし，アトロピンの臨床用量（0.4-0.6 mg）で，コリンエステル類による末梢血管拡張と血圧低下を完全に消失する．

c. 眼に対する作用

アトロピンにより瞳孔は拡張し，すなわち散瞳（mydriasis）する．その結果，羞明を訴えるようになる．毛様体筋の緊張低下により水晶体の曲率調節ができなくなり，毛様体筋麻痺（cycloplegia）が現れ，近見視力が障害される．瞳孔散大により，虹彩辺縁部の厚みが増し，Schlemn 管が狭くなり，眼房水が減少して，眼圧が上昇することがあり，これは健常人では何でもないことであるが，閉塞隅角緑内障患者では危険なことである．

d. 胃腸管に対する作用

胃腸の運動は，アトロピンにより抑制されるが，唾液分泌抑制を起こすのに要する用量より大量を必要とし，この用量では通常眼症状と心臓症状を招くことになる．これは，腸管神経叢の正常機能ではアセチルコリン以外の興奮性伝達物質が重要だからである．アトロピンは胃腸運動が亢進している病的状態時に減弱させるので，胃腸管での疼痛を寛解させるために使用される．

e. 他の平滑筋に対する作用

気管支平滑筋，胆道平滑筋，尿道平滑筋などはすべてアトロピンにより弛緩する．麻酔中などの反射性気管支収縮はアトロピンにより防止できるが，喘息のようなヒスタミンやロイコトリエンのような局所メディエータによる気管支収縮には効果がない．胆道平滑筋や尿道平滑筋は，おそらくアセチルコリン以外の伝達物質が重要なので，アトロピンの効果は軽度である．しかしながら，アトロピンやその類似薬は，尿管の平滑筋を弛緩するが，膀胱の収縮を抑制し，膀胱括約筋を収縮させるので，前立腺肥大の高齢男性でよく尿閉を引き起こす．

f. 中枢神経系に対する作用

アトロピンの少量では中枢神経系に対する作用は現れないが，中毒量だと精神運動性興奮作用が現れ，狂乱状態になり，さらに多量だと中枢抑制作用に転じ，昏睡，延髄麻痺によって死に至ることがある．アトロピン中毒は，乳幼児において感受性が大きい．これらの中枢性の作用は，脳内の

ムスカリン性アセチルコリン受容体を遮断した結果であり,アトロピン中毒に効果的な解毒剤であるフィゾスチグミンのようなコリンエステラーゼ阻害薬により拮抗される.スコポラミンは,アトロピンのような中枢興奮作用は示さず,初めから鎮静的,抑制的であり,記憶力低下や傾眠,多幸感,健忘などが特徴的であるが,高用量投与するとアトロピン様中毒症状である興奮症状が現れる.スコポラミンはまた効果的な制吐作用を有し,乗り物酔いに使われる.抗コリン作用薬はまた錐体外路系に作用し,パーキンソン(Parkinson)病の不随意運動や強直を軽減し,多くの抗精神病薬の錐体外路性副作用を防止する.

1.6.3 アトロピンの薬物動態

アトロピンなど三級アミンのベラドンナアルカロイドは,経口投与でも十分に吸収されるが,四級アンモニウムの類似薬は,経口投与では吸収されにくい.ヒトにアトロピン2mgを筋肉内投与したとき,最大血中濃度に達するまでの時間 t_{max} は20分以内で,血中濃度半減期 $t_{1/2}$ は3.8時間であるといわれているが,有効血中濃度については知られていない.三級アミンで脂溶性であるので生体膜を通過しやすく,血液-脳関門を通過して中枢神経系に移行する.アトロピンは肝で代謝され,トロパ酸とトロピンのエステルであるため加水分解されやすく,またグルクロン酸との抱合反応を受ける.24時間以内に投与量の85%が尿中排泄されるが,尿中排泄物の約50%が未変化体であり,残りは代謝産物である.

1.6.4 合成抗コリン作用薬と臨床用途

アトロピンの抗ムスカリン様作用は強力であるが,その作用時間が長く,選択性がなく,末梢性および中枢性副作用があることが問題点であり,これら欠点を補った多くの合成抗コリン薬が開発され(図1.16),吸入薬,散瞳薬,鎮痙薬,パーキンソン病治療薬として臨床適応されている.

a. イプラトロピウム(ipratropium)

第四級アンモニウム化合物のため中枢神経系に移行せず中枢神経作用がなく,また局所に投与しても全身に移行しづらい.さらに心血管系への影響が少ない一方,効果の持続性に優れている.迷走神経支配の神経筋伝達を遮断し,気管支平滑筋収縮を抑制し,気管支分泌に対する抑制作用もないことから,吸入用エロゾルとして,気管支喘息,慢性気管支炎,肺気腫などに適用されている.オキシトロピウム(oxitropium)も気管支拡張を目的として吸入剤として用いられている.

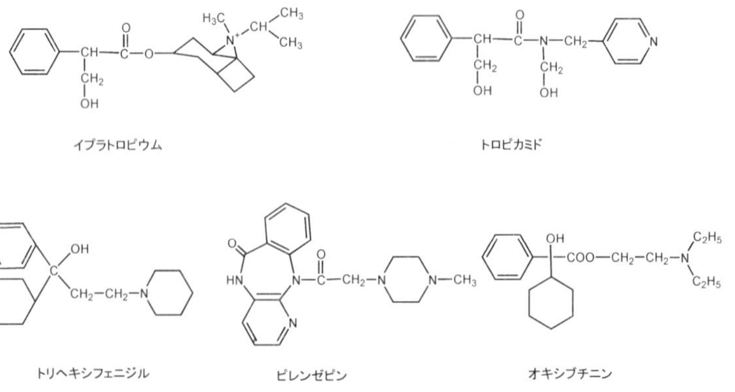

図 1.16 主な合成抗コリン作用薬の構造

b. トロピカミド（tropicamide）

副交感神経支配の瞳孔括約筋を弛緩させ，散瞳を起こす．点眼して，散瞳，調節麻痺作用は，アトロピンに比較して，速効性で作用持続時間が短く，屈折能検査時の調節麻痺に適している．シクロペントラート（cyclopentilate）も速効性で持続が短い散瞳薬．緑内障患者には禁忌である．

c. 臭化ブチルスコポラミン（scopolamine butylbromide）

スコポラミン類似物質で第四級アンモニウム塩のため血液-脳関門を通りにくく中枢神経作用もない．瞳孔，分泌腺，循環器への副作用も弱いが，消化管，結膜からの吸収も悪くなり，経口投与では10-20%しか吸収されない．第四級アンモニウム化により，神経節遮断薬としての作用をもつようになり，鎮痙作用が強化されるため，消化管，胆道，尿路などでの鎮痙薬として使用される．

d. トリヘキシフェニジル（trihexyphenidyl）

中枢性抗ムスカリン作用薬として合成された第三級アミン化合物．パーキンソン病の軽症の治療導入薬として使用され，振戦，筋固縮などの初期症状に有効とされる．パーキンソン病は，振戦，筋固縮，無動，姿勢反射障害の四症状を特徴とし，レヴィ小体という細胞質内構造物の出現により線条体のドパミンが著明に減少しているが，コリン作動性の機序もこの疾患の発症に関与しているといわれる．本邦において，他にパーキンソン病に用いられている抗コリン作動薬としては，ビペリデン（biperiden），プロフェナミン（profenamine），ピロヘプチン（piroheptine），メチキセン（metixene），マザチコール（mazaticol）がある．

e. ピレンゼピン（pirenzepine）

三環性抗うつ薬に似た化学構造だが，血液-脳関門を通らず，中枢神経作用のない，選択的ムスカリン M_1 受容体拮抗薬．副交感神経節線維から放出されたアセチルコリンが壁細胞上の M_1 受容体を刺激すると細胞内 Ca^{2+} 濃度が上昇し，それが H^+-K^+ ポンプを活性化して，胃液分泌を導く．ピレンゼピンは胃粘膜の M_1 受容体を遮断することで，迷走神経の胃酸分泌機能を特異的に抑制し，消化性潰瘍治療薬として用いる．

f. オキシブチニン（oxybutynin）

膀胱選択性ムスカリン M_3 受容体拮抗薬．不随意な排尿筋収縮が起因とされる過活動膀胱（overactive bladder, OAB）における頻尿，尿意切迫感，尿失禁などに適応をもつが，唾液腺に存在する M_3 受容体に拮抗して口渇などの副作用を発現しやすい．トルテロジン（tolterodine）や，近年わが国で開発されたソリフェナシン（solifenacin）は，膀胱選択性の高い M_3 受容体拮抗薬で，こうした副作用が少ないと報告されている．

1.7 コリンエステラーゼ阻害薬の薬理作用と臨床応用

コリンエステラーゼ阻害薬（cholinesterase inhibitors，抗コリンエステラーゼ薬（anticholinesterases））は，アセチルコリンの分解を抑制して，副交感神経支配下効果細胞部位，神経筋接合部，神経節および中枢神経シナプスにおいて，アセチルコリン濃度を高め，蓄積したアセチルコリンによるムスカリン様作用とニコチン様作用を現す．すなわち間接的にコリン作用を示すことから，間接型副交感神経模倣薬（indirectly parasympathomimetic drugs）とも呼ばれる．コリンエステラーゼに対して可逆的な阻害作用を示すカルバミルエステルであるフィゾスチグミン（physostigmine）やネオスチグミン（neostigmine）などと，コリンエステラーゼを不可逆的に不

活性化する有機リン化合物がある．可逆性コリンエステラーゼ阻害薬のムスカリン様作用は緑内障の治療に，ニコチン様作用は重症筋無力症の診断と治療に用いられる．有機リン化合物は，長時間にわたってコリンエステラーゼを失活させ，強力な殺虫剤や，化学兵器にもなりうる神経性毒ガスなどが含まれる．しかし，これら2群のコリンエステラーゼ阻害薬の薬理作用は，定性的には等しいものである．

1.7.1 コリンエステラーゼの分布と機能

2つの異なった型のコリンエステラーゼ，すなわちアセチルコリンエステラーゼ（acetylcholinesterase）とブチリルコリンエステラーゼ（butyrylcholinesterase）が存在するが，分子構造上は近似しており，分布，基質特異性および機能において違いがある．両者とも球状触媒サブユニットからなり，可溶型として，ブチリルコリンエステラーゼは血漿中に，アセチルコリンエステラーゼは脳脊髄液中に認められる．そのほかの場所では，触媒サブユニットは，コラーゲン様蛋白や糖脂質と結合しており，一束の風船のようになって，コリン作動性シナプスや，機能はよくわかっていないが赤血球膜など，さまざまな部位の基底膜や細胞膜につながれたような形で存在する．

コリン作動性シナプスで結合したアセチルコリンエステラーゼは，放出された伝達物質を水解し急速にその作用を終息させる働きをする．可溶性アセチルコリンエステラーゼはまたコリン作動性神経終末に存在し，遊離アセチルコリン濃度を調節する役割を果たしているようである．アセチルコリンエステラーゼは，アセチルコリンやそれに近似したエステルであるメタコリンにかなり特異的である．サブスタンスPのようなある種の神経ペプチドもまたアセチルコリンエステラーゼによって不活化されるが，このことに生理的意義があるかどうかは知られていない．全般的に見れば，コリン作動性シナプスの分布とアセチルコリンエステラーゼの分布の間には，脳においても末梢においても，対応はあまりなく，アセチルコリンエステラーゼは，アセチルコリンの処理以外の機能を有しているのはほぼ確実と思われるが，その詳細は明らかでない．

ブチリルコリンエステラーゼは，偽コリンエステラーゼ（pseudocholinesterase）とも呼ばれ，広範な分布をしており，肝，皮膚，脳，胃腸管平滑筋などの組織のほか，血漿中では可溶型として認められる．それはとくにコリン作動性シナプスとは関連したものではなく，その生理的機能は明らかではない．ブチリルコリンエステラーゼは，アセチルコリンエステラーゼに比べ，基質特異性はあまりなく，アセチルコリンよりは合成基質であるブチリルコリンを急速に水解するが，プロカインやサクシニルコリン，短時間作用型の静脈麻酔剤であるプロパニジドのような他のエステルも分解する．血中のブチリルコリンエステラーゼは，上記の薬物の不活性化に関して重要な意味をもつ．ブチリルコリンエステラーゼの遺伝的変異が起こることがあり，このことが上記薬物の作用の持続時間の変動の説明の一部となっているからである．アセチルコリンが経静脈的に与えられた時に非常に作用時間が短いのは，血中のブチリルコリンエステラーゼによる急速な分解のせいである．通常，アセチルコリンエステラーゼとブチリルコリンエステラーゼは互いに血中のアセチルコリンを検出不能なレベルにまで抑えるため，したがって，アセチルコリンは，ノルエピネフリンとは異なり，厳密な意味での伝達物質なのであってホルモンではないのである．

1.7.2 コリンエステラーゼ阻害薬の作用機序

アセチルコリンとアセチルコリンエステラーゼとの反応は，次のように起こる（図1.17）．第一段階として，1分子のアセチルコリンが，アセチルコリンエステラーゼの2つの異なった領域からなる活性部位と結合する．このとき，一方の活性中心は，陰イオン部位（anion site）であり，コリン分子の第四級アンモニウム基の窒素原子と静電気的に結合する．他方の活性中心は，ヒスチジンとセリン残基が機能的役割を担っている，エステル化部位（esteratic site）で，Nの不対電子とOH基から成り立ち，アセチルコリンのカルボキシル基の炭素原子は親電子的炭素原子であるため，OH基と共有結合することになる．エステル化部位のセリンによってエステル結合が切断され，アルコール部分のコリンが遊離するのが第二段階である．この段階で酵素側にアセチル化されたエステル化部位が残る．最後にアセチル基の自然加水分解が急速に起こり，酢酸を生成する．この結果，酵素は再生して，再び生理活性をもつようになる．

カルバミルエステルであるフィゾスチグミンとネオスチグミンは，アセチルコリンエステラーゼの2つの活性部位と結合して複合体をつくり，極度にゆっくりとした加水分解が進行する．アルコール性分子が遊離してカルバミル化酵素を残すが，このカルバミル基が水と反応してカルバミン酸となり，酵素が再生される過程が，アセチルコリンの加水分解の時に比較し極度に遅れ，酵素活性が阻害されたことになる．すなわち，基質アセチルコリンとアセチルコリンエステラーゼとの反応速度と，ネオスチグミンとアセチルコリンエステラーゼとの反応速度は，それほど大きな差はなく数倍程度であるが，加水分解速度に関しては，アセチルコリンの方が約100万倍も高速度なのである．

アセチルコリンエステラーゼとDFPのような有機リン化合物との反応は，エステル化部位でのみ起こる．この結果，生成されたリン酸化酵素は非常に安定している．結合しているアルキル基がイソプロピル基であるとき，加水分解は起こらない．それ故，酵素は非可逆的に失活し，その間新

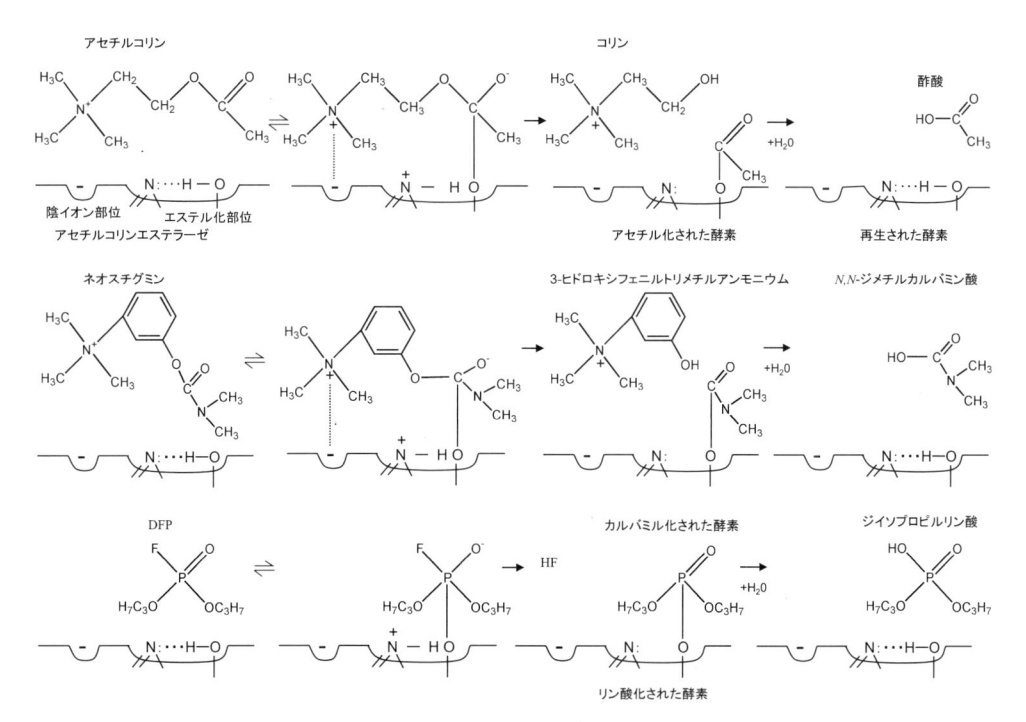

図1.17 アセチルコリンエステラーゼによるアセチルコリンの分解とアセチルコリンエステラーゼ阻害薬の作用機序

しい酵素が生合成されるまでには数カ月かかるといわれる.

コリンエステラーゼ阻害薬のほとんどは，アセチルコリンエステラーゼとブチリルコリンエステラーゼをほぼ同じように抑制する.

1.7.3 コリンエステラーゼ阻害薬の種類

a. 短時間作用型コリンエステラーゼ阻害薬

短時間作用型のコリンエステラーゼ阻害薬のうちで唯一重要なのはエドロホニウム（edrophonium, 図 1.18）であり，コリンエステラーゼの陰イオン部位にのみ結合する第四級アンモニウム化合物である．その形成されたイオン結合は容易に可逆的であり，エドロホニウムの作用は非常に短い．エドロホニウムは主に重症筋無力症の診断目的に用いられる．重症筋無力症では抗コリンエステラーゼ薬による筋力の回復が特徴であるが，筋力低下が他の場合によるときには，コリンエステラーゼ阻害薬での改善はみられない.

b. 中間持続型コリンエステラーゼ阻害薬

中間持続型のコリンエステラーゼ阻害薬（図 1.18）には，臨床的に重要である第四級アンモニウム化合物であるネオスチグミン（neostigmine）とピリドスチグミン（pyridostigmine），そしてカラバル豆の種子に含まれる天然アルカロイドとして存在する三級アミンであるフィゾスチグミン（physostigmine）などがある．これらの薬物はすべて，アセチルエステルとは対照的に，カルバミルエステルであり，陰イオン部位に結合する塩基性基を有している．カルバミル基のエステル化部位のセリン水酸基への転位が，アセチルコリンでのアセチル基の転位と同様に起こるが，カルバミル化された酵素は，マイクロ秒単位よりむしろ分単位で，かなりゆっくりと分解される（図 1.17）．それ故，これら抗コリンエステラーゼ薬は水解されるものの，アセチルコリンと比較して，ごくわずかな分解率であり，このカルバミル化された酵素の緩徐な回復は，これら薬物の作用がかなり長く続くことを意味する.

c. 不可逆性コリンエステラーゼ阻害薬

不可逆性コリンエステラーゼ阻害薬（図 1.18）は，DFP（dyflos；diisopropyl fluorophosphates）のようにフッ素などの不安定な基や，パラチオン（parathion）やエコチオパート（ecothiopate）のような有機基を含んだ五価リン酸化合物である．このような基が放出されると，コリンエステラーゼのセリン水酸基がリン酸化される（図 1.17）．これらの有機リン化合物の多くは，臨床使用のためばかりでなく，神経性毒ガスや，農薬として開発された．有機リン化合物は，コリンエステラーゼのエステル化部位のみと反応し，陽性基を有しない．例外的なのはエコチオパートであり，陰イオン部位にも結合するように設計された第四級窒素族を有している．エコチオパートの場合は，数日間にわたり少しずつ分解されるので，厳密には

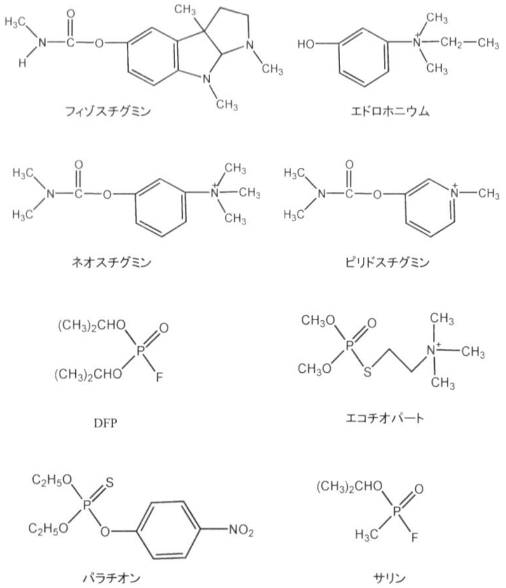

図 1.18 コリンエステラーゼ阻害薬の構造

不可逆性とはいえない．DFPやパラチオンは，脂溶性が非常に高い揮発性の非極性物質で，粘膜や皮膚を通してさえ急速に吸収され，また血液-脳関門を通過し，強い中枢作用を現す．化学兵器としての神経性毒ガスである，タブン（tabun），サリン（sarin），ソマン（soman）も不可逆性コリンエステラーゼ阻害薬である．

1.7.4　コリンエステラーゼ阻害薬の薬理作用
a.　自律神経コリン作動性シナプスに対する作用
　フィゾスチグミンやネオスチグミンの薬理作用は，体内のすべてのコリン作動性神経終末部のシナプスにおけるアセチルコリンが蓄積したために起こる変化なので，アセチルコリンの作用を考えれば理解できる．このため，アセチルコリンのムスカリン様作用とニコチン様作用が発現することになる．分泌腺に対しては促進効果があり，流涙，唾液分泌，気道分泌，胃液分泌，膵液分泌などが亢進し，消化管の蠕動運動亢進，気管支収縮，点眼すると，瞳孔括約筋収縮による縮瞳とその結果Schlemm管の圧迫がとれ眼房水の流れがよくなることによる眼圧低下，また毛様体筋収縮による遠近調節の近方固定が起こり，循環系では徐脈と低血圧が起こる．三級アミン構造をもつフィゾスチグミンや，有機リン化合物は，副交感神経終末端によく作用するが，四級アンモニウム構造をもつネオスチグミンやピリドスチグミンは，自律神経系より神経筋伝達により影響する傾向があるものの，その理由は明らかでない．

b.　神経筋接合部に対する作用
　運動神経終末から放出されるアセチルコリンは，終板のニコチン性アセチルコリン受容体に結合した後すぐにコリンエステラーゼにより加水分解される．コリンエステラーゼ阻害薬存在下では，アセチルコリンの分解が遅れ，終板のニコチン性アセチルコリン受容体に再び結合することとなり，骨格筋の攣縮が起こるようになる．また重要なこととして，伝達がd-ツボクラリンのような競合的神経筋接合部遮断薬によってブロックされた時の作用がある．この場合には，コリンエステラーゼ阻害薬は劇的に神経筋伝達を回復する．大量では，血漿や組織液中のアセチルコリンの蓄積と関係した脱分極性ブロックによる麻痺が起こることがあり，筋力の低下を起こし，重症筋無力症とよく似た症状であるcholinergic crisisとなるが，これは競合的遮断薬により拮抗される．

　重症筋無力症（myasthenia gravis）　神経筋接合部は，機能しなくなることはめったにない堅固な構造をしているが，重症筋無力症はその神経筋接合部を特異的に侵すきわめて稀な疾患の1つである．この病気は約2,000人に1人の割合で発症するが，患者は神経筋接合部の障害に起因する筋力低下と異常な易疲労性を特徴とする．機能的には，筋肉が持続的な収縮を起こすことができず，重症筋無力症患者特有の眼瞼下垂がその症候である．伝達障害の原因は，神経筋接合部からのニコチン性アセチルコリン受容体の喪失を起こす自己免疫反応であり，胸腺を除去すると，有効なことがある．重症筋無力症患者の血清からアセチルコリン受容体蛋白に対する抗体の存在が検出されているが，ヒトにおいて自己免疫反応が進展する理由はまだわかっていない．コリンエステラーゼ阻害薬が重症筋無力症の筋力を回復することが発見されたのは1931年のことである．ネオスチグミンは作用時間が短く頻回投与する必要があるが，アンベノニウム（ambenonium）やピリドスチグミンは作用が強く持続性でムスカリン様副作用が少ない．コリンエステラーゼ阻害薬治療による神経筋機能の改善は劇的であるが，この疾患が極端に進行した場合には，残っている受容体の数が十分な終板電位をつくるにはあまりにも少なくなりすぎて，コリンエステラーゼ阻害薬は無効となる．

重症筋無力症の治療の代替的アプローチは，一時的な効果しかないが，血漿交換法により血中抗体を除去することや，もっと持続的な効果としては，プレドニゾロンのようなステロイドや，アザチオプリンのような免疫抑制剤で抗体産生を抑制する方法がある．

c. 中枢神経系における作用

フィゾスチグミンのような三級化合物や，非極性有機リン剤は，脂溶性のため容易に血液-脳関門を通過する．その結果，最初は興奮作用を現し，不安，不眠，振戦，痙攣などが起こり，その後抑制に変わって意識消失や呼吸不全になる．これらの中枢作用は，主にムスカリン様アセチルコリン受容体刺激によるものであり，アトロピンによって拮抗される．アルツハイマー型痴呆症は中枢コリン作動性神経の変性が特徴であり，アセチルコリン神経系を賦活化させるコリンエステラーゼ阻害薬として，日本で開発されたドネペジル（donepezil）が軽症から中等度の痴呆治療薬として世界中で最も多く使われている．ドネペジルは脳内移行がよく，ブチリルコリンエステラーゼ阻害作用が少ないため末梢コリン性副作用が少なく，血中半減期も70時間と長く持続的であるが，病態そのものの進行を抑制するものではない．

d. 有機リン剤の神経毒性

多くの有機リン剤は重症型の末梢神経脱髄を起こし，進行性の脱力や感覚消失をもたらす．これは臨床的に使用されているコリンエステラーゼ阻害薬では問題とはならないが，時に殺虫剤での中毒事故によって起こることがある．この反応のメカニズムは部分的にしか理解されていないが，コリンエステラーゼそのものでなく，ミエリンに特異的なエステラーゼの抑制に起因しているようである．リン酸化されたコリンエステラーゼの自然水解はかなり遅く，そのことが有機リン剤での中毒を非常に危険なものとする．プラリドキシム（pralidoxime，パム（PAM））は，リン酸化されたオキシム基をきわめて接近させて，酵素を再賦活化させる（図1.19）．オキシム基は強い求核試薬で，酵素のセリン水酸基からリン酸基を引き離す．有機リン中毒では，数時間以内にリン酸化された酵素はもはや再賦活化する感受性をもたない化学変化（aging）をしてしまうので，プラリドキシムが解毒剤として働くためには早く与えなければならない．プラリドキシムは脳には入らないが，有機リン中毒の中枢作用を治療するための関連化合物が開発されている．

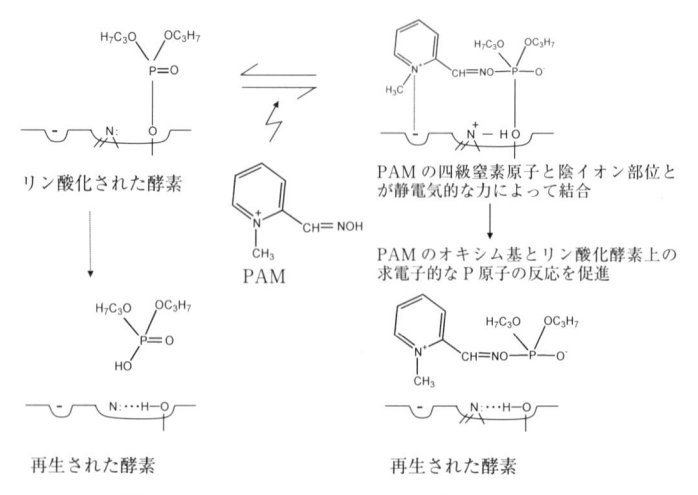

図1.19 コリンエステラーゼ再賦活薬の作用機序

1.8 神経筋接合部遮断薬の薬理作用と臨床応用

　骨格筋の随意運動を直接支配しているのは脊髄前角にある細胞体をもつ運動神経であり，その軸索は運動神経線維となり，運動神経の興奮を骨格筋に伝達する．運動神経軸索の末端部は，骨格筋の筋線維の近傍までくると髄鞘を失い，筋細胞表面をえぐりながら細かく枝分かれして，筋線維膜が肥厚した部分で凹型になった部位である終板（endplate）と呼ばれる神経筋接合部を形成する．神経筋接合部は一種のシナプス構造で，運動神経終末にはアセチルコリンを含む多数の小胞が存在し，このアセチルコリンが伝達物質として働き，幾重にも折れ曲がったひだ構造（palisade）を示

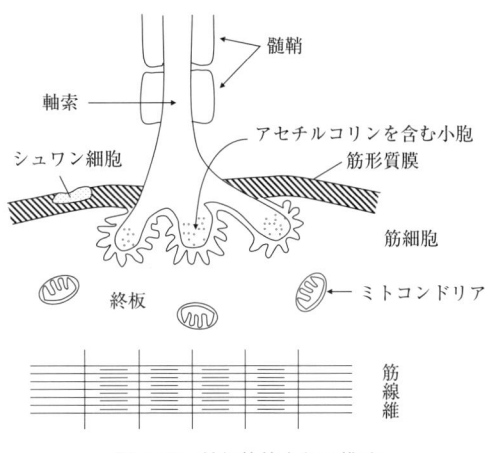

図 1.20　神経筋接合部の構造

した終板に局在するニコチン性アセチルコリン受容体に結合する（図 1.20）．この受容体に対する作用薬および競合的拮抗薬が，神経筋接合部における伝達を遮断する働きをし，外科手術の際に骨

非脱分極性神経筋接合部遮断薬

　　　　d-ツボクラリン　　　　　　　　　　　パンクロニウム

　　　　ベクロニウム　　　　　　　　　　　　ロクロニウム

脱分極性神経筋接合部遮断薬

サクシニルコリン

図 1.21　神経筋接合部遮断薬の構造

格筋の緊張を低下させる筋弛緩薬として用いられる．全身麻酔薬のみでは骨格筋の弛緩を得るためには麻酔の深度をかなり深めないと得られないからであり，筋弛緩薬を用いることにより浅い麻酔で手術を可能にすることができる．神経筋接合部遮断薬は，作用機序によって2つの群に分けられ，第一は非脱分極性神経筋接合部遮断薬（nondepolarizing neuromuscular blocking drugs，競合的神経筋接合部遮断薬（competitive neuromuscular blocking drugs））であり，第二の群は脱分極性神経筋接合部遮断薬（depolarizing neuromuscular blocking drugs）である（図1.21）．

1.8.1 神経筋接合部における伝達機構

運動神経の興奮によりカルシウムイオンが終末内に入り，小胞内のアセチルコリンは神経細胞終末から開口分泌（exocytosis）により，開口放出され，シナプス間隙に拡散して，シナプス後膜のニコチン性アセチルコリン受容体に結合する．この受容体はイオンチャネルとして機能しており，ナトリウムイオンとカリウムイオンの透過性を増して，その内向き電流によって終板部は一過性終板電位（endplate potential）という脱分極を起こす．この終板電位は筋細胞膜へ拡がり，ある一定閾値に達すると，筋細胞の活動電位が発生して，筋収縮が起こる．神経終末から放出されたアセチルコリンは，終板および近傍に存在するコリンエステラーゼにより速やかにコリンと酢酸に加水分解され，ニコチン性アセチルコリン受容体はもとの形に戻り再分極して，筋は弛緩し，次の刺激に対する反応性を回復する．分解産物のコリンは神経終末に取り込まれて再利用される．

ニコチン性アセチルコリン受容体は，最初シビレエイから抽出され，構造が明らかにされているが，受容体の分子量は約25万daltonで，α, β, γまたはε, δの4種類のサブユニットが環状に配置して$\alpha_2\beta\varepsilon\delta$のヘテロ5量体を形成しており，イオンチャネルはこれらサブユニットを壁にヘテロ5量体の中心につくられている．アセチルコリン結合部はαサブユニットの細胞外ドメインであり，受容体1分子あたりアセチルコリン2分子が結合する．

アセチルコリンとニコチン性アセチルコリン受容体との結合を競合的に阻害するものが非脱分極性神経筋接合部遮断薬であり，一方，受容体と結合して脱分極を起こして興奮伝達を遮断するのが脱分極性神経筋接合部遮断薬である．

1.8.2 非脱分極性神経筋接合部遮断薬

1856年に，Claude Bernardは，カエルを使った実験により，「クラーレ」を作用させた筋肉は電気刺激に反応しないことを見出し，神経伝導や筋収縮力を消失させることによるよりもむしろ，神経筋接合部における伝達機構を遮断することによって麻痺を起こすと提唱した．クラーレは，特定の数種類のつる植物から作られた天然アルカロイドで，南米の原住民が矢毒として使っていた．その主成分はd-ツボクラリン（d-tubocurarine）であり，その構造は1935年に明らかにされた．現在ではd-ツボクラリンは臨床においてはほとんど使われることはなく，改良された特性をもつ合成化合物が代わりに使われるようになった．代表的なものとして，パンクロニウム（pancuronium），ベクロニウム（vecuronium），アトラクリウム（atracurium）があり，これらの主な違いは作用時間にある．ガラミン（gallamine）はd-ツボクラリンに代わる最初の有用な合成物であったが，副作用がもっと少ない化合物の出現で現在臨床には使用されていない．これらの物質はすべて四級アンモニウム化合物であることから，ほとんど吸収されず多くは速く排泄される．また胎盤を通過することはなく，これは産科麻酔での使用に関係して重要なことである．d-ツボクラリンは消化管

からの吸収はほとんどないので，捕獲した動物を食べても問題なかったのである．

現在，わが国において臨床で頻用されている非脱分極性神経筋接合部遮断薬は，ベクロニウムと，ロクロニウム（rocuronium）である．ベクロニウムは，持続時間がパンクロニウムよりも短く肝臓からの排泄が主であり，ロクロニウムは，2007年7月に承認されたベクロニウム誘導体であり，作用発現時間がベクロニウムより速い（0.6 mg/kg 投与で 84.8 秒）ことが最大の特徴である．

a. 作用機序

すべての非脱分極性神経筋接合部遮断薬は，終板のニコチン性アセチルコリン受容体に競合的拮抗薬として作用する．終板に微小電極を刺入して終板電位を記録しながら，運動神経を刺激すると，ゆるやかに上昇する終板電位とそれ

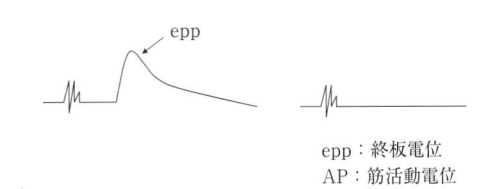

図 1.22 運動神経刺激時における d-ツボクラリンの効果

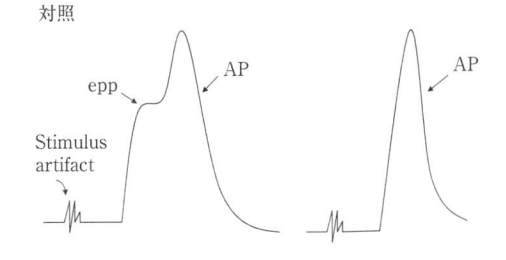

が閾値に達したときに発生する筋活動電位が観察できる（図 1.22）．そこに d-ツボクラリンを作用させると終板電位の脱分極反応が遅延し，活動電位が発生するまでの時間が延長する．d-ツボクラリンの濃度をさらに上昇させると，終板電位の脱分極の程度はより小さくなり筋活動電位を発生する閾値まで到達せず，筋収縮は起こらなくなる．この d-ツボクラリンの作用は，コリンエステラーゼ阻害薬を用いて神経線維の活動電位に伴う接合部間隙のアセチルコリン濃度を上げてやると減弱することから，d-ツボクラリンの神経筋接合部遮断作用がアセチルコリンとの競合によって発現していることを示している．

いくつかの非脱分極性神経筋接合部遮断薬はまた，前シナプス自己受容体（presynaptic autoreceptors）を遮断するようであり，運動神経の反復刺激の間にアセチルコリンの放出を抑制する．これは遮断薬の効果残存としてみられる筋収縮の減衰（tetanic fade）を起こす一端を担っている．

b. 薬理作用

d-ツボクラリンを静脈内に投与すると，筋の弛緩は，外眼筋，眼瞼，手指筋のような比較的小さく，かつ動きの速い筋肉にまず認められ，次いで嚥下や発声に関係する筋肉，咀嚼筋，咽喉頭筋が麻痺し，さらに上・下肢筋，躯幹筋，腹壁筋と筋弛緩は進み，最後に呼吸に関係する肋間筋や横隔膜が麻痺を起こす．筋弛緩の回復の順序はこの逆で，まず横隔膜の機能が回復する．

シナプス伝達に関与する自律神経節の受容体も，神経筋接合部と同様にニコチン性アセチルコリン受容体であるが，非脱分極性神経筋接合部遮断薬の自律神経節ニコチン性アセチルコリン受容体に対する親和性は低いため，顕著な自律神経節遮断作用を有しない．そのためパンクロニウムなどは通常臨床使用量では自律神経節に影響を与えることは少ないが，d-ツボクラリンは，時に自律神経節遮断作用による血圧下降や頻脈を起こすことがある．

非脱分極性神経筋接合部遮断薬は血液-脳関門を通りにくいこともあり，末梢骨格筋が十分に弛

緩しているときでも，意識および知覚はまったく影響を受けない．

c. 薬物動態

非脱分極性神経筋遮断薬の多くは，経静脈的に投与された後，肝で代謝されるか，あるいはそのまま尿中に排泄される．パンクロニウムの場合は，肝で15%代謝され，ガラミンは未変化体のまま尿中に排泄される．例外的なのはアトラクリウムとミバクリウム（mivacurium）で，血中コリンエステラーゼで加水分解される．非脱分極性神経筋遮断薬の作用時間は約15分間から1-2時間とさまざまで，その時までに患者は，脱力はかなり長く残っているかもしれないが，きちんと咳嗽や呼吸するための力を十分に回復する．麻酔中の患者の多くは，腎あるいは肝機能が低下しているので，使用された薬物に依存して，かなりの程度に麻痺が増強したり遷延したりすることがあるので，排泄経路は重要である．

アトラクリウムは生理学的 pH ではかなり不安定に設計されたもので，四級窒素原子の1つで開裂して2つの不活性断片に分かれてしまう．もっとも酸性の pH で保存しているときには永久に安定である．アトラクリウムは作用持続時間が短く，腎や肝機能に影響を受けない．しかしながら，その分解が pH に顕著に依存しているので，その作用は過換気によって呼吸性アルカローシスが起こった際にはかなり短くなってしまう．

アトラクリウムも d-ツボクラリンも胎盤を通過するが，胎児骨格筋弛緩を起こすまでには至らないとされている．

d. 副作用

d-ツボクラリンの主な副作用は，動脈圧の低下であるが，これは節遮断作用によるところが大きい．もう1つの原因としては，肥満細胞からのヒスタミン遊離であり，ヒスタミン遊離はまた，敏感な人では気管支痙攣を起こす．これはニコチン性アセチルコリン受容体とは関係なく，ほかに，アトラクリウムやミバクリウムでも起こる．他の非脱分極性神経筋接合部遮断薬はこれらの副作用はなく，したがって，ほとんど低血圧を起こさない．ガラミンと，ガラミンほどではないがパンクロニウムは，ムスカリン性アセチルコリン受容体を遮断し，とくに心臓では頻脈を起こすことがある．

1.8.3 脱分極性神経筋接合部遮断薬

このクラスの神経筋接合部遮断薬は，Paton & Zaimis が対称性ビス型第四級アンモニウム塩系製剤の効果を研究している時に発見された．その1つであるデカメトニウム（decamethonium, C_{10}）は，明らかな節遮断活性なしに麻痺を起こすことが見出された．その作用の特徴のいくつかから，ツボクラリンのような競合的遮断薬とは違っていることがわかった．とりわけ，デカメトニウムは遮断を生じる前に線維束性攣縮（fasciculation）という骨格筋の一過性の単収縮（transient twitching）を起こすことが明らかにされた．線維束性攣縮は，終板の脱分極が起こって最初に筋線維における活動電位の放電を起こすことから発生する．これは筋線維の終板部位の電気的興奮が失われる数秒後には低下する．その後，デカメトニウムの作用が筋線維の終板部位での脱分極をずっと保持させることによるものであって，それが電気的興奮を失わせることが示され，"脱分極性遮断"（depolarization block）という用語が使われるようになった．

デカメトニウムは作用持続時間があまりに長いという欠点もあり，現在臨床的に用いられているのは，サクシニルコリン（succinylcholine, スキサメトニウム（suxamethonium））である．サク

シニルコリンの臨床での使用量は減ってきているが，緊急の気管内挿管などでは依然として有用であり，精神科領域では，電気痙攣療法の筋弛緩などにも適応となっている．

　サクシニルコリン（図1.21）は，デカメトニウムとアセチルコリンの両者に構造が近似している．サクシニルコリンは血中コリンエステラーゼですぐに水解されてしまうので，その作用はデカメトニウムより短い．サクシニルコリンとデカメトニウムは，アセチルコリンのように，運動終板の受容体にアゴニストとして作用する．しかしながら，これら薬物が投与された時，比較的ゆっくりと終板に拡散し，あまりにも長くそこに留まっているので，電気的興奮の消失を起こしてしまう．アセチルコリンは，対照的に，神経から放出された際に，生体では，非常に短時間で噴出して終板に到達し，急速に水解されてしまうので，遮断効果を起こすほど十分に遷延した脱分極は決して起きないのである．ただし，もしコリンエステラーゼが阻害された場合には，血中アセチルコリン濃度が脱分極性遮断を起こすには十分なレベルに達することはあり得る．

a. 非脱分極性と脱分極性神経筋接合部遮断薬の相違点

（1）　コリンエステラーゼ阻害薬の効果

　コリンエステラーゼ阻害薬は，競合的薬剤の遮断作用から離脱させるには非常に効果的である．対照的に，脱分極性遮断は，コリンエステラーゼ阻害薬により影響されないか，増強さえする．

（2）　線維束攣縮麻痺（fasciculation）

　麻痺の前兆としての，サクシニルコリンでみられる線維束攣縮は，競合的遮断薬では起こらない．サクシニルコリンによってよく起こる術後筋肉痛の程度と線維束攣縮とには相関があるようである．

（3）　筋収縮減衰（tetanic fade）

　筋収縮減衰は，非脱分極性遮断薬で増強する．これはおそらく主に前シナプスニコチン性アセチルコリン受容体の遮断によるせいと考えられ，この受容体は，通常は，テタヌス間の伝達物質放出を維持するための役目をしている．一方，筋収縮減衰は脱分極遮断では起こらない．そのため筋収縮減衰は，どのタイプの遮断がかかっているのかを見つけるために，麻酔科医が利用する簡易検査の基礎となっている．尺骨神経のような末梢神経の上の皮膚に電極を付けると，短時間のテタヌス刺激の間の筋収縮が観察できる．

b. サクシニルコリンの副作用

（1）　徐脈

　これはアトロピンによって回避できることから，おそらく直接的なムスカリン様作用によるものである．

（2）　K^+の流出

　運動終板の陽イオン透過性が増加して，筋肉からK^+の流出が起こり，血漿K^+濃度が軽度上昇する．正常人においてはこれは問題にならないが，外傷の場合，とくに火傷や広範囲の坐滅性外傷患者では，高K^+血症になりやすく，心室性不整脈や心停止すら起こすことがある．またジギタリス製剤の投与を受けている心不全患者においても，K^+イオン濃度の変化の影響は大きいので使用禁忌となっている．

（3）　眼内圧の上昇

　これは眼球に圧をかける外眼筋の拘縮に起因する．眼内圧を上げると危険な緑内障患者には，サクシニルコリンは禁忌である．

(4) 麻痺の遷延

サクシニルコリンは血中コリンエステラーゼで分解されサクシニルモノコリン（succinylmonocholine）となって簡単に不活化されるので，その作用の持続時間は通常5分に満たないが，その作用はこの酵素活性を低下させるいろいろな要因によって遷延してくる．

　(a) 血中コリンエステラーゼが先天的に異常である遺伝的変異：作用持続時間が2時間以上にもなるような重篤な欠損が2,000人に1人の割合でみられる．非常に稀ではあるが，酵素がまったくない場合もあり，麻痺は何時間にもわたって持続する．

　(b) コリンエステラーゼ阻害薬：緑内障を治療する目的での有機リン剤の使用は，血中コリンエステラーゼを抑制し，サクシニルコリンの作用を遷延させる．プロカインやプロパニジッドのような血中コリンエステラーゼの競合剤もまたこのような効果を有する．

　(c) 新生児や肝疾患患者では血中コリンエステラーゼ活性が低く，サクシニルコリンで麻痺が遷延することがある．

(5) 悪性高熱（malignant hyperthermia）

これは手術例15,000例に1例ほどの稀な遺伝性疾患で，筋小胞体のCa^{2+}放出チャネル（リアノジン受容体（ryanodine receptor））の変異によるものであり，ある種の薬物が与えられた時に激しい筋痙攣と体温の劇的な上昇を起こす．最もよく関係があるとされるのがサクシニルコリンとハロタン（halothane）であるが，さまざまな他の薬物により助長される．悪性高熱は，約65％という非常に高い死亡率であり，筋小胞体からのCa^{2+}放出を妨げて筋収縮を抑える薬物であるダントロレン（dantrolene）を静注して対処する．

1.9　神経節作動薬および遮断薬の薬理作用

　自律神経節前線維は自律神経節において節後線維とシナプスを形成し，節前線維の末端から遊離するアセチルコリンによって興奮の伝達がなされ，ニコチン性アセチルコリン受容体がシナプス後膜の主たる受容体として存在している．自律神経節後線維の活性化を促す最も重要な物質は，タバコの主成分であるニコチンであり，一方，その伝達を遮断する薬物があるが，臨床ではほとんど使用されなくなってきている．

1.9.1　自律神経節における興奮伝達

　自律神経節の節前線維の終末から遊離したアセチルコリンにより，ニコチン性アセチルコリン受容体を介して興奮性後シナプス電位が発生する．この節後性シナプス膜電位は三相性であり，第一は，神経節の興奮伝達の主役である，シナプス後膜上に存在するニコチン性アセチルコリン受容体がアセチルコリンによって興奮した結果起こった変化である，速い初期興奮性後シナプス電位（f-EPSP；fast excitatory postsynaptic potential）である．第二は，続いて起こる抑制性後シナプス電位（IPSP；inhibitory postsynaptic potential）であり，このIPSPは，自律神経節遮断薬では影響を受けずアトロピンで抑制される．神経節近傍には，ドパミンを含む介在神経である，蛍光を発する小型のカテコラミン含有細胞，SIF細胞（small intensely fluorescent cell）が存在し，このSIF細胞が，ムスカリン性アセチルコリン受容体を有する介在神経として，ドパミンまたはノルエピネフリンを放出し，これが節後細胞に存在するα受容体あるいはドパミン受容体を刺激し

てIPSPを発生すると推測されている．第三は，遅い後期興奮性後シナプス電位（s-EPSP；slow excitatory postsynaptic potential）であり，アトロピンで遮断されるムスカリン性アセチルコリン受容体（M_1受容体）の興奮した結果起こった現象である（図1.23）．

神経節の興奮伝導の主役はf-EPSPであり，s-EPSPとIPSPはともに，f-EPSPを修飾するものと考えられている．言い換えると，自律神経のニコチン性アセチルコリン受容体の活性化は，そのほかの受容体によって調節されているとみなされている．したがって，一般にはニコチン性アセチルコリン受容体のみを遮断することができれば，自律神経節を完全に遮断できる．自律神経節には，このほかにオータコイドであるアンジオテンシン，ブラジキニン，ヒスタミン，セロトニンなど種々の興奮性物質または抑制性物質に対する受容体が存在すると想定されるが，これら受容体の自律神経節の興奮伝達における役割はまだ明らかではない．

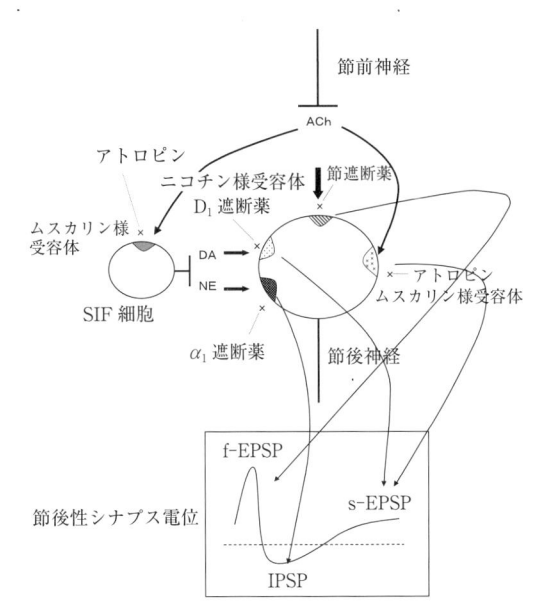

図1.23 自律神経節における興奮伝達と薬物の作用点

1.9.2 神経節作動薬

たいていのニコチン性アセチルコリン受容体アゴニストは神経節と運動神経終板の両者に影響するが，ニコチン（nicotine），ロベリン（lobeline），ジメチルフェニルピペラジニウム（dimethylphenylpiperazinium；DMPP）は，選択的に神経節に影響する（図1.24）．

a. ニコチン

ニコチン（nicotine）はタバコ（*Nicotiana tobacum*）の葉に2-8%含有しているアルカロイドで，1843年にこのアルカロイドに薬理作用のあることが発見された．その後Langleyらによって，ウサギの上頸部神経節にニコチンを塗布して実験したところ，ニコチンの作用点は，節前線維や節後神経ではなく，むしろ神経節であることが見出され，1905年受容体物質（receptive substance）という薬物が作用する特殊な部位が存在しているという仮説を導くこととなった．

(1) 薬理作用

(a) 中枢神経系： 中枢神経系は興奮し，大脳皮質の運動領域の興奮による振戦を生じ，その後けいれんを起こす．少量のニコチンは，大動脈体の化学受容体の刺激によって，反射性に呼吸数が増加する．大量では延髄が刺激されて呼吸興奮が起こるが，中毒量にて呼吸中枢が抑制され，神経筋接合部の遮断により呼吸筋の麻痺も起こって，呼吸不全や呼吸麻痺の原因となり，ニコチンによる死因となる．ニコチンは延髄の化学受容体引き金帯（chemoreceptor trigger zone；CTZ）を刺激するため，

図1.24 自律神経節刺激薬の構造

嘔吐と吐気が起こる．ニコチンはまた，視床下部下垂体系を刺激し，下垂体後葉ホルモンである抗利尿ホルモン（ADH）を放出して尿量の減少をきたす．

　(b)　末梢神経系：　ニコチンは自律神経節に対して，最初は刺激，後に持続的な抑制を起こす．ニコチンは少量では自律神経節細胞のニコチン性アセチルコリン受容体に働き脱分極を起こすため，神経衝撃の伝達は促進される．大量のニコチン投与により，はじめに刺激，その後に伝達の遮断が起きる．副腎髄質に対しても二相性の作用を及ぼし，少量のニコチンではカテコラミン遊離を起こすが，大量では大内臓神経刺激によりカテコラミン放出が遮断される．ニコチンの代謝作用の1つである血糖上昇は副腎髄質からのカテコラミン放出と関係している．

　ニコチンでの末梢での作用は，刺激作用と抑制作用の両方が起こるため複雑である．血圧は交感神経節の興奮によるノルエピネフリンの放出と副腎からのエピネフリン放出により二相性に上昇し，また末梢血管抵抗の増加，頻脈もみられる．胃腸管に対しては，主として副交感神経刺激作用を起こし，腸管の緊張と運動は亢進して，悪心，嘔吐，下痢が起こる．唾液分泌ならびに気管支腺分泌はともに最初は増加し，その後は減少に移行する．

　(c)　急性ニコチン中毒：　成人におけるニコチンの急性致死量は 60 mg である．血中での中毒濃度は 10 mg/L であり，致死濃度は 5-52 mg/L である．急性ニコチン中毒は，タバコやニコチン含有製品（ある種の殺虫剤など）の誤嚥によって急速に起こる．急性中毒症状としては，悪心，嘔吐，唾液分泌増加，腹痛，下痢，冷汗，頭痛，めまい，聴覚障害，視力障害，精神錯乱などである．続いて，失神，血圧低下，呼吸困難，脈拍微弱，頻脈，不整脈などが起こる．振戦，けいれん，そして虚脱状態となり，呼吸筋麻痺を合併した呼吸不全に陥って死亡する．

　タバコとして喫煙した場合には，ニコチンの体内への吸収量はごく微量であり，薬物依存性はない．

　(2)　薬物動態

　喫煙により気道，肺からよく吸収されるが，口腔粘膜，胃腸管粘膜，皮膚からも容易に吸収され，気道や肺から吸収されたニコチンは約8秒で脳内で検出される．吸入されたニコチンは肺で代謝される．また吸収されたニコチンの 80-90% は肝，腎，肺で代謝される．その主要代謝産物は，コチニン（cotinine）と，ニコチン酸化物であるニコチン-1′-N-オキシドである．コチニン自体も中枢作用などの薬理作用を有している．1本の巻きタバコを吸った後の血漿中の最大ニコチン濃度は 25-50 ng/mL であり，喫煙後約10分で得られ，半減期は 30-60 分である．ニコチンとその代謝産物は容易に腎から排泄されるが，尿中の pH によってその排泄速度は変化し，アルカリ性のときはニコチンの排泄率は低下する．

　(3)　臨床応用

　禁煙が必要とされた喫煙者に，ニコチンのみを置換摂取させ，離脱症状の発現を抑えながら禁煙させるための，ニコチンガムやパッチなど禁煙補助剤が唯一の臨床応用である．

b．ロベリン

　ロベリアという種類の植物に含まれている天然アルカロイドで，自律神経節に対して興奮作用を示す．1915 年に，ロベリアソウ（*Lobelia inflata*）の乾燥葉から結晶で抽出された．日本では，沢桔梗（サワギキョウ，*Lobelia sessilifolia*）に含まれており，横溝正史の推理小説『悪魔の手毬唄』に出てくる「お庄屋殺し」は，このサワギキョウだともトリカブトだとも言われている．ロベリン（lobeline）の禁煙補助としての有効性は明らかにされていない．

c. ジメチルフェニルピペラジニウム（dimethylphenylpiperazinium；DMPP）

合成された物質であり，神経節受容体に選択的であるとされるが，実験的手段として用いられており，初期脱分極を起こすが，興奮の一部はムスカリン様作用による．興奮後の脱分極性遮断作用は弱い．

1.9.3 神経節遮断薬（ganglionic blocking drugs）
a. 神経節遮断薬の歴史

自律神経節遮断薬はすべて合成アミンであるが，最初，節遮断薬として注目されたのは，テトラエチルアンモニウム（tetraethylammonium, TEA）であった．Marshall（1913）と，Burn & Dale（1915）がTEAのニコチン様麻痺作用を発表していたが，1949年には，Acheson & Moeが自律神経節に対するTEAの遮断効果を明らかにした．TEAの作用持続時間は非常に短いので，その後ヘキサメトニウム（hexamethonium, C_6）を原型とするビス第四級アンモニウム塩が，Barlow & Ing（1948）とPaton & Zaimis（1949）により開発され，抗高血圧薬として臨床的に使用されるようになったが，副作用が強く，この目的に有用な別の機序の薬物が数多く開発されてきたので，現在ではトリメタファン（trimethaphan）以外は臨床で用いられていない．アセチルコリン，TEAおよびC_6の間には化学構造上に関連性がある（図1.25）．なお，第四級アンモニウム化合物の経口投与後の吸収は不定であり，吸収はよくない．

b. 薬理作用

神経節遮断は交感，副交感の両神経節ともに見られるが，各臓器において自律神経支配に交感または副交感神経系のいずれかが優位であるかにより，表面に現れる神経遮断に伴う効果が影響される．心臓であれば副交感神経の支配が大きいため，遮断薬により頻脈となる．血管は交感神経が優位なために通常，収縮状態にあり，節遮断により筋緊張を保っている交感神経系の伝達遮断の影響が出現して，血管の収縮緊張が解かれ，血圧下降をきたす．また消化管は副交感神経支配が強いためアトロピン投与時と同様に運動減少や便秘が出現する．その他，副交感神経の優位な虹彩，毛様体筋，膀胱，唾液腺では筋遮断によって，副交感神経遮断作用が現れ，そのため，散瞳，毛様体筋麻痺，尿貯留，口内乾燥が起きる．逆に交感神経が優位な汗腺では，節遮断効果として無汗症が起きる．

c. トリメタファン

三級スルホニウム塩であり（図1.25），作用の発現が速く，持続性が短いので，点滴静注の速度を調節することにより，血圧下降および低血圧持続時間がコントロール可能である．解離性大動脈瘤と診断または疑いが濃厚な場合は，トリメタファン（trimethaphan）により降圧をはかる．また脳外科手術など低血圧麻酔時に使用される．肥満細胞からのヒスタミン遊離作用があるので，アレルギー患者や気管支攣縮の素因のある患者では禁忌．コリンエステラーゼ阻害作用があるため，手術時に使用されるサクシニルコリンといった脱分極性筋弛緩薬による神経筋接合部遮断効果である呼吸抑制が遷延することもある．水分貯留を起こして降圧効果が減弱するので，その際はループ利尿薬を併用する．

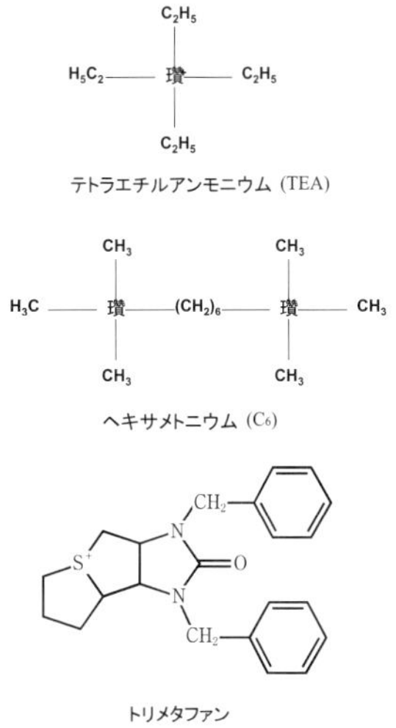

図1.25 筋遮断薬の構造

1.10 局所麻酔薬の種類と薬理作用・臨床応用

局所麻酔薬（local anesthetics）は，末梢神経に作用して興奮伝導を遮断するコカインをプロトタイプとする一群の薬物である．活動電位発生に必要な膜電位依存性ナトリウムチャネルを抑制する作用により，神経線維に作用して可逆的に活動電位の伝導を抑制し，臨床的には，この作用に基づいて局所的に患部もしくは手術野の疼痛を緩和あるいは除去させる，すなわち局所麻酔（local anesthesia）の目的に用いられる．

1.10.1 局所麻酔薬の歴史

南米アンデス山脈に集生するコカの葉は，向精神作用効果を有することから，何千年も前から，先住民族により常用されてきたが，これを噛んだ時，口の中や舌にしびれ効果が起こることを知っていたといわれる．1860年になってその有効成分が純粋な形で抽出され，コカイン（cocaine）と命名された．その局所麻酔作用は，1880年 Von Anrep により記載されている．ウィーンの眼科医である Carl Köller は，友人の Sigmund Freud からコカインを譲り受け，1884年に，コカインを点眼すると可逆的な角膜の麻酔ができることを報告した．この考えはすぐに取り上げられ，数年以内にはコカイン麻酔が歯科や一般外科に導入されるようになった．1905年になって，コカインに構造が類似する合成の局所麻酔薬であるプロカイン（procaine）が製造され，その後数多くの有用な局所麻酔薬が開発されて，臨床で使用されるようになり，現在に至っている．

1.10.2 局所麻酔薬の化学

局所麻酔薬は，芳香環と三級アミンからなり，エステル結合ないしはアミド結合により連結されている（図 1.26）．局所麻酔薬は弱塩基性であり，その pKa が 8-9 ぐらいであり，すなわち，生理的 pH 付近では，完全ではないにしても大部分はイオン化されている．非イオン型の割合は，正常 pH で 5-20% と大きくはないが，局所麻酔薬が髄鞘や軸索膜に移行する力に関して重要なことであり，神経内部でイオン型となってナトリウムチャネル遮断作用を示す．いかなる pH でも十分にイオン化されている第四級誘導体では局所麻酔薬としての効果は

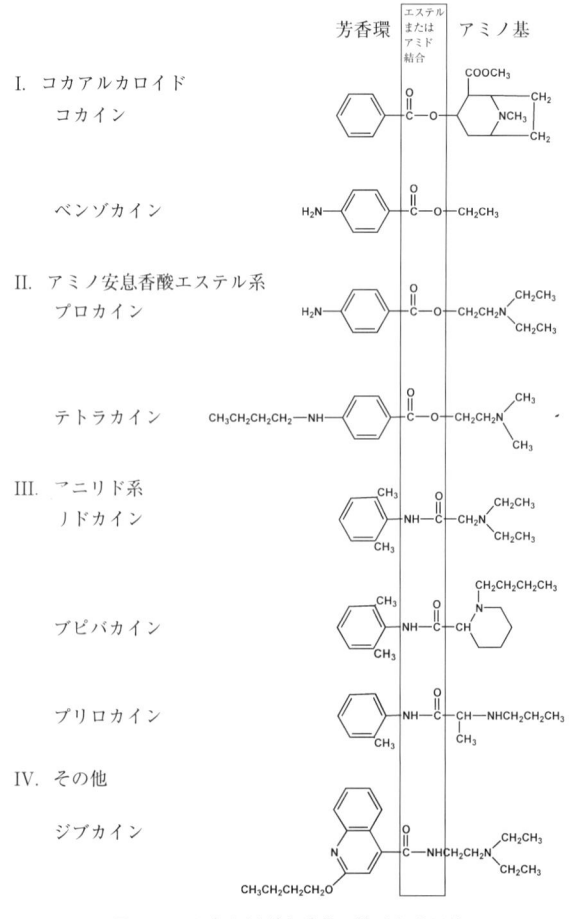

図 1.26 おもな局所麻酔薬の構造と共通性

ない．ただし，非定型的な局所麻酔薬であるベンゾカイン（benzocaine）は塩基性基を有さない．

　局所麻酔薬の分子構造におけるエステル結合やアミド結合の存在は，その加水分解による代謝の受けやすさという点からも重要である．エステルを含んだ化合物は通常血漿や肝などの組織で，非特異的なエステラーゼにより急速に分解される．アミドはより安定しているため，アミド結合をもった局所麻酔薬は一般に血中半減期が長い．

1.10.3　局所麻酔薬の作用機序

　局所麻酔薬は，ナトリウムイオンコンダクタンスの電位依存性の増加を抑えることにより，活動電位の発生や伝播をブロックする．この作用は，ナトリウムチャネル蛋白のS6膜貫通ヘリックス領域の残基に作用して，膜貫通孔を物理的に塞いで，チャネルをブロックすることによる．

　局所麻酔薬としての活性は，pHに強く依存しており，イオン化した分子の割合が低くなるpHがアルカリ側にある時は増強し，逆にpHが酸性側では低下する．これは，局所麻酔薬が，その結合部位が存在するナトリウムチャネルの内側末端に達するためには，髄鞘や軸索膜内に侵入する必要があるからである．つまり，H^+を結合していない非イオン型として細胞膜を通過し神経細胞内に入り，いったん入れば，局所麻酔薬はイオン化型としてチャネルに結合する．イオン化した形では膜を透過することができないため，pHが酸性側では透過率は非常に悪い．炎症組織などでは酸性になっていることが多く，H^+を結合したイオン型の濃度が増加するので神経細胞に入りにくくなり効果が弱くなる．

　局所麻酔薬の神経興奮伝導抑制作用は，興奮していないときには現れにくく，興奮の頻度が高いとより強く現れる．この現象を使用依存性遮断（use-dependent block）とよぶ．つまり，ナトリウムチャネルが開けば開くほどブロックがかかりやすいことを意味する．これは多くのクラスI抗不整脈薬や抗てんかん薬の作用の際立った特徴であり，チャネルが閉じている時よりも開いている時の方が，これら遮断薬がチャネルに結合しやすくなることがその原因と考えられている．知覚神経の興奮頻度は，運動神経のそれより高いので，使用依存性遮断が明確な局所麻酔薬は臨床的に意義がある．膜の内側から作用する四級局所麻酔薬の場合は，その遮断効果が現れる前に，チャネルは何回か開状態に入れなおさないとならないと言われる．それに対して三級局所麻酔薬の場合は，チャネルが開状態でなくともブロックすることができ，非イオン性の分子でありながらも膜相から直接ないしは開口しているゲートからチャネルの阻害部位に到達しえるようである（図1.27）．膜

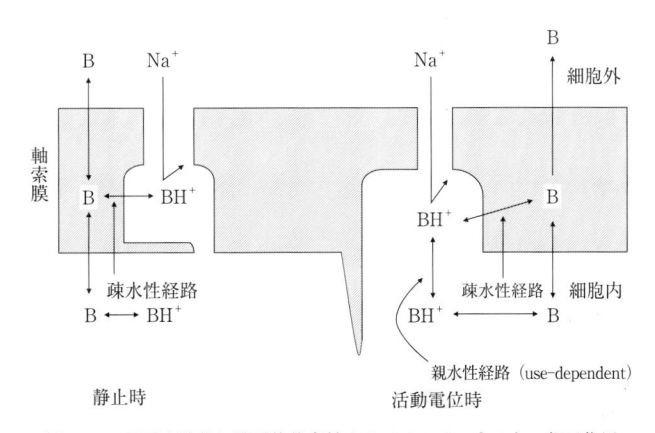

図1.27　局所麻酔薬と膜電位依存性ナトリウムチャネルとの相互作用

を経た疎水性経路と，チャネルの内口を経た親水性経路の，2つの遮断経路のどちらが重要性をもつかについては，その薬物が脂溶性であるかどうかにより多様であり，したがって使用依存性遮断の程度も多様である．

　チャネルは，いつでも膜電位の変化に応じて活性化できる休止状態（resting state），活性化されてナトリウムイオンを通し得る開口状態（open state），活性化されたチャネルが時間経過とともに不活化する不活性化状態（inactivated state）と，3つの機能的状態で存在することが知られている．多くの局所麻酔薬はチャネルの不活性化状態と最も強く結合する．それ故，どのような膜電位であろうと，休止状態と不活性化状態のチャネル間の均衡は，局所麻酔薬存在下では，不活性化状態の方によりシフトして，このことが全体的な遮断効果に寄与することになる．一連の活動電位が流れることにより，チャネルは開口状態と不活性化状態を行き来するようになるが，両者とも休止状態よりは局所麻酔薬により結合しやすいことが，使用依存性のメカニズムとして証明されている．

1.10.4　局所麻酔薬の薬理作用

　末梢神経の細胞の活動電位の伝導には膜電位依存性ナトリウムチャネルが関与しているため，局所麻酔薬はすべての神経の興奮伝導を抑制するが，一般には，局所麻酔薬は小径の神経線維の伝導を大きな線維よりも容易にブロックする．侵害性刺激は，AδとCファイバーによって運ばれるので，疼痛を伝える痛覚は，触覚や固有受容感覚といった他の感覚様相よりも容易にブロックされる．直径の大きい運動性軸索は比較的抵抗性をもつ．しかし神経束の周囲に局所麻酔薬を投与した場合には，その作用は神経束内での位置に関係するため，外側に位置する神経ほど先に抑制を受ける結果，混合神経では運動神経が先に抑制されてしまうことになり，知覚神経では近位側が先に抑制される．

　局所麻酔薬は，その名称が意味するように，局所の神経ブロックをするために主に用いられる．しかしながら，神経ブロックを起こすには低すぎるような濃度で，局所麻酔薬は神経因性疼痛に関係するといわれる感覚神経の自発放電を抑制することができる．リドカインは神経因性疼痛をコントロールするために経静脈的に用いられ，メキシレチンやフレカイニドのような抗不整脈薬は経口的に用いられるものの，この適応は認可されていない．

1.10.5　局所麻酔薬の薬物動態

　テトラカイン（tetracaine，眼科用に好んで用いられ，眼圧測定，異物除去，抜糸などのときに使う）のようなエステル結合した局所麻酔薬の多くは，血中のコリンエステラーゼによって迅速に水解されるので，血中半減期が短い．プロカインは，現在はほとんど用いられることは少ないが，血漿エステラーゼによって分解されて生成する代謝産物はパラアミノ安息香酸とジエチルアミノエタノールであり，前者はサルファ剤の抗菌力を抑制するので，併用時には注意が必要である．

　リドカイン（lidocaine）やプリロカイン（prilocaine）のようなアミド結合した局所麻酔薬は，主に肝で代謝され，通常はアミド結合を切断するよりはむしろ脱アルキル化されることにより，代謝産物はまだ活性があることが多い．リドカインの場合は，脱アルキル化されて，N-モノエチルグリシルキシリジンになり，さらにアミド結合が切断されてモノエチルグリシンとキシリジンとなる．後者は局所麻酔作用をもつが，4位の炭素が水酸化を受けて，4-ヒドロキシ-2,6-ジメチルアニリンとなり尿中に排泄される．リドカインの血中半減期は成人で1.5-1.8時間，小児で3時間で

ある．

　ベンゾカイン（アミノ安息香酸エチル）は非常に溶解性が低く，有痛性の皮膚潰瘍に塗布するための乾燥粉末や軟膏，痔疾での坐剤，あるいは胃炎，胃潰瘍における疼痛・嘔吐への内服として，使用される独特な局所麻酔薬である．ベンゾカインはゆっくりと放出され，長時間作用型の表面麻酔作用を示す．

1.10.6　局所麻酔薬の適用の方式

a. 表面麻酔（surface anesthesia）
　粘膜，角膜や皮膚表面に直接適応して，表面の知覚を消失させる．粘膜，角膜にはよく浸透するが，皮膚の表面からの浸透は悪い．

b. 浸潤麻酔（infiltration anesthesia）
　皮下や筋肉内などに注射して，組織内に浸潤させ，その部位の神経線維の興奮伝導を抑制することにより，小手術部位の知覚麻痺を起こさせる．

c. 伝達麻酔（nerve block anesthesia）
　神経幹，神経叢，神経節の周囲もしくは直接注射して，神経興奮伝導をその部位で遮断し，神経支配領域の知覚麻痺を起こす．太い神経幹には浸透しにくいため，そのときは高濃度が必要となる．実際には伝達でなく伝導を遮断するのだが，伝達麻酔と言いならわされている．

d. 硬膜外麻酔（epidural anesthesia）
　脊髄硬膜外腔に注入し，後根を麻痺させ，支配領域の知覚を失わせる．術後や癌疼痛に用いる．

e. 脊椎麻酔（spinal anesthesia）
　第2腰椎から第1仙椎の間で，脊髄くも膜下の髄液中に注入し，脊髄神経の伝導を遮断する．麻酔の範囲は注入部位，薬液の比重，量，濃度，患者の体位などで決まる．脳脊髄液より比重が高い場合は注入部位より下方に，低い場合は上方に拡散する．薬液が脊髄腔を上昇して麻酔が胸髄に及ぶと，交感神経遮断による低血圧が起こる．局所麻酔薬が髄液中で分解されることはほとんどなく，血中に出ていく．全身麻酔（general anesthesia）に比べ，局所麻酔は意識レベルに影響を与えずに感覚を失わせる点に特徴があり，小手術など広い応用範囲をもつが，局所麻酔薬は下記に示したような副作用を有しているので，使用には慎重であるべきである．

1.10.7　局所麻酔薬の副作用

　局所麻酔薬の主な副作用には，中枢神経系や心血管系のものが知られている．たいていの局所麻酔薬では中枢神経系作用は興奮と抑制が交錯した形で出現する．抑制作用は血中濃度が低い時に主に見られ，血中濃度がより高くなると興奮に移行して，不穏状態（restlessness）や振戦（tremor），時にはけいれん（convulsion）を引き起こし，精神錯乱（confusion）から極度の興奮（extreme agitation）に至るまでの自覚効果を伴う．さらに用量が増えると顕著な中枢神経系抑制作用が出現し，呼吸抑制は生命にかかわるものである．コカインは，合成局所麻酔薬にはない中枢神経興奮作用があり，低用量で多幸感（euphoria）を誘発する．これはモノアミン取り込みに対する特異的な作用に関係している．プロカインはとりわけ中枢性の副作用を起こしやすく，現在では，リドカインやプリロカインのようなそれほど中枢への作用が顕著でないものが臨床上好んで使用されるようになった．ブピバカイン（bupivacaine）は2つの光学異性体のラセミ混合物として作られた広く

使われている長時間作用型局所麻酔薬であるが，その中枢神経系および心臓に対する副作用は主にS(+)異性体によるものであって，R(-)異性体がレボブピバカイン（levobupivacaine）として，より安全域の広いことが証明されているが，本邦では2008年4月に承認を取得したばかりである．

局所麻酔薬の心血管系の副作用は，主に心筋抑制，伝導障害および血管拡張によるものである．心筋収縮力の減弱は心筋におけるナトリウム電流の抑制からの間接的なものと考えられている．細胞内ナトリウム濃度の減少は，細胞内カルシウム貯蔵部位のカルシウム量の減少をもたらし，これが収縮力を減弱させる．房室伝導障害は，部分性あるいは完全心ブロックや，他の律動異常の原因となる．

血管拡張は，主に細動脈でみられ，血管平滑筋への直接作用と交感神経系の抑制の両者によるものである．心筋抑制と血管拡張が合わさると，血圧が下降し，それは突発的であり，生命にかかわる．コカインは，ノルエピネフリンの再取り込みを抑制するので，その心血管系作用は例外的なものであって，交感神経系を増強し，頻脈や心拍出量増加，血管収縮，動脈圧上昇をまねく．

たいていの局所麻酔薬は直接的な血管拡張作用を有し，体循環内に吸収される速度を増加させるので，毒性を増し，一方で局所麻酔作用を減じてしまう．エピネフリンは血管収縮作用を起こすことでしばしば局所に注射される局所麻酔薬液中に混じられるが，エピネフリンが吸収されて心拍数の増加や胸痛発作を起こすのを避ける注意が必要である．また，耳，手指，足指の手術のため，これらの周囲に伝達麻酔を施す場合，血管を強く収縮して血管支配領域の虚血を起こし，ときに壊死を起こしてしまうことがある．

局所麻酔薬は通常は体の他の部分に拡がるのを最小限にするようにして投与されるが，究極的には体循環内に吸収される．また局所麻酔薬は誤って静脈や動脈内に注射されることがある．その際，中枢神経系と心血管系の副作用が両方とも出現することがあり，不穏状態やけいれんに引き続いて，呼吸抑制，低血圧あるいは心停止を起こすことさえある．局所麻酔薬で超過敏反応が起こることがあり，通常はアレルギー性皮膚炎の形でみられるが，稀に急性アナフィラキシー反応としての場合もある．他に副作用としては，コカインで粘膜刺激や，プリロカインの大量投与後に毒性の代謝産物が生成され，メトヘモグロビン血症が知られている．

（服部裕一）

演習問題

問題1 60歳男性．以前より気管支喘息の治療を受けており，年に数回の喘息発作を起こしている．また高血圧を指摘されていたが放置していた．今年に入り早朝の排尿や洗面時に狭心症発作を認めるようになり来院した．初診時，脈拍72回/分，整，血圧186/108 mmHg，心音，呼吸音には異常はなかった．血液生化学所見（空腹時）：Na 142 mEq/L，K 5.5 mEq/L，Cl 98 mEq/L，BUN 43 mg/dL，クレアチニン2.8 mg/dL，尿酸9.4 mg/dL，ブドウ糖180 mg/dL，総コレステロール300 mg/dL，中性脂肪182 mg/dL．この症例に，A医師は，狭心症発作の予防と，降圧を目的に，プロプラノロールを投与した．この処方の適切でない理由を述べよ．

問題2 35歳男性．主訴：頭痛，呼吸困難．30歳より慢性肝炎の治療中である．真夏の炎天下，近所の農作業の手伝い中に，頭痛，めまい，吐き気，呼吸困難を起こし，来院した．初診時，脈拍40回/分，整，血圧95/70 mmHg，心拡大・心雑音なし，四肢腱反射正常，病的反射・知覚異常なし，浮腫なし．皮膚は湿潤し，瞳孔の縮小を認めた．血液生化学所見：Na 142 mEq/L，K 3.5 mEq/L，Cl 98 mEq/L，Ca 4.3 mEq/L，P 3.1 mg/dL，BUN 11 mg/dL，クレアチニン0.7 mg/dL，尿酸4.5 mg/dL，総蛋白6.6 g/dL，GOT 45単位，GPT 40単位，ALP 2.5単位，LDH 530単位．血液ガス所見：pH 7.546，PaO_2

112 mmHg, $PaCO_2$ 25.1 mmHg, HCO_3^- 24 mEq/L.
(1) 疑われる疾患は何か.
(2) 本疾患の機序および治療法を述べよ.

解答 1 本症例は，気管支喘息，高血圧，労作性狭心症，腎機能障害，高尿酸血症，糖尿病，高脂血症といった，種々の合併症を有している．プロプラノロールはβ受容体遮断薬に分類され，高血圧，労作性狭心症にはよい適応であるが，本症例では，気管支喘息を認めており，気管支平滑筋の収縮をもたらし，気管支喘息をさらに悪化させる可能性がある．さらに，この患者は，糖尿病も治療していくことになるが，β受容体遮断薬併用時には，低血糖の隠蔽作用や血糖低下遷延作用などが起こって，糖尿病のコントロールが困難となる．またβ受容体遮断薬は脂質代謝に影響を与え，血清中性脂肪を増加させるため，高中性脂肪血症患者への投与は好ましくない．

解答 2 (1) 農作業中の発病であること．頭痛，めまい，吐き気，呼吸困難などの臨床所見．低血圧，徐脈，発汗，縮瞳などの副交換神経刺激症状より農薬の吸入による有機リン中毒が疑われる．肝疾患はここでは特に関係は薄く，呼吸困難感から呼吸性アルカローシスを認める．
(2) サリン中毒などの場合と同様であるが，コリン作動性神経末端のアセチルコリンエステラーゼ抑制に伴うアセチルコリンの過剰状態である．治療法としては，まずは血管を確保し，ショック状態であればそれに対処療法を行い，必要であれば気管挿管を行う．頻脈・散瞳の具合を指標にアトロピンの大量投与を行い，アセチルコリンエステラーゼ再賦活薬であるPAMをできるだけ速やかに投与する．

2
中枢神経薬理

2.1 吸入麻酔薬の種類と薬理作用・臨床応用およびその他の全身麻酔薬

2.1.1 全身麻酔薬

　全身麻酔薬は，一過性に，かつ可逆的に意識レベルを低下させ手術等を行う薬物である．和歌山の華岡青洲は，アトロピン様の作用をもつ曼陀羅華（まんだらげ，チョウセンアサガオ）を主成分とした通仙散（つうせんさん）を開発し，乳がんの手術を行っている．通仙散は 1804 年に世界で最初に成功した全身麻酔薬である．

　全身麻酔薬には，吸入麻酔薬と静脈麻酔薬がある．吸入麻酔薬としては，エーテルが 1840 年代に応用されている．その後，クロロフォルム，ハロタン，イソフルレン，エンフルレンが開発され，現在はセボフルレンがよく用いられている．セボフルレンは日本で開発された．静脈麻酔薬は，チオペンタールなどのバルビツール酸誘導体や NMDA 受容体拮抗薬のケタミンが用いられてきたが，現在は導入・覚醒の速いプロポフォールが用いられている．吸入麻酔薬は気化器などの設備を必要とするが，長時間安定した麻酔が可能であり手術等に最もよく用いられている．静脈内麻酔薬は作用の発現が速やかであり，特別な器具を要しないために投与が簡単なので麻酔の導入を中心として用いられてきたが，最近，全静脈麻酔（total intravenous anesthesia；TIVA）として静脈内投与薬のみで行う麻酔でも用いられるようになっている．一方，強力な鎮痛薬とドパミン受容体拮抗薬あるいはベンゾジアゼピン系薬物を用いる神経遮断性麻酔（neuroleptanalgesia；NLA）が検査やステレオタキシー等の小手術に用いられている．

2.1.2 吸入麻酔薬

　吸入麻酔薬は，気管-肺胞を経由して投与する．沸点が低く常温ではガスとして存在するガス麻酔薬と，液体として存在する揮発性麻酔薬がある．ガス麻酔薬には笑気があり，圧縮ボンベから圧力調節器を介して投与できる．揮発性麻酔薬には，エーテル，ハロタン，エンフルレン，イソフルレン，セボフルレンがあり，気化器を用いて投与する．吸入麻酔薬は吸入濃度を変えることにより血中濃度を調節して麻酔の深さを調節することができる．また，排泄は肺胞を介して短時間で行われるために血中濃度を長時間一定に調節することが可能で，作用持続時間を容易に決めることができる．

　麻酔作用の強さは MAC（minimum alveolar concentration）で表される．MAC は生体に侵害刺激を加えた場合（ヒトでは皮膚切開），50% のヒトが体を動かさない時の最小肺胞濃度である．

MACの小さいことは麻酔作用の強いことを表す．麻酔作用の強さは，ハロタン＞イソフルラン＞エンフルラン＞セボフルレン＞エーテル＞笑気（亜酸化窒素）である．笑気の麻酔作用は弱いが，鎮痛作用があり，併用により他の吸入麻酔薬のMACを1/2から1/3へ低下させることができるために併用される．一般に外科手術は1.5～2.0MACで行われる．分配係数は全身麻酔薬が平衡状態に達した時に，それぞれの組織に含まれる薬物の容積比を表している．血液/ガス分配係数の大きな全身麻酔薬は，血液に溶けやすく，肺胞内に入った麻酔ガスは血液に溶解して全身に移行しやすいために導入時間は長くなり，麻酔からの覚醒にも時間がかかる．油/ガス分配係数の大きな全身麻酔薬は，脂肪に溶けやすいために脳へ移行しやすく麻酔作用が強くなる（Meyer-Overton rule）．

a. 作用機序

吸入麻酔薬の作用機序は明らかではなく，いくつかの考えが提案されている．①リポイド説：麻酔薬の強度はオリーブオイルへの溶解度に比例することから，油に溶ける薬物は脳への移行がよく生体膜に作用して膜に存在する受容体やイオンチャネルを障害するというものである．②膜タンパク説：麻酔薬が膜タンパクの受容体やチャネルに働くというものである．有力な説であり，GABA-A受容体，glycine受容体，抑制性Kチャネルなどの関与が挙げられている．③臨界体積説：動物実験で気圧を200気圧程度に上げると麻酔作用が消失することから，膜の体積が麻酔作用に関与するとされた．麻酔薬が膜内分子に結合し，膜の体積が一定以上に増加すると麻酔がかかるというものである．

b. 各種吸入麻酔薬

(1) エーテル（ether）

吸入麻酔薬は1842年に米国のLongがエーテルで頸部の腫瘍摘出を成功させたのが最初である．エーテルは引火性であり，導入と覚醒に時間がかかり現在では用いられることはないが，Guedelによる麻酔深度の記載は有用である（表2.1）．

(2) 笑気（亜酸化窒素；nitrous oxide）

1844年に米国の歯科医師Wellsは自身の抜歯に笑気を使用している．鎮痛作用は強いが，麻酔作用は弱いので単独では用いられない．併用により，吸入麻酔薬のMACを少なくすることができる．呼吸抑制はなく，また循環器系に対してもほとんど作用はない．笑気吸入中止後は，純酸素を約10分間吸入させる．これは笑気を中止してすぐに空気を吸入させると，拡散速度の速い笑気は，

表2.1

エーテル麻酔の深度	状態
第I期（痛覚消失期）	意識は不完全ながら保たれる．酩酊様状態，痛覚は弱くなる．ハロタンはこの時期は認めにくい．
第II期（興奮状態）	意識はなくなる．高位中枢からの抑制が除かれるので，興奮状態となる．
第III期（外科的手術期）	延髄の呼吸・循環中枢を除き，全般的に抑制される．
第1相	筋肉の弛緩，眼振，呼吸は確保．
第2相	筋肉の弛緩，眼球の固定，手術によい時期である．
第3相	著しい筋肉の弛緩，瞳孔散大．
第4相	呼吸が弱くなる，血圧が低下．
第IV期	延髄の麻痺，あらゆる反射の消失．

血液から肺胞内へ拡散し肺胞内酸素分圧を低下させて低酸素血症を引き起こすためである.

(3) ハロタン (halothane)

ハロタンは，1956年に開発されている．それまではエーテル，クロロフォルム，笑気が開発されている．エーテル基にBr, Fの結合したハロゲン化物で引火性のない揮発性麻酔薬であり，麻酔作用は強い．鎮痛，筋弛緩作用は弱いので，笑気や筋弛緩薬を併用して用いる（図2.1）．気管支拡張作用があるので，喘息や肺気腫にも使用可能である．脳血流量を増加させ脳浮腫を強めるために，脳の手術には適さない．心筋抑制作用と血管拡張作用があるので，血圧の低下をきたしやすい．心筋伝導系のアドレナリン感受性を高めるので，不整脈を起こしやすい．子宮筋の弛緩作用があり，弛緩性出血をおこす場合がある．ときに肝機能障害や悪性高熱症を引き起こすことがある．肝障害のために最近では，エンフルラン，イソフルラン，さらにセボフルレンに代わられている．

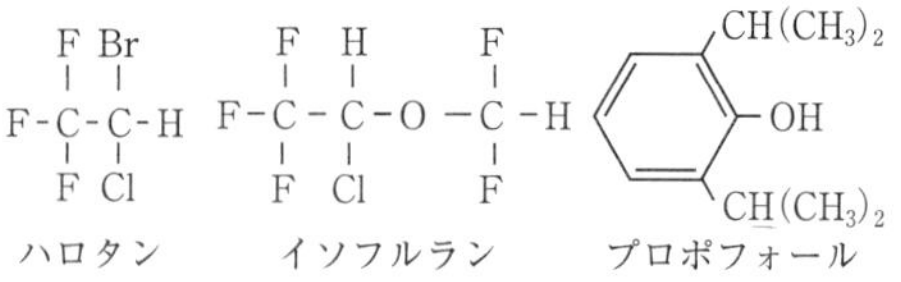

図 2.1

(4) エンフルラン (enfulrane)

高濃度の吸入により異常脳波を誘発し，てんかんを起こすことがある．脳血管の拡張作用はなく，心筋抑制も少ない．

(5) イソフルラン (isoflurane)

心筋抑制がほとんどない．体内で代謝されないので肝障害が少ない．ハロタンよりも導入，覚醒が速い．脳血流の増加作用のために脳浮腫を起こしやすいため脳外科の手術には適さない．用量依存性の呼吸抑制作用がある．

(6) セボフルラン

血液・ガス分配係数が小さく，揮発性麻酔薬で導入と覚醒が最も速い（表2.2）．強い鎮痛作用がある．ほとんど代謝されないが，CO_2吸着剤のソーダライムやバラライムにより分解され，腎毒性のあるcompound Aが生じることが知られている．現在，最もよく用いられている．

c. 吸入麻酔薬の副作用等

すべての全身麻酔薬に軽度の肝障害が認められている．ハロタン肝障害はアレルギー性肝炎で，ハロタンの代謝物質がハプテンとなり抗原抗体反応を起こす．術後数日で発症し，時に劇症肝炎となり死亡例も報告されている．イソフルランは0.2%しか代謝されず，肝障害，腎症が少ないために長時間の手術時に選択されている．ハロタン，エンフルランは脳血管を拡張させ脳圧を上昇させやすい．ハロゲン化麻酔薬の間では交差過敏性が示唆されるために再度麻酔を行う時には麻酔法を考慮する．吸入麻酔薬は循環抑制，末梢血管拡張作用があるため，血圧低下に対しては濃度を下げ，次に昇圧薬を用いる．吸入麻酔で併用される亜酸化窒素は，血液/ガス分配係数が小さく，高濃度

表 2.2

	MAC	血液/ガス分配係数	麻酔作用	鎮痛作用	筋弛緩作用	導入・覚醒	代謝
ハロタン	0.75	2.54	+++	+	+	fast	20
メトキシフルラン	0.16	13	++++	+++	++++	slow	−
エンフルラン	1.68	1.9	+++	++	+++	fast	2.4
イソフルラン	1.16	2.11	+++	++	+++	fast	0.17
エーテル	1.9	15	+++	+++	++++	slow	−
笑気（亜酸化窒素）	105	0.47	+	++	−	very fast	0

で吸入される．このために麻酔終了後には大量のガスが血液中から肺胞内へ拡散し，肺胞内の酸素が欠乏するため拡散性無酸素症が起こりやすい．これを予防するために亜酸化窒素麻酔の終了後には10分間程度，純酸素の吸入を行う．笑気は連日投与で骨髄抑制を起こすことがある．悪性高熱症は吸入麻酔薬とサクシニルコリンなどの使用を誘因として麻酔中，麻酔後に起こる．体温上昇，筋固縮，頻脈，アシドーシス，CKの上昇，ミオグロブリン尿などが生じる．筋小胞体からCaを遊離するリアノジンの遺伝的異常が誘因となり，大量のCaが細胞内へ放出されて起こる．死亡率も高い．治療は体を冷却し，Caの放出を抑制するダントロレンを静脈内投与する．

d. 麻酔前投与薬

全身麻酔の前に，緊張感・不安の緩和，あるいは自律神経反射の抑制等のために，ベンゾジアゼピン系の抗不安薬や催眠薬，H_2ブロッカーやアトロピンなどが用いられる．

e. 歴　史

麻酔は薬物などによって疼痛などの感覚をなくすもので，これにより痛みから解放され手術等を受けることができる．麻酔は局所の感覚のみを失わせる局所麻酔と可逆的に意識を失わせる全身麻酔がある．麻酔薬は娯楽に用いられた歴史があり中毒も起こっている．吸入麻酔薬として広く用いられている笑気は，当初は娯楽に用いられていた．また，エーテルも娯楽に用いられた時期がある．最初の局所麻酔薬として用いられたコカインは，それまでは飲み物として販売されており，コカイン中毒を起こしている．現在コカインは麻薬に指定されている．クロロフォルムは1847年に全身麻酔薬として開発され，欠点の多かったエーテルにとって代わっている．1853年英国のビクトリア女王の無痛分娩に用いられた．1956年にハロゲン化吸入麻酔薬のハロタンが開発され，安定した全身麻酔が可能となった．一方，薬物を用いない麻酔として催眠術や針麻酔も長い歴史を持っている．また，低体温法や電気麻酔も存在する．針麻酔は中国で鍼治療から始まった麻酔で，鍼灸術の伝来により日本に伝わった．先史時代には薬草による麻酔が利用されており，アヘンと大麻が用いられている．また，抗コリン作用のあるベラドンナアルカロイドを用いた麻酔も行われた．華岡青洲が用いたチョウセンアサガオもアトロピン様の作用を中心とする麻酔薬であった．

2.1.3 静脈麻酔薬

静脈麻酔薬は，静脈内へ投与して麻酔する薬物である．単回投与と持続投与があり，前者では麻酔の導入に用いられ挿管等を容易に行えるようになる．後者では麻酔の維持のために持続注入ポンプを用いて投与される．最近，作用が早く，体内蓄積の少ない静脈麻酔薬が開発され，鎮痛薬や筋弛緩薬を併用して静脈内投与薬のみを用いて行う全静脈麻酔が行われるようになった．また，血中濃度をシミュレーションしコンピューターを用いた持続注入ポンプで血中濃度を維持する方法（target-controlled intravenous anesthesia）も行われており，静脈麻酔薬の応用が広がっている．

a. プロポフォール

1986年に英国において開発され，日本でも1995年から導入されている新しい静脈麻酔薬である．現在最も広く用いられている．作用がきわめて短時間で，クリアランスはチオペンタールの10倍である．導入は0.5-1分で，覚醒は7-8分ときわめて速い．蓄積はなく麻酔作用は血中濃度に依存するために，持続点滴の投与スピードにより麻酔の深度を調節できる．鎮痛作用，筋弛緩作用はないために，笑気やフェンタニル（オピオイド系鎮痛薬），筋弛緩薬と併用する（バランス麻酔）．血管痛がみられ，心循環系の抑制の起こることがある．抗不安作用，抗けいれん作用，制吐作用があ

る．肝でグルクロン酸抱合，硫酸抱合されて腎から排泄される．全身麻酔の導入，持続静注による麻酔の維持，脊髄麻酔時等の鎮静，また day surgery に用いられる．

b. ケタミン

ケタミンは NMDA 受容体拮抗薬である．NMDA 受容体は意識，記憶，疼痛に関与している．鎮痛作用が強く，小手術，小児の検査等で用いられる．1 回投与で 10 分程度の麻酔が得られる．てんかんの既往のある時には用いない．

c. バルビツール酸誘導体

チオペンタール，チアミラールなど，超短時間作用型のバルビツール酸誘導体が用いられる．静注で 10-20 分間の麻酔が得られ，導入や小手術に用いられてきた．GABA-A 受容体の作用を増強して中枢神経の抑制をもたらす．

d. バランス麻酔

全身麻酔の必要条件は鎮痛，鎮静，筋弛緩，自律神経反射の遮断である．単剤でこれを満たすことは困難であるために，現在ではこれらの条件を満たす数種の薬剤を併用して行うバランス麻酔が主流となっている．全静脈麻酔（TIVA）では必要な薬物を必要なだけ用いるバランス麻酔となる

e. 神経遮断性麻酔

神経遮断性麻酔はドロペリドール（ブチルフェノン系ドパミン受容体拮抗薬）とフェンタニル（合成麻薬）の組み合わせで開始された．その後，ベンゾジアゼピン系薬物（ジアゼパム）と非麻薬性鎮痛薬（ペンタゾシンあるいはブプレノルフィン）の組み合わせがよく用いられている．簡便な方法であり，意識は保たれたままで鎮痛鎮静が得られる．血管撮影，心臓カテーテル検査，気管支鏡などの検査やステレオタキシーなどの小手術に用いられる．

（野元正弘）

2.2 麻薬性鎮痛薬の薬理作用と臨床応用

オピオイド（opioid）は，モルヒネ（morphine）様作用をもつすべての作動薬と拮抗薬，天然および合成オピオイドペプチドの統称である．オピオイド鎮痛薬は，睡眠や意識の消失なしに強力な鎮痛作用を示すが，一般に多幸感を生じ耐性や依存を引き起こす．麻薬（narcotics）とは法律的な名称であり，オピオイド鎮痛薬でも麻薬に指定されているもの（モルヒネ，コデイン，フェンタニル）と指定されていないもの（ペンタゾシン）がある．内因性オピオイドペプチド群であるエンケファリン（enkephalins），エンドルフィン（endorphins），およびダイノルフィン（dynorphins）を総称してオピオペプチン（opiopeptin）という．

2.2.1 オピオイド受容体

オピオイド受容体（opioid receptors）はモルヒネとその誘導体および内因性オピオイドペプチドの生体内における一次作用点であり，おもに μ, κ, δ に分類される．いずれも 7 回膜貫通型の受容体であり，百日咳毒素感受性 G 蛋白を介してアデニルシクラーゼ抑制，Ca^{2+} チャネル抑制，K^+ チャネル開口促進に連関している．オピオイドの多くは μ 受容体に作用する．サブタイプとして μ_1 と μ_2 がある．β-エンドルフィンとエンケファリンは μ 受容体に高い親和性を示す．一方，ダイノルフィン A は μ 受容体に結合するが，κ_1 受容体により強く結合する．β-フナルトレキサミン（β-funaltrexamine）は不可逆的に μ 受容体を遮断し，ナロキソナジン（naloxonazine）は μ_1 受容

体の選択的拮抗薬である．呼吸抑制と便秘はともに μ_2 受容体を介する反応である．κ 受容体のサブタイプには κ_1, κ_2, κ_3 がある．κ_1 受容体は U50488 が選択的作動薬で，ノル-ビナルトルフィミン（nor-binaltorphimine）によって拮抗される．ダイノルフィン A は κ_1 受容体の内因性リガンドである．κ_3 受容体は脊髄作用性に鎮痛作用を生じる κ_1 受容体と異なり，脊髄上部メカニズムにより疼痛を軽減する．δ 受容体のサブタイプには δ_1, δ_2 がある．エンケファリン群は δ 受容体の内因性リガンドである．エンケファリン誘導体である DPDPE は δ_1 受容体に選択性が高く，デルトルフィン（deltorphin）は δ_2 受容体に選択性が高い．

2.2.2 モルヒネの薬理作用

　モルヒネの鎮痛作用は意識の消失なしに起こるが，一般的に嗜眠状態になり窮迫感の緩解に加えて多幸感を経験することもある．大量のモルヒネを投与しても抗痙攣作用はない．鎮痛作用は上行性痛覚伝導路（transmission）の抑制と下降性疼痛抑制系（modulation）の賦活による．transmission では，シナプス前終末で μ, κ, δ 受容体を介して Ca^{2+} チャネルを抑制し神経伝達物質の遊離を抑制する（一次知覚神経からの伝達を直接遮断する）．また，シナプス後ニューロンの μ 受容体を介して K^+ チャネルを活性化して抑制性シナプス後電位を発生させ痛覚伝達を遮断する．modulation では，中脳水道周囲灰白質と延髄大縫線核の疼痛抑制ニューロンに対し抑制をかけている GABA 抑制ニューロン（μ 受容体）に作用して GABA の遊離を抑制する．その結果，modulation が賦活する．μ および κ 受容体作動薬は副交感神経を興奮させて縮瞳をおこす．脳幹の二酸化炭素に対する反応性が低下して呼吸中枢が抑制される．この呼吸抑制には μ_2 受容体が関与している．鎮咳作用は延髄の咳中枢へ直接作用して咳反射を抑制するためである．延髄の最後野にある化学受容器引き金帯を直接刺激するため悪心・嘔吐が起こる．心血管系に対しては末梢血管抵抗の減少および圧受容体反射の抑制が起こる．したがって循環血液減少性ショックを増悪させる可能性がある．胃壁細胞にあるオピオイド受容体刺激は塩酸分泌を増強する．また，アセチルコリン遊離抑制により胃腸管平滑筋の緊張を高め腸管運動を抑制する．肛門括約筋の緊張が増大して排便反射も抑制されるため便秘を引き起こす．尿管・膀胱平滑筋の緊張を増加して排尿反射を抑制する．また，子宮収縮薬により活動が亢進した子宮を正常にするため，陣痛時に投与すると分娩が遅延する．

2.2.3　臨　床　応　用

　オピオイドは外傷や心筋梗塞などによる急性の疼痛，激しい下痢や咳に対して短期的に用いられる．また，癌性疼痛に対して長期的に用いられる．閉塞性肺疾患，気管支喘息，痙攣性疾患，脳圧亢進などの患者に対しては用いてはならない．

　① コデイン（codeine）は弱オピオイドで鎮痛作用はモルヒネの1/6と弱く，投与したコデインの約10%が脱メチル化されてモルヒネとなって作用する．呼吸抑制，便秘作用も弱いが，鎮咳作用は強く鎮咳薬として用いられる．

　② ペチジン（pethidine）は μ 受容体作動薬でモルヒネと類似した鎮痛効果（モルヒネの1/8）を発揮するが，持続時間は短い．おもに鎮痛に用いられ，鎮咳や下痢の治療には使用しない．また，反復投与によって中間代謝体ノルペチジンによる中枢神経系副作用（振戦，痙攣など）が多くなるので癌性疼痛に対して長期投与しない．MAO 阻害剤との併用は禁忌である．

③ フェンタニル (fentanyl) は合成オピオイドで μ 受容体作動薬である．鎮痛薬としてモルヒネより 80 倍強力であるが，持続時間は短い．ドロペリドール (droperidol) と併用して神経遮断性鎮痛 (neuroleptanalgesia) を起こすので麻酔導入時に用いる．

④ ペンタゾシン (pentazocine) は乱用される可能性のない薬物として合成された．ペンタゾシンの鎮痛作用は κ_1 受容体に対する作用によるものである．μ 受容体に対して弱い拮抗作用を示す．したがって，モルヒネに対する呼吸抑制には拮抗しないが，モルヒネ様オピオイドに耐性となった患者に禁断症状を起こす．ペンタゾシンは慢性の疼痛がある患者や薬物乱用の問題がある患者に鎮痛薬として用いる．薬物依存はモルヒネに比べると低い（麻薬に指定されていない）．弱オピオイド鎮痛薬として WHO 癌疼痛治療法で用いられる．高用量では血圧上昇および心拍数の増加を起こす．

2.2.4 WHO 方式三段階癌疼痛治療法

癌患者の痛みは治療すべき症状である．そこで，すべての癌患者の痛みからの解放を実現することを目的として 1986 年に公表されたプログラムが WHO 方式三段階癌疼痛治療法である（1996 年に改訂）．鎮痛薬使用の原則は，① 痛みがあれば直ちに鎮痛薬を投与すること，② 経口投与を基本とすること，③ 痛みがなくなるまで薬を段階的に選択すること，④ いずれの鎮痛薬も時間を決めて規則正しく投与すること，⑤ 痛みの訴えのつど，薬を投与する頓用方式で投与しないことである．また，除痛ラダーに従って，痛みの強さに応じてそれに見合った薬物を使用する（図 2.2）．第一段階（軽度の痛み）には非オピオイド鎮痛薬（アスピリン，アセトアミノフェン），第二段階（軽度・中等度の痛み）には弱オピオイド鎮痛薬（リン酸コデイン，ペンタゾシン），第三段階（中等度・高度の痛み）には強力オピオイド鎮痛薬（モルヒネ）を用いる．鎮痛補助薬が ① 痛みに伴う精神的症状の解消，② 鎮痛薬の副作用の予防，③ 神経因性の痛みなど特殊な痛みの治療を目的に併用される．これには，抗うつ薬（フルボキサミン，アミトリプチン），抗不整脈薬（メキシレチン），抗痙攣薬（カルマバゼピン，バルプロ酸）などがある．

2.2.5 耐性と依存

オピオイド作動薬は反復投与により耐性と身体的依存が形成される．便秘や縮瞳に対する耐性はない．しかしながら，これはすべての患者にみられる生理的な反応であって，鎮痛目的でモルヒネを投与されている癌患者では精神的依存が形成されない．したがって，耐性や依存の懸念により癌性疼痛に対する使用を躊躇すべきではない．身体的依存が形成されたあとにモルヒネを中断すると退薬（禁断）症状がでる．退薬症状としては欠伸，流涙，発汗，振戦，食欲不振，散瞳，不眠，嘔吐，下痢など，その程度によってさまざまである．

2.2.6 オピオイド拮抗薬

N17 位の置換基をアリル基，ジメチル基，メチルシクロプロピル基などに置換するこ

図 2.2 除痛ラダー

WHO 式がん疼痛治療法　原則
・By Mouth
・By the Clock
・By the Ladder
・For the Individual
・Attention to Detail

強オピオイド　モルヒネ　フェンタニル　など

弱オピオイド　コデインなど

非オピオイド（NSAIDs, アセトアミノフェン）
±鎮痛補助薬（抗不安薬，抗うつ薬，抗痙攣薬など）

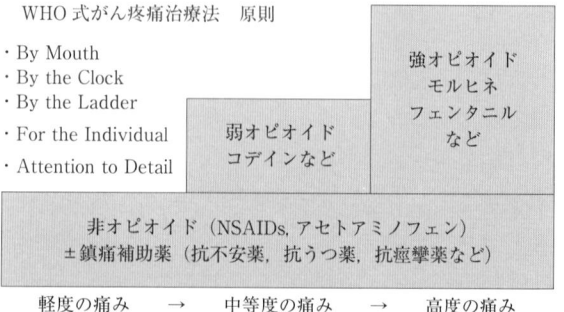

軽度の痛み　→　中等度の痛み　→　高度の痛み

とにより，モルヒネはナロルフィン（nalorphine），レボルファノール（levorphanol）はレバロルファン（levallorphan），オキシモルフィン（oxymorphine）はナロキソン（naloxone）やナルトレキソン（naltrexion）へそれぞれ変化してオピオイド拮抗薬となる．ナロルフィンやレバロルファンはμ受容体の競合的拮抗薬であるが，κ受容体の作動薬でもある．ナロキソン自体は耐性や身体依存を生じないが，脳内オピオイド受容体の密度が増加するため，オピオイド作動薬に対する反応が一過性に増加する．オピオイド拮抗薬はオピオイド過量投与時の毒性，とくに呼吸抑制の治療に使われる．また，モルヒネ様オピオイド依存症ではナロキソンにより禁断症状が発現することがあるので治療においても慎重に使用すべきである．

(西田洋文)

2.3 抗不安薬，睡眠薬，アルコールの薬理作用・臨床応用

ベンゾジアゼピン（BZ）系薬物はその優れた抗不安作用，睡眠導入作用により精神科はもとより多くの診療科で処方されている．抗不安薬としてはセロトニン1A受容体作動薬，あるいは抗うつ薬に分類される選択的セロトニン再取り込み阻害薬（SSRI）が欧米諸国と同様にわが国でもその比重を増しているが，少なくとも睡眠導入薬としてはBZに取ってかわるものはない．BZ系薬物は脳内のガンマアミノ酪酸（GABA）に対する$GABA_A$受容体を構成するサブユニットに結合し，その結合部位はBZ受容体として同定されている．中枢神経系のBZ受容体はω_1, ω_2と分かれ，ω_1受容体は鎮静睡眠作用に，ω_2受容体は抗不安作用にそれぞれ関与していると考えられている．BZ系薬は一般に安全に使用できる薬物であるが，臨床用量内での身体依存や急激な減薬による退薬症候をもたらすことも知られている．BZ系薬は酸化的代謝を触媒する酵素群であるチトクロームP450によって代謝される．したがってこれらの酵素をめぐって相互作用を有する他の薬物を併用する場合にはBZ系薬の血中濃度が変動することがある．以上のようなBZ系薬物の薬理作用と各BZの臨床的特徴について熟知することは不安障害，睡眠障害の臨床にとってきわめて重要である．

一方，睡眠と関連して大きな問題になるのがアルコールである．アルコールによる睡眠への促進効果には急速に耐性が形成され，さらにアルコールを継続的に摂取している人が何らかの理由で急に飲酒を中断すると反跳性不眠が引き起こされる．そしてアルコール依存症者の断酒継続を阻む大きな要因の1つが睡眠障害であるといわれている．

2.3.1 ベンゾジアゼピン受容体

BZは抗不安薬，睡眠薬として日常臨床で幅広く処方されている．その開発の歴史は村崎による総説[12]に詳しい．BZは脳内の主要な抑制性伝達物質であるガンマアミノ酪酸（GABA）を介して抗不安，抗痙攣，鎮静睡眠，筋弛緩の作用を発揮する．GABAの受容体には$GABA_A$と$GABA_B$があるが，BZが作用するのは$GABA_A$である．$GABA_A$受容体は5つのサブユニットから成る5量体で，サブユニットが向かい合ってクロールイオン（Cl^-）チャネルをなす．サブユニットはα, β, γに分けられるが，実際には2個のα, 2個のβ, 1個のγより構成されている[7]．GABAが$GABA_A$受容体に結合すると，Cl^-チャネルが開口して細胞膜の興奮性が抑制される．$GABA_A$受容体にはBZをはじめ，バルビツール，エタノールなどの結合部位が存在し，これらの薬剤はGABAの作用をアロステリックに調節していると考えられている．BZは$GABA_A$受容体の細胞外領域のαサブユニットとγサブユニットの境界に結合し，この結合部位がBZ受容体と呼ばれる[7]．BZがBZ

受容体に結合するとGABAのGABA_A受容体への親和性が高まり，Cl⁻チャネルの開口頻度が増加する．BZの結合親和性はGABA_A受容体を構成するαサブユニット（α_1-α_6）によって異なり，これによってBZ受容体はω_1，ω_2に細分されている．ω_1受容体はα_1サブユニットをもち鎮静睡眠作用に関与するが，ω_2受容体はα_2，α_3またはα_5のサブユニットをもつと考えられている．またα_2サブユニットをもつω_2受容体は抗不安作用に優れている．筋弛緩にはα_2，α_5が関与し，エタノールとの相互作用にはα_2，α_3，α_5が，抗痙攣作用には部分的にα_1のサブユニットがそれぞれに関与すると考えられている[7]．脳内分布ではω_1受容体は大脳皮質，視床下部，小脳，黒質網様体部，淡蒼球に分布し，ω_2受容体は扁桃体，海馬歯状回，線条体，脊髄に多い[7]．BZの大半は狭義のBZ骨格をもつが，これ以外にもthienodiazepine誘導体（クロチアゼパム，エチゾラム，ブロチゾラム），cyclopyrrolone誘導体（ゾピクロン），imidazopyridine誘導体（ゾルピデム）も共通してBZ受容体に結合する[12]．そこで本稿ではこれらの化合物を含めて取り上げた．

2.3.2 代謝，薬物間相互作用

BZは肝臓で代謝され腎臓から排泄される．一般的に肝ミクロソームに存在する酸化的代謝を触媒する酵素群であるチトクロームP450（CYP）で第I相代謝を受け，さらに第II相代謝としてグルクロン酸抱合あるいは一部はアセチル化されて水溶性となり腎より排泄される（表2.3）．第I相代謝に関与するCYPは各BZで異なり，ジアゼパムはCYP2C19とCYP3A4によって，その他のほとんどのBZ薬，triazolo環を有するアルプラゾラム，トリアゾラム，およびimidazopyridine誘導体のゾルピデムはCYP3A4によって代謝される[3,8]．C-3位に水酸基をもつロルメタゼパムとロラゼパムはグルクロン酸抱合のみの1段階の代謝で不活化される[3,8]．BZの薬物動態はCYP活性に影響を与える薬剤との併用で大きく影響を受ける．相互作用として，抗てんかん薬のカルバマゼピン，フェニトイン，フェノバルビタールによるCYP3A4誘導によるBZの効果の減弱，抗真菌薬のケトコナゾル，イトラコナゾル，マクロライド系抗生物質のエリスロマイシン，カルシウム拮抗薬（ヴェラパミル，ジルチアゼム），抗潰瘍薬のシメチジン，抗結核薬のリファンピシン，そしてグレープフルーツジュースによるCYP3A4の阻害作用によるBZ系薬の代謝の阻害がよく知られている[3,8,13]．

2.3.3 ベンゾジアゼピンの一般的な用法

催眠作用の強いBZは睡眠薬として使用される．精神運動興奮の患者を鎮静させるためにジアゼパム，フルニトラゼパムが経静脈的に投与されることがある．クロナゼパム，ロフラゼプトエチルはパニック障害に，アルプラゾラムやエチゾラムは大うつ病性障害や不安障害の抑うつ状態に，ブロマゼパムは強迫性障害に，抗精神病薬によるアカシジアに対してロラゼパム，ジアゼパムがそれぞれ用いられる[4]．ただし薬物の選択は患者の身体機能や症状を考慮して行う．また，個々の薬物の投与量が大量でなくても，臨床用量依存や副作用の点からもBZの多剤併用は極力避けるべきであ

表2.3 ベンゾジアゼピン系・非ベンゾジアゼピン系抗不安薬・睡眠薬の代謝

薬物	第I相代謝	第II相代謝
diazepam	2C19, 3A4	glucuronidation
flunitrazepam	2C19, 3A4	
alprazolam	3A4	glucuronidation
triazolam	3A4	glucuronidation
zolpidem	3A4	
clonazepam	3A4	acetylation
nitrazepam	3A4, 2D6	acetylation
lorazepam	−	glucuronidation
lormetazepam	−	glucuronidation

文献[3,8,13]を参照に作成

表2.4 我が国で使用されているベンゾジアゼピン系・非ベンゾジアゼピン系睡眠薬

作用時間による分類	一般名	臨床用量 (mg/day)	消失半減期 (時間)	抗不安作用・筋弛緩作用	活性代謝産物
超短時間型	triazolam	0.125-0.5	2-4	+	+
	zopiclone★	7.5-10	4	−	−
	zolpidem★◇	5-10	2	−	−
短時間型	etizolam	0.5-3	6	++	+
	brotizolam	0.25-0.5	7	+	±
	rilmazafone	1-2	10		
	lormetazepam	1-2	10	±	
中時間型	nimetazepam	3-5	21	++	+
	flunitrazepam	0.5-2	24	+	+
	estazolam	1-4	24	+	±
	nitrazepam	5-10	28	+	±
長時間型	flurazepam	10-30	65	++	+
	haloxazolam	5-10	85	+	+
	quazepam◇	15-30	36	±	±

文献[16]を基に作成（★は非ベンゾジアゼピン型であることを示す．◇はω_1選択性を示す）

る[4]．

2.3.4 睡眠薬の実際の用い方

睡眠薬は超短時間型（半減期2-4時間），短時間型（6-10時間），中時間型（20-30時間），長時間型（50-100）時間に分類されている[16]（表2.4）．超短時間型のなかにはcyclopyrrolone誘導体のゾピクロン，imidazopyridine誘導体のゾルピデムが含まれる．おおまかにいって入眠障害には超短時間型，短時間型を，中途覚醒には中時間型，長時間型を投与するが，睡眠薬の薬物動態には個人差が多く，副作用に注意しながら投与量を慎重に設定することが必要である．また，一般的に高齢者では薬物の代謝，排泄機能が低下していることから，BZの投与量は若年成人の2分の1程度にとどめることが必要である．また高齢者には筋弛緩作用が弱く半減期の短いω_1選択性睡眠薬のゾルピデムあるいは比較的ω_1選択性が高いゾピクロンなどを使用することが望ましい．ゾルピデム，ゾピクロンはREM睡眠への影響は少なく，深い徐波睡眠を増やすといわれる[6]．肝機能障害のある場合には中間代謝産物を介することなく直接グルクロン酸抱合で代謝されるロラゼパム，ロルメタゼパムなどが投与される[4]．高齢者ではさまざまな身体疾患の治療薬を併用する可能性が高くなり，前述したような薬物相互作用には細心の注意が必要である[4]．

2.3.5 副作用としての注意集中力低下，健忘，奇異反応

BZの長期服用により主観的な変化がないにも関わらず注意力や集中力の低下をきたすことが指摘されている[4]．催眠作用が強い超短時間作用型の睡眠薬をアルコールと併用すると，服用してから入床するまでの一定の期間の出来事について健忘することがある[6]．筋弛緩作用のために中途覚醒時や翌朝にふらつきやすくなるため，高齢者では転倒・骨折に至ることがある[4,6]．また，睡眠薬を服用したときに興奮や攻撃性が高まることを奇異反応といい，発生頻度は低いが，高齢者や脳器質性障害が危険因子といわれる[6]．

2.3.6 臨床用量依存

どの時点で BZ 系睡眠薬の離脱を開始するかについては，① 少なくとも1カ月以上不眠が改善している状態が続いていること，② 不眠に対する恐怖感や不安感が軽減していること，③ 睡眠薬中断への不安が少ないことが必要である[17]．服用を突然中断すると，服用開始前の不眠状態を上回る不眠（反跳性不眠）や退薬症候（不安・焦燥，発汗，振戦）などが現れることがある[4,17,18]．このような反跳性不眠や退薬症候は「臨床で用いられる BZ 系睡眠薬を長期継続して形成される依存」によって生じると考えられており，これを臨床用量依存という[4,17,18]．臨床用量依存の危険因子として高力価で半減期が短い睡眠薬，最高血中濃度の到達時間の短いもの，服薬が8カ月以上続くもの，多剤併用，アルコールとの併用，他の薬物依存の既往症，受動的依存的パーソナリティー傾向があげられている[18]．睡眠薬の中断は服用中のものを漸減したり，半減期の長いものに置き換えて漸減するなどの方法がとられる[17]．いずれにしても減薬は充分な期間を設けて行うことが必要である．

2.3.7 アルコール依存症と睡眠障害

アルコールには中枢神経の活動を抑制する作用がある．これは睡眠ポリグラフによって詳細に調べられている．普段は飲酒しない人がたまに飲酒すると stage 3-4 の non-REM 睡眠が増え，REM 睡眠は減少する[14]．しかしアルコールの血中濃度の低下に伴い，睡眠後半で REM 睡眠の増加と途中覚醒をもたらす[14]．アルコールによる睡眠への促進効果にはたかだか3日間の連日摂取によって耐性が形成される[14]．すなわち飲酒を繰り返しているうちに stage 3-4 の non-REM 睡眠は減少し，途中覚醒が多くなる[14]．さらに毎晩のように反復してアルコールを摂取している人が何らかの理由で急に飲酒を中断すると反跳性不眠が引き起こされることが知られている[5]（図2.3）．この場合，全睡眠時間の減少，睡眠潜時の延長，REM 睡眠の反跳性増加など睡眠の質的変化が生じる[2]．しかし最終飲酒から数カ月ないし3年といった時期でも睡眠障害が持続する場合がある[2]．この間には不安・焦燥・抑うつといった感情の障害を伴うことが多く，全睡眠時間の減少，睡眠潜時の延長，non-REM 睡眠の減少といった睡眠障害が認められる[2]．睡眠構造の点からみると，1つの睡眠ステー

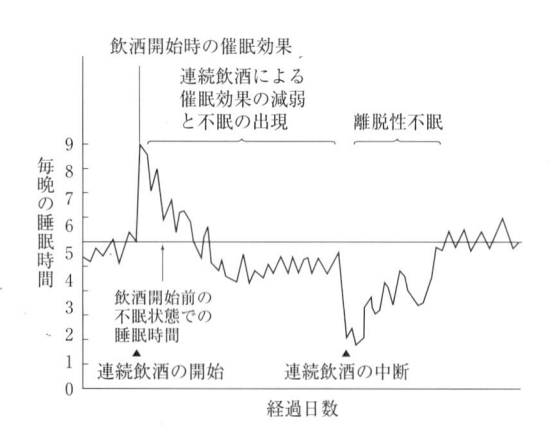

図2.3 連続飲酒時の睡眠促進効果の減弱と離脱性不眠（文献[5]より引用）

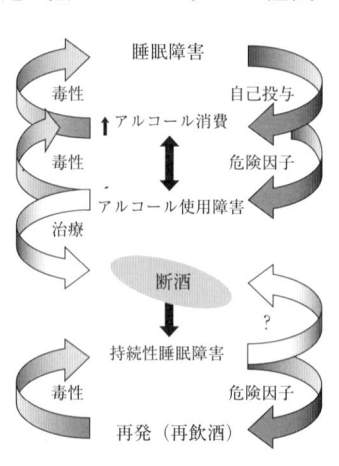

図2.4 アルコール摂取と睡眠障害との相互関係のモデル（文献[2]より引用，文献[1]で改変）

ジからもう1つの睡眠ステージへと頻回に移り変わり，途中覚醒もみられる．この現象は睡眠の断片化（fragmentation）と呼ばれている[2]．REM 睡眠に関しては REM 潜時の減少と REM 睡眠の増加といった異常や，健常者では睡眠の後半に多く見られる REM 睡眠が睡眠の前半にシフトするといった異常が報告されている[2]．アルコールの乱用または依存で入院治療を受けた患者のなかで，上記のような睡眠障害の指標がその後の再飲酒の危険因子として考えられている．この点について Brower[2] は図 2.4 のように断酒自体が持続性の睡眠障害，さらに再飲酒を引き起こすという悪循環の図式を呈示している．

2.3.8 アルコール依存症に伴う睡眠障害の治療法

アルコールに関わる睡眠障害の治療には睡眠衛生とくに断酒を維持させることは欠かすことができないが，強い不眠や不安・抑うつを伴った場合には薬物療法を行う．ベンゾジアゼピン系睡眠薬は実際上よく用いられているが，多剤薬物依存者の場合など十分に注意を払う必要がある[10]．断酒下にあるアルコール依存者の不眠と抑うつに対して，たとえば triazolopyridine 系の抗うつ薬であるトラゾドンはその抗 HT_{2A}，抗 α_1 作用により比較的強い催眠鎮静効果を有する．Le Bon ら[9] による二重盲検比較試験によると，トラゾドンは投与 1 日目，4 週間目で断酒下にあるアルコール依存症者の睡眠効率の改善と徐波睡眠の増加，途中覚醒の減少そしてハミルトンのうつ病評価尺度の改善をもたらしたと報告されている．また，症例報告レベルではあるが鎮静作用のある新規抗精神病薬のクエチアピンが断酒下にあるアルコール依存症者の睡眠障害，不安・抑うつに対して有効であること[15]，断酒期間を延長させること[11] が報告されている．　　　　（秋山一文，小杉真一，下田和孝）

参考文献

1) 秋山一文：アルコール依存症と睡眠障害，睡眠障害診療のコツと落とし穴（上島国利編），pp. 152-153, 中山書店，2006.
2) Brower KJ：Alcohol's effects on sleep in alcoholics. Alcohol Res Health, 25(2)：110-125, 2001.
3) Cozza KL, Armstrong SC, Oesterheld JR：Anxiolytics and hypnotics. In：Drug interaction principles for medical practice. Cytochrome P450s, UGTs, P-Glycoproteins. 2nd Edition. pp. 355-360, American Psychiatric Publishing, Washington DC, 2003.
4) 早川達郎，中島常夫，亀井雄一：Benzodiazepine 系抗不安薬の臨床応用と問題点．臨床精神薬理 6：705-711, 2003.
5) 菱川泰夫，清水徹男：睡眠障害を伴うアルコール依存症．日本臨牀 55：372-377, 1997.
6) 神林崇，三上学，他：短時間作用型睡眠薬の上手な用い方．Modern Physician 21(11)：1354-1358, 2001.
7) 喜多敦子，小早川仁志：Benzodiazepine 系抗不安薬の作用機序．臨床精神薬理 6：697-704, 2003.
8) 近藤毅：抗不安薬の相互作用．臨床精神薬理 16：709-719, 1998.
9) LeBon O, Murphy JR, et al：Double-blind, placebo-controlled study of the efficacy of trazodone in alcohol post-withdrawal syndrome：polysomnographic and clinical evaluations. J Clin Psychopharmacol. 23(4)：377-383, 2003.
10) Lejoyeux M, Solomon J, Adès J：Benzodiazepine treatment for alcohol-dependent patients. Alcohol & Alcoholism 33(6)：563-575, 1998.
11) Monnelly EP, Ciraulo DA, et al：Quetiapine for treatment of alcohol dependence. J Clin Psychopharmacol. 24(5)：532-535, 2004.
12) 村崎光邦：抗不安薬開発の歴史と展望．臨床精神薬理 6：671-688, 2003.
13) 大谷浩一：チトクローム P4503A4 とベンゾジアゼピン系薬物．精神神経学雑誌 105(5)：631-642, 2003.
14) Roehrs T, Roth T：Sleep, sleepiness, and alcohol use. Alcohol Res Health 25(2)：101-109, 2001.
15) Sattar SP, Bhatia SC, Petty F：Potential benefits of quetiapine in the treatment of substance dependence

disorders. J Psychiatry Neurosci 29(6) : 452-457, 2004.
16) 田ヶ谷浩邦, 内山真：不眠症薬物療法の新しい展開. 臨床精神薬理 7：173-181, 2004.
17) 内村直尚, 比江島啓至：精神科薬物療法の基本, 睡眠薬. 精神科 6：441-447, 2005.
18) 内村直尚, 野瀬巖：離脱症候群：ベンゾジアゼピン系薬物. 臨床精神薬理 7：801-808, 2004.

演習問題

問題 1 以下のなかで誤りはどれか. 2つ選べ.
a. 同じ薬理効果を得るのに要する用量の減少を耐性という.
b. ベンゾジアゼピン系薬物のなかには睡眠薬として使用されるものがある.
c. ほとんどのベンゾジアゼピン系薬物はチトクローム P450 によって代謝される.
d. ベンゾジアゼピン系薬物は $GABA_B$ 受容体を構成するサブユニットに結合する.
e. ベンゾジアゼピン系睡眠薬を長期継続して形成される依存を臨床用量依存という.

問題 2 50歳の男性. 毎晩食事のときに日本酒2合と, 就寝する前にワインを1, 2杯飲む習慣があった. さらに近医からベンゾジアゼピン系睡眠薬を処方されしばしば服用していたが, 最近ではそれでも入眠できないことがあり, ワインの量が増えてきた. 軽度の糖尿病が発見されたのを契機に断酒を決意したが, 酒を断った晩から, 睡眠薬を飲んでも通常の量では寝つきが悪く, 眠っても何度も目が覚めてしまうようになった. そのため, 仕事がはかどらず, 家でもイライラして家人にあたるようになり, 精神科を受診した. この症例について適切でないのはどれか.
a. 患者には精神療法的に接する.
b. 抑うつ気分がないかどうか尋ねる.
c. 糖尿病の症状と治療について尋ねる.
d. ベンゾジアゼピン系睡眠薬を増量する.
e. 他に身体疾患を持っていないかどうか尋ねる.

解答 1 a, d
解説 同じ薬理効果を得るのに要する用量の増加を耐性という. ベンゾジアゼピン系薬物は $GABA_A$ 受容体を構成するサブユニットに結合する. b, c, e は正しい.

解答 2 d
解説 睡眠とアルコール依存との関わりを問う問題である. 日常臨床で遭遇することが多い. アルコール依存と抑うつ状態の合併の多さから, 精神療法的アプローチ, うつ状態のスクリーニングは常用である. この症例では糖尿病を合併しており, 夜間の頻尿や末梢神経の疼痛が睡眠に影響する. このため糖尿病の症状と治療について尋ねることは重要である. その他の身体疾患, 例えば高血圧なども睡眠に影響する. ベンゾジアゼピン系睡眠導入薬は常用量でも依存をきたす. 増量により脱力, 健忘などの副作用が起こることがあり, 増量すべきでない.

2.4 抗精神病薬の薬理作用と臨床応用

統合失調症では, 脳内のモノアミン神経伝達物質であるドパミンの機能が十分に引き出せない状況にあると考えられている. すなわち, 中脳辺縁系ドパミン経路においては, ドパミン放出が過剰となり, 人間の五感が過敏になり, 思考の異常, 幻覚や妄想などの陽性症状が出現し, 中脳皮質系ドパミン経路においては, ドパミンによる情報伝達が減弱し, 前頭葉の機能が十分に引き出せなくなり, 意欲の欠如や感情の平板化などの陰性症状や認知障害が出現すると考えられている.

統合失調症の治療は, 1950年代よりドパミン2 (D_2) 受容体の遮断作用を有する定型抗精神病薬が臨床導入され, 陽性症状に対して優れた効果を発揮した. 1972年に登場したクロザピンは,

陽性症状のみならず，陰性症状，認知機能障害にも効果を示すことや，錐体外路系副作用の発現の少なさ，治療抵抗性統合失調症への有効性から注目を浴びた．クロザピンは，セロトニン 2A（5-HT$_{2A}$ 受容体）受容体に高い親和性を持つことが明らかとなり，統合失調症治療において 5-HT$_{2A}$ 受容体の重要性が認識されるようになっている．

2.4.1 ドパミン経路と抗精神病薬

ドパミンを増加させる疾患や薬剤は，精神病の陽性症状を引き起こしたり，悪化させたりすることが知られており，抗精神病作用をもつ抗精神病薬の主要な薬理学的特徴は，その D$_2$ 受容体を遮断する作用であった．脳内のドパミン経路には，黒質線条体ドパミン経路，中脳辺縁系ドパミン経路，中脳皮質系ドパミン経路，漏斗下垂体ドパミン経路（図 2.5 参照）などがあり，この中でも，中脳辺縁系ドパミン経路は，情動行動に重要な役割を果たすと考えられており，この経路のドパミンニューロンの

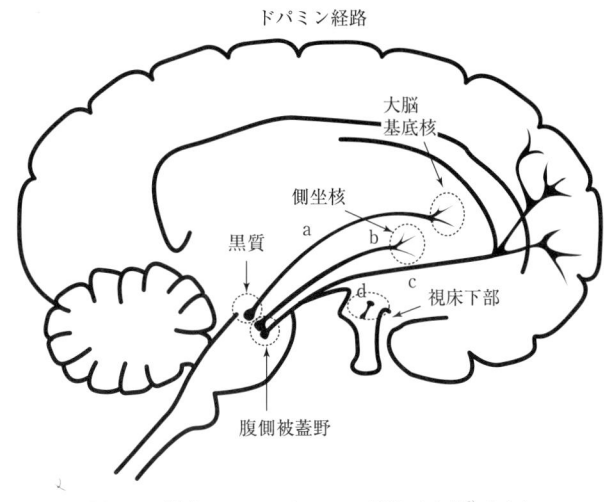

図 2.5 脳内の 4 つのドパミン経路（文献[8]より）

脳内のドパミン神経経路の神経解剖学は，既知の抗精神病薬の治療効果と副作用の両方を説明することができる．(a) 黒質線条体ドパミン経路は黒質から基底核に投射し，錐体外路系の一部で，運動を調節する．(b) 中脳辺縁系ドパミン経路は中脳の腹側被蓋野から側坐核（脳の辺縁系の一部で，快感や乱用薬による強い多幸感だけでなく精神病の妄想や幻覚など，多くの行動に関係していると考えられている）に投射する．(c) 中脳辺縁系ドパミン経路と関連しているのは，中脳皮質ドパミン経路である．この経路も中脳の腹側被蓋野から投射するが，軸索を辺縁系皮質に送り，ここで統合失調症の陰性・認知症状，あるいは神経遮断作用のある抗精神病薬治療時の認知面の副作用などをもたらす役割を演じていると考えられている．(d) 重要なドパミン経路の 4 つめは，プロラクチン分泌を調節し，漏斗下垂体ドパミン経路とよばれる経路である．この経路は視床下部から下垂体前葉に投射する．

過活動が，統合失調症の思考の異常，幻覚や妄想などの陽性症状を引き起こすと考えられている．

1980 年代までの抗精神病薬開発の基本的な考え方は，いかに D$_2$ 受容体遮断作用をもたらすかということであった．しかし，抗精神病薬が，中脳辺縁系ドパミン経路でドパミンニューロンの過活動を遮断し，妄想や幻覚などの統合失調症の陽性症状に効果をもたらす一方で，脳内のすべての D$_2$ 受容体を遮断してしまうことにより，さまざまな副作用を生じさせることがわかってきた．中脳皮質系ドパミン経路の D$_2$ 受容体遮断は陰性症状の悪化や認知障害を，黒質線条体ドパミン経路の D$_2$ 受容体遮断は錐体外路系副作用を，漏斗下垂体ドパミン経路の D$_2$ 受容体遮断は高プロラクチン血症を引き起こすと考えられている．

2.4.2 抗精神病薬の副作用

抗精神病薬は，D$_2$ 受容体を遮断することに加えて，ムスカリン性コリン受容体，α_1 アドレナリン受容体，ヒスタミン受容体などを遮断する作用を持っている．そのため，抗精神病薬による副作用は，D$_2$ 受容体遮断による錐体外路症状，高プロラクチン血症や，ムスカリン性コリン受容体遮断による便秘，尿閉，口渇，α_1 受容体遮断による血圧低下，ヒスタミン受容体遮断による体重増加，眠気，その他，悪性症候群，QT 延長による致死性不整脈，耐糖能異常，多飲水，水中毒，肝機能

障害，など多岐にわたる．

悪性症候群は，抗精神病薬の副作用の中で最も重篤な副作用である．悪性症候群の症状は，持続的な高熱，筋強剛，精神症状の変化，自律神経症状，意識障害，CKの異常高値などであり，死亡率は10-20%である[2]．発症までの期間は，抗精神病薬投与後1週間以内が多く，投与後24時間以内が16%，1週間以内に66%が発症するとされている[2]．また，抗精神病薬による，突然死の原因になりうる二次性QT延長についての報告は数多く存在し，抗精神病薬服用者は，非服用者と比較して心臓突然死のリスクが2.39倍であったとの報告がある[1]．

抗精神病薬で惹起される錐体外路症状には，投与開始2-3週間以内に発現しやすいパーキンソニズム，アカシジア，ジストニアなどの急性症状と，2-3カ月以上後に発現するジスキネジア，遅発性ジストニアなどの遅発性症状がある．

2.4.3 定型抗精神病薬

統合失調症の治療法は，神経生物学的な知識からではなく，臨床上の発見から進歩してきた．1952年，抗ヒスタミン薬として開発されたクロルプロマジンに，抗精神病作用を持つことが見出されたことにより始まり，1958年にハロペリドールが開発されてからは，抗精神病薬が統合失調症治療の中心的役割を担うようになった．これらを代表的薬剤とする抗精神病薬は，現在では定型抗精神病薬と分類されており，その主要な薬理学的特徴は，D_2受容体を遮断することである．定型抗精神病薬の抗精神病作用は，服薬開始から通常2-4週後に現れ，統合失調症の陽性症状に優れた効果を示したが，陰性症状や認知障害への効果が不十分であることや，その強力なD_2遮断作用による神経細胞傷害性，強い副作用による身体機能低下によるQOLの低下を生じさせるなど，その限界も次第に明らかになってきた．

a. フェノチアジン系

代表的なフェノチアジン系抗精神病薬としては，クロルプロマジン，レボメプロマジン，チオリダジン，フルフェナジンなどがある．クロルプロマジン，レボメプロマジンは，沈静作用が非常に強力で，精神運動興奮が前景にある患者などに，鎮静作用を期待する場合投与されることが多い．経口投与する際には，漸増法がよい．そして，効果が認められた投与量を1週間～1カ月間固定し，その後漸減しつつ，維持量を決める．フェノチアジン系抗精神病薬は，口渇，便秘，倦怠感，眠気など抗コリン性副作用が出現しやすい．

b. ブチロフェノン系

代表的なブチロフェノン系抗精神病薬として，ハロペリドール，ブロンペリドール，チミペロンなどがあげられる．これらの薬剤は，D_2遮断作用が非常に強く，mg当たりの力価が高いため，抗精神病作用は強力であるが，高用量では錐体外路系副作用が発生しやすい．ブチロフェノン系抗精神病薬はデポ剤があり，コンプライアンス不良例では，維持療法にデポ剤の注射が奨励されている．

ハロペリドールは，日本では20 mg/日以上の大量投与が多用され，大量投与では第二世代抗精神病薬と比較して，錐体外路系副作用の発現率の高さが際立っていた．しかし，通常の統合失調症に対しては，12 mg/日以下の投与量が最も治療成績が良好で，第二世代抗精神病薬と比較して抗精神病作用，忍容性ともに有意差は認められなかったとの報告があり[3]，さらに，5 mg/日程度の低用量では，認知機能の改善に有効で，第二世代抗精神病薬のリスペリドンとの比較でも有意差は認めなかったとの報告もある[4]．ハロペリドールは，適正な用量で処方することが重要である．

c. ベンザミド系

ベンザミド系抗精神病薬として，スルピリド，スルトプリド，ネモナプリドなどがあげられる．

スルピリドは，抗潰瘍薬として開発されたが，用量依存的に異なった臨床効果を発揮することが判明し，抗精神病薬，抗うつ薬として使用されるようになった．胃，十二指腸潰瘍には 150 mg，うつ病に対しては 150-300 mg，統合失調症に対しては 300-600 mg 投与する．

アミスルピリドは，5-HT$_{2A}$ 受容体への作用は有さないものの，中脳辺縁系ドパミン経路に選択性が高く，錐体外路系副作用の発現率が低いため，ヨーロッパでは第二世代抗精神病薬として臨床導入されている．

2.4.4 第二世代抗精神病薬

1972 年に登場したクロザピンは，陽性症状のみならず，陰性症状，認知機能障害にも有効性を示すこと，さらには，錐体外路系副作用の発現が少ないことから注目を浴び，従来の抗精神病薬と区別され第二世代抗精神病薬と分類された．クロザピンは顆粒球減少での死亡例の報告が相次ぎ，限定的使用にとどまることとなったが，クロザピンの作用部位として，ドパミン 1（D$_1$）受容体ないし，5-HT$_{2A}$ 受容体などが注目され，なかでも，5-HT$_{2A}$ 受容体は，幻覚剤 LSD の作用部位でもあることから注目されるようになった．1984 年に Serotonin-Dopamine Antagonist（SDA）であるリスペリドンが合成され，1996 年に国内初の第二世代抗精神病薬として臨床使用が可能となり，その後，クエチアピン，ペロスピロン，オランザピン，アリピプラゾール，ブロナンセリンが国内でも臨床使用が可能となった．

表 2.5 Blonanserin と各種抗精神病薬の受容体結合親和性

	Blonanserin	Risperidone	Olanzapine	Perospirone	Quetiapine	Aripiprazole	Haloperidol
D$_{2L}$ 抗精神病作用，EPS 惹起	0.284±0.068	4.19±0.25	35.4±4.3	0.874±0.121	370±84	0.988±0.103	3.19±0.21
5-HT$_{2A}$ 抗精神病作用，EPS 軽減	0.640±0.018	0.227±0.026	0.787±0.023	0.252±0.040	42.8±4.0	6.30±0.64	32.7±5.0
5-HT$_{1A}$ 抗不安作用，EPS 軽減 認知機能障害改善	1610±90	114±2	1260±90	0.132±0.005	76.2±3.5	0.238±0.011	1260±70
5-HT$_6$ 認知機能障害改善	11.7±0.3	3930±200	7.51±0.97	1130±170	3430±90	122±17	>10,000$^{\#}$
5-HT$_7$ 認知機能障害改善	168±13	0.937±0.007	98.9±2.2	2.25±0.17	128±9	11.0±0.7	233±27
α$_{2C}$ 認知機能障害改善	32.9±9.4	5.34±1.02	111±6	17.5±1.8	47.3±6.3	11.9±4.6	360±91
α$_{1A}$ 鎮静，起立性低血圧	9.44±0.91	1.76±0.18	44.8±2.3	2.21±0.08	14.9±1.1	43.6±1.4	14.3±0.9
H$_1$ 鎮静，肥満，認知機能障害	3660±240	148±25	4.96±0.72	64.0±11.0	15.7±1.3	11.7±0.7	4060±190
M$_1$ 便秘，認知機能障害，EPS 軽減	47.5±7.4	>10,000$^{\#}$	5.70±0.85	>10,000$^{\#}$	149±7	>10,000$^{\#}$	>10,000$^{\#}$

数値は，Ki 値（nM）の平均±標準誤差を表す（n=3）．
$^{\#}$IC$_{50}$ 値（nM）を表す．文献[10] より．

第二世代抗精神病薬は，D_2受容体主体に作用するのではなく，$5\text{-}HT_{2A}$受容体への親和性も高いという特徴を有している．第二世代抗精神病薬の各種受容体への親和性を表2.5に示した．錐体外路症状が出現しにくい理由としては，黒質線条体では，セロトニンニューロンは，ドパミンニューロンに対して抑制的に作用しており，$5\text{-}HT_{2A}$受容体の遮断が加わると，ドパミンの放出が促進され，抗精神病薬がD_2受容体を遮断していても，錐体外路症状が軽減されると考えられている．

a. Serotonin-Dopamine Antagonist (SDA)

リスペリドン，ペロスピロンは，D_2受容体とセロトニン$5\text{-}HT_{2A}$受容体の作用に重点を置くSDAに分類される．リスペリドンは，D_2受容体に対する親和性が高く，D_2受容体からの解離速度も遅い．1日1回投与でもD_2受容体遮断が維持されるが，用量依存的に錐体外路症状が出現し，高用量では，第二世代抗精神病薬としての特徴が弱くなる．国内では，リスペリドンのデポ剤のみが，第二世代抗精神病薬の注射剤として臨床導入されている．

ペロスピロンは，D_2受容体に対する親和性が非常に高いが，D_2受容体からの解離速度は速い．高用量でも，錐体外路症状の発現は少なく，また，ペロスピロンは，$5\text{-}HT_{1A}$受容体への親和性が高く，パーシャルアゴニスト作用を持っており，$5\text{-}HT_{1A}$受容体を介した抗精神病作用の増強，抗不安作用，抗うつ作用なども期待されている．

b. Multi-acting-receptor targeted-antipsychotic (MARTA)

クエチアピン，オランザピンは，クロザピンをそのプロトタイプとしており，D_1，α_1，α_2，ヒスタミンH_1，ムスカリン型アセチルコリン受容体など，複数の神経伝達物質受容体を介する相互作用を重視し，多数の神経伝達物質受容体に親和性を持つmulti-acting-receptor targeted-antipsychotic (MARTA) に分類されている．クエチアピン，オランザピンは，体重増加や耐糖能異常に伴う糖尿病の悪化を引き起こすことがあり，糖尿病性昏睡を呈し死亡した症例も確認されたことから，日本では糖尿病患者への投与は禁忌となっている．

オランザピンは，D_2受容体に対する親和性は低いが，D_2受容体からの解離速度は遅い．オランザピンは，至適用量域の上限が曖昧で，20 mg/日以上で反応する症例も報告されており[7]，高用量で，高いD_2受容体占拠率を達成できるが，錐体外路症状出現は少ない．また，オランザピンには，抗躁作用も認められている[5]．

クエチアピンは，D_2受容体に対する親和性が非常に低く，D_2受容体からの解離速度は速い．このため，錐体外路症状，高プロラクチン血症が生じることはきわめて少なく，パーキンソン病の治療中に生じる精神病症状の治療などにも有用である[6]．

c. Dopamine-Serotonin Antagonist (DSA)

ブロナンセリンは，SDAと同様に，D_2受容体と$5\text{-}HT_{2A}$受容体に対する作用に重点が置かれているが，D_2受容体に対する親和性が$5\text{-}HT_{2A}$受容体より高く，DSAに分類される．ブロナンセリンは，$5\text{-}HT_{2A}$受容体に対する作用が少ないものの，D_2受容体からの解離速度が速いこと，ドパミン（D_3）受容体遮断作用を有すること，中脳辺縁系ドパミン経路に選択性があることなどにより，錐体外路症状出現が少ないと考えられている[10]．

d. D_2受容体パーシャルアゴニスト

アリピプラゾールは，既存の定型および非定型抗精神病薬には認められない，D_2受容体パーシャルアゴニスト作用を持っている．パーシャルアゴニストは，シナプス間隙での内因性の神経伝達物質の濃度によって，アゴニストにもアンタゴニストにもなりうる．この作用により，ドパミンニュー

ロンを安定化させ，陽性症状，陰性症状の両方に効果を発揮する．　　　　　（上田幹人，下田和孝）

参考文献

1) Ray WA, Meredith S, et al：Antipsychotics and the risk of sudden cardiac death. Arch Gen Psychiatry 58：1161-1167, 2001.
2) Caroff SN, Mann SC, Campbell EC：Neuroleptic malignant syndrome. Adverse Drug React Bull 209：799-802, 2001.
3) Geddes J, Freemantle N, et al：Atypical antipsychotics in the treatment of schizophrenia：systematic overview and metaregression analysis. BMJ 321：1371-1376, 2000.
4) Green MF, Marder SR, et al：The neurocognitive effects of low-dose haroperidol：a two-year comparison with risperidone. Biol Psychiat 51：972-978, 2002.
5) Bauer MS, Mitchner L：What is a Mood Stabilizer. Am J Psychiat 161：3-18, 2004.
6) Marsh L：Psychosis in Parkinson's Disease. Curr Treat Options Neurol 6：181-189, 2004.
7) Reich J：Use of high-dose olanzapine in refractory psychosis. Am J Psychiat 156：661, 1999.
8) 仙波純一：精神薬理学エッセンシャルズ．pp.390-445，メディカル・サイエンス・インターナショナル，2002.
9) 秋山一文：新しい抗精神病薬（クエチアピン，オランザピン，ペロスピロン）の薬理作用．精神医学 44：238-243, 2002.
10) 村崎光邦，西川弘之，石橋　正：ドパミン－セロトニン拮抗薬－新規統合失調症治療薬 Blonannserin の受容体結合特性－．臨床精神薬理 11：845-854, 2008.

演習問題

問題　18歳の男性，高校3年生．不登校となったため両親に伴われ来院した．
　現病歴：高校2年生までは友人も多く，クラブ活動にも積極的に参加していたが，「悪口を言われている」「自分の考えを周囲に知られてしまう」と言い出すようになり，半年以上前から高校に通わず，自室に閉じこもりがちな生活が続いていた．独り言や意味もなくニヤニヤすることが多くなり，パソコンや携帯電話を分解してしまうようにもなったため，心配した両親に伴われ来院した．意識は清明．身長173 cm，体重58 kg．表情は硬く，質問に対してもほとんど返答しないが，神経学的所見に特記すべきことはない．血液と血清生化学検査に異常所見を認めず，脳CT，脳波にも異常所見を認めなかった．
（1）　患者にみられる症状はどれか．2つ選べ．
　　a．被害妄想　　b．思考伝播　　c．気分高揚　　d．強迫行為　　e．微小妄想
（2）　上記の患者に抗精神病薬にて治療を開始したが，翌日から38℃台の高熱，筋強剛，著明な発汗，意識障害を認め，血液検査ではCKの異常高値を認めた．適切な治療薬はどれか．
　　a．ダントロレン　　b．パロキセチン　　c．ペニシリン　　d．リスペリドン　　e．バルプロ酸

解答　（1）　a, b　　（2）　a

2.5　抗うつ薬と気分安定薬の薬理作用と臨床応用

　気分障害とは，気分が憂うつあるいは高揚に向かう変化を中心症状とする精神障害で，気分の変化に伴って社会機能や生活機能に広範な障害をもたらす．症状は精神症状のみならず，種々の自律神経症状を伴うことも特徴である．従来は躁うつ病あるいはうつ病と呼ばれていたが，近年は気分障害（mood disorder）と呼ばれている．気分障害は2000年のWHO（世界保健機構）の調査では，生涯有病率4位，1年有病率1位で，2020年には生涯有病率は2位になると予測され，病因解明や新規治療法の開発は，人類にとって急務といえる．

表 2.6　DSM-IV-TR 気分障害の分類

うつ病性障害		
296.xx	大うつ病性障害	症状は大うつ病エピソードのみ
300.4	気分変調性障害	抑うつ状態が2年以上続いているもの（大うつ病エピソードは満たさない）
311	特定不能のうつ病性障害	
双極性障害		
296.xx	双極I型障害	躁病エピソードと大うつ病エピソードの両方が存在
296.89	双極II型障害	軽躁病エピソードと大うつ病エピソードの両方が存在
301.13	気分循環性障害	軽度抑うつ状態と軽躁病エピソードを反復するもの

症状は病相（エピソード）として一時的に出現し，治療によって元の状態，すなわち寛解状態となり，明らかな症状を残さずに治癒することが大部分であるが，反復的に起こる傾向がある．気分が憂うつとなる状態を「抑うつ状態」といい，抑うつ気分をはじめ種々の症状を十分に伴うものを「大うつ病エピソード」と呼ぶ．一方，気分が高揚し，爽快気分など種々の症状を呈する状態を「躁状態」といい，その症状の強弱によって「軽躁病エピソード」と「躁病エピソード」とに分類される．

経過から気分障害を分類すると，エピソードが一度だけのもの（単一性）と，エピソードを繰り返すもの（反復性）に分類され，また，大うつ病エピソードだけのものを単極性障害，大うつ病エピソードと，躁病あるいは軽躁病エピソードを認めるものを双極性障害という．双極性障害は躁病エピソードの重症度によって，双極I型障害とII型障害に分類される．また，亜型として，慢性的に軽度の大うつ病エピソードを満たさない抑うつ状態が続く気分変調性障害と，軽躁状態と抑うつ状態を反復する気分循環性障害などがある．表 2.6 は，DSM-IV-TR での気分障害の診断基準の省略した形式を示す．

気分障害の治療の中心は薬物療法であり，主に用いられる薬剤は，抗うつ薬（antidepressant）と気分安定薬（mood stabilizer）である．抗うつ薬は抑うつ気分や意欲の低下などの抑うつ状態の改善といった抗うつ効果を有し，また，抑うつ状態の再燃・再発予防効果を有する．一方，気分安定薬は，躁状態の改善といった抗躁作用と，躁病相とうつ病相の周期性出現を予防する作用を有する．

ここでは，気分障害の治療に用いられる抗うつ薬と気分安定薬の薬理作用を，気分障害についての説明を交えて述べる．

2.5.1　気分障害の原因

単極性のうつ病性障害と双極性障害ともに，その原因は解明されたとはいえない現状である．

a.　うつ病性障害

うつ病性障害は，ストレス，養育環境，遺伝子，身体要因などが発症に関与しているといわれており，その本体として脳内モノアミンに関連する現象が注目されている（モノアミン仮説）．モノアミン仮説は抗うつ薬の薬理作用から提唱されている．本項ではモノアミン仮説とそれに関連する生物学的現象及び遺伝学的な要因に関して述べる．

（1）モノアミン仮説と脳由来神経栄養因子 BDNF（brain-derived neurotrophic factor）

抗うつ薬の多くが，シナプス間隙のモノアミンを増やすこと，神経終末のモノアミンを枯渇させる作用を有するレセルピンによって抑うつ状態が引き起こされること，トリプトファン欠乏食によるセロトニン欠乏が抑うつ状態を惹起することなどから，抑うつ状態はモノアミン神経伝達の低下

によると考えられ,「モノアミン仮説」が提唱された.

しかしながら,抗うつ薬がシナプス間隙のモノアミンを増やすことで気分を改善させるとすれば,数時間後には気分が改善されるはずであるが,実際には,抗うつ薬が効果を発揮するのは,約2週間がかかる.この効果発現までの時間差の矛盾から,次第に前シナプスおよびシナプス後膜での受容体量の変化,細胞内伝達系などにおける抗うつ薬の作用が推測されるようになった.

三環系抗うつ薬は,セロトニントランスポーター・ノルアドレナリントランスポーターの阻害作用をもち,モノアミンの再取り込みを阻害することで,シナプス間隙のそれらを増加させる.その結果,セロトニン神経系では,セロトニン 5-HT$_2$ 受容体の発現量が減少し,ノルアドレナリン神経系では,シナプス後膜の β 受容体の発現量の低下が生じる.これらによって,抗うつ効果を発揮する可能性がいわれている.これらの受容体の変化が生じる時間と臨床効果発現までの時間が類似することから注目されたが,すべての抗うつ薬がこれらモノアミンの受容体数の減少をきたさないことなどからも仮説の域を出ていない.

また,抗うつ薬の作用機序として,抗うつ薬によって,脳由来神経栄養因子(brain-derived neurotrophic factor;BDNF)が増加し,その結果,神経新生が生じるといった神経可塑性への作用も注目されている.この作用も,臨床効果発現までの時間を説明しうる可能性がある.また,うつ病患者では血清 BDNF 値が低下しており,それが抗うつ薬治療によって回復することも報告されている.

(2) 遺伝子研究

家族研究から,うつ病患者の第一度親族では,1.7~4.5倍うつ病のリスクが高まり,双生児研究からは,一卵性双生児の一致率は,二卵性双生児のそれに比較して2倍になる.しかし,うつ病のうち,遺伝要因によって説明できるのは,3~4割程度であり,うつ病は,いわゆる遺伝病ではないものの,遺伝要因と環境要因の相互作用による複雑な疾患であることがいわれている.

b. 双極性障害

双極性障害には,うつ病性障害のモノアミン仮説や統合失調症のドパミン仮説のような,意見の一致が得られている病因仮説は存在していない.

双極性障害では,一卵性双生児における一致率が70%前後であり,二卵性双生児での一致率10%程度と比較して明らかに高いことから,遺伝子が関与していることは明らかであるが,原因といわれている遺伝子は同定されていない.画像研究では,脳室拡大と MRI での T2 強調画像での皮質下高信号が,一致した意見である.また,血液細胞における研究で,もっとも一致している現象が,細胞内カルシウム濃度の変化であり,血小板を用いた研究では,ほとんどが細胞内カルシウム基礎値の上昇,トロンビンなどのアゴニスト刺激性カルシウム上昇反応の亢進である.これは複数のアゴニストで認められることから,受容体レベルの問題というより,細胞内シグナル伝達の問題と考えられている.

また,アンフェタミンなどの精神刺激薬の急性投与で躁状態に類似した状態を示すことがあり,抗精神病薬がそういった状態を改善することから,躁状態においては,ドパミン神経系の亢進があり,反対に,双極性障害の抑うつ状態には,SSRI は有効ではないが,ノルアドレナリンを介してドパミンを増加させる三環系抗うつ薬が,躁転を引き起こすことからも,躁状態・抑うつ状態において,ドパミンの変化が関与している可能性がある.しかしながら,D$_2$ 受容体阻害作用のない気分安定薬が,躁状態や病相予防に効果があることから,ドパミンだけでは説明できないなど,不明

な点が多いのが現状である．

　治療薬の側面からは，予防効果をもつリチウム，バルプロ酸の薬理作用に神経保護作用があることから，双極性障害では細胞レベルでの細胞ストレスに対する脆弱性が存在する可能性が指摘されている．

2.5.2　大うつ病エピソードの症状

　大うつ病性障害の症状の中心は，抑うつ気分であり，「憂鬱です」「うっとうしい」「気が沈む」「淋しい」などと表現される．不安感や焦燥感あるいは身体の不調感などを伴い，悲観的，絶望的になる．気力や意欲も減退し，興味や関心も湧かなくなる．気力の減退は行動面にも反映され，活動性は低下し，日常生活すらできなくなる．思考面にも影響はおよび，思考過程は思考が滑らかに進まなくなり，患者は頭の働きが鈍ったと感じる．これを思考制止という．思考内容は悲観的，自責的であり，取り越し苦労が目立つようになる．さらに程度が強くなると，悲観的で自信がもてず，自責的な状態から，妄想を抱くに至る．妄想の内容はやはり悲観的，絶望的，虚無的なもので，罪業妄想（取り返しのつかない過ちを犯した），心気妄想（不治の病にかかって，もう助からない），貧困妄想（家にはお金がないので入院費が払えない）を認め，これらの妄想を総称して微小妄想と呼

表 2.7　DSM-IV-TR 大うつ病エピソード

A　以下の症状のうち 5 つ（またはそれ以上）が同じ 2 週間の間に存在し，病前の機能からの変化を起こしている．これらの症状のうち少なくとも 1 つは，① 抑うつ気分，あるいは ② 興味または喜びの喪失である．
　注：明らかに，一般身体疾患，または気分に一致しない妄想または幻覚による症状は含まない．
　(1)　その人自身の言明（例：悲しみまたは空虚感を感じる）か，他者の観察（例：涙を流しているように見える）によって示される，ほとんど 1 日中，ほとんど毎日の抑うつ気分
　　　注：小児や青年ではいらだたしい気分もありうる．
　(2)　ほとんど 1 日中，ほとんど毎日の，すべて，またはほとんどすべての活動における興味，喜びの著しい減退（その人の言明，または他者の観察によって示される）
　(3)　食事療法をしていないのに，著しい体重減少，あるいは体重増加（例：1 カ月で体重の 5% 以上の変化），またはほとんど毎日の，食欲の減退または増加
　　　注：小児の場合，期待される体重増加がみられないことも考慮せよ．
　(4)　ほとんど毎日の不眠または睡眠過多
　(5)　ほとんど毎日の精神運動性の焦燥または制止（他者によって観察可能で，ただ単に落ち着きがないとか，のろくなったという主観的感覚ではないもの）
　(6)　ほとんど毎日の疲労感または気力の減退
　(7)　ほとんど毎日の無価値感，または過剰であるか不適切な罪責感（妄想的であることもある．単に自分をとがめたり，病気になったことに対する罪の意識ではない）
　(8)　思考力や集中力の減退，または，決断困難がほとんど毎日認められる（その人自身の言明による，または他者によって観察される）．
　(9)　死についての反復思考（死の恐怖だけではない），特別な計画はないが反復的な自殺念慮，または自殺企図，または自殺するためのはっきりとした計画
　症状は混合性エピソードの基準を満たさない．
　症状は，臨床的に著しい苦痛，または社会的，職業的，または他の重要な領域における機能の障害を引き起こしている．
　症状は，物質（例：乱用薬物，投薬）の直接的な生理学的作用，または一般身体疾患（例：甲状腺機能低下症）によるものではない．
B　症状は死別反応ではうまく説明されない．すなわち，愛する者を失った後，症状が 2 カ月を超えて続くか，または，著明な機能不全，無価値感への病的なとらわれ，自殺念慮，精神病性の症状，精神運動制止があることで特徴づけられる．

ぶ．さらに，希死念慮（死んだほうがましと思う），自殺念慮（真剣に死にたいと思う），そして実行に移す（自殺企図）といった症状も認める．

　身体の症状が現れる点も特徴で，さまざまな身体症状を伴う．頻度の高いものは，食欲の低下，性欲の減退，体重減少，頭痛，頭重感などがあげられる．睡眠障害も認め，中途覚醒と早朝覚醒が多い．自律神経症状も現れることが多く，とくに発汗，動悸，口渇などが多い．抑うつ気分が前景とはならず，身体症状が前景となるようなうつ病を「仮面うつ病」ということがある．DSM-IV-TRの大うつ病性障害の診断基準は表2.7のようになっている．

2.5.3　躁病エピソードの症状

　躁病エピソードでは気分が高揚し，開放的あるいは不機嫌となる．上機嫌で「絶好調」などと述べる爽快気分を認めることもあるが，些細なことで立腹し不機嫌となることもある．非常に自尊心が大きくなり，尊大に振る舞い，言動も「大きいことばかり言っている」といった誇大的な状態となる．これがさらに悪化すると誇大妄想（例）自分は天才で万能だ）が見られる．抑制も欠如し，多弁，多動となり，じっとしていられず，行動してしまう，行為心迫を認めることもある．思考も1つのことに集中せず，次々に飛躍する．これを観念奔逸という．当然，集中力や注意力も散漫となる．活動性も亢進し，仕事に過剰なまでに没頭したり，事業を起こしたり，他者に大判振る舞いをしたり，疲労感も感じずに活動する．さらには，行動は逸脱し，浪費や博打，性的逸脱，アルコール多飲など認めることもある．睡眠障害も認め，一睡もしないこともあるが，疲労感はまったく感じない．早朝覚醒が目立ち，真夜中から活動をする．DSM-IV-TRの躁病エピソード，軽躁病エピソードの診断基準を表2.8，表2.9に示した．

表2.8　DSM-IV-TR 躁病エピソード

A　気分が異常かつ持続的に高揚し，開放的で，または苛立たしい，いつもとは異なった期間が，少なくとも1週間は持続する．（入院が必要な場合はいかなる期間でもよい）
B　気分の障害期間中，以下の症状のうち3つ（またはそれ以上）が持続しており（単に気分が苛立たしい場合は4つ），はっきり認められる程度に存在している．
　(1)　自尊心の肥大，または誇大
　(2)　睡眠欲求の減少（例：3時間眠っただけでよく休めたと感じる）
　(3)　普段より多弁であるか，しゃべり続けようという心迫
　(4)　観念奔逸，またはいくつもの考えが競い合っているという主観的な体験
　(5)　注意散漫（すなわち注意があまりにも容易に，重要でないかまたは関係のない外的刺激によって他に転じる）
　(6)　目的志向性の活動（社会的，職場または学校内，性的のいづれか）の増加，または精神運動性の焦燥
　(7)　まずい結果になる可能性が高い快楽的活動に熱中すること（例：制御のきかない買いあさり，性的無分別，または馬鹿げた商売への投資などに専念すること）
C　症状は混合性エピソードの基準を満たさない
D　気分の障害は，職業的機能や日常の社会活動または他者との人間関係に著しい障害を起こすほど，または自己または他者を傷つけるのを防ぐために入院が必要であるほど重篤であるか，または精神病性の特徴が存在する．
E　症状は物質（例：乱用薬物，投薬，あるいは他の治療）の直接的な生理作用，または一般身体疾患（例：甲状腺機能亢進症）によるものではない．
　注）身体的な抗うつ治療（例：投薬，電気けいれん療法，光療法）によって明らかに引き起こされた躁病様のエピソードは双極I型障害の診断にあたるものとはすべきではない．

表 2.9 DSM-IV-TR 軽躁病エピソード

A 持続的に高揚した，開放的な，または苛立たしい気分が，少なくとも 4 日間続くはっきりした期間があり，それは抑うつ気分のない通常の気分とは明らかに異なっている．
B 気分の障害期間中，以下の症状のうち 3 つ（またはそれ以上）が持続しており（単に気分が苛立たしい場合は 4 つ），はっきり認められる程度に存在している．
　(1) 自尊心の肥大，または誇大
　(2) 睡眠欲求の減少（例：3 時間眠っただけでよく休めたと感じる）
　(3) 普段より多弁であるか，しゃべり続けようという心迫
　(4) 観念奔逸，またはいくつもの考えが競い合っているという主観的な体験
　(5) 注意散漫（すなわち注意があまりにも容易に，重要でないかまたは関係のない外的刺激によって他に転じる）
　(6) 目的志向性の活動（社会的，職場または学校内，性的のいづれか）の増加，または精神運動性の焦燥
　(7) まずい結果になる可能性が高い快楽的活動に熱中すること（例：制御のきかない買いあさり，性的無分別，または馬鹿げた商売への投資などに専念すること）
C エピソードには，その人が症状のないときの特徴とは異なる明確な機能変化が随伴する．
D 気分の障害や機能の変化は，他者から観察可能である．
E エピソードは，職業的機能や日常の社会活動または職業的機能に著しい障害を起こすほど，または入院を必要とするほど重篤でなく，精神病性の特徴は存在しない．
F 症状は物質（例：乱用薬物，投薬，あるいは他の治療）の直接的な生理作用，または一般身体疾患（例：甲状腺機能亢進症）によるものではない．
　注）身体的な抗うつ治療（例：投薬，電気けいれん療法，光療法）によって明らかに引き起こされた躁病様のエピソードは双極 II 型障害の診断にあたるものとはすべきではない．

2.5.4 抗うつ薬の作用機序

すでに，「2.5.1 気分障害の原因　a. うつ病性障害」の項で述べたため，内容が重複するが，簡単に説明する．

多くの抗うつ薬，とくに代表的な薬物である三環系抗うつ薬の薬理作用は，神経終末でモノアミンのトランスポーターに結合し，モノアミンの再取り込みを阻害することであり，その結果，シナプス間隙のモノアミンが増加する．増加の結果が，どのようにして抗うつ効果に結びつくのか，結論は得られていないが，再取り込み阻害作用が，シナプス間隙のモノアミン量を増加させる結果，モノアミン受容体の発現量を減少させることが知られている（ダウンレギュレーション）．このような受容体の発現量が調節されることで，モノアミンの神経伝達が調節され，抗うつ効果が発揮されるとの考えもある．また，抗うつ薬は，慢性投与によって，BDNF を増加させる作用がある．

a. 三環系・四環系抗うつ薬（表 2.10）

(1) 特徴

三環系抗うつ薬は有機化学構造が 3 つの環を持っていることから名づけられた．統合失調症の治

表 2.10　わが国で使用されている三環系・四環系抗うつ薬

三環系抗うつ薬	一般名	商品名	四環系抗うつ薬	一般名	商品名
アミトリプチリン	Amitriptyline	トリプタノール	マプロチリン	Maprotiline	ルジオミール
クロミプラミン	Clomipramine	アナフラニール	ミアンセリン	Mianserin	テトラミド
イミプラミン	Imipramine	トフラニール・イミドール	セチプチリン	Setiptiline	テシプール
ロフェプラミン	Lofepramine	アンプリット	非三環系抗うつ薬	一般名	商品名
ノリトリプチリン	Nortriptyline	ノリトレン	トラゾドン	Trazodone	デジレル・レスリン
トリミプラミン	Trimipramine	スルモンチール			
アモキサピン	Amoxapine	アモキサン			
ドスレピン	Dosulepin	プロチアデン			

療薬として開発されたクロルプロマジンと似た構造を有するイミプラミンがほぼ同時期に開発され，抗うつ効果を有することが判明し，1959年に抗うつ薬として販売されることとなった．その作用機序は後年，部分的に解明され，セロトニンとノルアドレナリンの再取り込み阻害作用を有することが判明した．さらに，薬理作用として，ムスカリン性アセチルコリン受容体阻害作用やヒスタミンH_1受容体阻害作用，アドレナリン$α_1$受容体阻害作用も有することが判明した．先述のように，セロトニン，ノルアドレナリン再取り込み阻害作用によって，抗うつ効果を発揮すると考えられるが，一方で，それ以外の受容体阻害作用を有するため，それに伴う有害事象もある．四環系抗うつ薬は，1980年以降に導入された抗うつ薬で，有機化学構造が4つの環を持っていることから名づけられた．その特徴は，セロトニンとノルアドレナリンの再取り込み阻害作用を有し，また従来の三環系抗うつ薬に比べ，ムスカリン性アセチルコリン受容体阻害作用が少ないため，有害事象が三環系抗うつ薬に比べ少ないことが特徴といえる．

(2) 副作用

三環系・四環系の抗うつ薬はセロトニンやノルアドレナリンの再取り込み阻害作用のほかにも，ムスカリン性アセチルコリン受容体阻害作用やヒスタミンH_1受容体阻害作用，アドレナリン$α_1$受容体阻害作用などを有し，それらの作用によって，有害事象が生じる．ムスカリン性アセチルコリン受容体阻害作用によって，中枢性の作用によってせん妄などの意識障害や精神運動興奮，また末梢性の作用によって便秘や尿閉，目のかすみ，口渇，狭隅角緑内障の悪化が生じる．ヒスタミンH_1受容体阻害作用によって，鎮静や眠気，体重増加，アドレナリン$α_1$受容体阻害作用によって，起立性低血圧やめまいといった副作用が生じる．さらに，キニジン様の抗不整脈効果を有し，心伝導障害をおこし，房室ブロックなどが生じることがある．アモキサピンはドパミン遮断作用を有し，振戦やアカシジアなどの錐体外路症状を呈することがある．

b. 選択的セロトニン再取り込み阻害薬

(1) 特徴

選択的セロトニン再取り込み阻害薬（selective serotonin reuptake inhibitor；SSRI）は，抗うつ薬の効果発現の作用機序に関与するセロトニンとノルアドレナリンのうち，セロトニン再取り込みだけを選択的に阻害する．また，従来の三環系・四環系抗うつ薬が有する他の受容体阻害作用を有さない．そのため，ムスカリン性アセチルコリン受容体阻害作用やヒスタミンH_1受容体阻害作用，アドレナリン$α_1$受容体阻害作用による種々の有害作用や，キニジン様の心毒性もないことが利点である．ノルアドレナリン再取り込み阻害作用を有さないため，三環系・四環系抗うつ薬に比べて，治療効果が低いのではと考えられていたが，実際の抗うつ薬としての効果は三環系抗うつ薬とほぼ同等であり，わが国でも1999年にフルボキサミンが，また2000年にパロキセチン，2006年にセルトラリンが導入されて以降，副作用が少ないといった観点から，うつ病の薬物療法の第一選択の一つとなっている．さらに，抗うつ薬としての効果ばかりでなく，強迫性障害やパニック障害，社交不安障害への有効性も認め，現在では幅広く使用されている（表2.11）．

表2.11 代表的選択的セロトニン再取り込み阻害薬

三環系抗うつ薬	一般名	商品名
フルオキセチン	*Fluoxetine	
セルトラリン	Sertraline	ジェイゾロフト
パロキセチン	Paroxetine	パキシル
フルボキサミン	Fuluvoxamine	ルボックス・デプロメール
シタロプラム	*Citalopram	

*は日本未発売

(2) 副作用

セロトニンの利用率の亢進によって消化管や脳幹部の嘔吐中枢にあるセロトニン5HT$_3$受容体が刺激され,悪心や嘔吐が出現する.これは服薬開始初期に多く,多くは数週間で改善することが多い.また,セロトニン5HT$_2$受容体が刺激され,不安や焦燥,不眠などを呈することや,射精遅延やオルガスムの抑制などの性機能障害が出現することがある.肝臓の薬物代謝酵素チトクロームP450を阻害するため,併用薬の注意や禁忌がある.また,脳内セロトニンの過剰によって,発熱,意識障害,ミオクローヌスなどをきたすセロトニン症候群や,特にパロキセチンなどでは,長期投与後急な中止によって,焦燥や嘔気などの服薬中断症状を呈することがある.しかし,悪心,嘔吐以外はまれな有害事象であり,安全性は十分高い.

SSRIは,自殺念慮や焦燥感を高めることがあり,2003年,米国でのパロキセチンが青少年での自殺企図や自傷行為が高まるとの報告を受けて,わが国でも一時,18歳以下の患者に対しては禁忌となった.その後,使用の意味があるとの報告もあり,現在,禁忌とはなっていないが,24歳以下への投与は警告が添付されており,慎重な投与が必要である.また,SSRIを服用していると,焦燥感の増悪,攻撃性が高まる可能性が報告され,賦活症候群(activation syndrome)といわれる現象がある.投与初期に起こることが多いため,特に投与初期は,慎重な観察を必要とする.

c. 選択的セロトニン-ノルアドレナリン再取り込み阻害薬

(1) 特徴

選択的セロトニン-ノルアドレナリン再取り込み阻害薬(selective serotonin noradrenaline reuptake inhibitor;SNRI)は,三環系や四環系抗うつ薬と同様に,セロトニン再取り込み阻害作用とノルアドレナリン再取り込み阻害作用を有し,三環系抗うつ薬や四環系抗うつ薬と異なり,副作用の原因となる他の受容体阻害作用を有さない.本邦では,2000年にミルナシプランが導入され,SSRIと並んで副作用が少ない抗うつ薬として用いられている.また,SSRIとは異なり薬物相互作用が少ないことから服薬しやすい.さらに三環系抗うつ薬であるイミプラミンとの比較試験では,抗うつ効果出現の即効性も指摘されている.2010年デュロキセチンが導入された.

(2) 代表的な薬物

現在のところ,わが国ではミルナシプランが臨床応用され,デュロキセチンが2010年4月に販売が開始され,市場に登場した.海外ではベンラファキシンなどが臨床応用されている.

(3) 副作用

副作用は少なく,SSRIに比べて消化器症状も少ないといわれている.頭痛や尿器に対するノルアドレナリン刺激の亢進によると考えられる排尿障害がみられることがある.

d. ノルアドレナリン作動性・特異的セロトニン作動性抗うつ薬(noradrenergic and specific serotonergic antidepressant;NaSSA)

(1) 特徴

シナプス前受容体のα_2受容体の拮抗作用を有し,最終的にシナプス間隙のセロトニン,ノルアドレナリンを増加させることで抗うつ効果を発揮する.さらに,セロトニン5-HT$_{2A}$,セロトニン5-HT$_{2C}$,セロトニン5-HT$_3$を遮断するため,セロトニンのシナプス前終末からの放出量が増え,これも抗うつ効果に関与していると考えられ,セロトニン5-HT$_{1A}$をより強く刺激する作用も有している.

(2) 代表的な薬物

わが国では，2009年にミルタザピンが導入された．

(3) 副作用

投与初期に，鎮静効果が強く出現することがあり，効果発現の前に服薬を中断しないためにも，事前に患者に説明することが重要である．また，体重増加も比較的多く認められる副作用の1つであるが，薬物有害反応も少なく，うつ病性障害の治療の第一選択薬として位置づけられるものである．

e. 抗うつ薬の気分障害以外への臨床応用

抗うつ薬は，抑うつ気分の改善という抗うつ効果以外にも，種々の精神疾患への薬物効果が指摘されている．三環系抗うつ薬やSSRIには強迫性障害への効果が指摘されており，とくにフルボキサミン，パロキセチンは強迫性障害への有効性で保険適応となっている．また，パニック障害に対して，パニック発作の抑制効果が指摘され，パロキセチンはパニック障害や社交不安障害への有効性で保険適応となっている．このほかにも，保険適応はないものの，摂食障害や疼痛性障害などの治療にも用いられている．

2.5.5 気分安定薬の臨床効果

気分安定薬と呼ばれる薬剤は，躁状態を改善する抗躁作用，そして大うつ病エピソードや躁病エピソードの出現する病相予防作用を有する．大うつ病エピソード，あるいは大うつ病エピソードを繰り返す単極性の気分障害では，抗うつ薬の投与でエピソードの改善やエピソードの出現予防ができる可能性が高い．躁病エピソードと大うつ病性エピソードのそれぞれを持つ双極性障害の治療において，抗うつ薬の投与は，躁病エピソードが惹起される可能性があり，病相を繰り返す要因となる．そのため，双極性障害の治療には，気分安定薬が用いられる．代表的な薬剤としてリチウム，カルバマゼピン，バルプロ酸，クロナゼパムなどが挙げられる．その作用機序については，まだ多くが不明であり，仮説の域を出ていない．

a. リチウム

(1) 特徴

リチウムは，単純な陽イオンであり，当初は痛風の治療薬，てんかんの治療薬などとして使用されたが，後述するリチウム中毒の問題で，臨床応用が中断された．しかし，1960年以降，リチウムがもつ躁状態に対する抗躁作用が注目され，化学的に安定の高い炭酸リチウムが臨床応用されている．その抗躁効果は70%前後といわれ，急性期の躁状態の治療薬として有効である．また，躁病エピソードや大うつ病エピソードの病相出現を予防する作用を有し，双極性障害の治療薬として，急性期治療にも維持療法にも用いられる．

(2) 作用機序

リチウムにはさまざまな生物学的効果があることが知られているが，どの作用が治療的な意味合いをもつかは，いまだに不明である．

モノアミン受容体は，セカンドメッセンジャーを介して，その効果を表すが，リチウムによって，イノシトールモノフォスファターゼの阻害作用，GSK-3β (glycogen synthase kinase-3 beta) が阻害されることなどが，効果発現と関連がある可能性がある．神経新生の促進が認められるが，それは神経保護作用の結果生じる可能性があり，また，BDNF増加作用もあるといわれる．

(3) 副作用

一般的な使用で，口渇や食欲不振，嘔気などの一過性の副作用が指摘されている．いちばんの問題は中毒症状である．リチウムの有効血中濃度は 0.3-1.2 mEq/L といわれているが，血中濃度が 2mEq/L 程度に達すると，中毒症状を呈する．すなわち，有効血中濃度と中毒血中濃度が近く，安全血中濃度が狭いという欠点がある．初期は消化器症状（下痢，嘔吐），振戦，多尿，発汗を呈し，次第に意識障害や腱反射亢進，不随意運動，けいれんなどをきたす．そのため，服用中は薬物血中濃度の測定が保険適応となっている．また，薬物代謝は単純な陽イオンであり，代謝されずにほとんど腎臓から排泄されるため，腎機能障害のある患者に用いることは禁忌である．

b. カルバマゼピン

(1) 特徴

元々は抗てんかん薬として，とくに複雑部分発作の治療薬として臨床応用されていた．しかし，1970 年代に本邦で躁状態の患者に対しての抗躁効果が報告され，その後病相予防効果も確認され，今日では双極性障害の治療薬の 1 つとして臨床応用されている．

(2) 作用機序

作用機序は不明であるが，イオンチャネルの不活化，GABA の増強作用などリチウムと同様の機序によって，薬理作用を発揮すると考えられている．

(3) 副作用

眠気やふらつき等の副作用が報告されているが，重篤なものは顆粒球減少と薬疹があげられる．とくに薬疹は時に Stevens-Johnson 症候群と呼ばれる重症の皮膚症状を呈することがあり，とくに服薬開始初期には，血算検査や発疹の有無の確認が必要である．

c. バルプロ酸

(1) 特徴

カルバマゼピンと同様に抗てんかん薬の 1 つで，主に全般性てんかん発作の治療に用いられる．1960 年代以降，欧米でその抗躁効果が指摘されるようになり，リチウムとほぼ同等の抗躁効果を有することが明らかとなった．また，一定の病相出現予防効果を有することも指摘され，欧米ではカルバマゼピン以上に双極性障害の治療薬として用いられている．

(2) 作用機序

双極性障害への効果発現の作用機序が，明らかになっているわけではないが，バルプロ酸は，抑制性神経伝達物質である γ-アミノ酪酸（gamma aminobutyric acid；GABA）の増強作用が知られており，また，神経新生の促進，神経細胞保護作用などもあるといわれている．

(3) 副作用

リチウム，カルバマゼピンに比べて副作用が少ないのが特徴である．肝機能障害や消化器症状，体重増加，振戦，催奇形性がある．また，他剤との併用時，バルプロ酸は他の薬剤の代謝を阻害することが多く，多くの薬剤の血中濃度を併用で増加させる作用がある．

2.5.6 大うつ病性障害の治療の実際

a. 軽症から中程度の大うつ病性障害

大うつ病性障害の薬物療法において第一選択となるのは，SSRI や SNRI といった新世代の抗うつ薬である．SSRI, SNRI は副作用の抗コリン作用が少ないため，外来での治療や高齢者への使用

にも適している．

b. 中程度から重症の大うつ病性障害

より重症の大うつ病性障害や，幻覚や妄想など精神病症状を伴う場合，希死念慮を伴う場合，SSRI や SNRI で十分な効果を得られない場合には，三環系・四環系の抗うつ薬を用いる．第一選択の SSRI が無効の場合は，ほかの SSRI あるいは SNRI，場合によっては三環系抗うつ薬が選択される．2 種類以上の SSRI, SNRI に反応がみられない場合には，三環系抗うつ薬が選択されることになる．一般に抗うつ薬の効果の出現には 10 日-2 週間程度を要するが，副作用は早期に出現するため，効果が出る前に服薬を中断してしまう可能性がある．効果の出現には時間がかかることに加えて，予想される副作用の内容と出現時期についてあらかじめ十分に説明し，服薬を継続させるように努めることが大切である．十分量を 4-6 週間投与しても効果がみられない場合は上記の要領で他剤への変更を考慮する．抗うつ薬は通常は内服投与されるが，拒薬などの場合や，より確実な抗うつ効果を期待する際には，クロミプラミンの点滴静注療法（25-100 mg/day）が用いられることもある．

c. 抗うつ薬以外の薬物療法，他の治療法

(1) 抗不安薬

しばしば不安や焦燥，不眠，さらに動悸，めまいなどの自律神経症状が伴う．抗不安薬や睡眠薬はこのような症状に対してすみやかに効果が現れるため，抗うつ薬とこれらを併用することが一般的である．

(2) 抗精神病薬

より不安や焦燥が強く，また，自殺念慮が切迫して，鎮静を要する場合に，第二世代抗精神病薬や，クロルプロマジンやレボメプロマジンなどの鎮静系の抗精神病薬を用いることがある．また，妄想などの精神病症状を伴う場合，少量の抗精神病薬を用いることがある．

2.5.7 双極性障害の治療の実際

リチウム，カルバマゼピン，バルプロ酸のいずれかが選択される．興奮や多動が強い場合，鎮静が必要となる．リチウムやカルバマゼピンは効果発現が緩徐なため，早急な鎮静のために第二世代抗精神病薬やクロルプロマジンやレボメプロマジン等の鎮静効果の強い抗精神病薬が併用される．

（室井秀太，藤井久彌子，下田和孝）

演習問題

問題 患者：25 歳男性，会社員．両親に伴われて受診した．
1 ヶ月ほど前から，不眠が出現し，真夜中から，部屋の模様替えをするようになった．朝早くから会社に出かけて，会議での発言も目立って多くなった．気分が高揚して，「何でもできる気がする」と言い始めて，新しい事業を立ち上げるべきだと言うものの，落ち着いて仕事を達成することが難しくなった．行動を注意すると，激昂して怒るようになった．1 週間前から，家に帰らなくなり，国会議事堂の前で，「俺が神だ」と叫んでいるところを警察に保護された．神経学的所見，血液・生化学検査，脳 CT に異常所見は認めなかった．
(1) この症例の初期治療に用いない薬剤はどれか．
　a．パロキセチン

b. オランザピン
　　c. リチウム
　　d. カルバマゼピン
　　e. ゾテピン
(2) 入院して薬物治療を開始したところ，下痢，嘔吐，振戦，多尿，腱反射亢進，意識混濁を呈するようになった．診断のために，もっとも重要な検査はどれか．
　　a. 血中ビタミン B_1 測定
　　b. 薬物血中濃度測定
　　c. 尿中ミオグロビン測定
　　d. 甲状腺ホルモン測定
　　e. 血中ニコチン酸測定
(3) その後，バルプロ酸の継続投与で状態は改善し退院した．しかし，退院後，抑うつ気分，興味喜びの喪失，意欲低下，焦燥感，不眠などが生じた．その場合に，まず行う適切な治療法はどれか．
　　a. 三環系抗うつ薬の投与
　　b. 気分安定薬の増量
　　c. 抗不安薬の投与
　　d. 第一世代抗精神病薬の投与
　　e. 電気けいれん療法

解答　(1) a　(2) b　(3) b

解説　双極Ⅰ障害の症例である．気分高揚，自尊心の肥大，不眠，多弁，注意散漫，目的志向性の活動の増加，誇大妄想を呈する躁病エピソードで発症して受診となっている．気分安定薬と抗精神病薬によって治療開始することが多い．気分安定薬の効果が出現するには，数日間以上が必要であるため，抗精神病薬を併用することが多い．
　設問(1)の選択肢のうち，パロキセチンは抗うつ薬であり，躁病エピソードの場合には投与することはない．リチウム，カルバマゼピンは気分安定薬，オランザピン，ゾテピンは抗精神病薬である．
　設問(2)は，リチウム中毒に関して問う設問である．薬物治療開始後，下痢，嘔吐，振戦，多尿，腱反射亢進，意識混濁などが見られた場合には，リチウム中毒を疑い，リチウム血中濃度を測定することが重要である．リチウムは，有効血中濃度域が狭いため，場合によっては中毒域になることがあり，注意が必要である．
　設問(3)は，双極性障害のうつ病エピソードの治療に関しての設問である．双極性障害の場合の治療の基本は，気分安定薬の投与である．三環系抗うつ薬は躁転の危険性が高くなるため，まず第一に投与することはない．抗不安薬や第一世代抗精神病薬の投与による治療効果は期待できない．電気けいれん療法に関しては，難治性の場合には行うこともあるが，まずは，気分安定薬の増量を検討し，気分安定薬の変更や追加を行うことが重要である．

2.6　てんかんの種類と抗てんかん薬

　抗てんかん薬はてんかん発作を抑制ないしは消失させる薬物をいう．その薬理作用としてNaチャネルを抑制して神経細胞膜を安定化させること（フェニトイン，カルバマゼピン，ゾニサミド，バルプロ酸，ラモトリジン，トピラメイト），Caチャネルの抑制（エトスクシミド，ゾニサミド，ガバペンチン，ラモトリジン，トピラメイト），$GABA_A$ 受容体を介する Cl^- チャネルの機能促進（クロナゼパム，クロバザム，フェノバルビタール），α-amino-3-hydroxy-5-methylisoxazole-4-propionic acid（AMPA）型グルタミン酸レセプターの抑制（トピラメイト）などがある[10]．抗てんかん薬の選択は発作の型によって決定し，単剤を十分量用いることによる治療を原則とする[5]．部分発作に対してカルバマゼピン，ゾニサミドが第1選択薬として，フェニトインが第2選択薬と

して推奨される[12]．全般発作にはバルプロ酸を第1選択薬とすべきであるが，第2選択薬としてエトスクシミドは欠神発作に，クロナゼパムはミオクロニー発作，脱力発作に有効である[3]．単剤療法で効果がないとき，発作型の診断は正しかったのか，薬物の選択とその用量は正しかったのかを考え，さらに抗てんかん薬の適正な投与のためには，定期的な血中濃度測定（therapeutic drug monitoring；TDM）を行うことが必要である．また抗てんかん薬の間には複雑な薬物動態的な相互作用が存在するため，やむを得ず抗てんかん薬を多剤併用する場合にはTDMによる慎重な処方設計が求められる．

表2.12 てんかん発作の国際分類（1981）

I. 部分発作
　A. 単純部分発作（意識障害なし）
　B. 複雑部分発作（精神運動発作；意識障害あり）
　C. 二次性全般化発作へと発展する部分発作
　　　［強直間代発作（大発作），強直発作，間代発作］
II. 全般発作（けいれん性または非けいれん性）
　A. 欠神発作
　B. ミオクロニー発作
　C. 間代発作
　D. 強直発作
　E. 強直間代発作（大発作）
　F. 脱力（失立）発作

2.6.1 てんかん発作とてんかんの分類

　てんかんを診断治療するためには，個々の患者のてんかん発作の分類が最も重要である．表2.12に国際てんかん発作分類を簡略化したものを示す．部分発作とは発作起始の臨床症状および脳波異常が一側大脳半球の特定部位に由来するもので，意識障害の有無で，単純部分発作と複雑部分発作に分類される．単純部分発作は運動徴候，感覚徴候などである．複雑部分発作は側頭葉内の海馬や前頭葉かの発射によって起こるもので，意識障害を伴い，自動症や記憶発作などで現れる．全般発作は両側大脳半球からの初発徴候を示すもので，最初から意識を失い，運動症状と脳波上の異常波が両側性にみられる．家族などから目撃されたてんかん発作の様子や患者の自覚症状を基に，脳波所見や病歴などを参考にてんかん症候群の診断を行う．その詳細についてはてんかん学の成書[1]を参考にされたい．薬剤選択はあくまで発作型に対しての有効性を基に考えるべきである[3,5]．

2.6.2 抗てんかん薬の血中濃度測定（therapeutic drug monitoring；TDM）

　TDMの目的は薬物血中濃度が有効域に達しているか，中毒量になっていないかどうかを知ることである[14]．TDMは反復投与により薬物の吸収，体内分布，代謝，排泄が平衡に達した状態，すなわち定常状態で行われる．この定常状態に達するのに必要な時間は半減期の5倍とされる[10]．表

表2.13 抗てんかん薬の薬物動態

薬物名	常用量 (mg/kg/day)	半減期 (時間)	定常血中濃度到達時間（日）	蛋白結合率 (%)	治療域血中濃度（μg/mL）
カルバマゼピン	8-20	単回 36　反復 16-24	21	70-80	4-12
クロナゼパム	0.015-0.05	24-48	8-12	85-90	0.02-0.07
フェノバルビタール	1-3	80-100	10-20	40-60	10-40
フェニトイン	5-7	10-20	4-10	85-90	10-20
バルプロ酸	10-20	8-15	2-4	85-95	50-100
ゾニサミド	4-10	48-72	14-17	30-50	10-30

文献[2,10,12,14]を参照して作成

2.13に各抗てんかん薬の常用量，半減期，定常血中濃度到達時間，蛋白結合率，治療域血中濃度を示す．抗てんかん薬は体内では蛋白に結合した不活性な状態または非結合型の活性状態で存在する．TDMで測定される血中濃度はその総和である[11]．TDMは蛋白結合比率がそれぞれの薬物でほぼ一定であることを前提に行われるが，併用による蛋白結合の競合のために一方の薬剤の遊離型の比率が増し結果的にクリアランスが増加することもある．原則的に採血は早朝服薬前の血中濃度が最も低くなる時間帯（トラフ）で行う[10]．いわゆる有効血中濃度とは大多数の症例で発作を抑制することのできる濃度であり，実際に個々の症例では有効血中濃度は異なる[10]．通常の濃度の範囲を下回った濃度で発作が抑制されるならば投与量を増量する必要はない[10,14]．逆に治療域に達しておらず，発作が抑制されていない場合は増量する必要がある[10,14]．投与量と血中濃度との関係は，①投与量に比例する型（フェノバルビタール），②少量の投与量では血中濃度の上昇は緩徐であるが一定量を超えると急激に上昇する型（フェニトイン），③投与量を増やしても血中濃度がほとんど変化を示さない型（カルバマゼピン），④投与量が少量の場合は直線的に増加するが一定量に達すると上昇が鈍化する型（バルプロ酸）がある[6,12]．抗てんかん薬は肝のチトクロームP450によって代謝されるが，自身を代謝する酵素が併用薬によって阻害されるとその抗てんかん薬の血中濃度は増加する[4]．

2.6.3　各種抗てんかん薬（表2.14）

a.　カルバマゼピン（carbamazepine；CBZ）

複雑部分発作の第1選択薬である[1,3,5,12]．有効血中濃度は4-12 μg/mLである[10,14]．蛋白結合能は70-80%である[1,6,10,14]．CBZは主にCYP3A4で代謝される[2,4]．第1次代謝産物の10, 11-epoxide（CBZ-epoxide）はCBZ濃度の10-25%の割合で存在し[14]，眠気，ふらつきなどの副作用の発現に関係する[11]．CBZは時間依存性にCYP3A4活性の自己誘導を引き起こし，投与量を固定した場合，CBZの血中濃度は服薬開始1週間後に比べて定常状態（服薬開始から1カ月後）では50%も低下してくる[2,14]．このため投与開始後1カ月間は少量から開始し投与量を漸増するなど自己誘導現象を念頭において投与量設定を行う必要がある[6,14]．CBZは比較的半減期が短い（5-26時間）ので[6,14]，1日あたり3-4回にわけて服用する方が副作用は少ない[1]．他の抗てんかん薬，ベンゾジアゼピン

表2.14　抗てんかん薬の薬物代謝

薬物名	代謝酵素	阻害酵素	誘導酵素
カルバマゼピン	3A4, 2C9, 1A2, phaseII	none known	3A4, 1A2, 2C19
クロナゼパム	3A4, acetylation	none known	none known
エトスクシミド	3A4, phaseII	none known	pan-inducer
フェノバルビタール	2C9, 2C19	3A4, phaseII	3A4, 2C9, 2C19, 1A2, phase II
フェニトイン	2C9, 2C19, phaseII	none known	3A4, 2C9, 2C19, phaseII
プリミドン	2C9, 2C19	3A4, phaseII	3A4, 2C9, 2C19, 1A2
バルプロ酸	2C9, 2C19, phaseII	2D6, 2C9, phase II epoxide hydroxylase	none known
ゾニサミド	acetylation, sulfonation, 3A4	none known	none known
ラモトリジン	glucuronidation	none known	glucuronidation (mild)
トピラメイト	excreted in urine unchanged	2C19 (moderate)	none known
ガバペンチン	excreted in urine unchanged	none known	none known

文献[2]を基に作成

系抗不安薬,三環系抗うつ薬が投与されている状態でCBZが併用されると,CYP3A4の誘導によってこれらの薬物の血中濃度が下がることがある[4].逆にCYP3A4を阻害する抗真菌薬(ケトコナゾール,イトラコナゾール),マクロライド系抗生物質(エリスロマイシン),抗潰瘍薬のシメチジン,カルシウム拮抗薬のジルチアゼムなどの併用によりCBZの血中濃度が上昇することがある[2,4,11].投与開始直後は代謝速度が遅く一過性に血中濃度が上昇するため眩暈,ふらつきなどの小脳症状が出現しやすい[12].投与開始から3週間以内に見られる副作用としては皮疹,白血球減少が重要で,ただちに投与を中止する[12].高齢者では低Na血症と水中毒が起こることがある[12].妊娠中にCBZを服用した母親から生まれた児の0.5～1%に二分脊椎の危険性がある[1].なお欠神発作,脱力発作,ミオクロニー発作はCBZによって悪化する[3,5,12].

b. フェニトイン(phenytoin;PHT)

複雑部分発作の第2選択薬であるとともに全般性強直性間代性発作にも有効である[1,3,5,12].有効血中濃度は5-20 μg/mLである[10,14].蛋白結合能は85-90%である[1,6,10,14].主としてCYP2C9,CYP2C19で代謝され,グルクロン酸抱合を受け尿中に排泄される[2,4].しかしこの代謝が飽和に達すると,一定の血中濃度(大体15 μg/mL)を境に折れ線グラフのように少量の投与量増加によって血中濃度が急激に上昇する(nonlinear kinetics)[4,6,10,14].また,治療開始初期3ヵ月間で徐々に半減期が延長し,クリアランスの低下により血中濃度は増加する傾向がある[6].1日の投与量は体重1 kgあたり5 mgであるが最初は低めに抑えて時間をかけて増量する[1].副作用として用量依存性に眼振,複視,失調性歩行などの小脳症状が出現する[12].歯肉増殖,体毛増加は内服後2-3ヵ月に顕在化し,中止後3-6ヵ月で消失する[12].PHTはCYP3A4,CYP2C9,CYP2C19とphase II enzymeの活性誘導を引き起こす[2].そのためこれらの酵素によって代謝される薬物の血中濃度は下がる可能性がある[1,2].抗真菌薬のフルコナゾールはCYP2C9を抑制し,PHTの血中濃度を上昇させる[2].PHTは欠神発作,ミオクロニー発作を悪化させる[3,5].

c. フェノバルビタール(phenobarbital;PB)

全般発作の第2選択薬として投与される[3,5,12].有効血中濃度は15-40 μg/mLである[10].PBは主にCYP2C9,CYP2C19で代謝される[2].蛋白結合能は40-60%である[6,10,14].血中濃度は投与量に比例する(linear kinetics)[6,14].半減期は80-100時間と長く,定常状態に達するまで2-3週間を要する[6,14].肝で水酸化及びN-グルコシド体に変換され25%が未変化体で尿中に排泄される[2,6,14].副作用は血中濃度が30 μg/mLを超えた場合の過度の鎮静,眠気などである.血中濃度が中毒域に達した場合,鎮静の代わりに,不眠,不穏,多動,攻撃性が出現することがある[12].通常の投与量でも学習不振などが起こることがある[12].服薬中止時に不眠,振戦などの離脱症状が出現することがある[12].利点としては容姿に影響する副作用が少ないため経過が良好な成人女性患者の維持療法に使われる[6].PBはCYP3A4,CYP2C9,CYP2C19,CYP2D6を誘導する作用があり,併用薬物の代謝が促進されることもあるが[2],PB自身の代謝を促進する自己誘導は確認されていない[6].

d. プリミドン(primidone;PRM)

蛋白結合能は0-20%と低い.血中濃度は投与量に比例する(linear kinetics).体内で酸化,開裂などの代謝を受けてPBとphenylethylmalonamideに分解される.これらとPRM自身が抗てんかん作用に寄与していると考えられている[4].PRMの血中濃度は8-12 μg/mL,その代謝によって生じるPBについては15-40 μg/mLを目標にする.半減期はPRMは8時間,PBは80時間である.

e. バルプロ酸 (valproic acid, valproate；VPA)

すべての全般発作に有効であり，それらの第1選択薬である[1,2,3,5,12]．抗てんかん薬であるとともに双極性障害に対する気分安定化薬としても使用される．有効血中濃度は50-100 μg/mLである[6,10,14]．VPAは主にCYP2C9, CYP2C19, グルクロン酸抱合によって代謝される[2]．蛋白結合能は85-95%と高い[2,4]．血中濃度が高いと蛋白結合比率が減じ，遊離型の比率が増える[4,6,10,14]．それに伴ってクリアランスの増加が生じ，血中濃度上昇率が鈍化するという現象が起こる[4,6,10,14]．従来剤と徐放剤が発売されており，両者の間では最高血中濃度とそれに到達する時間が異なる[14]．VPAはPB, ESMの血中濃度を上昇させる[11]．VPAはPHTの蛋白結合に競合してその遊離血中濃度の比率を増加させるが，遊離PHTは代謝され蛋白結合型PHTの減少分だけ総血中濃度が一過性に低下する[4]．VPAはCYP2D6, CYP2C9の阻害薬であり，CBZ-epoxideの分解を行うepoxide hydrolaseの阻害薬でもある[2]．そのためCBZにVPAを併用するとCBZの総血中濃度は変化しないが，CBZ-epoxideの総血中濃度およびその遊離血中濃度を上昇させる[10,11]．一方，VPA自身は最も酵素誘導に影響されやすい薬物で，VPA単剤群よりもPB, PHT, CBZなどを併用した群ではVPAの血中濃度は有意に低下する[1,2]．VPAの副作用で重篤なものは肝機能障害で，VPAの代謝産物の4-ene-VPAが関与する[2,4]．その他，食欲亢進，体重増加，脱毛，本態性振戦様の振戦などの副作用がある[12]．二分脊椎など催奇形性もある[1]．

f. ゾニサミド (zonisamide；ZNS)

部分発作の第2選択薬である[1]．有効血中濃度は10-40 μg/mLである[6,10,14]．ZNSはアセチル化されCYP3A4により代謝されるが，ZNS自身には代謝酵素誘導作用はない[2]．蛋白結合能は30-50%と高くない[6,14]．半減期は60時間と長いが，PHT, PBなど他の抗てんかん薬の併用によって短縮する[2,6,14]．血中濃度よりも赤血球内濃度の方が高いという特徴をもつ[6,14]．血中濃度は投与量増加に伴ってある時点から増大する[6,14]．これは肝での代謝の飽和や赤血球内飽和により血漿濃度が増大するためである (saturation kinetics)[6,14]．副作用は治療初期の食欲不振，発汗減少，発疹，腎石症，側頭葉てんかんでの精神病状態誘発などである[12]．

g. クロナゼパム (clonazepam；CNZ)

ベンゾジアゼピン (BZ) 系でミオクロニー発作，脱力発作に対して補助的に投与される[4,12]．半減期は19-42時間と長い[6,14]．主としてCYP3A4, アセチル抱合で代謝される[2,4]．蛋白結合率は85-87%と高い[6,14]．血中濃度は投与量に比例する (linear kinetics)[4]．副作用は眠気，脱力などである．

h. クロバザム (clobazam；CLB)

ジアゼパムなどの従来のベンゾジアゼピン系薬物が1, 4位にN原子をもつ1, 4-ベンゾジアゼピンであるのに対し，CLBは1, 5にN原子を有する1, 5-ベンゾジアゼピンである．ミオクロニー発作以外の全般発作，部分発作に有効で，既存の抗てんかん薬へ付加投与されることで優れた抑制効果を有する[15]．ただし効果発現までは2カ月程度を要する．経口投与で速やかに吸収され，1-4時間で最高血中濃度に達し，半減期は25-30時間と長く，1日1回夜間の投与でよい[15]．CLBは主としてCYP3A4で代謝されるが，CLB自身には代謝酵素誘導作用はない．蛋白結合率は90%と高い．CLBの代謝産物であるN-desmethylclobazamは半減期が36-48時間であり，抗てんかん作用に寄与していると考えられている[8]．長期投与により抗てんかん作用の耐性を生じるという欠点もあるが，耐性獲得後も発作抑制効果は持続し，休薬後の再開によって効果は回復する．副作用としては眠気，失調がある．

i. エトスクシミド（ethosuximide；ESM）

欠神発作には効果的だが強直間代発作には効かない[5]．副作用は投与初期に起こる胃腸症状，不眠，しゃっくりなどである．血漿蛋白と結合しない．血中濃度 40-100 μg/mL を目標にする．半減期は約 60 時間である[14]．

j. ラモトリジン（lamotrigine；LTG）

LTG は電位依存性の Na チャネルを遮断し，グルタミン酸の放出を抑制することによって抗てんかん作用を発揮すると考えられている[13]．PHT, CBZ などの既存抗てんかん薬で抑制されない成人の部分発作に追加薬として用いられ，幅広い有効スペクトラムをもつ抗てんかん作用を有している．LTG は他の抗てんかん薬に比べて認知機能への悪影響が少ない[13]．LTG は経口投与により速やかに吸収される．摂取後 2 時間で血中濃度はピークに達し，半減期は 20-30 時間である[13]．LTG は主にグルクロン酸抱合によって代謝される[2,13]．PHT, CBZ を服用中の患者では，LTG の半減期は 1/2 に短縮する[2,13]．逆に VPA と併用するとそのグルクロン酸抱合の抑制能により LTG の半減期は 2 倍に延長される[2,13]．血漿蛋白と結合する割合は 55% で，生体利用効率が高く（ほぼ100%），経口投与量と血中濃度との間にほぼ直線的な比例関係がなりたつ[13]．

k. トピラメイト（topiramate；TPM）

TPM の作用機序は電位依存性 Na イオンチャネルの抑制，AMPA 型グルタミン酸受容体の抑制によると考えられている[7]．経口投与により速やかに吸収され，1-4 時間で最高血中濃度に達する[7]．半減期は平均 21 時間と長く，血中濃度は投与量に比例する[7]．血漿蛋白との結合 % は 15% 以下と低い[7]．TPM はほとんど代謝されずに尿中に排出される[2]．PHT, CBZ などとの併用で TPM の血中濃度は減少する[2,7]．TPM は成人・小児の本態性全般性てんかん，小児の部分発作や Lennox-Gastaut 症候群などの難治性てんかんにも有効である[7]．副作用は眩暈，眠気などであるが，これらはゆっくりとした漸増によって回避できる[7]．

l. ガバペンチン（gabapentin）

電位依存性カルシウムチャネルの α2δ サブユニットを介して興奮性神経の前シナプスのカルシウム流入を抑制することと脳内の GABA レベルを上げる作用が作用機序と考えられている[9]．PHT, CBZ などの既存抗てんかん薬で抑制されない成人の部分発作に付加薬として用いられる．血漿蛋白と結合せず，薬物間相互作用もない[9]．尿中にそのまま排泄される[9]．神経系の副作用の発生率は低く，高齢者に適している．

表 2.15 抗てんかん薬の相互作用

影響を与える薬剤	影響を受ける薬剤の血中濃度の方向									
	PHT	PB	PRM	CBZ	VPA	ZNS	CNZ	ESM	LTG	TPM
フェニトイン		→(↑)	↓(PB↑)	↓	↓	↓	↓	↓	↓	↓
フェノバルビタール	variable			↓	↓	↓	↓	↓	↓	↓
プリミドン	↓			↓	↓	↓	↓	↓		
カルバマゼピン	variable	→	↓(PB↑)		↓	↓	↓	↓	↓	↓
バルプロ酸	↓(free→)	↑	↑	variable		↑		↑	↑	
ゾニサミド	↑			↑						
クロナゼパム	variable	→	↑	→						

文献[14] を基に，文献[2,7,13] を参照して作成

2.6.4 抗てんかん薬全体を通じた薬物動態学的相互作用

薬物間の相互作用は吸収・分布・作用部位・代謝・排泄のすべての段階において起こりえるが，抗てんかん薬間では主として蛋白結合や代謝における作用が問題である．CBZ, PB, PHT は CYP3A4 を誘導し，PHT, PB は CYP2C9 を誘導する．このことによって PHT, PB, CBZ は一般的に代謝促進的に作用する[4,6]．たとえば PHT 自体は CYP2C9, CYP2C19 で代謝されるが，CYP3A4 を誘導するために CBZ の代謝促進，血中濃度低下をきたす[4]．一方，代謝が他剤の代謝と競合すると，相手方の薬剤の血中濃度が上昇する[4,11]．PHT 血中濃度に対する PB の影響など，肝代謝酵素誘導による PHT 血中濃度低下と競合的阻害による PHT 血中濃度上昇といった相反する作用が働く場合がある[4]．また，前述したように VPA は代謝阻害的に作用し，併用された他の抗てんかん薬の血中濃度を増加させる[2,11,13]．抗てんかん薬に他の薬物を併用するときにも注意が必要で，抗潰瘍薬で histamine 2 受容体拮抗薬のシメチジンは CYP3A4, CYP2C9 を抑制する．エリスロマイシン，クラリスロマイシンなどのマクロライド系抗生物質や，カルシウム拮抗薬のベラパミル，ジルチアゼム，アゾール系抗真菌剤は CYP3A4 を抑制する．プロトンポンプを抑制する抗潰瘍剤であるオメプラゾールは CYP2C19 を抑制する．これらの薬物を併用している時に抗てんかん薬の血中濃度が上昇する．主要な抗てんかん薬の相互作用を表 2.15 に示す[14]．

2.6.5 抗てんかん薬全体を通じた催奇形性

抗てんかん薬を服用中の妊婦患者から生まれる児の奇形の頻度を高める要因として，①多剤併用，②血中濃度の高値維持，③催奇形性の高い薬剤（PHT＝VPA＞CBZ＝PB）などがあげられる[12]．とくに VPA＋CBZ の併用は避ける[3,5]．妊娠前に抗てんかん薬をある程度整理しておく方が安全であり，計画的な妊娠・出産を指導する[12]．血清葉酸値低下は催奇形性のモニターとして役立つ[5]．妊娠前から妊娠 5 カ月まで葉酸を服用することも推奨されている[12]．

（秋山一文，小杉真一，下田和孝）

参考文献

1) Browne TR, Holmes GL（松浦雅人訳）：てんかんハンドブック．メディカル・サイエンス・インターナショナル，2004.
2) Cozza KL, Armstrong SC, Oesterheld JR：Antiepileptic drugs. In：Drug interaction principles for medical practice Cytochrome P450s, UGTs, and P-Glycoproteins. 2nd Ed. pp. 251-262, American Psychiatric Publishing, Washington DC, 2003.
3) 井上有史：成人てんかんの薬物治療．脳と神経 57(3)：195-201, 2005.
4) 岩橋和彦，渡辺全朗，久郷敏明：抗てんかん薬の相互作用．臨床精神薬理 1：721-727, 1998.
5) 岩佐博人，兼子 直：てんかんの薬物治療．Clin Neurosci 20(7)：806-809, 2002.
6) 兼子 直，田所 稔：てんかんの合理的な薬物治療．臨床精神薬理 1：583-590, 1998.
7) 兼本浩祐：海外データに基づく topiramate の基礎と臨床 臨床精神薬理 10：1923-1935, 2007.
8) 工藤達也：新しい抗てんかん薬（クロバザム）の薬理特性・臨床効果・副作用．精神医学 44(3)：319-325, 2002.
9) 国原峯男，佐瀬真一，荒川明雄：新規抗てんかん薬ガバペンチン（ガバペン）日本薬理学雑誌 129：299-307, 2007.
10) 三浦寿男：抗てんかん薬の薬理作用と臨床薬理．神経内科 58(2)：133-138, 2003.
11) 三浦寿男：抗てんかん薬の相互作用．臨床精神薬理 8：1055-1061, 2005.
12) 高橋三津雄：抗てんかん薬（フェノバール，アレビアチン，デパケン，テグレトール，リボトリール）．

Medicina 39(11):258-262, 2002.
13) 八木和一，大田原俊輔：新規抗てんかん薬 lamotrigine. 臨床精神薬理 10：2271-2285, 2007.
14) 和田一丸，兼子　直：6 血中濃度 1) 抗てんかん薬. 臨床精神医学増刊号：657-662, 2004.
15) 渡辺雅子：新しい抗てんかん薬. Clin Neurosci 20(7)：810-813, 2002.

演習問題

問題1 32歳の女性．以下のようなエピソードが月に2回起こるということで受診した．まず，周りの景色がこれまで見たことがないと感じ，ふっと意識がなくなり，次いで，顔をしかめたり口をもぐもぐさせ，両手を無目的に動かす．このような状態が3分間続き，うっすらと意識がもどる．脳波検査が実施され，左側頭葉に棘波が認められた．投与すべき薬物として最も優先順位が高いのはどれか．
　a. フェニトイン　　b. クロナゼパム　　c. カルバマゼピン　　d. エトサクシミド
　e. バルプロ酸ナトリウム

問題2 20歳，女性．7歳の時に，手足をがくがくさせて，倒れてしまい，しばらく意識をなくす，という発作を経験した．その際，脳波検査によって，全般性の棘波が出現することが確認され，それ以降，薬物による治療を受け，最近は発作のコントロールは良好であった．ところが，数日前から風邪をひき，高熱が出たので，風邪薬を飲み始め，今まで飲んでいた発作に対する治療薬を飲んでいなかった．本日，発作が起こり，しかも何度も何度も繰り返し起こすようになり，救急車で来院した．以下の対応で最も早急に行うべきものを選べ．
　a. 気管内挿管　　b. ジアゼパムの静注　　c. ハロペリドールの静注
　d. 転換性障害に対する精神療法　　e. トリヘキシフェニディールの投与

解答1　c.　カルバマゼピン
解説　診断は側頭葉てんかん（複雑部分発作）である．最も優先順位が高い抗てんかん薬は「カルバマゼピン」である．

解答2　b.　ジアゼパムの静注
解説　意識障害を伴う間代発作と思われ，かつまた脳波所見からてんかんと診断される．薬物を服用しなかったために起こった発作重積状態である．文中では呼吸困難，呼吸停止の記載はなく気管内挿管は必要ない．ベンゾジアゼピンの静注が第一選択である．ハロペリドールでは発作重積状態は抑制できない．診断はてんかんであり身体表現性障害のなかの転換性障害ではない．トリヘキシフェニディールは抗コリン薬で抗精神病薬による錐体外路症状が出現したときに用いるもので発作重積状態には無効である．

2.7　パーキンソン病の病態と治療薬

　パーキンソン（Parkinson）病は1817年に英国ロンドンの医師 James Parkinson が shaking palsy（paralysis agitans）として記載した．手足が震えて動作が緩慢となり歩行が困難となる疾患である．意識障害，手足の脱力がないことから脳幹の病変を予測している．脳幹にある中脳の黒質病変の記載は1919年である．1957年にレセルピンによるラットの無動（カタレプシー）がドパミン前駆物質のレボドパで改善されることが発見され，1960年には Parkinson 病症例の脳でドパミンの低下していることが佐野や Hornykiewicz により発見され，レボドパによる治療が試みられている．1960年代後半になりレボドパの効果が確認されドパミンの補充療法が開始された．

2.7.1　病　　　因
　約5％のパーキンソン病は家族性に発症しており，家族性パーキンソン病では単一の遺伝子が確

認されつつある．現在10個以上の遺伝子が同定されている．大部分のパーキンソン病は多因子が関与して発症すると予想される．遺伝性パーキンソン病の研究からαシヌクレインの分解や輸送の異常，あるいは過剰産生により凝集を起こして細胞内に蓄積され，ドパミン神経細胞がアポトーシスを起こして変性すると考えられている．特徴的な病理学的所見であるレビー小体にはこのαシヌクレインが染色される．またミトコンドリアの機能異常，あるいは蓄積も指摘されている．

2.7.2 病態生理

運動は大脳から筋へ達する錐体路とともに小脳を経由する系，大脳基底核を経由する系で調節されている（図2.6）．パーキンソン病では黒質から上行し線条体へ投射するドパミン神経が減少し，大脳基底核の機能異常により動作緩慢（無動），筋固縮，振戦が起こり，数年の経過で転びやすくなる（姿勢保持障害）（図2.7，図2.8）．薬物治療の基本は，減少しているドパミンを補うことである．

2.7.3 治療薬

a. ドパミンの補充

ドパミンは血液脳関門（blood brain barrier；BBB）を通過できないためにドパミンの前駆物質であるレボドパ（L-dopa）を投与する．レボドパは上部小腸から吸収されて脳へ到達するが，大部分は腸管や肝臓でドパミンへ代謝されてしまい，投与量の1-3%しか脳内へ到達しない．これに対してBBBを通過しないドパ脱炭酸酵素阻害薬（DCI）のカルビドパやベンセラジドを併用してドパミンへの代謝を抑制して脳へ到達するレボドパを増やすことができる（図2.9，図2.10）．現在，わが国では主にレボドパ/カルビドパの100/10 mg錠，レボドパ/ベンセラジドの100/25 mg錠が用いられている．前者はDCI量を半分としており，後者に比べて血中レボドパの濃度は約半分となる．

レボドパは最も効果的な治療薬であるが，ア

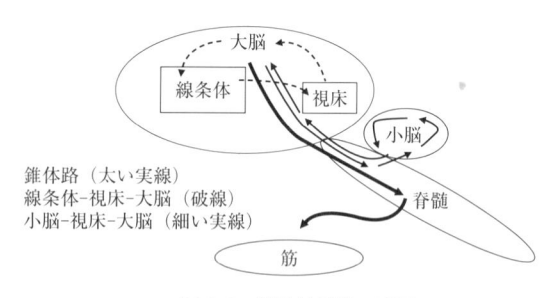

図2.6 運動神経路の略図

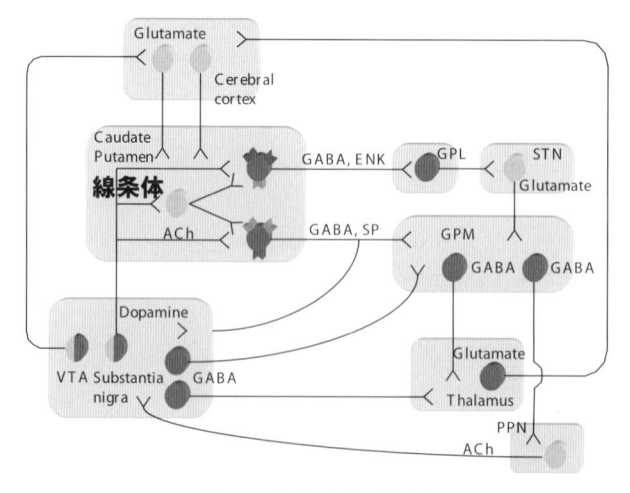

図2.7 大脳基底核の神経路

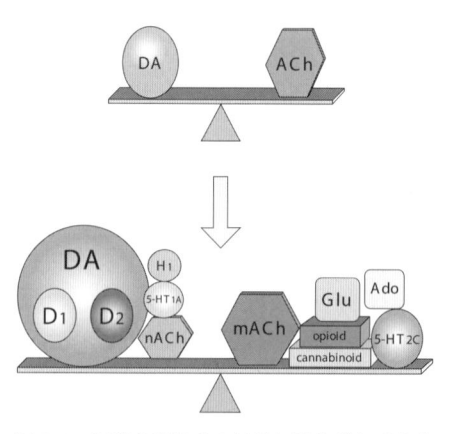

図2.8 運動を調節する神経伝達物質と受容体

ミノ酸と同様に代謝され，血中半減期は1時間と短い．このために発症して数年経つとレボドパの効果が次の服薬まで持続しないウェアリング・オフ（すり切れ）現象が起こってくる（図 2.11）．これに対して catechol-*O*-methyl transferase（COMT）によりレボドパが 3-*O*-methyldopa へ代謝されることを抑制する COMT 阻害薬が開発された．わが国ではエンタカポン（ENT）が用いられている．ENT の併用により，レボドパの半減期が約 30% 延長し，レボドパの効果が 1 日で 1.5 時間延びる（プラセボ群では 0.5 時間の延長）．ENT の半減期は 0.8 時間で作用の持続が短いために，レボドパの服用回数に合わせて服用する．COMT 阻害薬にはトルカポンもある．半減期が 2-3.5 時間で ENT に比較して持続時間が長く，1 日 3 回投与で用いられる．また，BBB を通過し脳内でもドパミンの代謝を抑制する．しかし，重篤な肝障害を起こすことがあるために，使用時には 2 週間ごとの血液検査が条件となっている（日本では承認されていない）．

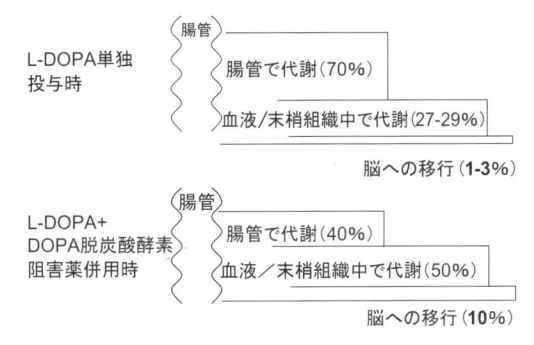

図 2.9　レボドパの代謝とドパ脱炭酸酵素

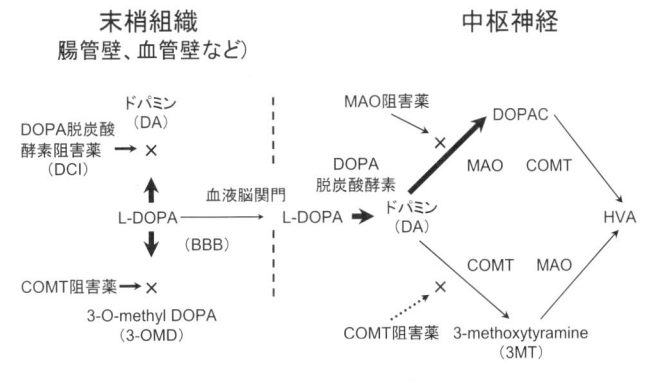

図 2.10　レボドパの代謝

　レボドパは半減期が短く作用の持続が短いために吸収の変動が治療効果に大きく影響する（図 2.12）．一部の例では上部消化管運動が低下するためにレボドパの吸収が遅れ治療効果の発現が遅くなる（delayed ON）．あらかじめ少量の炭水化物を摂取して胃の運動を促すことや上部消化管の運動を促す治療薬（ドンペリドン，モサプリド）等を併用することにより対応できる．また，レボドパは食物中のアミノ酸と小腸のアミノ酸トランスポーターで拮抗して吸収が低下し，明らかな薬効のみられないこともある（no ON）．

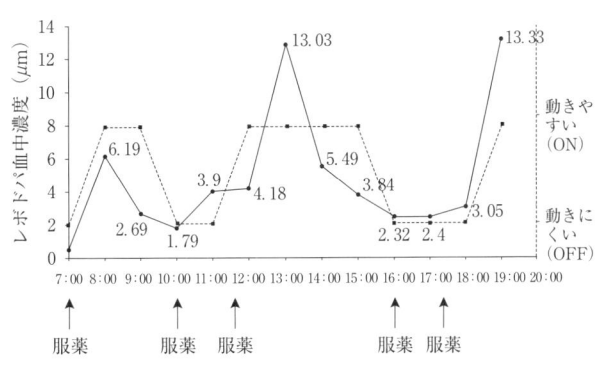

図 2.11　ウェアリングオフとレボドパ血中濃度

　脳内でシナプス間へ放出されたドパミンは多くは再取り込みされ，ミトコンドリア外膜に存在するモノアミン代謝酵素（monoamine oxidase；MAO）により DOPAC へ代謝される．放出されたドパミンの一部は細胞外膜に存在する COMT で 3-methoxytyramine（3-MT）へ代謝される．MAO を阻害してレボドパの作用を増強する治療薬としてセレギリンとラサジリン（日本では未承認）がある．脳内のドパミン濃度を上昇させ，レボドパの治療効果を高める．COMT 阻害薬のト

ルカポンは脳内へ移行しドパミンの代謝を抑制する．

b. ドパミンアゴニスト

ドパミン受容体に作用してドパミンに替わってドパミン補充を行う治療薬として開発された．ライ麦，大麦，小麦などの穂につく麦角菌には生体内で作用する麦角アルカロイドが含まれる．この麦角アルカロイドの骨格からドパミン受容体と反応する bromocriptine が開発されている．その後，pergolide, cabergoline, lisulide（日本では未発売），terguride（適応は抗プロラクチン血症，下垂体腫瘍，乳漏症）が開発された．当初はレボドパに代わる治療薬として開発を検討されたが，嘔気・嘔吐作用が強く抗パーキンソン病効果はレボドパよりも低いことから，作用時間の短いレボドパの補助薬として臨床応用が開始されている．ドパミンアゴニストはドパミン D_2 受容体への親和性が高い．麦角系アゴニストの半減期は数時間以上と長いことからウェアリング・オフを起こしにくい．しかし，セロトニン受容体（5-HT_{2B}）の刺激により内皮が増殖して心臓弁膜症を起こすために定期的な心エコー検査が使用時の条件となっている．レボドパの構造を基に合成されたドパミンアゴニスト（非麦角系）には pramipexole, ropinirole, rotigotine がある．ドパミン受容体に対して選択的に作用する．弁膜症を起こすことはないが，ドパミン D_3 受容体への親和性が高く突発性睡眠を起こしやすい．半減期は2時間程度と短いために長時間作用型の製剤が開発中である．パーキンソン病の補充療法ではウェアリング・オフが最も大きな課題となっている．オフ時の治療薬として apomorphine の注射薬が開発されている．皮下投与することにより10-20分で効果がみられる（日本では開発中）（図2.13）．

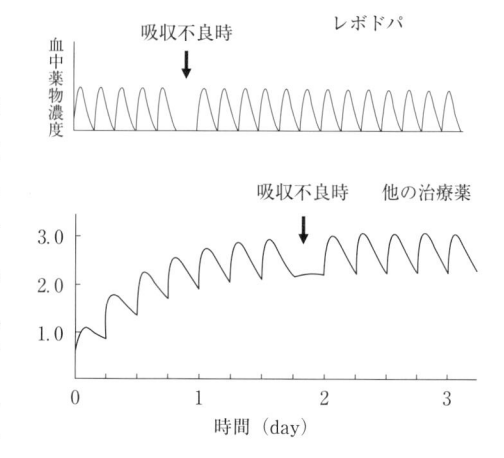

図2.12　レボドパと他の治療薬の血中動態

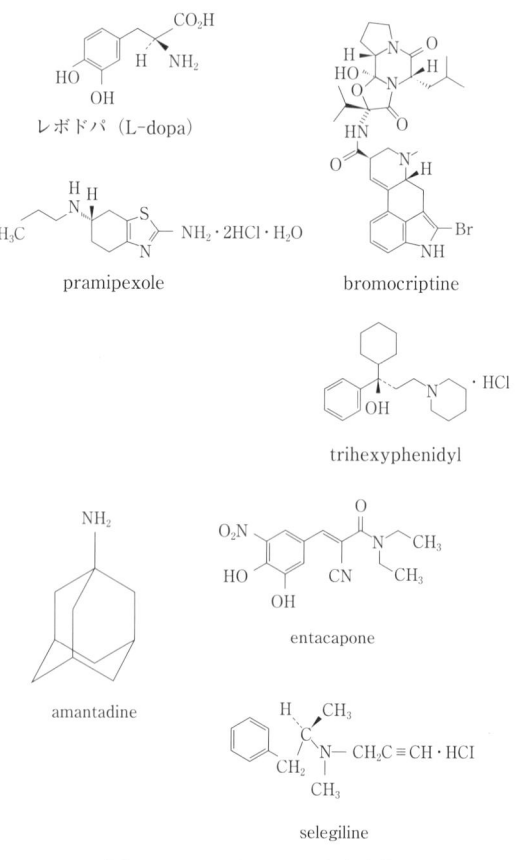

図2.13　パーキンソン病治療薬

c. その他の治療薬

塩酸アマンタジンはA型インフルエンザに対する治療薬であるが，臨床の現場で抗パーキンソン病作用が発見された．グルタメイト NMDA 受容体の拮抗作用がある．嘔気を起こすことはなく服用しやすい．しかし代謝されずに未変化体として腎排泄されるために腎機能低下時には血中濃度が上昇し中毒を起こしやすい．クレアチニンクリアランスが 50mL/min 以上の例で用いるとよい．

Parkinson 病の無動，振戦等に効果がみられるが，またレボドパにより起こるジスキネジア（舞踏病様運動）の抑制効果もみられる．

抗コリン薬（ムスカリン受容体拮抗薬）は最も古くからパーキンソン病の治療に用いられてきた．19 世紀には既にアトロピン等を含むベラドンナがパーキンソン病の治療に用いられていた．スコポラミンやアトロピンは実験的に無動，筋固縮を軽減する．現在用いられている治療薬は 1940 年代後半に開発され，わが国では 1953 年からトリヘキシフェニジルがパーキンソン病に対して使用されている．トリヘキシフェニジルは代謝されずに腎排泄されるために，クレアチニン・クリアランス低下時には作用の増強が予想される．抗コリン薬の作用部位は明らかではないが，線条体とともに脳幹の脚間核（PPN）に分布するアセチルコリン細胞があげられる．

パーキンソン病では便秘や起立性低血圧等の自律神経症状が起こる．便秘に対してはセンノシド，カマグ等が用いられる．末梢性ドパミンアンタゴニストのドンペリドンは嘔気・嘔吐に対して用いられるが，上部消化管運動を増加させ食欲亢進，治療薬の吸収増強もみられる．起立性低血圧に対してはミドドリン，アメジニウムなどが用いられる．

2.7.4 遺伝子治療

遺伝子の導入が臨床研究されている．GABA の産生を高めるグルタミン酸脱炭酸酵素（GAD）の遺伝子を視床下核へ導入する治験が実施されている．また，日本ではレボドパをドパミンへ代謝するドパ脱炭酸酵素の遺伝子を線条体へ導入する治療も治験中である．

〔野元正弘〕

2.8 アルツハイマー病の病因と治療薬，その他の抗認知症薬

アルツハイマー（Alzheimer）病の治療薬として現在使用されているのは，コリンエステラーゼ阻害薬である．1970 年代以降，アルツハイマー病の神経伝達物質の変化に関する研究が行われ，アルツハイマー病において大脳アセチルコリン系神経の機能低下がおこっていることが明らかになった．この病態に注目してコリンエステラーゼ阻害薬が開発された．コリンエステラーゼ阻害薬はアルツハイマー病の原因を除去するものではないが，アルツハイマー病の本態であると考えられる神経細胞におけるアミロイドタンパクの蓄積そのものを改善する治療として，$A\beta$ ワクチン療法が研究されている．アルツハイマー病の部分症状として幻覚・妄想などの精神病症状や焦燥性興奮，抑うつ症状などがあるが，これらの精神症状に対しては抗精神病薬やベンゾジアゼピン系誘導体，抗うつ薬が使われることが多い．

2.8.1 アルツハイマー病の病態

アルツハイマー病は神経病理学的に定義された疾患で，3 つの病理学的特徴がある．すなわち，① 神経原線維変化（neurofibrillary tangle），② 老人斑，③ 神経細胞の変性と死，である．これらは本来加齢に伴っておこる変化であり，大脳皮質を中心とする脳の広範な領域にわたって神経細胞が脱落し，多数の老人斑と神経原線維変化が出現する．一般に老年期（65 歳以上）に発症することが多いが（晩発性アルツハイマー病），初老期以前に発症することもある（早発性アルツハイマー病）．診断には血管性認知症や他の原因による認知症を鑑別する必要がある．記銘力障害で発症し，後に見当識障害，失行，失認，失禁，歩行・運動障害などが現れ，最終的に寝たきりとなり 8-10

年で死去する経過をとる場合が多い.

①,②,③の神経病理学的変化をひきおこす原因として,神経細胞におけるアミロイドタンパクの蓄積（アミロイドカスケード）が考えられている．神経原線維変化はアルツハイマー病以外のさまざまな疾患で現れる．老人斑はアルツハイマー病に特異的であるが,高齢者の脳にもみられる．老人斑があってもアルツハイマー病に罹患しない高齢者もいるので,それだけではアルツハイマー病を発症するのに不十分であり,アルツハイマー病の精神症状を引き起こすのは,神経細胞の変性と死であると考えられている.

2.8.2 コリンエステラーゼ阻害薬

アルツハイマー病の病態が解明され始めたのは1970年代になってからである．神経伝達物質の変化に関する研究が盛んに行われ,アルツハイマー病脳において最も顕著な変化を示す神経伝達物質は,アセチルコリン（acetylcholine）系であり,アセチルコリンの合成酵素であるコリンアセチルトランスフェラーゼ（choline acetyltransferase）活性が著しく低下していることがわかってきた．アルツハイマー病の治療薬であるコリンエステラーゼ阻害薬は,この病態に注目して開発された.

アルツハイマー病の初期において,マイネルト基底核（nucleus basalis of Meynert）を中心とし大脳新皮質,海馬,扁桃体に投射するコリン神経細胞体に変性が生じる．これが初期の記憶障害,とくに短期記憶の障害に関与していると考えられる．その後,基底核で生じた変性が海馬,扁桃体などの近接した投射部位に及び,末期には大脳新皮質全体に広がると考えられる.

そこで,アセチルコリンの分解を抑制するコリンエステラーゼ阻害薬が有効である可能性が考えられた．コリンエステラーゼ阻害薬はマイネルト基底核におけるアセチルコリンを増強して,初期の記憶障害を改善できると考えられた.

コリンエステラーゼ阻害薬の代表的なものに短時間作用型のフィゾスチグミン（physostigmine）があるが,悪心,嘔吐といった副作用の問題があった．次に開発されたのがタクリン（tacrine）である．タクリンはフィゾスチグミンよりも作用時間が長く,また血液脳関門も容易に通過することから臨床での有用性が期待された．タクリンは1986年より軽症から中等症のAlzheimer病に対する有効性が検討されるようになり,1993年にアメリカ食品医薬品局（FDA）により世界ではじめてAlzheimer病に対して有効な薬物であることが承認された．しかし,その後の臨床での使用経験では肝毒性が強かったため,広く使われるには至らなかった.

このような状況の中,開発されたのがドネペジル（donepezil）である．ドネペジルはタクリン同様,軽症から中等症のアルツハイマー病に有効であり,タクリンに比べるとはるかに肝毒性が低く,血中の半減期も長い（5 mg経口投与で約90時間）．ドネペジルは全世界で最も広く使用されているアルツハイマー病の治療薬となり,わが国においては1999年に認可された．ドネペジルが広く使用されている理由は,悪心などの副作用が発現しにくい点と,血中半減期が長く1日1回投与が可能であり服薬が容易である点があげられる.

そのほかのコリンエステラーゼ阻害薬として欧米ではリバスチグミン（rivastigmine）,ガランタミン（galantamine）といった薬剤が使用されている.

2.8.3 Aβワクチン療法

アルツハイマー病の中核であると考えられる神経細胞におけるアミロイドタンパクの蓄積（アミ

ロイドカスケード）そのものを改善する治療の試みとして，Aβワクチン療法があげられる．老人斑ではβタンパクが繊維化してアミロイドとなり，これが神経間質に沈着した結果，原始免疫応答がおこり，中心に活性化したミクログリアの集積がみられている．ワクチンによって生体にアミロイドを標的とした抗体を産生させ，免疫反応を利用してアミロイドを除去するAβワクチン療法が研究されている．筋注するタイプと経口摂取するタイプが研究されている．副作用として髄膜脳炎が出現することがあり，今後の課題となっている．

2.8.4 精神病症状と焦燥性興奮の治療

アルツハイマー病に部分症状として精神病症状（幻覚，妄想）や焦燥性興奮（攻撃性，多動，脱抑制）を伴うことがある．これらの症状には認知機能の低下が加味されていることが多く，コリンエステラーゼ阻害薬の使用により認知機能の低下が改善するに伴い，これらの症状も改善することも期待できるが，精神病症状，焦燥性興奮を標的として薬物治療が必要となる場合も多い．その目的は患者の問題行動を少なくして，患者とその家族，介護者の苦痛を減らすことである．

抗精神病薬は精神病症状，焦燥性興奮に対して有効である．統合失調症に比べると低用量でよい．むしろ副作用の出現に注意を払うことが重要である．副作用の出現については，一般に若年者に比べ高齢者は副作用が出現しやすく，個人差もあるので注意する．ハロペリドールなどの高力価薬は錐体外路症状が出現しやすい．また低力価の抗精神病薬（クロルプロマジンなど）は，鎮静過多による認知機能低下，錯乱，せん妄や，ふらつき，起立性低血圧，口渇，便秘といった自律神経症状に注意する必要がある．

また2005年4月，米国食品医薬品局（FDA）はリスペリドン，オランザピン，クエチアピンなどの非定型抗精神病薬について，高齢の認知症患者における行動障害を対象とした17のプラセボ対照試験の5,106例を解析した結果，非定型抗精神病薬投与例における死亡率がプラセボのそれと比較して1.6-1.7倍高く，その死因はさまざまであるが，主に循環器障害（心不全，突然死），感染症（肺炎など）であったと警告を出した．

以上のことから，実際の臨床における抗精神病薬の種類，用量の決定は，個々の患者をよく観察して精神症状，認知機能，身体機能，身体合併症，生活環境などを勘案して十分注意して行う必要がある．

抗精神病薬は夕方から就寝前に服薬させるのが一般的である．精神病症状，焦燥性興奮は夕方から夜間にかけて悪化する傾向にあり，せん妄もこの時間に出現することが多い（夜間せん妄）．夕方から就寝前に内服することで，この時間帯に薬物血中濃度を最高にもっていき，適度な鎮静と精神症状の悪化の防止が期待できる．この方法は日中の傾眠，ふらつきなどの副作用のリスクを少なくする利点もある．また，抗コリン作用をもつ薬物の併用は認知機能の低下をおこすおそれがあるので，避けるのが望ましい．

焦燥性興奮に対してはベンゾジアゼピン系誘導体も有効であると考えられる．ベンゾジアゼピン系誘導体は鎮静，失調，健忘，せん妄といった副作用をおこすリスクがあるが，軽症の焦燥性興奮や不安に対しては有用である．ベンゾジアゼピン系誘導体はアルコールと共通の薬理作用があり，脱抑制をおこすことがあることが知られている．長時間作用型のベンゾジアゼピン系薬剤を使用している患者は，短時間作用型を使用している患者よりも副作用が出現しやすく，転倒の危険性が高い．このため臨床では作用時間が短いロラゼパムがよく使用される．

2.8.5 抑うつ症状の薬物治療

アルツハイマー病患者が抑うつ症状を呈することもある．この場合，DSM-IV-TR や ICD-10 などのうつ病の診断基準に合致するか否かの判断が重要である．明らかに，うつ病の診断が下せる場合，うつ病に準じた薬物治療や電気けいれん療法などの治療を行う必要がある．抑うつ症状によって認知障害がおきているようにみえる場合があり，抑うつ症状に対する治療で認知障害が十分改善した場合は，アルツハイマー病は否定されることになる．

うつ病の診断基準に合致しない抑うつ気分を呈した患者においても，抑うつ症状に対する治療を考えるべきである．抑うつ症状の改善により患者の身体不調の改善や生活の質の向上が期待できるからである．

アルツハイマー病の抑うつ症状に対しても一般に抗うつ薬が使用される．三環系抗うつ薬は抗コリン作用があり，認知障害を悪化させる場合がある．また起立性低血圧などの心臓抑制作用，口渇，便秘，排尿障害といった副作用が出現するリスクがある．このため代謝が低下している高齢者においては，過量投与に注意する．しかし副作用に十分注意して治療を行えば，患者が受ける利益のほうがより大きいと思われる．

また SSRI (selective serotonin reuptake inhibitor) は三環系抗うつ薬に比べ抗コリン作用が少なく，アルツハイマー病に伴う抑うつ症状の治療において適していると考えられる．SSRI の副作用としては，悪心，アカシジア，パーキンソニズム，性機能障害などがあるが，三環系抗うつ薬に比べると副作用のリスクは少ないと考えられる．

〔渡邊　崇，下田和孝〕

参考文献

1) 大熊輝雄：現代臨床精神医学 改訂第7版．金原出版，1997．
2) 田平　武，原　英夫：アルツハイマー型痴呆の経口ワクチン療法．老年精神医学雑誌 第15巻増刊号，2004．
3) 仙波純一：精神薬理学エッセンシャルズ-神経科学的基礎と応用．メディカル・サイエンス・インターナショナル，東京，1999．
4) 日本精神神経学会監訳：米国精神医学会治療ガイドライン-アルツハイマー病と老年期の痴呆．医学書院，1999．
5) Rogers SL, Friedhoff LT : The efficacy and safety of donepezil in patients with Alzheimer's disease : results of a US Multicentre, Randomized, Double-Blind, Placebo-Controlled Trial. The Donepezil Study Group, Dementia Nov-Dec : 7(6) : 293-303, 1996.
6) FDA Public Health Advisory : Deaths with antipsychotics in elderly patients with behavioral disturbances. http://www.fda.gov/bbs/topics/ANSWERS/2005/ANS01350.html

演習問題

問題1　症例：65歳　女性

既往歴および家族歴に特記すべきことなし．

生活歴：元来，几帳面で真面目な性格．中学校卒業後，農業に従事．20歳時に結婚し，3子をもうけた．

病歴：半年前に夫が死去してから，気分が落ち込むようになった．同時期よりすぐに疲れてしまうので，家事や農作業ができなくなった．また食欲が徐々に低下した．2ヵ月前より，不眠が出現して深夜にそわそわして落ちつかなくなり，自室の中を歩きまわるようになった．また，物忘れがたびたびみられるようになった．このため，同居している長男に付き添われて外来を受診した．受診時，本人の動作は鈍く，会話は可能だが小声で話し方は迂遠であった．診察では「もう生きていても仕方がない」「夫と同じところに行きたい」と本人は述べた．本人は自分の年齢を答えることができ，病院にいることを理解していたが，日付・曜日はわからなかった．改訂版長谷川式簡易知能評価スケールは18点．脳CT検査では年

齢相当の両側前頭葉大脳皮質の萎縮と両側側脳室の拡大を認めた．脳波所見では基礎律動が9Hzのα波であり，とくに異常所見はなかった．また家族の話では症状の日内変動はない．
(1) 鑑別すべき精神疾患をあげよ．
(2) この症例で，治療の中心となる向精神薬は何か．

解答

(1) 老年期うつ病，アルツハイマー型認知症の初期段階，の2つが考えられる．高齢患者においては，せん妄（意識障害）も鑑別すべき精神疾患であるが，この症例では脳波所見が正常であること，日内変動がないことなどから，せん妄は否定的である．

(2) 前景に立っている抑うつ症状に対して抗うつ薬を中心とした薬物療法を行う．老年期うつ病では，意欲の低下，制止が強いために認知症にみえることがある．この場合，症状は可逆性であり，適切な治療を行えば，改善することができる．抗うつ薬による適切な治療が行われ，抑うつ気分，意欲の低下，食欲の低下，希死念慮，不安，不眠などの抑うつ症状が改善されたにもかかわらず，見当識障害や記憶障害が残存するようであれば，アルツハイマー型認知症の初期段階である．

3
オータコイドの薬理

オータコイド（autacoid）は，autos（自身）とakos（薬）で構成される「自身が持つ薬」に由来し，ホルモンと神経伝達物質に並ぶ生理活性物質の総称である．オータコイドは微量で強い薬理作用をもち，比較的局所で作用する．オータコイドの作用形式において，分泌された物質が分泌した細胞の近隣の細胞に作用するものをパラクリン作用，分泌された物質が分泌した細胞自身に作用するものをオートクリン作用と呼ぶ．ホルモン，神経伝達物質，サイトカインなどとの厳密な分類は困難であるが，ヒスタミン，セロトニン，レニン・アンギオテンシン，ブラジキニン，エイコサノイドが慣例的にオータコイドの範疇に入れられている．オータコイドは炎症，アレルギー，動脈硬化をはじめとした多くの病態に深く関与しており，薬物治療の重要な標的として注目されている（表3.1）．

3.1 ヒスタミン

ヒスタミンは，主に肥満細胞，好塩基球，胃壁エンテロクロマフィン様（enterochromaffin-like cell；ECL）細胞，後部視床下部結節乳頭核のヒスタミン神経などで合成，貯蔵される．Ⅰ型アレルギー，胃酸分泌，神経化学伝達などにおける情報伝達物質としての働きを担っており，ヒスタミン受容体はアレルギー，胃潰瘍，不安症などに対する薬物治療の重要な標的となっている．

3.1.1 ヒスタミンの生成・貯留・放出・分解

ヒスタミンは，必須アミノ酸のヒスチジンを基質としてヒスチジン脱炭酸酵素により合成され，肥満細胞や胃壁ECL細胞の顆粒内やヒスタミン神経などに貯蔵される．情報伝達などの役割を終えたヒスタミンは主にヒスタミン-N-メチル基転移酵素やジアミン酸化酵素等で分解され，イミダゾール酢酸として尿中に排泄される（図3.1）．

肥満細胞は炎症や免疫反応などの生体防御機構に重要な役割を持つとともにIgEを介したⅠ型アレルギー反応の主体であり，ヒスタミンはこれら肥満細胞を介した生体反応の最も重要な化学伝達

表3.1 オータコイド分類

分類	アミン類	ペプチド類	脂質類
オータコイド	ヒスタミン セロトニン	アンギオテンシン ブラジキニン	プロスタグランジン類 トロンボキサン類 ロイコトリエン類

図 3.1 ヒスタミンの生合成と代謝経路
MAO：モノアミン酸化酵素

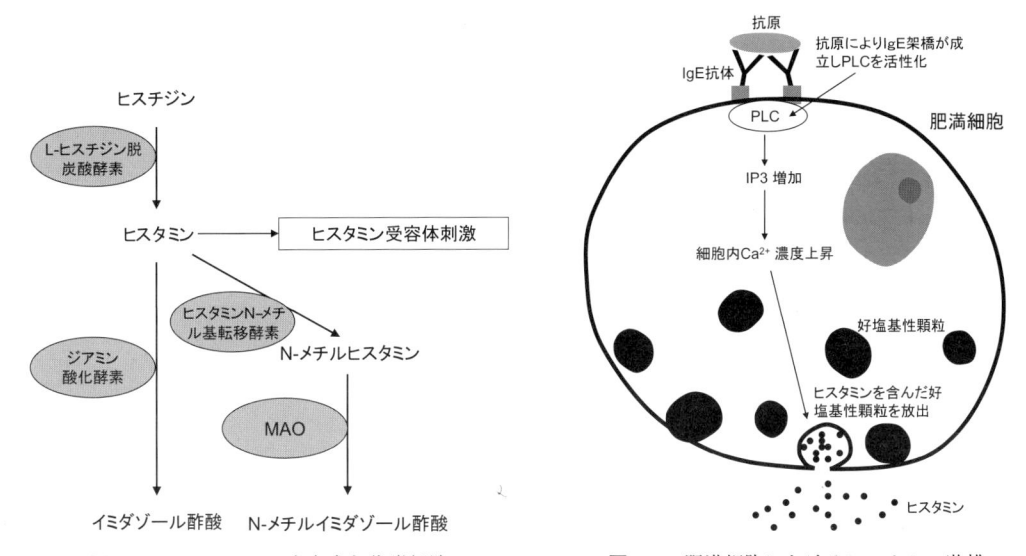

図 3.2 肥満細胞におけるヒスタミン遊離

物質である．肥満細胞のヒスタミンは好塩基性顆粒内に貯蔵され，I 型アレルギーでは肥満細胞表面に結合した IgE に抗原が結合しその架橋が成立すると，ヒスタミンをはじめとするロイコトリエン，トロンボキサン A_2，血小板活性化因子（PAF），などを含んだ顆粒が放出される（図 3.2）．この時に放出されたヒスタミンは 1 型ヒスタミン受容体（H-1 受容体）刺激をして気管支平滑筋収縮，血管透過性亢進，粘液分泌亢進といったアレルギー即時型反応を引き起こす．肥満細胞は皮膚，消化管筋層に存在する結合組織型肥満細胞と，消化管，気道の粘膜に存在する粘膜型肥満細胞とに分類されるが，ヒスタミン含有量は結合組織型肥満細胞が粘膜型肥満細胞より 10-100 倍多い．花粉症に代表されるアレルギー性鼻炎では鼻粘膜の粘膜型肥満細胞がその病態に深く関与している．

胃粘膜の 1-3% を占める胃壁 ECL 細胞は，アセチルコリンおよびガストリンの刺激によりヒスタミンを遊離し，このヒスタミンが壁細胞上の 2 型ヒスタミン受容体（H-2 受容体）に結合し胃酸の分泌を刺激する．

ヒスタミン神経は後部視床下部の結節乳頭核にその細胞体があり，大脳皮質，間脳，脳幹などに広く分布している．覚醒，体温調節，摂食行動，めまいなど，さまざまな機能に関与している．シナプス間隙に放出され神経情報伝達としての役割を終えたヒスタミンは神経細胞やグリアのヒスタミン N-メチル基転移酵素により不活性化されるが，そのヒスタミン代謝回転速度は肥満細胞と比較しかなり速いと考えられている．

3.1.2 ヒスタミン受容体とその作用

ヒスタミン受容体は G 蛋白共役型受容体で，遊離したヒスタミンは 4 種類のヒスタミン受容体（H-1, H-2, H-3, H-4 受容体）に結合してさまざまな生理作用を引き起こす．

H-1 受容体は，Gq 蛋白共役型受容体でホスホリパーゼ C（PLC）の活性を介して，イノシトール三リン酸（IP3）生成に続く細胞内カルシウム濃度上昇とジアシルグリセロール（DAG）生成に続くプロテインキナーゼ C（PKC）活性により生理作用を発現する．血管内皮細胞における H-1 受容体刺激は，血管内皮細胞内カルシウム濃度および NO や PGI_2 といった内皮依存性血管拡張因

子産生を上昇させ，血管透過性亢進および血管拡張により浮腫，発赤，血圧低下などの症状を誘発する．気管支平滑筋における H-1 受容体刺激は，気管支平滑筋内カルシウム濃度の上昇などを介して気管支収縮を誘発する．一次求心性神経線維に H-1 受容体が発現しており，アレルギー，炎症，組織障害などにより遊離したヒスタミンによって H-1 受容体が刺激されるとアレルギー性鼻炎時のくしゃみ反射や皮膚掻痒が誘発される．中枢神経系において，ヒスタミン神経は後部視床下部の結節乳頭核にその細胞体があり，大脳皮質，間脳，脳幹などに広く分布している．覚醒，体温調節，摂食行動，めまい，悪心・嘔吐などさまざまの機能にヒスタミン受容体が関与しているが，これらの機能に関与する主要な受容体は H-1 受容体と考えられている．中枢神経系における H-1 受容体抑制は，眠気，認知能力低下，食欲増進を引き起こす．前庭器官から嘔吐中枢への神経伝達にヒスタミン神経（H-1 受容体）が関与しており，動揺病やメニエール病に伴う悪心・嘔吐に脳血液関門を通過する H-1 受容体拮抗薬が用いられる．

　H-2 受容体は，Gs 蛋白共役型受容体でアデニレートシクラーゼの活性化を介して cAMP を増加させる．胃壁細胞における H-2 受容体刺激は，壁細胞内 cAMP 濃度上昇を介してプロトンポンプ(H^+, K^+-ATPase）を活性化して胃酸分泌を亢進させる．肥満細胞に H-2 受容体が発現しており，この H-2 受容体刺激は肥満細胞内 cAMP 濃度の増加を介してヒスタミンを含む好塩基性顆粒の放出を抑制することが知られている．

　H-3 および H-4 受容体は，Gi タンパク共役型受容体で，H-2 受容体とは逆にアデニレートシクラーゼの抑制を介して cAMP を減少させる．中枢神経系におけるヒスタミン神経の前シナプスに H-3 受容体が発現しており，この H-3 受容体は自己受容体としてヒスタミン神経細胞内のヒスタミンの合成，遊離を制御している．胸腺，脾臓，小腸，中枢神経などで H-4 受容体の発現が確認されているが，その詳細な働きは明らかとなっていない．

3.1.3　抗ヒスタミン薬の臨床応用（表 3.2）

　現在，ヒスタミンに関連した化学物質として，ヒスタミン合成酵素阻害剤，ヒスタミン分解酵素阻害剤，ヒスタミン受容体アゴニスト/アンタゴニストが存在するが，臨床応用されているものは H-1 受容体と H-2 受容体に対するアンタゴニストのみである．H-1 受容体アンタゴニストは，花

表 3.2　臨床応用されているヒスタミン関連薬

分類		一般名	特徴	
H-1 受容体アンタゴニスト	第一世代抗ヒスタミン薬	ジフェンヒドラミン クロルフェニラミン	蕁麻疹，皮膚掻痒症，アレルギー性鼻炎，感冒症状の寛解．催眠，抗コリン作用あり．	
		シプロヘプタジン		食欲亢進，強い抗セロトニン作用（表 3.3）あり．
		ヒドロキシジン		抗不安，鎮静目的で使用．
		ジメンヒドリナート	動揺病，メニエール病に伴う悪心・嘔吐の寛解．	
	第二世代抗ヒスタミン薬	ケトフェチン アゼラスチン エピナスチン	蕁麻疹，皮膚掻痒症，アレルギー性鼻炎の寛解．催眠，抗コリン作用が弱い．	
H-2 受容体アンタゴニスト		シメチジン ファモチジン	胃・十二指腸潰瘍，急性胃炎治療．	

粉症などのⅠ型アレルギー関連疾患，蕁麻疹，皮膚掻痒症，感冒に伴う鼻汁・咳嗽，動揺病，神経症における不安・抑うつ，悪心・嘔吐などに対し使用されている．

ジフェンヒドラミン，クロルフェニラミン，シプロヘプタジン，ヒドロキシジン，ジメンヒドリナートなどは，古典的H-1受容体アンタゴニストに分類され，脳血液関門を通過しやすく，かつ抗コリン作用を有するものが多い．ジフェンヒドラミン，クロルフェニラミン，シプロヘプタジンは，末梢組織のH-1受容体を標的としてアレルギーや感冒に伴う諸症状に使用されるが，中枢神経系のH-1受容体をも抑制するため副作用としての催眠作用を伴いやすい．ジフェンヒドラミンはこの催眠作用を主作用にして一般用医薬品で扱われる睡眠改善薬として市販されており，シプロヘプタジンは食欲中枢に関連するH-1受容体抑制の結果生ずる食欲増進を目的として臨床応用されることがある．中枢神経系H-1受容体抑制作用を主作用として，ヒドロキシジンは抗不安薬，鎮静薬として，ジメンヒドリナートは動揺病，メニエール病，オピオイドなどに伴う悪心・嘔吐に対して使用されている．ほとんどの古典的H-1受容体アンタゴニストが抗コリン作用を有しており，緑内障や尿路狭窄を伴う前立腺肥大の患者に対して使用禁忌であることに注意する．三環系，四環系抗うつ薬の中には強い中枢神経系H-1受容体抑制作用によりその薬効を発揮しているものがある．

ケトチフェン，アゼラスチン，エピナスチンなどの第2世代H-1受容体アンタゴニストは，脳血液関門に対する透過性が低く，眠気や認知能力低下などの中枢性の副作用の少ない抗ヒスタミン薬として「花粉症」治療の中心的役割を果たしている．

H-2受容体アンタゴニストとしてのシメチジン，ファモチジンなどは，胃酸分泌抑制を主体として胃・十二指腸潰瘍や逆流性食道炎などの治療薬として用いられている．現在臨床利用されているH-2受容体アンタゴニストは，脳血液関門に対する通過性が低く中枢神経系副作用は稀であるが，痙攣や錯乱などの中枢神経系副作用が報告されている．

3.2 セロトニン

セロトニンは，消化管蠕動運動，血管収縮，血小板凝集，神経伝達に関与する生理活性アミンであり，ダンピング症候群，片頭痛，血栓症，うつ病などの病態に関与している．

3.2.1 セロトニンの生成・貯留・分解

セロトニンは必須アミノ酸のトリプトファンを基質としてトリプトファン水酸化酵素，芳香族Ｌアミノ酸脱炭酸酵素により生成され，生体内全セロトニンの約90%が腸管クロム親和性細胞（enterochromaffin cell;

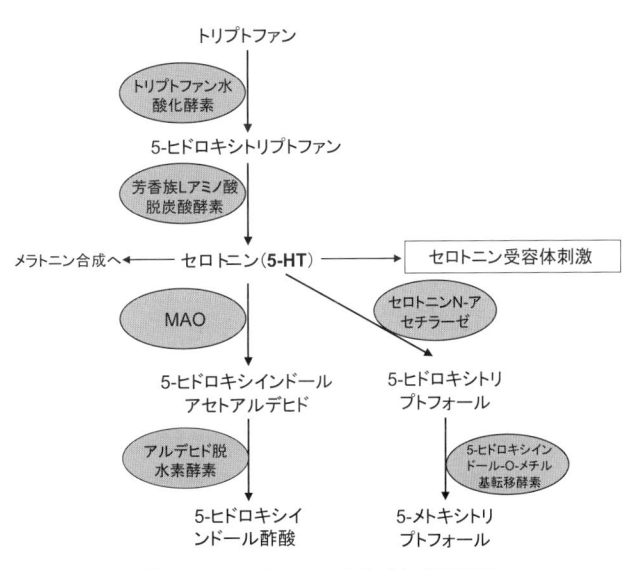

図3.3 セロトニンの生合成と代謝経路
MAO：モノアミン酸化酵素
尿中5-ヒドロキシインドール酢酸はカルチノイド症候群の診断に利用される．

EC細胞）に，残り数%が血小板と脳に分布している．不要となったセロトニンはモノアミン酸化酵素（MAO），アルデヒド脱水素酵素により5-ヒドロキシインドール酢酸（5-HIAA）に分解され尿中に排泄される（図3.3）．

腸管クロム親和性細胞で生成，貯留されたセロトニンは機械的刺激などにより門脈内に放出され，肝臓のMAOによって分解される．分解を免れたセロトニンが末梢血内を循環するが，その大半はセロトニントランスポーター（SERT）を介して血小板内に取り込まれ，さらに小胞モノアミノ酸トランスポーター（VMAT）を介して血小板濃染顆粒に取り込まれる．血小板濃染顆粒に貯蔵されたセロトニンは血小板凝集

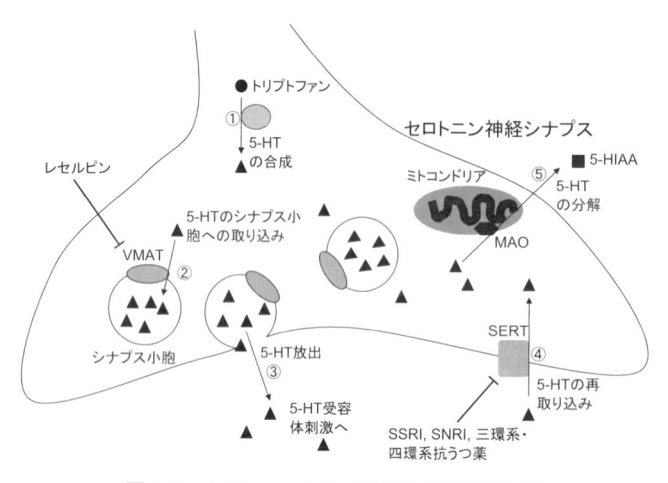

図3.4 セロトニンシナプスにおける薬理作用
セロトニン（5-HT）は，セロトニン神経細胞内で合成され（①），VMATを介してシナプス小胞内に取り込まれる（②）．神経興奮によりシナプス小胞が開口すると（③），セロトニンがシナプス間隙に放出されセロトニン受容体を刺激する．セロトニンはSERTを介してセロトニン神経細胞内に再び取り込まれる（④）．細胞質内に再取り込みされたセロトニンは再びVMATを介してシナプス小胞に取り込まれるか（①），ミトコンドリアMAOにより5-HIAAに分解され情報伝達としての役割を終える（⑤）．

アゴニストなどの刺激によって放出され，血小板凝集促進作用を担っている．

神経細胞で生成されたセロトニンはVMATを介してシナプス小胞へ取り込まれ，細胞質に取り残されたセロトニンはミトコンドリアのMAOによって分解される．神経興奮によりシナプス小胞からシナプス間隙に放出されたセロトニンは，標的受容体を刺激した後セロトニントランスポーター（SERT）により神経細胞質内に再取り込みされ，VMATを介して再びシナプス小胞内に貯留される（図3.4）．

3.2.2 セロトニン受容体

セロトニン受容体は$5\text{-}HT_1$から$5\text{-}HT_7$までの7種類のファミリーに分類され，現在少なくとも15種のサブタイプが存在する．$5\text{-}HT_3$を除いた受容体はG蛋白共役型で，細胞内カルシウム動員やアデニレートシクラーゼを介したシグナル伝達により生理活性を呈する．$5\text{-}HT_3$受容体はリガンド依存性イオンチャネル（ligand-gated ion channel）であり，刺激によりNa^+，K^+ゲートが開き脱分極により生理活性を示す．セロトニン受容体は脳内に豊富に分布し，消化管，血管平滑筋，血管内皮，心臓，気管支平滑筋，副腎にも存在する．

3.2.3 セロトニンの作用

（1）消化管系

消化管におけるセロトニンの主な役割は消化管機能制御である．$5\text{-}HT_{2A}$，$5\text{-}HT_{2B}$，$5\text{-}HT_4$受容体の刺激はそれぞれ腸管，胃，食道の平滑筋を収縮させる．また，$5\text{-}HT_3$受容体刺激は腸神経細胞を脱分極することによりアセチルコリンを放出させ，胃液分泌や蠕動反射を亢進させる．これに対

し，5-HT$_4$受容体は5-HT$_3$受容体に対する拮抗作用を示し，腸神経細胞からのアセチルコリンの放出を抑制する．腸クロム親和性細胞においては，5-HT$_3$受容体刺激はセロトニンの放出を加速し，5-HT$_4$受容体刺激はこれを抑制する．

(2) 循環血液系

セロトニンの循環血行動態に及ぼす作用は，血管内皮，血管平滑筋，心筋，心臓神経への作用があり，時に相反する作用の複合であるため雑多な反応を示す．血管に対するセロトニンの作用は，5-HT$_{1B}$，5-HT$_{2A}$受容体刺激で血管平滑筋を収縮させる一方，5-HT$_7$受容体刺激で弛緩させる[1]．また，血管内皮の5-HT$_{1B}$，5-HT$_{2B}$，5-HT$_4$受容体刺激はNO，PGI$_2$などの内皮依存性血管拡張因子産生を促し，血管平滑筋を弛緩させる方向に傾ける．心臓に対するセロトニンの作用は，心臓の5-HT$_4$受容体刺激で心臓収縮力および拍動数を増加させる一方，迷走神経終末の5-HT$_3$受容体刺激によりアセチルコリンを放出させ，5-HT$_4$受容体刺激とは逆に心臓収縮力および拍動数を減少方向に傾ける．血小板内の濃染顆粒にはセロトニンが貯留されており，トロンビンやコラーゲンなどの血小板凝集アゴニストの刺激によって濃染顆粒と共にセロトニンが放出される．このセロトニンが他の血小板膜上の5-HT$_2$受容体を刺激して血小板凝集を加速する．

(3) 中枢神経系作用

中枢神経系におけるセロトニン受容体は，攻撃性，不安，食欲，認知，記憶，うつ，悪心，睡眠，体温調節などのさまざまな神経精神科学的領域で重要な役割を果たしている．セロトニンは血液脳関門を通過できないため，血中セロトニンが脳内に移行することはほとんどなく，中枢神経系のセロトニンは脳神経細胞内で合成されている．抗うつ薬などで脳内セロトニン量が過剰に増加し神経，精神症状の異常を呈したものをセロトニン症候群と呼ぶが，その精神症状として静座不能，興奮，意識障害，せん妄，痙攣が，自律神経症状として散瞳，下痢，頻脈，高血圧，発汗，発熱が，神経・筋症状として振戦，クローヌス，腱反射亢進が出現する．

(4) ダンピング症候群

胃幽門部を切除した患者において食事摂取後30分程度で，腹痛，下痢，嘔吐，頻脈，発汗，顔面紅潮，めまいなどの消化器および血管運動神経症状を呈するものをダンピング症候群と呼ぶ．食物が直接十二指腸や小腸に墜落（dumping）し上部空腸の伸展拡張などが刺激となって腸管クロム親和性細胞からセロトニン，ヒスタミン，ブラジキニンなどが過剰に分泌されることによって上記の症状を呈すると考えられている．ダンピング症候群の治療に抗セロトニン作用と抗ヒスタミン作用を併せ持つシプロヘプタジンが使用されることがある．

3.2.4 セロトニン関連薬の臨床応用（表3.3）

a. 小胞モノアミントランスポーター阻害薬

レセルピンは，小胞モノアミントランスポーター（VMAT）の阻害薬で，VMATの阻害によって小胞への取り込みを抑制し，セロトニンやカテコラミンなどのモノアミン量を減少させる（図3.4）．セロトニン，カテコラミン作用の抑制により，降圧作用，鎮静作用を呈し，高血圧や統合失調症の治療薬として使用されている．副作用としてセロトニン減少に伴ううつ症状の増強がある．

b. セロトニン再取り込み阻害薬

シナプス間隙へ遊離されたセロトニンはセロトニントランスポーターによって神経終末へ再び取り込まれる．イミプラミンなどの三環系抗うつ薬はセロトニントランスポーターをはじめとしたア

表3.3 臨床応用されているセロトニン関連薬

分類		一般名	特徴	備考（副作用）
VMAT阻害薬		レセルピン	降圧薬，統合失調症治療	うつ症状の出現
SSRI		パロキセチン フルボキサミン	うつ病治療	セロトニン症候群，悪性症候群
SNRI		ミルナシプラン		
セロトニン受容体アゴニスト	$5-HT_{1A}$	タンドスピロン	抗不安作用	
	$5-HT_{1B/1D}$	スマトリプタン ゾルミトリプタン	片頭痛治療	
	$5-HT_4$	モサプリド	機能性胃腸症治療	
セロトニン受容体アンタゴニスト	$5-HT_{2A}$	サルポグレラート	ASOにおける末梢循環改善	
		リスペリドン	統合失調症治療	抗ドパミンD_2作用あり
	$5-HT_2$	シプロヘプタジン	ダンピング症候群，セロトニン症候群，カルチノイド症候群治療	抗ヒスタミン作用（表3.2）あり
	$5-HT_3$	グラニセトロン オンダンセトロン	化学療法時の急性期悪心・嘔吐寛解	

ミントランスポーターを非選択的に阻害し，シナプス間隙のセロトニン，カテコラミンの増加により抗うつ効果を発揮する．パロキセチンやフルボキサミンなどの選択的セロトニン再取り込み阻害薬（SSRI）や，ミルナシプランなどのセロトニン・ノルアドレナリン再取り込み阻害薬（SNRI）は，選択的作用のため三環系・四環系抗うつ薬と比較し副作用が少ないとされている（図3.4）．

c. 5-HT受容体アゴニスト・アンタゴニスト

$5-HT_{1A}$受容体アゴニスト： タンドスピロンは，脳内$5-HT_{1A}$受容体を選択的に刺激することにより抗不安作用を示す．

$5-HT_{1B/1D}$受容体アゴニスト： スマトリプタンやゾルミトリプタンなどの$5-HT_{1B/1D}$受容体アゴニストは脳および髄膜における血管平滑筋の$5-HT_{1B/1D}$受容体を刺激して片頭痛発作時に過度に拡張した血管を収縮させることにより片頭痛発作を軽減させる．

$5-HT_2$受容体アンタゴニスト： サルポグレラートは血小板および血管平滑筋の$5-HT_{2A}$受容体を抑制し，血小板凝集抑制作用および血管拡張作用を示す．慢性閉塞性動脈硬化症における末梢循環血流の改善などに使用される．リスペリドンは中枢神経系$5-HT_{2A}$受容体およびドパミンD_2受容体に対する拮抗作用を有し統合失調症治療薬として知られている．シプロヘプタジンは強力な$5-HT_2$受容体とヒスタミン（H-1）受容体に対する抑制作用を有し，セロトニン関連疾患であるダンピング症候群，カルチノイド症候群，セロトニン症候群の治療薬として使用されている．

$5-HT_3$受容体アンタゴニスト： がんに対する化学療法や放射線療法で生ずる急性期の悪心・嘔吐に$5-HT_3$受容体アンタゴニストが使用される．シスプラチンなどの抗がん剤や放射線刺激が腸管クロム親和性細胞からのセロトニン遊離を惹起し，消化管粘膜内求心性迷走神経終末の$5-HT_3$受容体刺激を介して嘔吐中枢を刺激すると考えられている．また，脳幹部のCTZ（chemoreceptor trigger zone，化学受容器引き金帯）は，血中の外因性化学物質などに反応して嘔吐中枢に刺激を送る受容器であるが，セロトニン（$5-HT_3$受容体），ドパミン（D_2受容体），ヒスタミン（H-1受

容体），サブスタンスP（NK-1受容体）などがその受容器内神経伝達物質として働いている．グラニセトロンやオンダンセトロンは，これら5-HT_3受容体を選択的に抑制することにより制吐作用を発揮すると考えられている．

5-HT_4受容体アゴニスト： 5-HT_4受容体は中枢神経系だけでなく消化管内在神経叢にも多く発現しており，消化管運動の制御に関与していると考えられている．モサプリドは選択的5-HT_4受容体アゴニストで消化管内在神経叢の5-HT_4受容体を刺激し，アセチルコリンの遊離亢進を介して消化管運動促進作用を発揮し，機能性胃腸症（functional dyspepsia）の治療に用いられている．

3.3 アンジオテンシン

レニン・アンジオテンシン（RA）系カスケードによる血圧，腎血流の恒常性維持が明らかになって約半世紀が経過したが，近年，心不全や動脈硬化などに関した新たな知見が報告され，臨床におけるRA系の持つ重要性が再認識されている．

3.3.1 アンジオテンシンの生成，分解

腎臓の糸球体動脈壁の傍糸球体装置と遠位尿細管の緻密斑は，それぞれ血圧および原尿中NaClを感知し，糸球体動脈圧の低下や原尿中のNaClの低下があると傍糸球体装置よりレニンを分泌させ，RA系カスケードの発動により血圧上昇および尿細管Na再吸収が亢進する（図3.5）．レニンは，血中の（主に肝臓で合成される）アンジオテンシノーゲンをアンジオテンシンIに変換する．さらにアンジオテンシンIは血管内皮細胞膜にあるアンジオテンシン変換酵素（ACE）と血中キマー

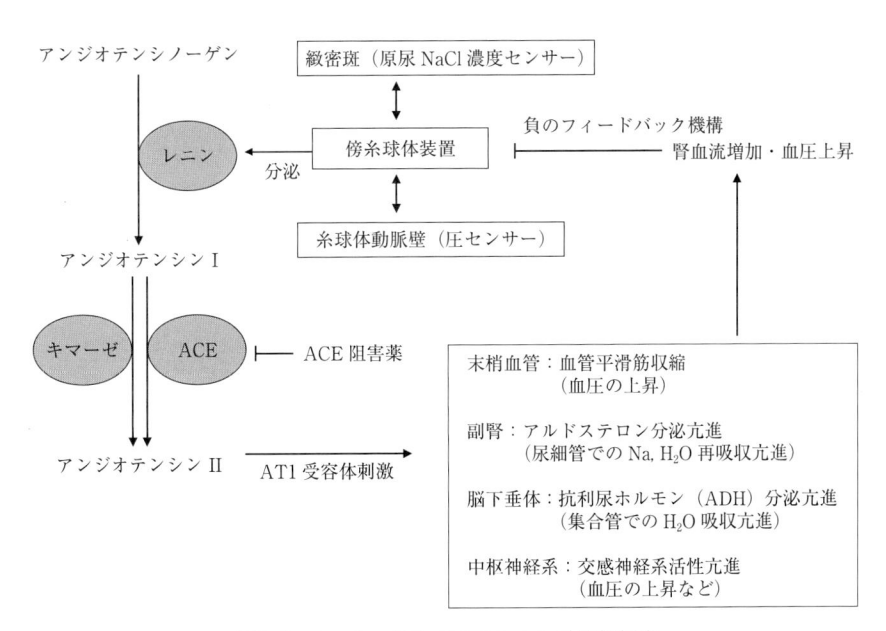

図3.5 レニン・アンジオテンシン系情報伝達
腎血流・糸球体動脈圧の低下は，傍糸球体装置で感知され，レニン分泌を亢進させる．レニン・アンジオテンシン系の活性より腎血流・糸球体動脈圧が上昇するとレニン分泌にブレーキがかかる．このような負のフィードバック機構により腎血流・糸球体動脈圧のベクトルが絶えず調節されている．

ゼにより，強い生理活性を持つアンジオテンシンIIに変換される．アンジオテンシンIIは，血管平滑筋，副腎および下垂体後葉のアンジオテンシンII受容体を刺激して，血管収縮，アルドステロン分泌およびバソプレッシン（ADH）分泌を促進させる．アルドステロンおよびバソプレッシンは，それぞれ原尿中のNa再吸収および水再吸収を促進し，循環血液量を増加させる．血管収縮と循環血液量の増加により血圧が上昇するとレニン分泌が減少し，活性化したRA系カスケードが収束する．このようにRA系カスケードは血圧，循環血液量の恒常性維持のためのシステムであるが，近年，このシステムが高血圧，心不全，心肥大などの循環器疾患に深く関与していることが明らかとなっている．アンジオテンシンIIは，さらにアミノペプチダーゼによりアンジオテンシンIII, IVに分解されていくが，いずれもアンジオテンシンIIに比べ生理活性が弱く，臨床上の重要性は不明な点が多い．

3.3.2 アンジオテンシンII受容体

アンジオテンシンIIの特異的受容体には4つのサブタイプ（AT_1, AT_2, AT_3, AT_4）が存在し，主なアンジオテンシンIIの機能の大部分はAT_1受容体が担っている．AT_2受容体を介した作用は，AT_1受容体作用に拮抗するものが多く報告されているが，AT_3, AT_4受容体に関しては臨床的重要性は明確になっていない．

a. AT_1受容体とシグナル伝達

AT_1受容体は血管平滑筋，副腎，血管内皮，腎，肝，脳下垂体などに存在し，アンジオテンシンIIの既知の生理機能や病態の多くはこのAT_1受容体を介したものである．AT_1受容体はG蛋白共役型受容体であり，Gq蛋白を介してPLC（phospholipase C）の活性化とアデニレートシクラーゼの抑制を誘導し，血管平滑筋収縮やアルドステロン分泌といった生理作用を呈する（図3.5）．

また，AT_1受容体は，JAK (Januskinase) やEGF (epidermal growth factor) 受容体，PI_3キナーゼ，MAPキナーゼ（p38）などの細胞増殖に関連するさまざまな分子のチロシンリン酸化反応を誘導し，血管平滑筋増殖や心筋肥大などの病態生理にも関与している．これら分子のリン酸化までのシグナル伝達の一部に活性酸素種が関与しているが，この活性酸素種はNAD (P) Hオキシダーゼ活性によって産生されると考えられている．

b. AT_2受容体とシグナル伝達

AT_2受容体はAT_1受容体とのアミノ酸レベルの相同性は3%程度しかなく，AT_1受容体とは異なった機能を持っている．AT_2受容体機能は，AT_1受容体機能に拮抗的に作用するものが多く，血圧降下作用や血管平滑筋増殖抑制作用などが知られている．AT_2受容体は胎児期に多くの組織で高発現しているが，生後間もなく発現量が減少する．生後の主な発現部位は副腎髄質，子宮などであるが，その他の組織にも低レベルで広く発現している．また，慢性心不全心筋でAT_2受容体が高発現しているとの報告があり，ある病態下でAT_2が誘導され，病態生理上重要な役割を演じている可能性が考えられている．AT_2受容体のシグナル伝達は未だ解明されていないが，既存のG蛋白との共役はないこと，K^+チャネルの開口やチロシンホスファターゼに影響することなどが報告され，これらが血管平滑筋弛緩や平滑筋増殖抑制作用に関与すると考えられている．

3.3.3 レニン・アンジオテンシン系抑制薬の臨床応用

現在，臨床現場で使用されているRA系抑制薬は，ACE阻害薬とアンジオテンシンII受容体ア

ンタゴニスト（AT$_1$受容体アンタゴニスト）の2種類がある．

a. ACEの阻害薬

ACEの阻害薬は腎血管性高血圧症などの高レニン性高血圧症を標的として開発されたが，ACE阻害薬が臨床応用されるようになるとACE阻害薬が本態性高血圧に対する降圧効果，心不全の改善，心筋梗塞予防効果，腎保護作用などを有することが明らかとなった．ACE阻害薬の期待以上の効果によって，心腎血管系におけるRA系の役割が再び脚光を浴びるようになった．心血管保護作用は降圧効果に起因するもの以外にAT$_1$受容体刺激抑制作用とブラジキニン分解酵素であるキニナーゼⅡ抑制作用によるブラジキニンの増加の関与が示唆されている．ACE阻害薬特有の副作用として乾性咳嗽が知られているが，これはキニナーゼⅡ抑制によるブラジキニンやサブスタンスPの蓄積が気管支の求心性無髄C線維を刺激し反射性の咳嗽を誘発するためと考えられている．

b. アンジオテンシン受容体アンタゴニスト

アンジオテンシン受容体拮抗薬（ARB）は，AT$_1$受容体に対するアンタゴニストでありAT$_1$受容体活性抑制による降圧が主な作用である．ARBにもACE阻害薬と同様に降圧効果に起因しない心血管保護作用があることが報告されているが，このようなARBによる保護作用はAT$_1$受容体を介した情報伝達の抑制だけでなく，AT$_2$受容体を介した情報伝達が優位となるためと予想されている．

3.4 ブラジキニン

ブラジキニンは，発痛作用，血管拡張作用，血管透過性亢進作用など炎症時の化学伝達物質として理解されてきた．しかし，近年，ACE阻害薬の心血管保護作用がブラジキニンを介した作用であることが明らかとなり再び注目を集めている．

3.4.1 ブラジキニンの生成，分解

ブラジキニンはキニノーゲンを基質としてカリクレインにより生成される生理活性ペプチドであり，この産生系をキニン・カリクレイン系と呼ぶ（図3.6）．キニノーゲンには低分子キニノーゲンと高分子キニノーゲンがあり，血液などの細胞外液中に存在するが，低分子キニノーゲンのみが血管壁を通過して組織へ移行できる．また，カリクレインには血漿カリクレインと腺性（組織）カリクレインが存在する．血漿カリクレインは，その前駆体であるプレカリクレインからハーゲマン因子（血液凝固因子XII因子）やカリクレイン自身によって活性化されたセリンプロテアーゼであり，高分子キニノーゲンを基質としてブラジキニンを産生する．腺性（組織）カリクレインは，主に腎臓，膵臓，顎下腺などの腺組織内に豊富に存在するが，ほとんどすべての組織に分布している．高分子，低分子キニノーゲンを基質として主にカリジンを産生するが，カリジンの一部はアミノペプチダーゼによりブラジキニンとなる．

血中ブラジキニンは1回の肺循環によって80-90%が不活性化され，半減期は15秒と短い．ブラジキニンは，血液や組織中のキニナーゼⅠとキニナーゼⅡにより分解，不活化されるが，キニナーゼⅡはアンジオテンシン変換酵素（ACE）そのものであることが明らかにされている．

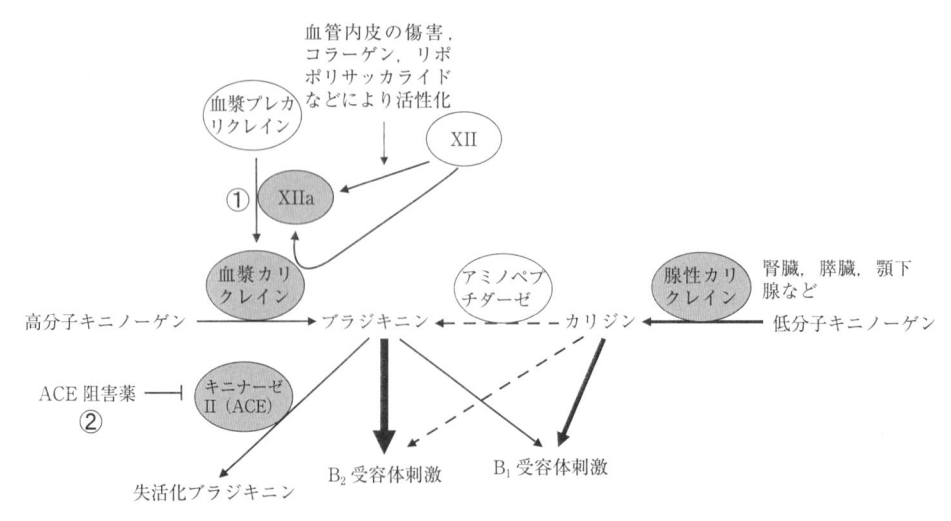

図 3.6 ブラジキニンの生合成と代謝経路

① 炎症などにより凝固系 XII 因子が活性化（XIIa）されると，血漿カリクレインが増加しブラジキニン産生が刺激される．またカリクレイン自身も XII 因子活性化作用があり，正のフィードバック機構が存在する．炎症などの病態下でなくとも，絶えずある一定量のカリクレインがブラジキニン産生を行っている．

② ACE 阻害薬は ACE（キニナーゼ II）を阻害してブラジキニン量を増加させる．このブラジキニンの増加が ACE 阻害薬の降圧効果や心血管保護作用に少なからず寄与していると考えられている．

3.4.2 ブラジキニン受容体

ブラジキニン受容体は G 蛋白共役型受容体での B_1 と B_2 の 2 種類のサブタイプが同定されている．ブラジキニンの作用の多くは B_2 受容体を介したもので，B_2 受容体は血管内皮，知覚神経，気管支，消化管などに広く分布しており，組織血流増加，血管透過性亢進，発痛，気管支収縮などに関与している．B_1 受容体はブラジキニンよりもキニン類ペプチドであるカリジンやメチオニンリジルブラジキニンによる作用の方が強いとされ，障害組織や炎症性細胞などで発現するとされているが，その病態生理学的役割は不明な点が多い．

3.4.3 ブラジキニンの作用

(1) 炎症における発痛，血流増加，血管透過性亢進

ブラジキニンはきわめて強い発痛物質であり，一次知覚神経の B_2 受容体を刺激し痛み情報伝達を惹起させる．血管内皮細胞の B_2 受容体刺激は内皮細胞内カルシウム濃度上昇を介して強力な血管弛緩作用を有する PGI_2 や NO の生成を刺激し，血管透過性を亢進させる．また，炎症性細胞の B_1 受容体を介して IL-1 や TNF-α などの炎症性サイトカインの産生を刺激する．

(2) 平滑筋

血管，気管支，腸管，子宮などの平滑筋はブラジキニン刺激により収縮するが，これは平滑筋細胞内へのカルシウム流入刺激や $PGF_{2\alpha}$ 生成を介した機序が報告されている．

(3) 心臓血管系

ブラジキニンには強力な血管拡張作用があるが，この作用は血管内皮細胞の B_2 受容体を介した PGI_2 や NO といった内皮依存性血管拡張因子産生によるものである．したがって，血管内皮が障害された血管にブラジキニンを投与すると血管は収縮する．ACE 阻害薬による心血管保護作用は

ブラジキニン蓄積によって生ずる内皮依存性血管拡張因子産生増加が重要な役割を果たしていると考えられている．

(4) 腎

ブラジキニンは糸球体血管内皮や尿細管に作用して腎血流量を増加させ，水，Na排泄を促進する．ACE阻害薬による利尿作用の機序の1つとしてブラジキニン貯留の関与が考えられている．

3.4.4 キニン-カリクレイン系薬剤

現在臨床応用されているキニン-カリクレイン系に作用する薬剤は，ACE（＝キニナーゼⅡ）阻害薬と腺性カリクレインが挙げられる（図3.6）．ACE阻害薬の降圧機序にはアンジオテンシンⅡ産生抑制に加えてブラジキニンの蓄積効果の関与も大きいと考えられている．血漿レニン活性の低い本態性高血圧におけるACE阻害薬の降圧機序にブラジキニン貯留が関与すると考えられている．

カリジノゲナーゼは，腺性カリクレインでありキニノーゲンからカリジンおよびブラジキニンを生成し，末梢循環不全の改善を目的として使用されている．

3.5 エイコサノイド（プロスタノイド，ロイコトリエン）

エイコサノイドとは，プロスタグランジン（PG），トロンボキサン（TX），ロイコトリエン（LT）などの炭素数20の不飽和脂肪酸より生成される生理活性脂質の総称である．これら生理活性脂質の基質となる脂肪酸の大半はアラキドン酸であり，アラキドン酸は細胞膜を構成するリン脂質から切り出され，数種の酵素を経て生理活性脂質に変換される．エイコサノイドは，血管恒常性の維持，血栓形成，炎症，痛み，アレルギーなどの多くの生体反応に関与しており，薬物治療の重要な標的因子となっている．ここではアラキドン酸を基質とするシクロオキシゲナーゼ（COX）経路とリポキシゲナーゼ経路（5-LO）の2経路について解説する．

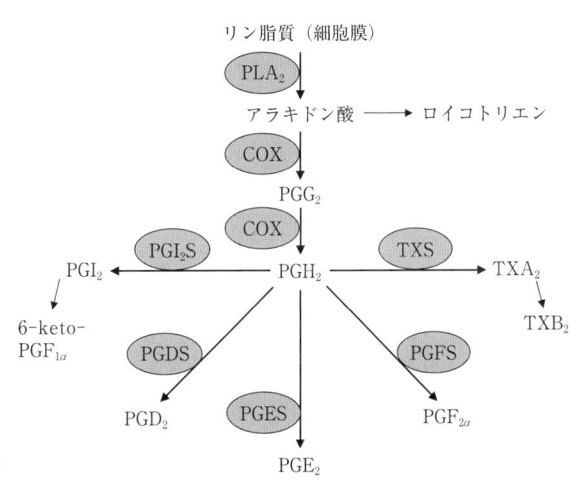

3.5.1 プロスタノイド

a. プロスタノイドの生成：シクロオキシゲナーゼ経路（図3.7）

プロスタノイドとはシクロオキシゲナーゼ（cyclooxygenase；COX）を介して生成されるプロスタグランジン（PG），トロンボキサン（TX）の総称である．COXには2つのアイソザイムCOX-1とCOX-2があり，両COXのアミノ酸配列の相同性は60％と高い．COX-1は構成型と呼ばれ全身の組織に広く分布しており，一方COX-2は誘導型と呼ばれサイトカインなどの炎症刺激で発現が誘導される．COXは，活性化したPLA$_2$（phospholipase A$_2$）により細胞膜リン脂質から切り出されたア

図3.7 プロスタノイドの合成
PLA$_2$：ホスホリパーゼA$_2$，COX：シクロオキシゲナーゼ，PGI$_2$S：プロスタサイクリン合成酵素，TXS：トロンボキサン合成酵素，PGDS：PGD合成酵素，PGES：PGE合成酵素，PGFS：PGF合成酵素．

ラキドン酸をプロスタグランジン H_2（PGH_2）に変換する．さらに PGH_2 は，各種の合成酵素を介して生理活性作用を有する PGD_2, PGE_2, $PGF_{2\alpha}$, PGI_2（プロスタサイクリン），トロンボキサン A_2（TXA_2）へと変換される（図 3.7）．ほとんどの組織はアラキドン酸から PGH_2 という中間体を合成することが可能であるが，それ以後の運命はそれぞれの組織によって異なり，組織に存在するプロスタノイド関連酵素の相対量に依存する．たとえば，血管内皮細胞はプロスタサイクリン合成酵素を主に有し，PGI_2 産生により血小板凝集抑制や血管拡張反応を調節している．一方，血小板はトロンボキサン合成酵素を主に有し，TXA_2 産生により血小板凝集を促進させる．生理活性を持ったプロスタノイドの半減期は短く，PGI_2 と TXA_2 は水溶液中で非酵素的に生理活性のない 6-keto-$PGF_{1\alpha}$ および TXB_2 に変化するが，その半減期はそれぞれ約 3 分と 30 秒である．また PGE_2, PGD_2, $PGF_{2\alpha}$ は水溶液中では安定であるが，肺に存在する 15-水酸基脱水素酵素などによって速やかに不活化され，その生物学的半減期は短い．

b. プロスタノイド受容体

プロスタノイド受容体には，PGD_2, PGE_2, $PGF_{2\alpha}$, PGI_2, TXA_2 に対してそれぞれ DP, EP, FP, IP, TP といった特異的受容体があり，さらに PGE_2 受容体には EP1, EP2, EP3, EP4 の 4 種のサブタイプが存在する．各プロスタノイドは固有の受容体を刺激してその作用を発揮するが，ほとんどのプロスタノイドが自身以外のプロスタノイド受容体に対しても弱い結合（100 倍以上）を示すことが知られている．プロスタノイド受容体はすべて G 蛋白共役型受容体であり，DP, EP2, EP4, IP はアデニレートシクラーゼを刺激して細胞内 cAMP 濃度を上昇させ，EP3 はアデニレートシクラーゼを抑制して細胞内 cAMP 濃度を低下させる．また，FP, EP1, TP は PLC（ホスホリパーゼ C）を刺激して PKC 活性や細胞内 Ca^{2+} の上昇により細胞内シグナル伝達を惹起させる．

c. プロスタノイドの作用

（1） 発熱・疼痛

感染や外傷により障害組織や炎症細胞からのサイトカインに刺激された血管内皮細胞において PGE_2 および PGI_2 が生成される．PGE_2 は視索前野-前視床下部の体温調節中枢に働き発熱が起こる．PGE_2 および PGI_2 は知覚神経に対する直接的刺激作用と強力な発痛物質であるブラジキニンの知覚神経への作用を増強することにより発痛作用を呈する．

（2） 胃粘膜

PGE_2 には胃酸分泌抑制，粘液分泌促進，胃粘膜の血流改善作用があり，消化管の粘膜防御機構において重要な役割を演じている．

（3） 血小板

血小板がコラーゲンなどの血小板凝集アゴニストにより活性化されると TXA_2 が生成される．TXA_2 は血小板膜上の TXA 受容体を刺激し血小板凝集を促進し，血管平滑筋の TXA 受容体を刺激して強力な血管収縮作用を発揮する．TXA_2 は止血という生体防御機構を担っているが，血管内で不適切に TXA_2 の生成が刺激されると脳梗塞，心筋梗塞などの血栓関連疾患を発症する．

（4） 気管支喘息

喘息の病態下において肥満細胞などから遊離する TXA_2 には強力な気管支平滑筋収縮作用があり，気管支喘息における気道過敏性亢進への関与が示されている．

（5） アレルギー性鼻炎

肥満細胞などから遊離した TXA_2 は鼻粘膜血管の血管透過性を亢進し鼻粘膜好酸球浸潤および

鼻粘膜過敏性を亢進させる．

(6) アレルギー促進作用

活性化した肥満細胞から分泌されるPGD_2は，好酸球を刺激して気管への好酸球浸潤やLTC_4分泌を増加させアレルギー性炎症に促進的に働くことが示されている．

(7) 血管恒常性維持

血流によるずり応力，ブラジキニンやアセチルコリンなどの血管拡張アゴニストなどの刺激により血管内皮細胞より内皮由来血管拡張因子としてNOやPGI_2が生成される．PGI_2は，血管トーヌスの調節，血小板凝集抑制，白血球接着抑制などの血管恒常性維持に重要な役割を担っており，血管内皮におけるPGI_2生成抑制が動脈硬化，血管内血栓形成などの血管疾患に関連すると考えられている．

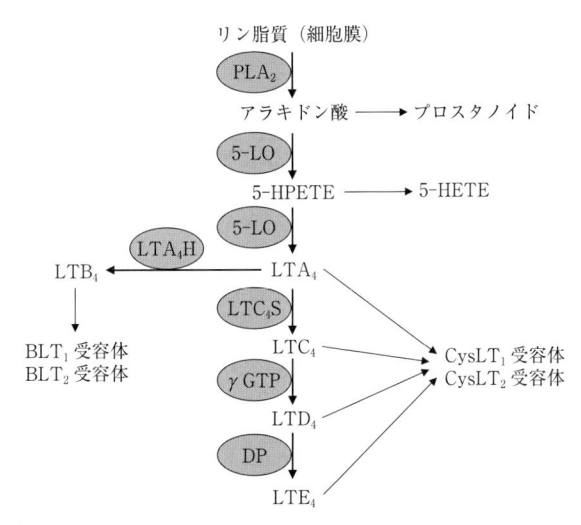

3.5.2 ロイコトリエン

a. ロイコトリエンの生成：リポキシゲナーゼ経路

PLA_2刺激により遊離したアラキドン酸は，細胞質や小胞体に存在する5-リポキシゲナーゼ（5-lipooxygenase；5-LO）により5-モノヒドロペルオキシエイコサテトラエン酸（5-HPETE）へと変換される．5-HPETEは脱水反応を経て不安定なロイコトリエンA_4（LTA_4）に変換される．このLTA_4はロイコトリエン生合成の分岐点となり，LTB_4およびLTC_4になる．LTC_4はさらにLTD_4を経てLTE_4に変換される（図3.8）．リポキシゲナーゼ経路は，肥満細胞や好酸球，好中球，単球，好塩基球を含む白血球で活発であり，炎症，喘息や花粉症などのアレルギー，免疫反応などに深く関与している．

b. ロイコトリエン受容体とその作用

ロイコトリエン（LT）受容体はG蛋白共役型受容体でLTB_4に対するBLT受容体（サブタイプとしてBLT_1とBLT_2），$LTC_4/LTD_4/LTE_4$（システイニルロイコトリエン（cysteinyl leukotriene）とも呼ばれる）に対するCysLT受容体（サブタイプとして$CysLT_1$と$CysLT_2$）の存在が確認されている．BLT受容体は，白血球の活性化と炎症部位への遊走（ケモタキシス）を促進する受容体として知られ，BLT_1受容体は高親和性で白血球のみに発現しているが，BLT_2受容体は低親和性であらゆる組織に分布している．CysLT受容体は，気管支平滑筋，肺胞マクロファージ，肥満細胞，好酸球，血管内皮細胞に発現し，喘息の病態下における気管支平滑筋収縮，血管透過性，白血球遊走，炎症性サイトカイン産生に関与している．つまり，CysLT受容体刺激が気道狭窄や気管支内粘液分泌を促進して気管支喘息症

図3.8 ロイコトリエンの合成
PLA_2：ホスホリパーゼA_2，5-LO：5-リポキシゲナーゼ，LTA_4H：LTA_4加水分解酵素，LTC_4S：LTC_4合成酵素，γGTP：γグルタミルトランスペプチダーゼ，DP：ジペプチダーゼ．

状を呈すると考えられている．各ロイコトリエンのCysLT$_1$受容体活性化の強さはLTD$_4$，LTC$_4$，LTE$_4$の順で，CysLT$_2$受容体においてはLTC$_4$とLTD$_4$が同等で，LTE$_4$がそれに続く．

3.5.3 エイコサノイド関連薬の薬理作用と臨床応用（表3.4）

エイコサノイドは，アレルギー，炎症，血栓などが関連する多くの疾患の発症，進展における重要な治療標的因子となっている．エイコサノイドの生物学的半減期は数十秒から数分ときわめて短いものが多く，各種誘導体の合成には生化学的安定化が重要課題となっている．現在臨床応用されているエイコサノイド関連薬は，数種の誘導体の他，合成酵素阻害薬，受容体拮抗薬がある．

a. シクロオキシゲナーゼ阻害薬

アスピリンやインドメタシンに代表される非ステロイド抗炎症薬（nonsteroidal anti-inflammatory drugs；NSAIDs）はCOXを阻害し，プロスタノイド合成を抑制する．主に解熱，鎮痛，炎症抑制（PGE$_2$，PGI$_2$抑制）を目的として使用されるが，低用量のアスピリン（75-150 mg）は，抗血小板薬（TXA$_2$抑制）としても利用されている．NSAIDsの主な副作用に消化管出血があるが，これは主にPGE$_2$生成抑制に起因すると考えられている．またアスピリン喘息の既往のある患者にはNSAIDsは原則禁忌である．近年，炎症時に誘導されるCOX2に対する選択的阻害薬は，消化管障害が少ないため，長期にわたってCOX阻害を必要とする慢性関節リウマチ患者などに使用されるようになった．現在，臨床応用されているCOX2選択的阻害薬には，メロキシカム，セレコ

表3.4 臨床応用されているエイコサノイド関連薬

分類		一般名	特徴	備考（副作用）
COX阻害薬	COX1	アスピリン インドメタシン	解熱，鎮痛，消炎	胃粘膜障害，アスピリン喘息．少量（75-150 mg）のアスピリンは抗血小板薬として使用．
	COX2	セレコキシブ メロキシカム	関節リウマチにおける消炎・鎮痛	胃粘膜障害は弱い．
TX関連	TX合成酵素阻害薬	オザグレル	脳血栓症急性期，クモ膜下出血後血管攣縮，気管支喘息治療	静注薬，経口薬
	TXA$_2$受容体アンタゴニスト	ラマトロバン	アレルギー性鼻炎（鼻閉）治療	経口薬
PG関連	PGI$_2$アナログ	エポプロステノール	肺高血圧症治療	埋め込み型持続静注．下顎痛，頭痛，足底痛，紅潮，皮疹，カテ感染など．
		ベラプロスト	肺高血圧症，ASOにおける末梢循環の改善	経口薬，頭痛，下顎痛，紅潮，消化管出血
	PGE$_1$アナログ	アルプロスタジル	ASOにおける末梢循環の改善	静注薬
		リマプロスト		経口薬
		ミソプロストール	NSAIDsによる胃粘膜障害の治療	経口薬
	PGF$_{2\alpha}$アナログ	ジノプロスト	陣痛促進，麻痺性イレウスの改善	静注薬
LT関連	CysLT$_1$受容体アンタゴニスト	モンテルカスト	気管支喘息，アレルギー性鼻炎（鼻閉）治療	経口薬

キシブがある．

b. トロンボキサン合成酵素阻害薬

COXの下流にあるプロスタノイド合成酵素に対する阻害薬として現在臨床応用されているのはトロンボキサン合成酵素阻害薬のみである．トロンボキサン合成酵素阻害薬オザグレルは，TXA_2の合成抑制とその結果生じたPGH_2貯留およびPGI_2産生増加によりその効果を発揮すると考えられている．TXA_2産生抑制とPGI_2産生亢進は共に血小板凝集抑制と血管平滑筋弛緩作用を呈し，急性期脳血栓症，クモ膜下出血後の脳血管攣縮に対し使用される．また，気管支喘息における気道過敏性亢進にTXA_2の関与が示されており，オザグレルは気管支喘息治療薬としても利用されている．

c. プロスタノイドアナログ

現在，わが国で臨床応用されているプロスタサイクリンアナログには，持続静注薬のエポプロステノールと経口薬のベラプロストがある．エポプロステノールは肺高血圧症治療に用いられ肺高血圧患者の予後を著明に改善した．きわめて短い血中半減期（3-6分）のため持続静脈投与のみの使用に限られている．ベラプロストは，日本で開発された初の経口プロスタサイクリンアナログで，その血中半減期は約1時間と比較的長く，肺高血圧症治療をはじめ慢性閉塞性動脈硬化症における末梢循環改善を目的として使用されている．プロスタサイクリンアナログの主な副作用として下顎痛，足底痛，頭痛，顔面紅潮，頭痛，消化管出血，発疹などがあり，痛みに関連した副作用はしばしば忍容性に影響を与える．

$PGF_{2\alpha}$アナログのジノプロストは子宮および消化管平滑筋の生理的収縮作用を有し，陣痛促進や術後腸管麻痺・麻痺性イレウスの改善を目的として使用されている．

PGE_1アナログのアルプロスタジル（静注薬）とリマプロスト（経口薬）は血管平滑筋および血小板内のPGE_2受容体（EP2）刺激によるcAMP増加を介して強力な血管平滑筋弛緩および血小板凝集抑制作用を呈し，慢性閉塞性動脈硬化などに伴う末梢循環不全の改善に使用されている．ミソプロストールはEP3活性作用が強いPGE_1アナログで，胃壁細胞のcAMP産生を抑制することによりヒスタミンやガストリンによる胃酸分泌を抑制する．NSAIDs誘発性胃・十二指腸潰瘍の治療・予防に利用されている．

d. エイコサノイド受容体拮抗薬

エイコサノイド受容体を標的として現在臨床応用されているものは，トロンボキサンA_2受容体拮抗薬とロイコトリエン受容体（$CysLT_1$受容体）拮抗薬のみである．

ラマトロバンは鼻粘膜血管のTXA_2受容体に対する選択的抑制により血管透過性を抑制し，アレルギー性鼻炎における鼻閉の緩解を目的として利用されている．また，気管支喘息治療薬としての臨床試験が行われその有効性について検討されている．

モンテルカストは選択的$CysLT_1$受容体拮抗薬であり，LTD_4/LTE_4による気管支収縮，血管透過性亢進，気道粘液分泌促進を抑制し気管支喘息治療薬，アレルギー性鼻炎（鼻閉）治療薬として臨床応用されている．

〔竹内和彦〕

参考文献

1) Kanmann AJ, Levy FO：5-Hydroxytryptamine receptors in the human cardiovascular system. Pharmacology & Therapeutics 111：674-706, 2006.

演習問題

問題 73歳男性
入浴後,腹部に掻痒感あり2cm程度の膨疹に気付いた.掻破したが掻痒は増強し,膨疹は次々と出現し全身に及んだ.掻痒に耐え切れず夜間外来を受診した.食事や薬など明らかな誘因となるものは認められなかった.(a)と診断され,抗(b)薬が処方された.
(1) a, bに適切な語句を入れよ.
(2) 本症例の処方薬を処方する際の注意点について述べよ.

解答(1) a:急性蕁麻疹,b:ヒスタミン
解答(2) 抗ヒスタミン薬は,一般的に抗コリン作用と催眠作用を有している.したがって,前立腺肥大症や偶角閉塞性緑内障の患者には投与を控える.また,催眠作用により自動車の運転などの高度機器の誤操作を招く恐れがあることに注意する.

4

循環器薬理学

4.1 高 血 圧

4.1.1 高血圧の定義

心臓の収縮により拍出された血液は，血管系を循環している．この時，血液が血管の壁に及ぼす圧力が血圧であり，動脈，静脈によりその圧力は異なる．慣用的には血圧といえば動脈血圧のことを意味する．血圧は，心拍出量と末梢血管抵抗，循環血液量，動脈の弾性などさまざまな因子により規定されるが，とくに重要なものは心拍出量と末梢血管抵抗である．

高血圧とは，収縮期血圧が 140 mmHg 以上または拡張期血圧が 90 mmHg 以上であるか，降圧薬治療を受けている状態と定義されている．収縮期血圧と拡張期血圧はともに心血管系疾患の発症と密接に関連しており，高血圧の診断と治療の目的は，合併症の発生を予防し，高血圧に関連する

表 4.1 高血圧管理計画のためのリスク層別化に用いる予後影響因子

A. 心血管病の危険因子	B. 臓器障害/心血管病	
高齢（65 歳以上）	脳	脳出血・脳梗塞
喫煙		無症候性脳血管障害
収縮期血圧，拡張期血圧レベル		一過性脳虚血発作
脂質異常症	心臓	左室肥大（心電図，心エコー）
低 HDL コレステロール血症（＜40 mg/dL）		狭心症・心筋梗塞，冠動脈再建
高 LDL コレステロール血症（≧140 mg/dL）		心不全
高トリグリセライド血症（≧150 mg/dL）	腎臓	蛋白尿（尿微量アルブミン排泄を含む）
肥満（BMI≧25）（特に腹部肥満）		低い eGFR[*2]（＜60mL/分/1.73 m^2）
メタボリックシンドローム[*1]		慢性腎臓病（CKD）・確立された腎疾患（糖尿病性腎症・腎不全など）
若年（50 歳未満）発症の心血管病の家族歴		
糖尿病	血管	動脈硬化性プラーク
空腹時血糖≧126 mg/dL		頸動脈内膜・中膜壁厚＞1.0 mm
あるいは		大血管疾患
負荷後血糖 2 時間値≧200 mg/dL		閉塞性動脈疾患（低い足関節上腕血圧比：ABI＜0.9）
	眼底	高血圧性網膜症

[*1] メタボリックシンドローム：予防的な観点から以下のように定義する．正常高値以上の血圧レベルと腹部肥満（男性 85 cm 以上，女性 90 cm 以上）に加え，血糖値異常（空腹時血糖 110-125 mg/dL，かつ/または糖尿病に至らない耐糖能異常），あるいは脂質代謝異常のどちらかを有するもの

[*2] eGFR（推算糸球体濾過量）は日本人のための推算式．
eGFR $= 194 \times Cr^{-1.094} \times 年齢^{-0.287}$（女性は $\times 0.739$）より得る

表 4.2 （診察室）血圧に基づいた脳心血管リスク層別化

リスク層 （血圧以外のリスク要因）	血圧分類	正常高値血圧 130-139/85-89 mmHg	I度高血圧 140-159/90-99 mmHg	II度高血圧 160-179/100-109 mmHg	III度高血圧 ≧180/≧110 mmHg
リスク第一層 （危険因子がない）		付加リスクなし	低リスク	中等リスク	高リスク
リスク第二層 （糖尿病以外の1-2個の危険因子，メタボリックシンドローム*がある）		中等リスク	中等リスク	高リスク	高リスク
リスク第三層 （糖尿病，CKD，臓器障害/心血管病，3個以上の危険因子のいずれかがある）		高リスク	高リスク	高リスク	高リスク

*リスク第二層のメタボリックシンドロームは予防的な観点から以下のように定義する．正常高値以上の血圧レベルと腹部肥満（男性 85 cm 以上，女性 90 cm 以上）に加え，血糖値異常（空腹時血糖 110-125 mg/dL，かつ/または糖尿病に至らない耐糖能異常），あるいは脂質代謝異常のどちらかを有するもの．両者を有する場合はリスク第三層とする．他の危険因子がなく腹部肥満と脂質代謝異常があれば血圧レベル以外の危険因子 2 個であり，メタボリックシンドロームとあわせて危険因子 3 個とは数えない）

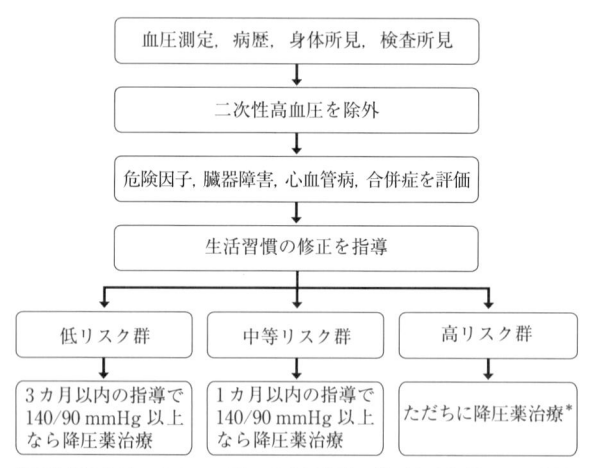

図 4.1 初診時の高血圧管理計画

死亡率を低下させることである．同じ血圧値を持つ高血圧患者においても，治療の比重は，喫煙，脂質代謝異常，糖尿病などの危険因子の存在や，臓器障害の有無によって異なる．日本高血圧学会による高血圧治療ガイドラインでは，危険因子（表 4.1）や臓器障害/心血管病（表 4.1）の有無により，高血圧患者を低リスク，中等リスク，高リスクの 3 群に層別化し（表 4.2），リスクに応じた初診時の高血圧管理計画を勧告している（図 4.1）．ここでの生活習慣の修正とは，1) 1 日の食塩摂取量を 6 g 未満に制限，2) 野菜や果物の積極的な摂取，3) 適正体重を BMI で 25 未満に保つ，4) 毎日 30 分以上の有酸素運動，5) アルコール制限，6) 禁煙などを指し，すべての高血圧治療の根幹をなすものである．

薬物療法については，降圧薬の作用機序と特徴をよく理解し，個々の患者に対して，年齢や性別，合併症を考慮した適切な薬物選択を行う（表 4.3 および表 4.4）．現在，カルシウム拮抗薬，レニ

4.1 高血圧

表 4.3 主要降圧薬の積極的適応

	Ca 拮抗薬	ARB/ACE 阻害薬	利尿薬	β 遮断薬
左室肥大	●	●		
心不全		●[*1]	●	●[*1]
心房細動（予防）		●		●
頻脈	●[*2]			●
狭心症	●			●[*3]
心筋梗塞後		●		●
蛋白尿		●		
腎不全		●	●[*4]	
脳血管障害慢性期	●	●	●	
糖尿病/MetS[*5]		●		
高齢者	●[*6]	●	●	

[*1] 少量から開始し，注意深く漸増する　[*2] 非ジヒドロピリジン系 Ca 拮抗薬
[*3] 冠攣縮性狭心症には注意　[*4] ループ利尿薬　[*5] メタボリックシンドローム
[*6] ジヒドロピリジン系 Ca 拮抗薬

表 4.4 主要降圧薬の禁忌もしくは慎重使用例

	禁忌	慎重使用例
Ca 拮抗薬	徐脈（非 DHP 系）	心不全
ARB	妊娠 高 K 血症	腎動脈狭窄症*
ACE 阻害薬	妊娠 血管神経性浮腫 高 K 血症	腎動脈狭窄症*
利尿薬 （サイアザイド系）	痛風 低 K 血症	妊娠 耐糖能異常
β 遮断薬	喘息 高度徐脈	耐糖能異常 閉塞性肺疾患 末梢動脈疾患

*両側性腎動脈狭窄の場合は禁忌

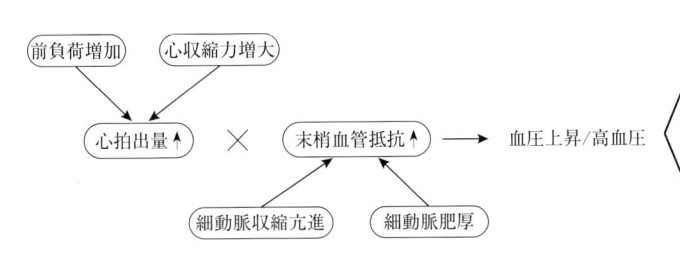

前負荷を低下する薬物：利尿薬
心収縮力を抑制する薬物：β 遮断薬，カルシウム拮抗薬
細動脈収縮を抑制する薬物：カルシウム拮抗薬，α 遮断薬，PA 系抑制薬
細動脈肥厚を抑制する薬物：RA 系抑制薬，カルシウム拮抗薬，α 遮断薬

図 4.2 高血圧の病態生理と治療薬

ン-アンジオテンシン（RA）系阻害薬であるアンジオテンシン変換酵素（ACE）阻害薬やアンジオテンシンⅡタイプⅠ受容体拮抗薬（ARB），交感神経系に作用するβ遮断薬やα遮断薬，そして降圧利尿薬が主として用いられている．高血圧の病態生理と各種降圧薬の関係を図4.2に示す．

4.1.2 降圧薬の作用機序と特徴
a. カルシウム拮抗薬

カルシウムイオンは細胞膜を隔ててその内外で1万倍以上（内＜外）の濃度勾配を持ち，微量のカルシウムイオンが細胞内に流入することをきっかけにして，さまざまな細胞機能が調節される．心筋細胞や血管平滑筋細胞の収縮は，細胞外からカルシウムイオンが電位依存性カルシウムチャネルを通り流入し，細胞内カルシウムイオン濃度が上昇することで収縮蛋白であるアクチンやミオシンに作用する結果生じる．カルシウム拮抗薬は，電位依存性カルシウムチャネルを通るカルシウムイオン流入を抑制して作用を発揮する．血管の収縮を抑制し，末梢血管抵抗を減弱し血圧を低下させるが，おもに血管に作用するジヒドロピリジン（DHP）系と，心筋に対しての作用も併せ持つジルチアゼム，ベラパミルに分けられる．安静時狭心症の原因となる血管攣縮を抑制するので，狭心症の治療薬としても広く使用されている．降圧薬として使用されるのは，DHP系の薬物とベンゾジアゼピン系のジルチアゼムである．カルシウム拮抗薬の中で，短時間作用型カルシウム拮抗薬は急激な降圧を生じるため，反射性に交感神経やレニン・アンジオテンシン（RA）系の活性亢進をきたし，心拍数や仕事量を増加させる欠点があり，その降圧作用は2-3時間で減弱するため，血圧の変動が大きく，虚血性心疾患を増悪させる可能性が指摘されている．このため降圧薬としては長時間作用型のカルシウム拮抗薬が主に用いられており，DHP系の中ではアムロジピンが作用持続時間が長く，大規模臨床試験において心血管病の予防に有用であることが証明されている．また，L型チャネルとともにT型チャネル抑制効果やN型チャネル抑制効果を有する一部のカルシウム拮抗薬は，頻脈を起こしにくく腎疾患合併高血圧において蛋白尿を抑制することが示されている．ジルチアゼムの降圧効果はそれほど強力ではないが，心伝導系への抑制効果を有し，心収縮力の軽度の低下と心拍数を減少させる特徴を有する．

カルシウム拮抗薬の副作用としては，強力な降圧作用によるふらつきやめまい，血管拡張性の頭痛や，顔面紅潮，浮腫，便秘，歯肉増生が認められる．DHP系カルシウム拮抗薬では急激な降圧作用により，反射性の交感神経刺激による頻脈が出現することもある．一方，ジルチアゼムは房室伝導を抑制するため，徐脈や房室ブロックが出現することがあり，β遮断薬との併用は注意を要する．カルシウム拮抗薬は，降圧薬のなかで降圧の有効性が最も高く，代謝系への影響がなく，冠動脈，脳血管，腎血管を拡張して臓器血流を保つので，高齢者や腎障害，糖尿病などの合併症のある患者でも使いやすく，頻用されている降圧薬である．

b. レニン-アンジオテンシン系阻害薬

レニン-アンジオテンシン（RA）系は強力な血圧上昇機構で，腎血流が減少すると活性化される．動脈硬化などにより腎動脈が狭窄し腎血流量が減少すると，傍糸球体細胞にある圧受容器がこれを感知して，レニン分泌が亢進する．レニンは，肝臓で作られるアンジオテンシノーゲンからアンジオテンシンⅠを産生し，アンジオテンシンⅠはアンジオテンシン変換酵素（ACE）やキマーゼなどによりアンジオテンシンⅡとなり，血管平滑筋に分布するアンジオテンシンⅡタイプⅠ（AT1）受容体に作用して強力な血管収縮作用を発揮する（図4.3）．アンジオテンシンⅡはさらに，副腎

4.1 高血圧

```
                    ↓
                  レニン
                    ↓
              アンジオテンシンI ─── ブラジキニン
             ╱              ╲         ・NO, PGI2の産生
         キマーゼ            ACE
  アンジオテンシンII    ↓              ↘
   受容体拮抗薬   アンジオテンシンII    不活化体
  +血中尿酸値低下作用
     (ロサルタン)
         ─
         ↓         ↓
        AT1       AT2
     ┌─────────┐
     │・血管収縮      │
     │・アルドステロン分泌│  抑制?
     │・ナトリウム貯留  │ ←──
     │・コラーゲン産生  │
     │・交感神経刺激   │
     │・細胞増殖     │
     └─────────┘
```

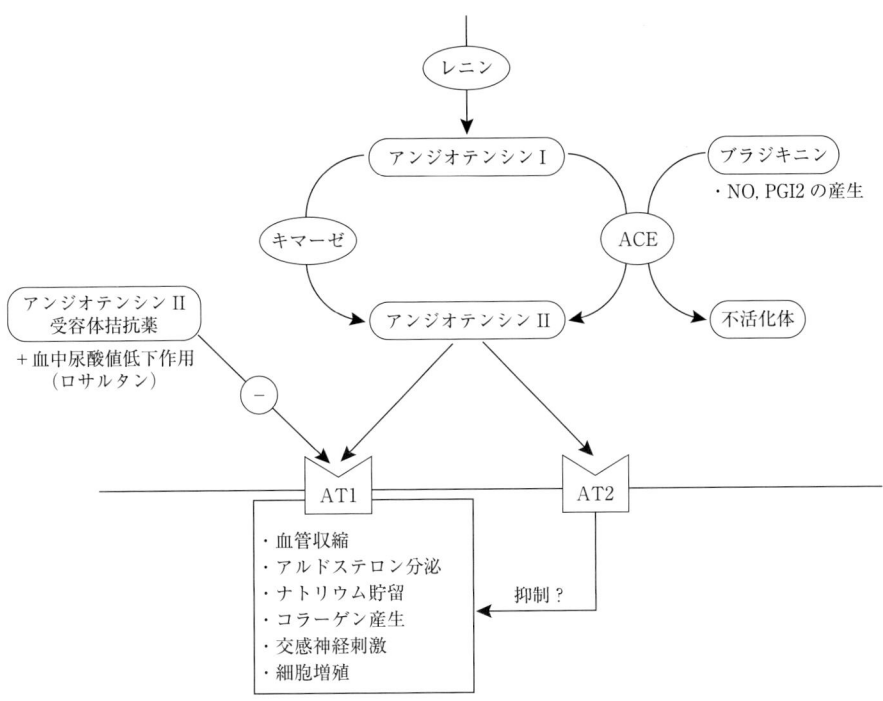

AT1：アンジオテンシン1型受容体，AT2：アンジオテンシン2型受容体，ACE：アンジオテンシン変換酵素，NO：一酸化窒素，PGI2：プロスタサイクリン

図4.3 レニン-アンジオテンシン系とアンジオテンシンII受容体拮抗薬の作用点

皮質に作用し，アルドステロンを分泌させる．アルドステロンは腎臓の集合管に作用してNaClと水の排泄を減らす結果，循環血液量を増やし，血圧を上昇させる．ACE阻害薬は，アンジオテンシンIからアンジオテンシンIIへの変換を阻害し，血圧を低下させるが，同時にブラジキニンの不活性化を阻害し，ブラジキニンによって誘導される内皮細胞での一酸化窒素（NO）産生を増強する．このようにACE阻害薬の降圧作用は，アンジオテンシンII生成阻害とNO産生増強の両メカニズムに由来する．一方，AT1受容体拮抗薬（ARB）はアンジオテンシンIIとAT1受容体の結合を選択的に阻害することにより降圧作用を発揮し，キマーゼ由来に産生されるアンジオテンシンIIの作用も阻害しうる点が，ACE阻害薬にはない利点とされる．

ACE阻害薬の特有の副作用として空咳が挙げられ，その他に過度の血圧低下によるふらつき，腎機能障害のある人での腎機能悪化や血清カリウム値の上昇が認められる．空咳の原因については，咳中枢を刺激するブラジキニンが蓄積するためと考えられ，中止により速やかに改善する．ACE阻害薬は他の降圧薬に比べて心肥大の改善作用が強いことが報告されており，その機序として，心筋細胞の肥大のみならず，膠原線維や線維芽細胞といった間質細胞の増殖も抑制することが指摘されている．その他に，ACE阻害薬には腎臓障害の悪化を予防し，尿蛋白を減少し，インスリン抵抗性を改善する作用があることも認められている．ACE阻害薬は重篤な副作用がなく，QOLも改善し，これまでの大規模臨床試験において，心不全や心筋梗塞の患者の予後延長作用があることが証明された薬物であり，高血圧の患者においても臓器障害の発生を予防する薬物として広く使用されている．

ARBもACE阻害薬と同様に心，腎の保護効果が証明されている．ARBと少量の利尿薬との併

用は優れた降圧作用を発揮する．また，大規模臨床試験においてARBは脳卒中の予防に有用であり，新規の糖尿病の発症が少ないことが示されている．副作用は少なく，プラセボ使用時の副作用の頻度と同等で，めまい，動悸などを認める程度であり，治療の継続に有用である．しかし，妊娠中の高血圧には使用禁忌のほか，両側腎動脈狭窄症や単腎でかつその腎動脈に狭窄をきたしているものでは，使用に伴って急速に腎機能低下をきたすことがある．また高カリウム（K）血症を有する高血圧患者への使用は避けるべきである．

c. 交感神経系に作用する薬物（β遮断薬とα遮断薬）

交感神経が刺激されると，交感神経終末からノルアドレナリンが分泌される．ノルアドレナリンの作用は，結合する細胞表面のレセプターによりα作用とβ作用に大別される．心臓にはおもにβ_1受容体が存在し，ノルアドレナリンの作用を受け心拍数は増加し，心収縮力も増強する．β遮断薬は，心臓への交感神経刺激を遮断し，心拍出量を低下させることにより降圧をもたらす．血管にはおもにα受容体が存在し，神経終末からのノルアドレナリン放出により血管平滑筋のα_1受容体が刺激され血管収縮を生じる．α_2受容体も血管平滑筋と神経終末部に認められ，血管平滑筋のα_2受容体刺激ではα_1受容体刺激と同様に血管収縮を生じるが，神経終末部のα_2受容体刺激では，神経終末でのノルアドレナリンの合成と放出が抑制されネガティブフィードバックがかかるようになっている（図4.4）．α_1受容体を選択的に阻害するプラゾシンやドキサゾシンなどのα_1遮断薬は，α_2受容体の刺激による神経終末での合成と放出の抑制には関係しないため血管を拡張させやすく，強力に血圧を低下させる．

β遮断薬は降圧作用のほかに抗不整脈作用を有し，心筋梗塞後の二次予防にもきわめて有効であり，不整脈や虚血性心疾患を合併する高血圧患者に広く用いられる．しかし，心拍数減少による徐脈や，陰性変力作用による心不全が出現することもあるので注意する．β遮断薬はβ_1選択性や内因性交感神経刺激作用（ISA）の有無，脂溶性の程度など薬理学的特性により分類される．β遮断薬投与により，相対的にα受容体が優位な状態が生じると，冠血管はスパスムを起こしやすくな

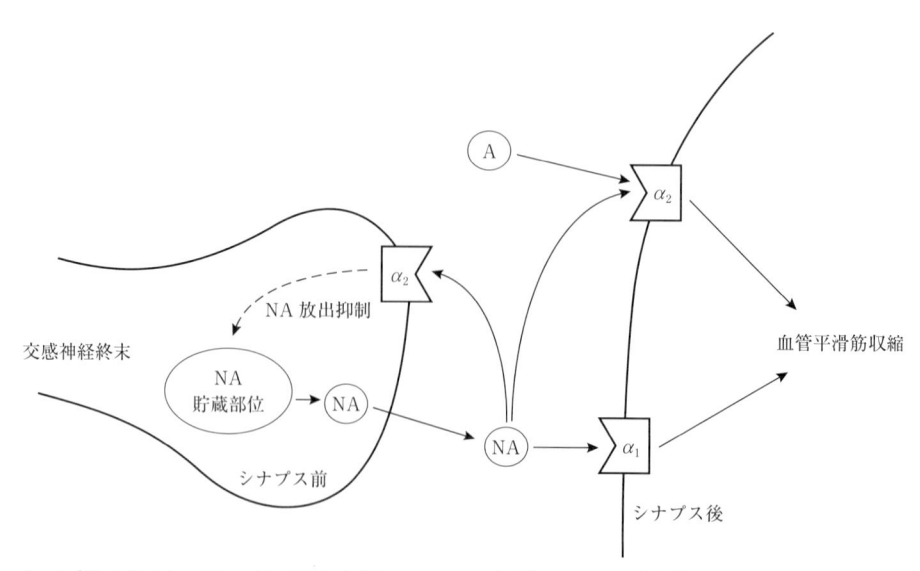

A：アドレナリン； NA：ノルアドレナリン； α_1：α_1受容体； α_2：α_2受容体

図4.4 交感神経を介する血管収縮調節

る場合があり，攣縮型の狭心症に用いる場合には，カルシウム拮抗薬と併用するなどの注意が必要とされる．β遮断薬に共通の副作用として，気管支喘息の誘発や慢性閉塞性肺疾患の悪化，徐脈や房室ブロック，末梢循環不全の悪化が挙げられる．このような患者にやむを得ず使用する場合には$β_1$選択性のある薬物を少量から使用する．血糖降下薬を使用中の糖尿病患者にβ遮断薬を投与した場合，低血糖となっても頻脈，発汗等の低血糖症状が現れないことがあるので注意する．またISAのないβ遮断薬では，血清中性脂肪の増加とHDLコレステロールの低下をきたすなど脂質代謝への悪影響が認められる．一方，ISAのあるβ遮断薬の使用時にはCPKの急上昇をきたすことがある．β遮断薬の中でα遮断作用が強い薬物はαβ遮断薬と呼ばれている．これらの薬物の利点は，β遮断効果に加えてα遮断効果により末梢血管拡張作用が加わることであり，褐色細胞腫のようにαβ両受容体を抑制しなければならない疾患においてαβ遮断薬が有用である．妊娠高血圧ではラベタロールの使用経験が多く，比較的安全であることが確認されている．

α遮断薬の降圧効果は末梢細動脈の拡張作用に基づき，交感神経活性の強いものに効果的である．また，早朝の血圧上昇を抑えるために，就寝前ドキサゾシンのように作用持続の長いα遮断薬の投与が有効とされる．

α遮断薬は中性脂肪を低下させ，インスリン抵抗性を改善するなど代謝系への有益な作用を有する．また前立腺肥大を有するものでは排尿困難を改善するなどの利点がある．一方，副作用としては，過度の降圧に伴うふらつきやめまいの他に起立性低血圧が挙げられ，立位血圧が，臥位での血圧より，収縮期血圧で20 mmHg以上，拡張期血圧で10 mmHg以上低下する場合には異常と考えられる．起立性低血圧は，$α_1$遮断薬の導入時に起こりやすく，とくに高齢者や，糖尿病による神経障害を合併する患者で出現しやすい．欧米での大規模臨床試験では，α遮断薬の投与により心不全の頻度の増加が報告されており，他の降圧薬に比べてα遮断薬のエビデンスは少ない現状がある．

d. 降圧利尿薬

食塩（NaCl）の過剰摂取は，血漿浸透圧を上昇させ，循環血液量を増やす方向に作用し，血圧を上昇させる．ナトリウム摂取量を制限することで，高血圧患者の約6割に血圧低下を認める．降圧利尿薬は，腎臓でのナトリウムの再吸収を抑制し，尿中へのナトリウム排泄を促進することにより循環血液量を減少させ降圧をもたらす．しかし，長期に投与した場合の降圧効果は，循環血液量の減少よりも，末梢血管抵抗の低下作用によるとされる．

利尿薬には，サイアザイド系利尿薬，ループ利尿薬，カリウム保持作用を有する抗アルドステロン利尿薬がある．

サイアザイド系利尿薬は遠位尿細管においてナトリウム再吸収を抑制することにより循環血液量を減少させて降圧効果をもたらす．サイアザイド系利尿薬と構造が異なるが，類似した作用を有するのがクロルタリドンなどのサイアザイド類似薬であり，大規模臨床試験において心血管病の予防に有用であることが証明されている．

ループ利尿薬は，ヘンレ上行脚の管腔側において$Na^+/K^+/CL^-$共輸送を抑制することによってCL^-の再吸収を抑制して強力な利尿効果をもたらす．したがって，心不全を合併したり，血清クレアチニンが2 mg/dL以上の腎不全を呈する高血圧患者にはループ利尿薬が多く用いられる．

抗アルドステロン薬のスピロノラクトンは，腎臓の遠位尿細管および接合集合管に作用して，アルドステロンなど鉱質コルチコイドと拮抗し，Na再吸収およびK^+とH^+の排泄を抑制し，K^+の喪失なく降圧効果をもたらす．抗アルドステロン利尿薬は，サイアザイド系利尿薬やループ利尿薬投

与中に生じる低カリウム血症を予防する目的でこれらの利尿薬と併用されることも多い．また，近年アルドステロンの直接作用による心血管系障害作用が指摘されており，重症心不全患者において，従来の治療にスピロノラクトンを加えると死亡率が減少することが報告されている．

利尿薬は，高血圧の合併症である脳出血や心不全，腎不全の発生を減少させ，浮腫のある患者や，心拡大のある患者には非常に有効な薬物である．サイアザイド系利尿薬やループ利尿薬の副作用としては，前述のように低カリウム血症が挙げられ，疲労感や筋の脱力が生じるほか，ジギタリス製剤と併用時には，ジギタリス中毒になりやすくなるためとくに注意が必要である．その他に，耐糖能の低下，中性脂肪や尿酸値の上昇など代謝系への副作用がある．サイアザイド系利尿薬では稀に日光過敏性皮膚炎の発生が認められ，抗アルドステロン薬の副作用としては，高カリウム血症や女性化乳房が知られている．副作用の発現を減らすには，少量投与が望ましい．

4.2 慢性心不全

慢性心不全患者では，交感神経が興奮しやすく，レニン-アンジオテンシン系も刺激されている．この両者の活性の亢進は，短期的には低下した心機能を代償し，心拍出量を維持するのに貢献するが，長期的には不全心筋をさらに疲弊させ，心筋障害を増大する（図4.5）．β遮断薬やレニン-アンジオテンシン系阻害薬は，このような悪循環を断ち切り，遠隔期の心機能や予後を改善する心不全治療薬として注目され，従来から心不全治療薬として用いられている利尿薬，ジギタリス，血管拡張薬との併用が有効とされている．

a. ACE阻害薬

ACE阻害薬は，多くの大規模臨床試験により慢性心不全の進展を抑制し，生命予後を改善することが証明され，現在では心不全治療の基本薬となっている．虚血性心疾患，拡張型心筋症の両者の心不全にも有効であり，死亡率を減少させる．ACE阻害薬は，アンジオテンシンIIによる血管収縮，アルドステロン分泌，交感神経刺激，バゾプレッシン分泌，コラーゲン合成促進など心不全を増悪させる作用を阻害し，不全心筋を保護するものと考えられる．ACE阻害薬は安全性の高い薬物であるが，導入時には過度の血圧低下に注意する．

b. β遮断薬

1975年のWaagsteinの報告以来，β遮断薬による慢性心不全治療に関して多くのエビデンスが集積されている．メトプロロールやビソプロロールを用いた試験では，拡張型心筋症に伴う心不全の悪化を予防することが明らかにされた．さらにα_1遮断作用も併せ持つカルベジロールでは，拡張型心筋症のみならず虚血性心疾患による心不全においても，重症度の改善と予後延長作用が認められた．β遮断薬の有効性の機序として，心拍数減少による心筋酸素消費の抑制とカルシウム過負荷の軽減，拡張機能の改善，レニン-アンジオテンシン系の抑制などが指摘されている．しかし，β遮断薬の陰性変力作用により，心機能が悪化することがあり，初期導入時には維持量の1/5から1/10といった低用量から開始し，忍容性を確認しながら漸増する必要がある．NYHA III度以上の心不全例では入院下にβ遮断薬を導入することが望ましい．β遮断

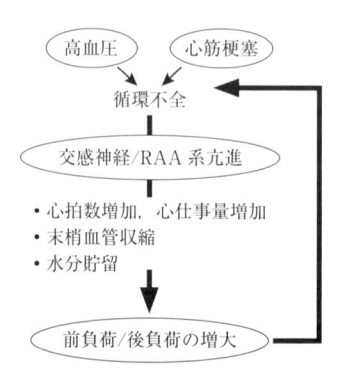

図4.5　心機能不全と薬

薬の種類は内因性交感神経刺激作用がないものが望ましいが，β_1選択性の有無や，α遮断作用や抗酸化作用を併せ持つ薬物であるべきかについては，今後の検討が必要である．

c. ジギタリス製剤

ジギタリスは200年以上も使用されている最も古い薬物である．Na-K ATPaseの活性を抑制し，細胞内ナトリウムイオン濃度を上昇し，最終的にNa/Ca交換機構を介して細胞内カルシウムイオン濃度を上昇させることにより強心作用を発揮する．またジギタリスは，中枢神経系からの交感神経刺激に対する心臓圧受容体反応を抑制し，交感神経系とレニン-アンジオテンシン系の活性を低下させる．症状の安定した心不全患者で，無作為にジゴキシン治療を中止すると，心不全の悪化と収縮機能障害のリスクが増大することが報告されている．一方，正常洞調律の慢性心不全患者では，ジギタリス治療によりQOLの改善が示されたが，最終的な死亡率の改善は認められなかった．ジギタリスは血中濃度の治療域が狭く，過量投与により容易に不整脈や消化器症状などの中毒症状が出現し，ときに致死的な不整脈も発生する．このため，ジギタリスを投与する際は，注意深く血中濃度をモニターする必要がある．最近の研究では，低めの血中濃度でもジギタリスの有効性は発揮されることが報告されている．ジギタリスには，おもに腎臓から排泄され生物学的半減期が1-2日のジゴキシンやメチルジゴキシンと，おもに肝臓で代謝され生物学的半減期が4-6日と長いジギトキシンがある．近年は，排泄の比較的速いジゴキシンやメチルジゴキシンが使用されることが多い．

d. 利尿薬

ループ利尿薬は速やかで強力な利尿作用を有し，腎機能低下例でも有効であり，静脈拡張作用も持つことから急性心不全治療の第一選択薬として使用されている．しかし，慢性心不全患者の生命予後改善作用については詳しい検討がなされていない．最近，抗アルドステロン薬スピロノラクトンをACE阻害薬，ループ利尿薬およびジギタリス製剤からなる基本治療薬と併用すると，心不全の死亡率を減少させることが報告された．アルドステロンはナトリウム貯留や，カリウム，マグネシウム喪失をもたらすばかりでなく心筋や間質の線維化も促進し心不全を増悪させるが，抗アルドステロン薬はこのようなアルドステロンの作用を抑制する．抗アルドステロン薬は忍容性も良好であり，ACE阻害薬をはじめとする基本治療薬の併用薬物として注目される．〔渡邉裕司〕

参考文献

1) グッドマン・ギルマン薬理書，第11版（上巻）．第V編：腎機能および循環機能に影響する薬物，廣川書店，2007.
2) Kaplan NM：Systemic Hypertension：Therapy, Braunwald's Heart Disease（Zipes DP, Libby P, Bonow RO, Braunwald E (eds)). Elsevier Saunders, Philadelphia, 2005.
3) Frishman WH, Cheng-Lai A, Nawarskas J (eds)：Current Cardiovascular Drugs. Current Medicine, Philadelphia, 2005.
4) The Seventh Report of the Joint National Committee on Prevention, Detection, Evaluation, and Treatment of High Blood Pressure：the JNC 7 report. JAMA 289：2560-2572, 2003.
5) 日本高血圧学会：高血圧治療ガイドライン2009.
6) 2007 Guidelines for the Management of Arterial Hypertension：The Task Force for the Management of Arterial Hypertension of the European Society of Hypertension（ESH）and of the European Society of Cardiology（ESC）. J Hypertension 25：1105-1187, 2007.

演習問題

問題1 患者は74歳の女性で,高血圧に対し長期間カルシウム拮抗薬による内服治療を受けていた.1週間程前から発熱,咳,喀痰などの上気道感染症状があり,数日前より労作時の呼吸困難,息切れを認めている.また夜間の呼吸困難も出現してきたため,当科を受診した.長年の高血圧に起因する心不全が,感染を契機に急性増悪したと診断され,上気道感染症に対する抗菌薬投与とともに,スワンガンツカテーテルにより心血行動態が評価された.その結果,心係数は2.8 L/分/m^2,肺動脈楔入圧25 mmHgであった.

(1) この患者はForresterの血行動態分類の(ア)群に分類され,肺うっ血が(イ),末梢循環不全が(ウ)と考えられる.
 ア,イ,ウに該当する記載として適切な組合せを選べ.
  A ア:I, イ:無, ウ:無
  B ア:II, イ:無, ウ:有
  C ア:II, イ:有, ウ:無
  D ア:III, イ:無, ウ:有
  E ア:III, イ:有, ウ:無

(2) 現在この患者の治療に使用すべき最も適切な治療薬は何か,2つ選べ.
  A. 輸液 B. 血管拡張薬 C. β遮断薬 D. 利尿薬 E. 強心薬

(3) 降圧薬と副作用との組合せで正しいのはどれか.
  ① サイアザイド系利尿薬　　　　光線過敏性皮膚炎
  ② β受容体遮断薬　　　　　　　運動耐容能低下
  ③ α受容体遮断薬　　　　　　　起立性低血圧
  ④ カルシウム拮抗薬　　　　　　冠動脈攣縮
  ⑤ アンジオテンシン変換酵素阻害薬　閉塞性肺機能障害
  A ①, ②, ③ B ①, ②, ⑤ C ①, ④, ⑤
  D ②, ③, ④ E ③, ④, ⑤

解答 (1) C (2) B, D (3) A

4.3 虚血性心疾患(狭心症・心筋梗塞)

　虚血性心疾患は,心臓冠動脈の狭窄または閉塞により遠位側への血流供給が不足することにより生じる.心筋は酸素・栄養素の供給を冠血流に依存しているため,冠血流が不足し心筋の酸素需要を満たすことができなくなると,狭心痛を代表とした虚血症状が現れる.治療は,主に心筋細胞の酸素需要を満たすための血流を確保することに重点がおかれる.すなわち,冠血管拡張薬などを用いた薬物療法と狭窄部位の拡張や迂回を目的とした非薬物療法に大別される.薬物としては,血管拡張薬・抗血栓薬が主に用いられ,心筋酸素需給のバランスを改善することが治療目標とされる.

4.3.1 病　　　態

　心筋では常に酸素やエネルギー供給を受け,好気的エネルギー代謝を行うことにより,拍動を続けるために必要なATP産生を行う.そのため,必要な血流が一時的にでも不足する(虚血)と,すぐに狭心痛などの虚血性心疾患特有の症状が現れる.心筋細胞は主に冠動脈を介して血液供給を受けているため,冠動脈内腔が血栓や動脈硬化により狭窄をきたすと,代謝を維持するために必要

な血液を供給することができなくなる．とくに，心筋の酸素需要が一過性に上昇する労作時には，より多くの血流を必要とするため，より軽度な狭窄でも安静時より狭心痛を呈しやすくなる（労作性狭心症）．一方，冠動脈が一過性に過収縮を起こし内腔が狭くなることが原因の虚血性発作もある（安静時狭心症または異型狭心症）．いずれの病態でも，冠動脈内腔の狭窄が血流減少（虚血）を引き起こし，血液を介した心筋への酸素供給が不十分になることが病因である．

4.3.2 虚血性心疾患の治療（図4.6）

冠動脈の狭窄に伴う血流不足が主因であるため，狭窄部位から遠位側への血流を回復させることが代表的な治療目的となる．また，心筋細胞における酸素需給バランスの改善を目的とした薬物療法も行われる．しかし，これらの薬物療法は症状の改善を目的としたものであり，治癒力をもつものではない．そのため，薬物療法のみで対処できない病態においては，各種非薬物療法が適用となる．

a. 薬物療法

(1) 冠血管拡張薬（図4.7）

動脈血管は，中膜平滑筋が弛緩することにより拡張し，冠血流量を増大させる．ミオシン軽鎖（MLC）のリン酸化度が減少すると，平滑筋細胞は弛緩する．すなわち，MLCのリン酸化を引きおこすMLCキナーゼ（MLCK）がcGMP/cAMP依存性リン酸化酵素（PKG/PKA）の活性化により抑制されると，血管は弛緩する．そのため，PKG/PKAの活性化作用をもつ薬物は血管弛緩作用をもつと考えられる．

(a) cGMPを介した作用　cGMPの産生が増大するとPKGを活性化し，MLCKのリン酸化を引き起こす．細胞内cGMPは，主に可溶性グアニル酸シクラーゼ（sGC）により産生されるため，sGCの活性化は血管弛緩反応を引き起こす．

ニトロ系血管拡張薬（亜硝酸薬）（図4.8）： いずれも側鎖にニトロ基（–NO$_2$）を有し，その数により分類される．

ニトロ基を3つもつニトログリセリン（NTG）は，最も代表的な虚血性心疾患治療薬であるが，ダイナマイトの原料として使われてきた．狭心症を患うダイナマイト工場で働く工員は，月曜日の朝に発作が多く，工場で作業している日中は発作が少ない傾向があることに気づいた医師が，NTGの抗狭心症作用を見いだしたと言われている．後年，NTGの血管拡張作用が明らかとなり，虚血性心疾患へ対するNTGの作用機序が明らかとなってきた．NTGは細胞に取り込ま

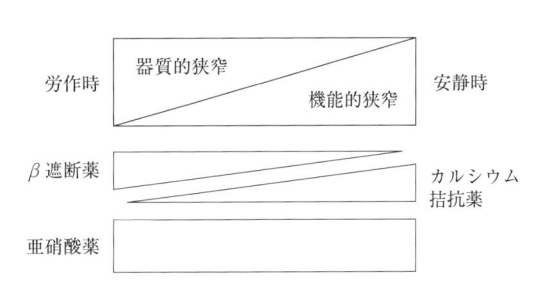

図4.6 狭心症の分類による治療薬の選択

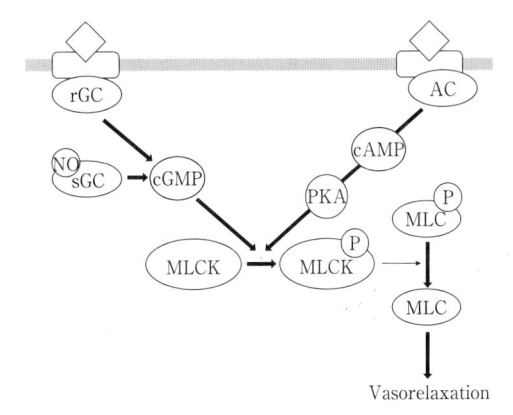

図4.7 PKG/PKAの活性化と血管弛緩
各種Gタンパク質共役型受容体（GPCR）刺激を介して細胞内cAMP量が増大し，PKAの活性化から平滑筋弛緩がおきる．しかし，ACの活性化は心収縮力の増強も引き起こし酸素需要の増大が生じるため，虚血性心疾患に適用のある薬物は実用化されていない．

れた後，主にミトコンドリア内に存在するアルデヒドデヒドロゲナーゼ（ALDH$_2$）により代謝されニトロ基を分離し，ニトロ基から一酸化窒素（NO）が産生される[1]．NO は血管平滑筋細胞内で可溶性グアニル酸シクラーゼ（sGC）をニトロシル化を介して活性化し，サイクリック GMP（cGMP）の産生が亢進する．ALDH$_2$ 活性と NTG の抗狭心症作用に相関関係が認められるとの報告[2]もあるため，NTG を他の亜硝酸薬に置き換えた方が効果の高い症例もあるであろう．

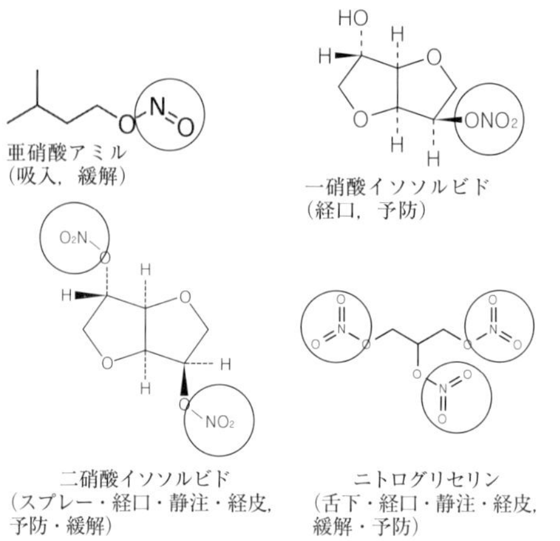

狭心痛発作に対しては，NTG や ISDN を主に舌下投与（スプレーまたは錠剤）により速やかに静脈系へ吸収させるが，安定型狭心症へ投与される場合や発作の予防のためには経口徐放製剤や貼付剤を用いることが多い．亜硝酸薬は一般に耐性を生じやすいため，投与に際しては休薬・減薬期間の設定などの工夫が必要である．投与に伴う随伴症状として，頭痛や紅潮がある．これらは，ダイナマイト工場で月曜日の朝に工員達に認められることが多かったため月曜病とも呼ばれていた．ニトログリセリンが正常血管に対しても拡張作用を引き起こすためであるが，次第に軽減する場合が多い．

図 4.8 亜硝酸薬

非ニトロ系血管拡張薬（図 4.9）：　フォスフォジエステラーゼ（PDE）は cGMP や cAMP の分解を行うため，PDE 阻害薬は血管拡張作用を示す．PDE 阻害薬は主に大血管へ対する作用が強いため冠動脈疾患に対して用いられることは多くはないが，PDE 阻害薬であるジピリダモールは虚血性心疾患の診断に用いられる．ジピリダモールは PDE 阻害作用とアデノシン様作用を増強し，冠血管拡張作用を示すが，虚血部位と同様に正常冠動脈も拡張させるため，いわゆる盗血現象と呼ばれる虚血部位から正常部位への血流不均衡を生じる．そのため狭窄部位より遠位側がより低灌流となり，画像診断などにより捉えることができるようになる．老齢等により運動負荷試験を行えな

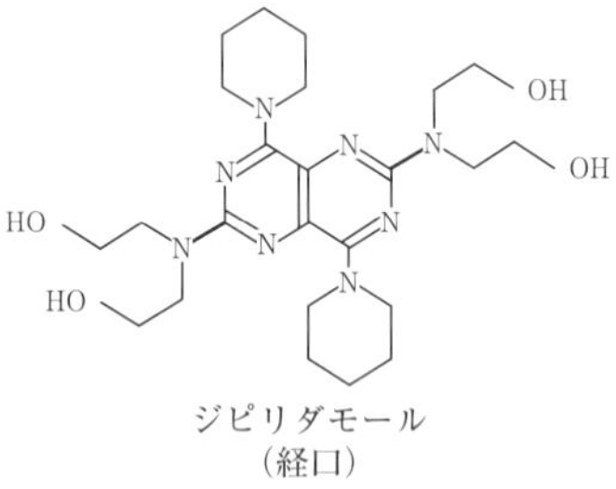

図 4.9

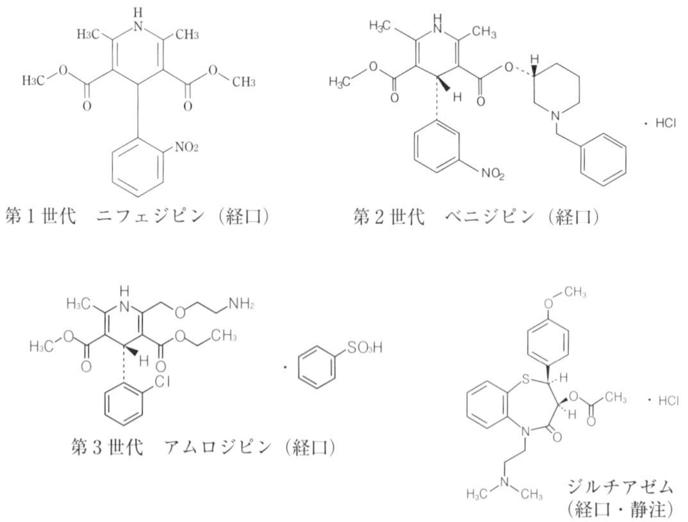

図 4.10 カルシウムチャネルブロッカー

い場合の薬物による代替負荷手段として用いられる．

(b) カルシウムチャネルブロッカー（図4.10） 平滑筋の収縮・弛緩に直接作用する細胞内カルシウムレベルを制御する薬物も用いられている．細胞膜表面のカルシウムチャネルの開口は小胞体のリアノジン受容体と共役して細胞内カルシウムレベルを上昇させ，血管平滑筋の収縮をもたらす．そのため，カルシウムチャネル阻害薬は血管収縮を抑制する．虚血性心疾患の中でも，冠動脈の異常収縮性に起因する異型狭心症（variant angina, Prinzmetal's angina）の治療には積極的にカルシウムチャネルブロッカーが用いられる．

労作性狭心症発作では，発作回数の減少や予防を目的に投与され，緩解を目的としてはニトログリセリンが第一選択薬として用いられる．ジヒドロピリジン系のカルシウム拮抗薬は冠動脈以外の血管拡張も引き起こし，反射性頻脈を誘発するため，かえって狭心症発作を悪化させることもある．そのため，緩徐な作用開始を目的として長時間作動型のものが用いられることが多い．ベニジピン・アムロジピンなどジヒドロピリジン系やジルチアゼムが用いられ，房室ブロックを引き起こすことのあるベラパミルはあまり用いられない．

(c) 過分極に由来するもの（ニコランジル，図4.11） カルシウムチャネルの多くは膜電位依存性に開口するため，電位依存性カルシウムチャネル（VDCC）と呼ばれる．脱分極により開口するため，カリウムチャネルの透過性を亢進し再分極時間を短縮すると，カルシウム流入を減少させることができる．

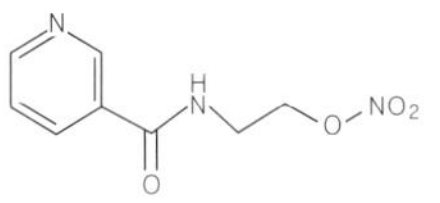

図4.11

ニコランジルは，カリウムチャネル開口作用を有するため，細胞内へのカルシウム流入を減少させ，血管拡張作用を示すと考えられる．さらに，側鎖にあるニトロ基の離脱に由来すると考えられる一酸化窒素様のsGC活性化作用も有することが推測されている[3]．

(2) β 受容体遮断薬

虚血により循環血液量が不足すると，組織の酸素需要が満たされなくなる．心筋細胞の酸素需要は心臓の活動性に応じて常に増減するため，過剰な酸素需要の増大を防ぐことは虚血病態を改善する手段となる．心仕事量の亢進を防ぐため，アドレナリンβ受容体拮抗薬が用いられる．とくに，心拍数の増大を伴う狭心症には効果が高い．β_1選択性の高い薬剤が望ましいと考えられるが，β_2受容体の遮断は健常血管において主に認められるため，狭窄部位においては作用しない可能性がある．そのため，非選択的なβ受容体拮抗薬を投与することにより，正常部位と狭窄部位における冠血流量の不均衡が是正される効果も期待される．血管のスパズムを原因とする異型狭心症に対する効果は限定的である．

b. 非薬物療法（経皮的冠動脈インターベンション, percutaneous coronary intervention (PCI)）

橈骨動脈または大腿動脈などを経由してカテーテルを冠動脈内へ挿入し，狭窄または閉塞部位の治療を行う．狭窄部位をバルーンにより拡張するもの（percutaneous transluminal coronary angioplasty (PTCA)）や，拡張後の再狭窄を予防するためステントの留置を伴うもの（coronary stenting (CS)）と，血栓などを吸引して取り除く血栓吸引，動脈硬化性の狭窄に対するロタブレーターなどによる動脈硬化巣の切削（directional coronary atherectomy (DCA)）などが併用されて行われることがある．しかし，ステント留置後でも再狭窄が起こることが知られ，血管平滑筋の異常増殖の抑制などを目的に免疫抑制剤であるシクロリムスやパクリタキセルなどの薬剤がステントから放出される薬剤溶出性ステント（drug eluting stent (DES)）も開発された．平滑筋細胞増殖

による再狭窄は抑制されるものの，留置後長期にわたって血栓形成を抑制しなければならないなどの問題も浮かび上がってきている．

他に，血栓により閉塞している場合にはtissue plasminogen activator（tPA）やurokinase（UK）をカテーテル先端から投与し血栓を溶解する血栓溶解療法（PTCR）などが選択されることもある．これらの治療法は薬物療法とともに，循環器内科医により実施され（緊急時には胸部外科が対応できる環境が必要），胸部外科手術よりも低侵襲である特徴を持つ．これらの内科的治療法は，冠動脈バイパス術の実施時期をできるだけ先延ばしし，患者のQOLを改善するための治療法として位置づけられることもある．

いずれの療法についても，再灌流により心筋の活動性が回復されうることが前提である．心筋壊死がすすみ，再灌流しても心機能が回復しない場合もあるため，心筋の活動性（viability）を判断し，これらの治療の適用を決める必要がある．

（松本明郎）

参考文献

1) Chen Z, Zhang J, Stamler JS：Identification of the enzymatic mechanism of nitroglycerin bioactivation. Proc Natl Acad Sci USA 99：8306-8311, 2002.
2) Li Y, Zhang D, et al：Mitochondrial aldehyde dehydrogenase-2（ALDH2）Glu504Lys polymorphism contributes to the variation in efficacy of sublingual nitroglycerin. J Clin Invest 116：506-511, 2006.
3) Taira N：Nicorandil as a hybrid between nitrates and potassium channel activators. Am J Cardiol 63：18J-24J, 1989.

演習問題

問題1 患者：60歳の男性　タバコ20本/日喫煙

以前より高脂血症を指摘されていたが放置していた．最近，時々胸の圧迫感があったものの，病院で受診せずにいたが，2009年10月15日早朝より激しい胸痛（約2時間前）が出現し，持続し続けていたので，タクシーで来院した．すぐに心電図検査を行ったところ，下のような記録が得られた．この患者の病名の診断は何か？また，この患者に対してどのような治療を開始すべきであろうか．いくつか列挙しなさい．

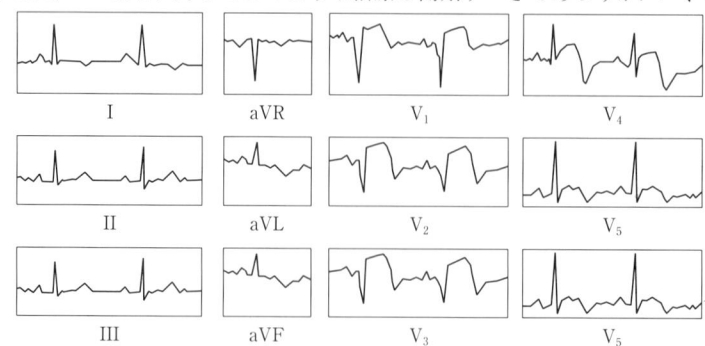

解答

診断名：急性心筋梗塞

約2時間胸痛が持続し，心電図においてSTの上昇が見られることから，「異型狭心症」というより「急性心筋梗塞」と診断できる．確定診断にはCPKの測定などの血液検査をすぐ行うべきである．

開始すべき治療：急性心筋梗塞であるから，一般的な治療，すなわち絶対安静，酸素吸入，血管確保のための少量の補液を行う．心電図モニターは不可欠であり，除細動器を準備しておくほうが良いであろう．

痛みに対してはモルヒネの使用も考慮する．また，冠血管の拡張作用を持つニトログリセリンを舌下投与あるいは静脈内投与を考慮しても良い．フロセミドで利尿をはかり，心臓の負担を軽減することも考える．心室性不整脈が出現してくればリドカインの投与が行われるが，その効果にはあまり期待できない．心室細動を繰り返す場合はニフェカラントといったIII群抗不整脈薬を使用する．

急性心筋梗塞そのものに対しては発症して時間があまり経っていないので，冠動脈造影を行って閉塞部位を同定し，直接的PTCAで拡張させることも考慮する（場合によってはステントを留置する）．また，PTCAが不可能な施設である場合はtPA（組織プラスミノーゲンアクチベーター）等を使用して，血栓の溶解を図るのもひとつの方法である．

4.4 不　整　脈

不整脈の治療にキニジン（quinidine）が用いられてから，既に100年以上が経過した．20世紀後半に種々の不整脈の抑制を主眼として多くの強力なNa^+チャネル遮断薬，すなわちI群抗不整脈薬が開発された．しかしながら1989年に発表された大規模臨床試験のCASTの報告によって，心筋梗塞後に観察される心室性不整脈に対してI群抗不整脈薬を使用することは必ずしも生命予後の改善にはつながらないばかりか，むしろ死亡率を高めることが明らかにされた．その後，K^+チャネル遮断作用を主作用とするIII群抗不整脈薬が多く開発された．しかしながら，その突然死予防効果にも限界があり，抗不整脈薬による新たな不整脈の誘発も見られることから，理想的な抗不整脈薬とは言いがたい．長寿化社会において心房細動の患者数も多くなっているが，抗不整脈薬を使用して洞調律に戻すことは必ずしも生命予後の改善につながらないことも最近の多くの大規模臨床試験で明らかとなっている．加えて，ペースメーカーが進歩したばかりか，植え込み型除細動器が開発され，致死的な不整脈の治療に積極的に用いられている．また，心房細動を含めた上室性不整脈の治療にカテーテルアブレーションが積極的に用いられることになった．このように抗不整脈薬を取り巻く環境は厳しいものがあるが，不整脈の日常診療では依然として第一選択となっているのは事実である．

ここでは心臓電気生理学の基本的な項目について概説するとともに，不整脈の発生機構，抗不整脈薬の分類とその適応となる不整脈の種類，副作用，そして抗不整脈薬の将来の展望について述べる．

4.4.1　心臓刺激伝導系と心電図

心臓においては，自発的興奮を繰り返す洞房結節からその電気的興奮が心房，房室結節，ヒス束，脚，プルキンエ線維を経由して，作業心室筋に伝導している．心臓各部位の活動電位波形と体表面心電図との関係を図4.12に示してある．

洞房結節細胞の活動電位は$-50\,\mathrm{mV}$程度の比較的浅い膜電位からゆっくりとした脱分極を示し，脱分極を繰り返しながら自動能を発現して，その電気的興奮は心房全体に伝導する．心房筋細胞の活動電位は静止膜電位が$-90\,\mathrm{mV}$程度であり，そこから比較的速い脱分極速度で脱分極するが，活動電位幅（活動電位持続時間）は100-200 ms程度である．心房内の興奮伝導速度は0.3-1 m/secであり，心房電気興奮は最終的に房室結節に達する．房室結節の活動電位も浅い膜電位からゆっくり立ち上がるため，房室結節内の興奮伝導速度は遅く，0.02-0.1 m/secである．その結果，心房の収縮と心室の収縮の間に0.12-0.20 secの時間的遅れ（房室伝導遅延）を生じさせる．房室結

節を通過した興奮伝導は，ヒス束に伝導し，心室中隔を下降しながら右脚および左脚に伝わり，左脚はさらに分岐して前枝と後枝となって，プルキンエ線維として心室内面に興奮を伝播する．プルキンエ線維細胞では活動電位が非常に速く立ち上がり，その伝導速度も大きく（2-4 m/sec），心室組織全般に素早く興奮を伝播し，心室組織全体の同期した興奮収縮を可能としている．

洞房結節はその組織が小さいため，その脱分極興奮は体表面心電図では捉えられないが，心房興奮はP波として捉えられ，PQ時間は房室伝導時間を示す．QRSは心室組織の脱分極興奮を示すものであり，T波は心室組織の再分極時間の時間的ずれによって生じ，QT間隔は心室組織の再分極時間を反映することになる．

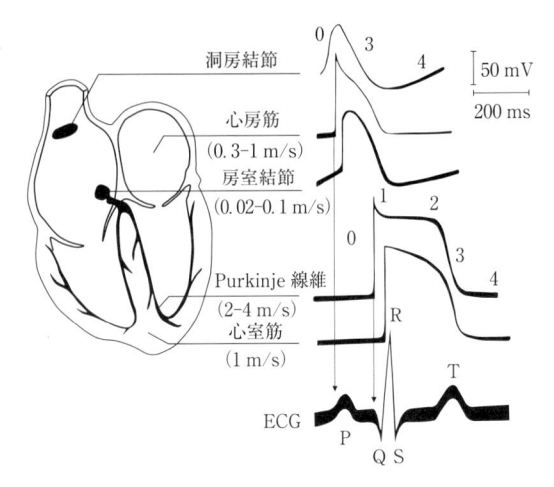

図4.12 心臓各部位の活動電位波形と体表面心電図との関係．カッコ内に各心筋組織の伝導速度を示してある．

4.4.2 心臓各部位の活動電位波形と背景の心筋細胞膜電流

心筋細胞の活動電位は洞房結節および房室結節といった浅い膜電位から立ち上がる活動電位を示す部位と，プルキンエ線維，心房筋，心室筋といった深い膜電位から立ち上がる活動電位を示す部位に大別することが可能である．

洞房結節細胞や房室結節細胞では，内向き整流K^+チャネルと呼ばれる静止膜電位の維持に重要なK^+チャネルが存在しないため，最大拡張期電位は浅い．また，活動電位は-50 mVあたりから立ち上がり，L型Ca^{2+}チャネルに依存した活動電位を示す．洞房結節細胞の活動電位は脱分極相の0相，再分極相の3相，ゆっくりと脱分極する4相に分けられるが，第0相ではL型Ca^{2+}電流（I_{CaL}）が流れて脱分極し，第3相の再分極相では遅延整流K^+電流（I_K）が外向きに流れる．第4相の緩徐脱分極には最初，過分極誘発内向き電流（I_hあるいはI_f）が流れ，そのあとT型Ca^{2+}電流（I_{CaT}）が流れゆっくり脱分極し，L型Ca^{2+}電流の閾値に達すると再び第0相に移行する（図4.13）．洞房結節細胞，房室結節細胞や心房筋細胞では副交感神経興奮時，アセチルコリン感受性K^+電流（$I_{K.ACh}$）が活性化する．副交感神経が興奮した時，洞房結節細胞では過分極を起こし自動能が低下し，心房筋細胞では活動電位幅が短縮して不応期が短縮する．

心室筋細胞では静止膜電位は深く-90 mV程度となる（図4.13）．心室筋細胞の脱分極相（第0相）は速いNa^+電流が流れ活動電位が立ち上がる．第1相のノッチの部分は一過性外向き電流（I_{to}）と呼ばれる外向き電流が一時的に流れ，部分的に再分極するが，その後L型Ca^{2+}電流（I_{CaL}）が流れ，プラトーの第2相を形成する．第2相では遅延整流K^+電流の速い成分（I_{Kr}）が流れ，それに続いて遅延整流K^+電流の遅い成分（I_{Ks}）が流れて第3相に移行する．第3相の後半から静止膜電位にかけては内向き整流K^+電流（I_{K1}）が流れ静止膜電位に移行する（図4.13）．心室筋細胞にはアセチルコリン感受性K^+チャネルは存在しないので，心房筋細胞と異なり，副交感神経が興奮しても活動電位幅は短縮しない．急性心筋虚血などで細胞内ATPが減少するとATP感受性K^+チャネルが活性化し，外向きのK^+電流（$I_{K.ATP}$）が流れ，活動電位幅が短縮する．プルキンエ線維細胞では

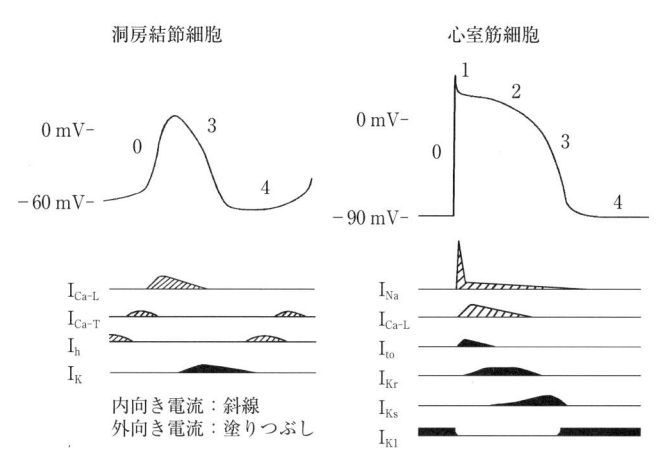

図 4.13 洞房結節細胞および心室筋細胞の活動電位波形と背景の膜電流．数字は活動電位各相を示す．

過分極誘発内向き電流（I_f あるいは I_h）が流れ，第 4 相緩徐脱分極を引き起こし，潜在的自動能の原因となる．この電流は細胞内 cAMP が増加した時，活性化しやすくなるので，交感神経興奮時に第 4 相緩徐脱分極亢進による自動能が発現しやすくなる．

心房筋細胞活動電位の膜電流系は心室筋細胞に類似しているが，副交感神経興奮時にアセチルコリン感受性 K^+ 電流（$I_{K.ACh}$）が流れ，活動電位幅および不応期が短縮する．また，心房筋細胞では遅延整流 K^+ 電流の速い成分（I_{Kr}）と遅い成分（I_{Ks}）に加え，非常に速い活性化過程を示す遅延整流 K^+ 電流（I_{Kur}）が存在し，活動電位再分極に寄与する．

4.4.3 不整脈の発生メカニズム

不整脈は心臓電気的興奮の数の異常，規則性の異常，興奮伝導の順序，発生部位の異常と定義できる．不整脈には徐脈性不整脈と頻脈性不整脈があるが，徐脈性不整脈は主にペースメーカー等の非薬物療法による治療が主体となるので，抗不整脈薬の対象となるのは頻脈性不整脈である．その発生機構としては大きく分けて，リエントリーと自動能の異常となる．不整脈の原因の 80% がリエントリーの機序により，残り 20% が自動能の異常によって起こるとされている．

リエントリーの成立には一方向性ブロックと緩徐伝導（遅延伝導）が大きな役割を果たし，電気的興奮波が一部の病的心筋組織内をゆっくり伝播し，再び元の部分に戻ってきた時その部分が不応期を脱しているため，再興奮して旋回性興奮がおきるものである（図 4.14）．ある解剖学的構造を持った固定したリエントリー回路を興奮旋回するオーダードリエントリーと解剖学的構造とは無関係に機能的な変化によってリエントリー回路が形成され，1 拍ごとにリエントリー回路が変化するランダムリエントリーがある．WPW 症候群はケント束と呼ばれる心房組織と心室組織を電気的につなぐバイパス組織があり，房室結節とケント束という 2 つの組織を旋回する頻脈発作をおこすことがあり（上室性頻拍），これがオーダードリエントリーの例となる．一方，心房細動や心室細動は心房組織および心室組織において多数の不規則な旋回性興奮が同時に起きていると考えられ，ランダムリエントリーの例である．

自動能の異常によっておこる不整脈には，正常自動能が亢進しておきる場合と異常自動能が新たに発生しておきる場合がある（図 4.14）．プルキンエ線維は第 4 相緩徐脱分極を示し，潜在的に自

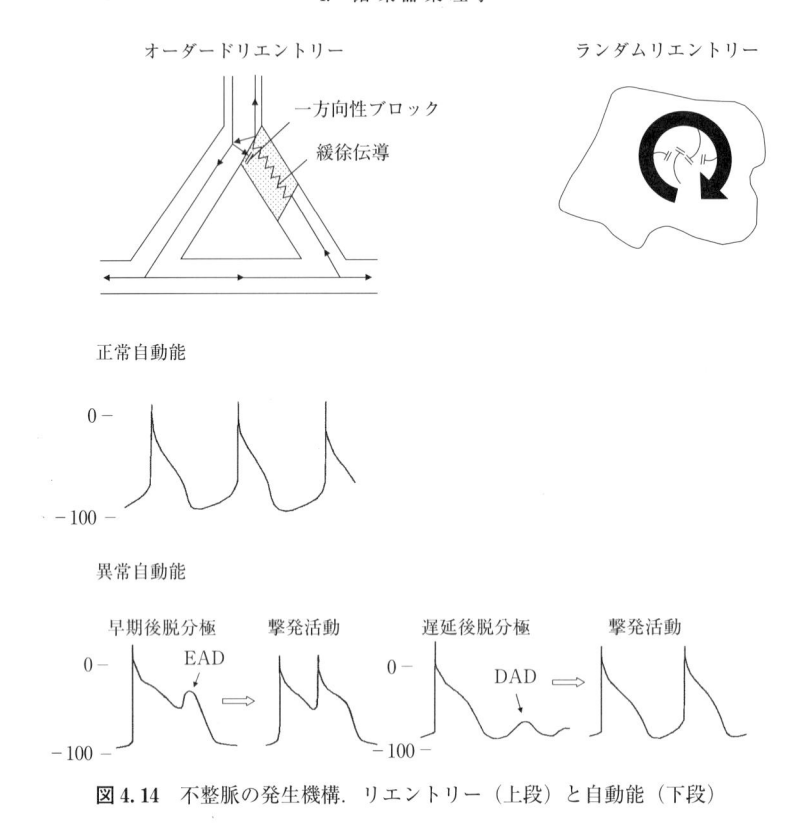

図 4.14 不整脈の発生機構．リエントリー（上段）と自動能（下段）

動能を持っている．これは洞房結節による上位自動能が不調の時やその興奮伝導が房室結節で途絶した時に，このプルキンエ線維による下位自動能がペースメーカー機能を示し，完全な心臓の停止を防ぐ安全装置とも解釈できる．しかしながら，交感神経緊張で I_f が亢進した時，心肥大で心室筋細胞の I_f 密度が増加した時，低 K^+ 血症で I_{K1} が抑制された時などにこのプルキンエ線維の正常自動能が亢進し，不整脈として現れることがある．異常自動能は病的状態において発現する自動能であり，その原因の主なものとしては，早期後脱分極（early afterdepolarization；EAD）と遅延後脱分極（delayed afterdepolarization；DAD）がある．前者は何らかの原因で K^+ 電流，とくに I_K が抑制されて再分極障害がおきたとき，I_{Ca-L} が活性化されて再び脱分極をおこし，撃発活動（triggered activity）の発生につながったものである．Na^+ 電流の不活性化障害によっても活動電位幅が延長し，同様の EAD をおこすこともある．この局所の脱分極反応は心臓全体に波及し，Torsades de pointes（Tdp）と呼ばれる多形心室頻拍が発生することとなる．ジギタリス中毒や虚血・再灌流で細胞内 Ca^{2+} 過負荷がおきた時は，筋小胞体から周期的な Ca^{2+} 遊離がおき，それに同期して非特異的陽イオンチャネルあるいは起電性 Na^+-Ca^{2+} 交換系が活性化され，DAD が発生する．この場合も DAD が閾値に達すればやはり，撃発活動が発生し，不整脈の原因となり得る．

4.4.4 抗不整脈薬の分類

a. Vaughan-Williams の分類

1970 年代に Vaughan-Williams は電気生理学的作用により，抗不整脈薬を 4 つのグループに分類した．すなわち，I 群抗不整脈薬は Na^+ チャネル遮断薬，II 群抗不整脈薬は β 遮断薬，III 群抗

表 4.5 Vaughan-Williams の不整脈薬分類

	I群抗不整脈薬	II群抗不整脈薬	III群抗不整脈薬	IV群抗不整脈薬
Ia	キニジン プロカインアミド ジソピラミド シベンゾリン	プロプラノロール	アミオダロン ソタロール ニフェカラント	ベラパミル ジルチアゼム ベプリジル
Ib	リドカイン メキシレチン アプリンジン			
Ic	フレカイニド ピルジカイニド プロパフェノン			

不整脈薬はK^+チャネル遮断薬，IV群抗不整脈薬はCa^{2+}チャネル遮断薬とする分類である(表4.5)．この分類はチャネル遮断作用と受容体遮断作用に基づく分類が混在しており，整合性に乏しいものである．また，アミオダロン (amiodarone) のようにI群からIV群抗不整脈薬としての薬理作用をすべて併せ持つが，長期投与による活動電位幅の延長作用が注目されて便宜的にIII群抗不整脈薬に分類されている抗不整脈薬もあり，対応不能な抗不整脈薬も出てきている．しかしながら，この分類はその簡便さから現在も臨床的に用いられている．

(1) I群抗不整脈薬

I群抗不整脈薬はNa^+チャネル遮断作用を示すので，活動電位最大立ち上がり速度を減少させる．その結果心筋内の伝導速度を低下させ，時には興奮伝導を遮断し，有効不応期の延長や脱分極興奮の閾値を上昇させるなどの電気生理学的作用を発揮する．これによって，不整脈発生の大きな要因であるリエントリーの成立を抑制し，自動能から興奮伝導が心臓の他の部位に伝わり不整脈として発現することを抑制し，抗不整脈的に作用する．

I群抗不整脈薬はさらに付随した活動電位幅に対する作用からIa群，Ib群，Ic群抗不整脈薬に分類されている．すなわち，Ia群は活動電位幅を延長させる薬物であり，Ib群は活動電位幅を短縮させる薬物，Ic群は活動電位幅を変えない薬物である（図4.15）．これらの違いは，I群抗不整脈薬に付随するK^+チャネル遮断作用の強さに起因するものである．純粋にNa^+チャネル遮断作用のみを持つI群抗不整脈薬は，脱分極後プラトー相でわずかに流れるNa^+電流（window currentと呼ばれる）を抑制し，活動電位幅を短縮させるものであり，リドカイン（lidocaine）やメキシレチン（mexiletine）などのIb群が相当する．付随するK^+チャネル遮断作用がやや強く，活動電位幅をむしろ延長させるのがIa群抗不整脈薬であり，これにはキニジン，プロカインアミド（procainamide），ジソピラミド（disopyramide），シベンゾリン（cibenzoline）などが属する．一方，K^+チャネル遮断作用による活動電位幅延長作用があまり強くなく，Na^+チャネル遮断作用による活動電位幅短縮作用と相殺しあって，結果的に活動電位幅がほとんど変化しないのがIc群抗不整脈

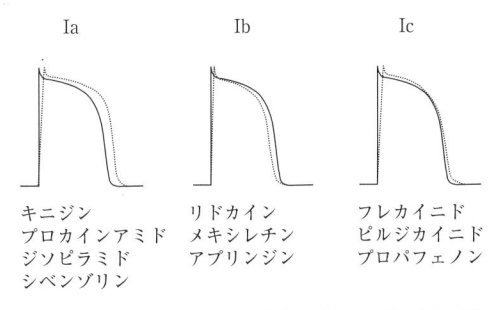

図 4.15 活動電位波形に対する作用に基づくI群抗不整脈薬の細分類

薬であり，これにはフレカイニド（flecainide），ピルジカイニド（pilsicainide），プロパフェノン（propafenone）などが属する．

心室筋細胞や心房筋細胞が繰り返し興奮すると，活動電位の発生とともにNa^+チャネルは静止状態（resting：R）から，活性化状態（activated：A）そして不活性化状態（inactivated：I）へと移行する．Na^+チャネルの状態によって抗不整脈薬の親和性が変化し，薬物の結合したチャネルは機能しない．一般的にAやIの状態にあるNa^+チャネルに対して高い親和性を持ち，Rの状態には親和性が低い．したがって，活動電位の立ち上がり相（A）およびプラトー相（I）で薬物結合が起こり，再分極して静止膜電位に戻ると（R），薬物がチャネルから解離する．通常，活動電位は連続して発生しているので，静止膜電位に戻っても薬物の解離が十分に完了せずに次の活動電位が発生すると，ブロックしたチャネルが蓄積的に増加することとなり，I群抗不整脈薬に共通した使用依存性ブロック（use-dependent block）（頻度依存性ブロック，frequency-dependent blockとも呼ばれる）という現象が起きる．静止状態（R）になって比較的速く解離する薬物は非常に興奮頻度が高い時のみにNa^+チャネル抑制作用が発現するが，解離が遅い薬物は低い興奮頻度でもNa^+チャネル抑制作用が発現する．

このように，I群抗不整脈薬のNa^+チャネルに対する使用依存性ブロックの基盤となる，各種状態のNa^+チャネルへの結合親和性，あるいは結合・解離速度から細分類することも可能である（図4.16）．不活性化したNa^+チャネルに高い親和性を持つ薬物はIb群に多く，リドカイン，メキシレチン，アプリンジン（aprindine）が相当し，inactivated channel blocker（不活性化チャネルブロッカー）と呼ばれる．活性化状態のNa^+チャネルにはIa群，Ic群の親和性が高く，キニジン，ジソピラミド，フレカイニドはopen channel blocker（activated channel blocker，活性化チャネルブロッカー）と呼ばれる．open channel blockerでは活動電位幅あるいは脱分極組織においてそのNa^+チャネル遮断作用が増強することはないが，inactivated channel blockerは活動電位幅が長い心筋組織（たとえば心室筋細胞やプルキンエ線維細胞）や虚血で静止膜電位が浅くなった組織でその作用が増強することが予想される．

また，結合・解離の速度から，fast drug, intermediate drug, slow drugに分類される（図4.16）．頻度依存性ブロックからの回復時定数が1秒以内のfast drugにはリドカイン，メキシレチンが入り，回復時定数が1-10秒程度のintermediate drugにはキニジン，プロカインアミド，アプリンジン，

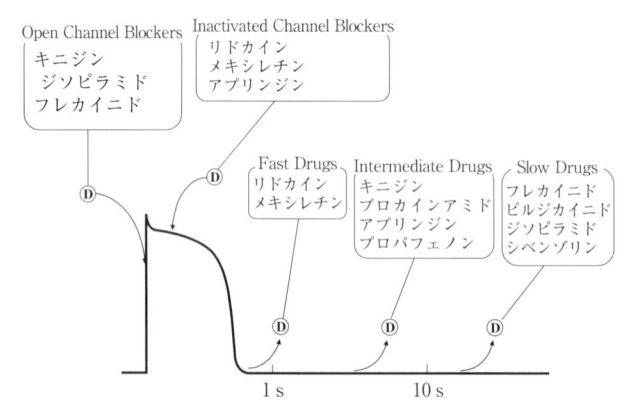

図4.16 Na^+チャネルへの結合親和性および解離速度に基づくI群抗不整脈薬の細分類

プロパフェノンが属する．それ以上長い回復時定数のslow drugとしてはフレカイニド，ピルジカイニド，ジソピラミド，シベンゾリンがある．リドカインのようなfast drugは正常の洞調律の場合には静止膜電位に戻った拡張期の間に薬物の大部分が解離してしまうため，I群抗不整脈薬としての作用をほとんど発揮することはない．しかしながら，連結期の短い期外収縮が起きた時，あるいは非常に速い頻拍がおきた時のみにそのNa^+チャネル遮断作用が期待できる．一方，キニジンのようなintermediate drugあるいはフレカイニドのようなslow drugはslow drug拡張期においても薬物の解離はあまり起こらないので，比較的レートの遅い頻拍でも効果が期待できる．しかしながら，正常の洞調律でもNa^+チャネル遮断作用が発現し興奮伝導の抑制効果が出るので，心電図のQRS幅が延長し，興奮伝導障害や新たな不整脈の誘発につながる場合も多い．

(2) II群抗不整脈薬

II群抗不整脈薬はプロプラノロール（propranolol）などのβ受容体遮断薬である．カテコラミン（catecholamine）によって心臓のβ受容体が刺激されると細胞内cAMPが増加し，いくつかのイオンチャネルが修飾される．たとえば洞房結節やプルキンエ線維では過分極誘発内向き電流（I_fあるいはI_h）が活性化し自動能が亢進する．また，I_{Ks}が活性化して活動電位幅が短縮して不整脈が起きやすい状態となる．II群抗不整脈薬はこれらのカテコラミンによる電気生理学的変化を抑制し，抗不整脈的に作用する．

従来は，β受容体遮断薬には膜安定化作用というものがあり，これが抗不整脈作用の一部に関与すると言われていた．すなわち，プロプラノロール等の一部のβ受容体遮断薬には比較的高濃度でNa^+チャネル遮断作用を示す薬物が存在する．しかしながら，現在はこの膜安定化作用を持つ，持たないことで臨床における抗不整脈作用に差異が認められないことから，この作用はあまり意義を持たないと考えられている．

(3) III群抗不整脈薬

III群抗不整脈薬はK^+チャネル遮断によって活動電位幅および不応期を延長させる薬物である．本邦で臨床使用されている薬物としてはニフェカラント（nifekalant），d, l-ソタロール（d, l-sotalol），アミオダロンが挙げられるが，このうち純粋なK^+チャネル遮断薬はニフェカラントのみであり，d, l-ソタロールはK^+チャネル遮断作用にβ受容体遮断作用を併せ持つものであり，アミオダロンにいたってはIII群抗不整脈薬に分類されているものの，I群，II群，III群，IV群抗不整脈薬すべての作用を併せ持つ複合的抗不整脈薬である．

III群抗不整脈薬はいろいろなK^+チャネルを遮断し活動電位幅を延長させるが，多くのものは遅延整流K^+電流の速い成分（I_{Kr}）を抑制して作用を惹起する．とくにニフェカラントやd, l-ソタロールといった新III群抗不整脈薬はこれが主作用である．アミオダロンは急性投与でI_{Kr}を抑制するが，長期投与で遅延整流K^+電流の遅い成分（I_{Ks}）を抑制するのが活動電位幅を延長させる主要因と考えられている．

いずれにせよ，活動電位幅を延長させることにより有効不応期を延長し，リエントリー性不整脈を停止させるものである．もちろん過度の延長は早期脱分極を引き起こし，Tdpの発生につながる．

(4) IV群抗不整脈薬

IV群抗不整脈薬は心筋のL型Ca^{2+}チャネルを抑制する薬物であり，このチャネルに依存した活動電位を示す洞房結節や房室結節に対して抑制作用を示す．この群に属する薬物としてはベラパミル（verapamil）やジルチアゼム（diltiazem）があげられ，血管選択性を持つジヒドロピリジン

(dihydropyridine) 系 Ca^{2+} チャネル遮断薬（ジヒドロピリジン系 Ca^{2+} 拮抗薬）はここには含まれない．ベプリジル（bepridil）も IV 群抗不整脈薬に分類されることが多いが，この薬物も複合的抗不整脈薬であり，L 型 Ca^{2+} チャネルばかりでなく，Na^+ チャネル，K^+ チャネル遮断作用を持ち，アミオダロン的な電気生理学的作用を持つ薬物である．

　一般的に IV 群抗不整脈薬のベラパミルやジルチアゼムは L 型 Ca^{2+} チャネルを遮断し，このチャネルに依存した活動電位を示す房室結節や洞房結節に抑制的に作用する．その結果，洞房結節の自動能を抑制し，徐脈を引き起こす．また，房室結節に対し抑制的に作用することによって房室伝導を抑制し，その結果 WPW 症候群や発作性上室性頻拍といった房室結節をリエントリー回路の一部とする不整脈の抑制に用いられる．

　ベプリジルも比較的強力な K^+ チャネル遮断作用を持つ．I_{Kr} ばかりでなく I_{Ks} に対しても抑制作用を示す薬物であり，QT 延長を引き起こす．その他の K^+ チャネルに対しても抑制作用を示し，

表 4.6 抗不整脈薬の Sicilian Gambit 分類（日本版）

薬剤	イオンチャネル						受容体				ポンプ	臨床効果			心電図上の影響		
	Na			Ca	K	I_f	α	β	M_2	A_1	Na-K ATPase	左室機能	洞調律への影響	心外性の副作用の有無	PQ	QRS	JT
	Fast	Med	Slow														
リドカイン	○											→	→	◎			↓
メキシレチン	○											→	→	◎			↓
プロカインアミド		●			◎							↓	→	●	↑	↑	↑
ジソピラミド			●		◎				○			↓	→	◎	↑↓	↑	↑
キニジン		●			◎		○		○			→	↑	◎	↑↓	↑	↑
プロパフェノン		●						◎				↓	↓	◎	↑	↑	
アプリンジン		●		○	○	○						→	→	◎	↑	↑	→
シベンゾリン			●	○	◎				○			↓	↓	◎	↑	↑	
ピルメノール			●						○			↓	↑	◎	↑	↑	↑→
フレカイニド			●		○							↓	↓	◎	↑	↑	
ピルジカイニド			●									↑→	↓	◎	↑	↑	
ベプリジル	○			●	◎							?	↓	◎			↑
ベラパミル	○			●			◎					↓	↓	◎	↑		
ジルチアゼム				◎								↓	↓	◎			
ソタロール					●			●				↓	↓	◎			↑
アミオダロン	○			○	●		◎	◎				→	↓	●	↑		↑
ニフェカラント					●							→	→	◎			↑
ナドロール								●				↓	↓	◎	↑		
プロプラノロール	○							●				↓	↓	◎	↑		
アトロピン									●			→	↑	◎	↓		
アデノシン										□		?	↓	◎	↑		
ジゴキシン									□		●	↑	↓	●	↑		↓

遮断作用の相対的強さ　○低　◎中等　●高　　　　　A＝活性化チャネルブロッカー
　　　　　　　　　　□作動薬　　　　　　　　　　　I＝不活性化チャネルブロッカー

多彩な作用を持つ抗不整脈薬であり，IV群抗不整脈薬よりむしろIII群抗不整脈に分類すべき薬物とも言える．

b. Sicilian Gambit 分類

CASTの報告後，従来の経験的な抗不整脈薬の使用を改め，新たな知識に基づいて不整脈の発生機構と各種抗不整脈薬の電気生理学的作用を理論的に勘案し，合理的な抗不整脈薬の選択を可能とするための新たな抗不整脈薬分類枠組としてSicilian Gambit分類が提唱された．その論理過程は不整脈発生機序を考慮し，それぞれの不整脈において治療に最も反応するであろう受攻性因子を同定して，標的分子（チャネルや受容体）を決めた後，それに作用する薬物の選択を行うものである．Sicilian Gambitでは，スプレッドシート方式ですべての薬物のチャネルや受容体への作用を詳細に記載してあるとともに，臨床的に有用な心電図所見や左室機能に対する作用なども記載されている（表4.6）．また，何回かのSicilian Gambit会議で提唱されたもう1つの重要な提案はupstream approach（上流療法）による電気的リモデリングの抑制による不整脈発現の予防であり，それまでのイオンチャネル作用薬による直接的な不整脈治療をその対極のdownstream approach（下流療法）と位置づけている．例を挙げると，心不全や心肥大等の病態においてはイオンチャネルの密度等の変化に伴い不整脈発生の基盤となる電気生理学的変化が形成されるが，それを神経液性因子の調節によって抑制することはupstream approachである．具体的には，心不全に伴う不整脈にはアンジオテンシン受容体拮抗薬やβ遮断薬を用いて，原疾患の治療を行い，重症不整脈の発生も未然に防ごうとするものなどが挙げられる．

4.4.5 各種抗不整脈薬の電気生理学的作用とその臨床応用

a. I群抗不整脈薬

(1) キニジン

Ia群抗不整脈薬に分類され，活動電位立ち上がり速度を低下させるとともに，活動電位幅を延長させる．キニジンはopen channel blockerであり，Na^+チャネルとの結合・解離の速度からはintermediate drugに分類される．キニジンはI_{Kr}やI_{Ks}に対して抑制作用を示すばかりでなく，I_{to}やI_{K1}に対しても抑制作用を示し，Ia群抗不整脈薬としての作用やQT延長に寄与する．古くからキニジン服薬中にquinidine syncopeという発作を起こすことが知られているが，これは過度のQT延長を伴うTdpの発症によるものと思われる．心房細動等の上室性不整脈や心室性不整脈に有効だが，副作用が多いため，現在はほとんど用いられない．

(2) ジソピラミド

Ia群抗不整脈薬の代表的薬物の1つであり，本邦においての使用頻度も高い．ジソピラミドはopen channel blockerであり，Na^+チャネルとの結合・解離の速度は比較的遅く，slow drugとして分類してもよい．ジソピラミドはI_{Kr}を抑制することが報告されており，高濃度ではI_{to}に対しても抑制作用を示すが，主にI_{Kr}抑制作用が主体となりQT延長を引き起こす．ジソピラミドはムスカリン受容体遮断作用を示し，その結果$I_{K.ACh}$抑制作用によって副交感神経興奮によって誘発される心房細動に有効性を示すが，その一方でその抗コリン作用から口渇，便秘，尿閉等の副作用を発現する．この薬物は$I_{K.ATP}$に対しても抑制作用を示すので，膵β細胞からのインスリン分泌を亢進させて低血糖を起こすこともある．心房細動を中心とした上室性不整脈と心室性不整脈に用いられる．

(3) プロカインアミド

プロカインアミドも活動電位幅を延長させ，Ia 群抗不整脈薬に分類される．この薬物もやはり open channel blocker であり，Na^+ チャネルとの結合・解離の速度は中間型であり，intermediate drug である．プロカインアミドおよび N-アセチルプロカインアミド（NAPA）は遅延整流 K^+ 電流を抑制するので，QT 延長につながる．この薬物も上室性不整脈と心室性不整脈に用いられる．

(4) シベンゾリン

シベンゾリンは Ia 群抗不整脈薬に分類され，open channel blocker であり，Na^+ チャネルとの結合・解離の速度は遅く，slow drug である．シベンゾリンは I_{Kr} および I_{Ks} に対して抑制作用を示し，QT 延長の原因となりうる．この薬物は $I_{K.ACh}$ を抑制するが，$I_{K.ATP}$ に対しても抑制作用を示し，インスリン分泌を亢進させて低血糖を起こす．心房および心室両方の不整脈に有効である．

(5) リドカイン

リドカインは活動電位幅を短縮させるので，Ib 群抗不整脈薬に分類される．これは window current と呼ばれるプラトー相でわずかに流れる Na^+ 電流を抑制するためと解釈されている．リドカインは主に不活性化した Na^+ チャネルに高い親和性を持ち，inactivated channel blocker（不活性化チャネルブロッカー）に分類される．また，Na^+ チャネルとの結合・解離の速度は非常に速く，fast drug に分類される．リドカインはプルキンエ線維で活動電位幅を著明に短縮し，心室筋細胞でもわずかに短縮させる．この薬物は心室性不整脈に用いられるが，心房の不整脈に用いられない．比較的に安全な薬物であるが，過量投与時では洞停止や心室伝導障害を引き起こす．

(6) メキシレチン

メキシレチンも Ib 群抗不整脈薬に分類され，活動電位幅をわずかに短縮させる．リドカインと同様に主に不活性化した Na^+ チャネルに高い親和性を持ち，inactivated channel blocker（不活性化チャネルブロッカー）に分類され，Na^+ チャネルとの結合・解離の速度も速く，fast drug である．この薬物は心室性期外収縮等心室性不整脈に用いられるが，心房の不整脈に用いられない．副作用としては内服した時に胃腸障害が出現しやすい．

(7) アプリンジン

アプリンジンも Ib 群抗不整脈薬に分類され，心室筋細胞では活動電位幅をわずかに短縮させる．不活性化した Na^+ チャネルに高い親和性を持つ inactivated channel blocker であり，Na^+ チャネルとの結合・解離の速度はやや遅く，intermediate drug と言える．Ib 群抗不整脈薬であるが，心室性不整脈のみならず心房性不整脈にも用いられ，現在は主に心房細動に用いられている．副作用としては肝機能障害を起こすことがある．

(8) フレカイニド

フレカイニドは活動電位幅にあまり影響を与えないことから，Ic 群抗不整脈薬に分類される．この薬物もやはり open channel blocker であり，Na^+ チャネルとの結合・解離の速度は遅く，slow drug として分類される．フレカイニドは Ic 群抗不整脈薬に分類されるも，I_{Kr} に対して抑制作用を示し，QT 延長を引き起こすこともある．CAST 報告がなされたこともあり，心室性不整脈にはあまり用いられず，心房細動に用いられることが多い．副作用としてその強力な Na^+ チャネル抑制作用から心機能を抑制し，心不全の悪化や心室内伝導障害を起こすこともある．

(9) ピルジカイニド

ピルジカイニドも活動電位幅にあまり影響を与えず，Ic 群抗不整脈薬に分類される薬物である．

この薬物もやはり open channel blocker であり，Na^+ チャネルとの結合・解離の速度は遅く，slow drug として分類される．この薬物は比較的純粋な Na^+ チャネル遮断薬であり，臨床的に QT 延長が問題になることはない．心房および心室両方の不整脈に有効であるが，主に用いられるのは心房細動である．とくに心房細動の停止に用いられることが多い．

(10) プロパフェノン

この薬物も活動電位幅にあまり影響を与えないことから，Ic 群抗不整脈薬に分類される．プロパフェノンは活性化状態の Na^+ チャネルばかりでなく不活性化状態の Na^+ チャネルに対しても親和性をもつ．Na^+ チャネルとの結合・解離の速度は中間型であり，intermediate drug に分類される．この薬物は，β遮断作用を持つことから，カテコールアミンの作用に拮抗する．この薬物も心房および心室両方の不整脈に有効であるが，主に用いられるのは心房細動である．副作用としては，そのβ遮断作用から，気管支喘息や心不全の悪化が問題となる．

b. II 群抗不整脈薬

II 群抗不整脈薬はプロプラノロールなどのβ受容体遮断薬であるが，その共通した作用としては，カテコールアミンのβ受容体刺激による電気生理学的作用に拮抗するものである．すなわち，β受容体刺激では L 型 Ca^2 電流（I_{CaL}），遅延整流 K^+ 電流の遅い成分（I_{Ks}），過分極誘発内向き電流（I_f あるいは I_h）を増強するが，これらの電気生理学的作用に拮抗することになる．膜安定化作用と呼ばれる弱い Na^+ チャネル抑制作用を持つβ受容体遮断薬も一部には存在するが，その作用は必ずしも臨床的意義を持つものではない．

c. III 群抗不整脈薬

(1) アミオダロン

アミオダロンは K^+ チャネル遮断作用ばかりでなく，Na^+ チャネル，Ca^{2+} チャネル遮断作用およびβ受容体遮断作用を併せ持つ，いわゆる複合的抗不整脈薬である．アミオダロンの Na^+ チャネル遮断作用は，不活性化した Na^+ チャネルに高い親和性を持つ inactivated channel blocker の性質を持ち，Na^+ チャネルとの結合・解離の速度はやや遅く，intermediate drug の範疇に入る．K^+ チャネル遮断作用については急性効果として作用するものと慢性効果として発現するものがある．アミオダロンは急性効果として I_{Kr}（HERG チャネル）抑制作用を持つ．しかしながら，活動電位幅を延長するのは，慢性作用として発現するものであり，その際には I_{Ks} の電流密度が減少している．また，I_{to} に対しても抑制作用を示すが，それは急性作用としてではなく，慢性作用として発現するものであり，I_{Kur} に対しても急性作用としては抑制作用を示さない．アミオダロンはやや高濃度で I_{K1} に対して抑制作用を示す．$I_{K.ACh}$ に対しては，G 蛋白あるいは K^+ チャネルに対して直接的に作用して比較的強い抑制作用を示す．また，$I_{K.ATP}$ に対しても抑制作用を示すが，明らかなインスリン分泌促進作用は示さない．アミオダロンは後述する他の III 群抗不整脈薬に比して，過度の QT 延長をきたすことは少ないが，おそらくこの薬物の Ca^{2+} チャネル遮断作用が抑制的に働いたためかもしれないが，その詳細な機序は不明である．致死的心室性不整脈予防に最も有効な抗不整脈薬であり，いくつかの大規模臨床試験で，生命予後の改善が示されている．副作用は比較的重篤であり，肺線維症や甲状腺機能の異常化等が問題となる．

(2) ニフェカラント

ニフェカラントは Na^+ チャネル，Ca^{2+} チャネル遮断作用を持たずに純粋に K^+ チャネルのみを遮断する薬物である．この薬物は I_{Ks} に対しては抑制作用を示さず，I_{Kr}（HERG チャネル）を選択的

に抑制する薬物である．I_{Kr}遮断薬の特徴から，高頻度刺激の時に活動電位幅延長作用は著明ではなく，低頻度刺激の時にその作用は顕著なものとなり，いわゆる逆頻度依存性を示す．すなわち，徐脈時に過度の QT 延長をきたし，Tdp をきたしやすくなる．心室細動を繰り返す重症心室性不整脈に静脈内投与で用いられる薬物であり，副作用はその薬理学作用に起因する過度の QT 延長と Tdp 発生である．

(3) ソタロール

抗不整脈薬として用いられているのは β 受容体遮断作用を併せ持つ d, l-ソタロールである．d, l-ソタロールも I_{Kr}（HERG チャネル）を選択的に抑制する薬物である．やはり，副作用として逆頻度依存性の QT 延長を引き起こす薬物であるが，重症心室性不整脈の予防薬として経口投与で用いられる．

d． IV 群抗不整脈薬

(1) ベラパミル

頻度依存性の L 型 Ca^{2+} チャネル抑制作用を示す．この作用により，房室伝導を抑制し，発作性上室性頻拍（房室結節回帰性頻拍や WPW 症候群による頻拍）に高い有効性を示す．副作用としては洞房結節の自動能を抑制して洞徐脈を引き起こしたり，過度に房室伝導を抑制して房室ブロックを引き起こしたりすることがある．また，心収縮力を抑制して心不全を誘発することもある．

(2) ジルチアゼム

ジルチアゼムもやはり頻度依存性の L 型 Ca^{2+} チャネル抑制作用を持つ薬物である．この薬物もベラパミルと同様に房室伝導を抑制し，発作性上室性頻拍（房室結節回帰性頻拍や WPW 症候群による頻拍）に高い有効性を示す．副作用もベラパミルと同様に洞徐脈，房室ブロック，心不全を誘発する．

(3) ベプリジル

既に述べたようにベプリジルはアミオダロンと同様に Na^+ チャネル，Ca^{2+} チャネル，K^+ チャネルに対して抑制作用を示すマルチチャネル遮断薬である．しかしながら，アミオダロンと異なり，β 受容体遮断作用は持っていない．ベプリジルは L 型 Ca^{2+} チャネルのみならず，T 型 Ca^{2+} チャネルに対して強力な抑制作用を示す．この薬物は I_{Kr} および I_{Ks} に対して治療域の濃度で抑制作用を示し，臨床的にも QT 延長を起こすことが知られている．ベプリジルはこのような観点からアミオダロンと同様に III 群抗不整脈薬に分類しても不思議ではないが，Ca^{2+} チャネルに対する抑制作用から，IV 群抗不整脈薬に分類されている．心房筋細胞の再分極に重要な I_{Kur} や $I_{K,ACh}$ に対して，比較的強い抑制作用を示す．

4.4.6 抗不整脈薬を用いた不整脈治療の現状

植え込み型除細動器やカテーテルアブレーションといった不整脈の非薬物療法の進歩も相まって，抗不整脈薬を用いた不整脈の治療は的確な薬物の選択の上に慎重に行われるようになっている．現在，抗不整脈薬の治療対象は主に心房細動と重症心室性不整脈に絞られている．前者の治療には心房細動を停止させて洞調律を維持する「リズムコントロール」と，心房細動のリズム不整を許容しながら心室興奮頻度を適正化する「レートコントロール」がある．心房細動のこの 2 つの治療法の有用性については，いくつかの大規模臨床試験が国内外で行われ，発作性心房細動に対してリズムコントロールを目的に適切な抗不整脈薬を使用すれば予後を悪化することなく，QOL を維持す

ることができるものの，持続性心房細動に対してはレートコントロールの方が望ましいと考えられている．重症心室性不整脈に対しては，アミオダロンを除いては生命予後の改善は証明されていないのが現状である．また，心室性不整脈の病因に関しても，先天性 QT 延長症候群や Brugada 症候群などのようにイオンチャネルの遺伝子異常に起因するものも存在することが明らかとなり，病因に応じた治療が行われている．救急医療で遭遇する重症心室性不整脈に関しては，従来用いられてきたリドカインよりニフェカラントやアミオダロンのような III 群抗不整脈薬の方が有効であることも判ってきた．心房細動や重症心室性不整脈に対して，直接的にイオンチャネル作用薬を用いて不整脈を治療する downstream approach ばかりでなく，不整脈の発生基盤となる電気的リモデリングを神経液性因子の調節によって抑制しようとする upstream approach も試みられている．不整脈の治療には的確な診断とその重症度の判定，そして各々の患者に最も適した薬物の選択が不可欠である．

(中谷晴昭)

4.5 脂質異常症

　脂質異常症の薬物治療の主な目的は動脈硬化の発症と進展を抑制することである．動脈硬化症は加齢にともない徐々に進展がみられることから，本目的の薬物は臨床試験による長期における治療効果のエビデンスと安全性が確立される必要がある．近年，強力な脂質低下作用を有する薬物が開発され脂質異常症患者を対象にした大規模臨床試験が可能となった．これらの成績から脂質異常症を約 5 年間薬物治療（介入）することにより動脈硬化による冠動脈疾患や脳血管障害を統計学的に有意に抑制することが明らかになった．これは，動脈硬化性疾患を既往し動脈硬化が進展したハイリスクな対象（二次予防）に加えて，まだ症状のない対象（一次予防）でも認められ，脂質異常症の薬物療法の意義は十分に確立された．しかし，高齢者，女性に対する有用性や安全性の検証，医療経済学的問題などはさらに検討が必要である．

　脂質異常症はさまざまな病態にともない発症し，動脈硬化に対するリスクはそれぞれ異なることから，薬物療法を開始するにあたり，血清脂質値のみでなく，確実に診断および病態を把握し，食事療法，運動療法とあわせた総合的な治療を考慮する．臨床的に問題となる脂質異常症は高コレステロール (chol) 血症と高トリグリセリド (TG, 中性脂肪) 血症である．高 chol 血症の薬物療法は動脈硬化を抑制することである．著明な高 TG 血症の場合は，急性膵炎を予防することが主な目的となる．軽度の高 TG 血症は，TG 改善効果自体により動脈硬化を予防する臨床試験はあるものの高 chol 血症に比べて十分でない．

　現在もっとも脂質低下作用の強力な薬剤であるスタチン系薬剤が広く世界中で用いられている．イオン交換樹脂，フィブラート系薬剤，ニコチン酸製剤，EPA（エイコサペンタエン酸）なども脂質低下効果が確立され，最近では chol 吸収抑制薬が使用できるようになった．それぞれの病態にこれらの薬剤を単独または組み合わせて用いることにより，最大の脂質低下作用を期待することができる．これらは比較的に安全性の高い薬剤であるが，副作用に肝機能障害，横紋筋融解症などがあり，十分な経過観察とともに動脈硬化の進展を予防する長期にわたる薬物療法を行う．

4.5.1 脂質異常症の診断と薬物療法

　我が国における脂質異常症の診断と薬物療法のガイドラインとして，日本動脈硬化学会より動脈

A. 脂質異常症の診断基準（空腹時採血）

高LDLコレステロール血症	LDLコレステロール	≧140 mg/dL
低HDLコレステロール血症	HDLコレステロール	<40 mg/dL
高トリグリセライド血症	トリグリセライド	≧150 mg/dL

この診断基準は薬物療法の開始基準を表記しているものではない．
薬物療法の適応に関しては他の危険因子も勘案し決定されるべきである．
LDL-C 値は Friedewald の式で計算する．
（LDL-C = TC − HDL-C − TG/5（TG 値が 400 mg/dL 未満の場合））

B. リスク別脂質管理目標値

治療方針の原則	カテゴリー	LDL-C 以外の主要危険因子*	脂質管理目標値（mg/dL）		
			LDL-C	HDL-C	TG
一次予防 まず生活習慣の改善を行った後，薬物治療の適応を考慮する	I（低リスク群）	0	<160	≧40	<150
	II（中リスク群）	1〜2	<140		
	III（高リスク群）	3以上	<120		
二次予防 生活習慣の改善とともに薬物治療を考慮する	冠動脈疾患の既往		<100		

脂質管理と同時に他の危険因子（喫煙，高血圧や糖尿病の治療など）を是正する必要がある．
*LDL-C 値以外の主要危険因子
　　加齢（男性≧45歳，女性≧55歳），高血圧，糖尿病（耐糖能異常を含む），喫煙，冠動脈疾患の家族歴，低HDL-C 血症（<40 mg/dL）
（糖尿病，脳梗塞，閉塞性動脈硬化症の合併はカテゴリー III とする．）

C. 患者カテゴリーと管理目標からみた治療方針

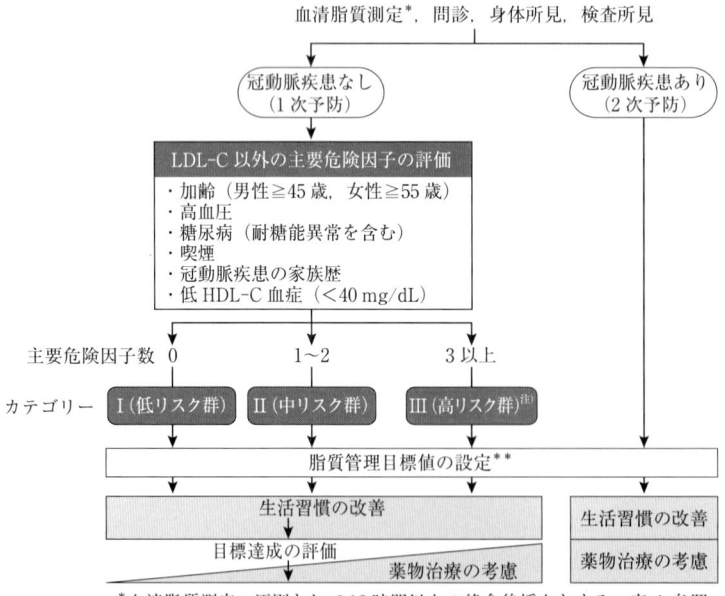

血清脂質測定*，問診，身体所見，検査所見

- 冠動脈疾患なし（1次予防）
  - LDL-C 以外の主要危険因子の評価
    - 加齢（男性≧45歳，女性≧55歳）
    - 高血圧
    - 糖尿病（耐糖能異常を含む）
    - 喫煙
    - 冠動脈疾患の家族歴
    - 低 HDL-C 血症（<40 mg/dL）
  - 主要危険因子数
    - 0 → カテゴリー I（低リスク群）
    - 1〜2 → カテゴリー II（中リスク群）
    - 3以上 → カテゴリー III（高リスク群）注)
  - 脂質管理目標値の設定**
  - 生活習慣の改善 → 目標達成の評価 → 薬物治療の考慮
- 冠動脈疾患あり（2次予防）
  - 生活習慣の改善
  - 薬物治療の考慮

*血清脂質測定：原則として12時間以上の絶食後採血とする．表 A 参照
**脂質管理目標値：表 B 参照
注）糖尿病，脳梗塞，閉塞性動脈硬化症があれば他に危険因子がなくても III とする

図 4.17 動脈硬化性疾患予防ガイドライン（文献[1]より引用改変）

硬化性疾患予防ガイドライン2007年版がある（図4.17）[1,2]．本ガイドラインは，動脈硬化予防のための標準的診療を提示するものである．とくに冠動脈疾患や脳血管障害に関連深い脂質異常症を中心にまとめたものであり，他の危険因子の管理の上に成り立っている．本ガイドラインにおいて，従来のガイドラインで用いられてきた"高脂血症"という記載では，重要な脂質異常症である低HDL-C血症を含む表現として適切ではないこと，および諸外国の記載と統一するために，脂質異常症（dyslipidemia）に記載が変更された．これまでの多くの大規模臨床試験の成績からLDL-C低下療法の有効性は確立された．さらに，高齢者や女性などさまざまな対象における疫学成績が得られるようになってきている．前期高齢者（65-74歳）までは本ガイドラインが適用できる．後期高齢者（75歳以上）の高LDL-C血症治療に関する意義は明らかでなく，主治医の判断で個々の患者に対応する．閉経前の女性における脂質異常症に対しては，生活習慣改善による非薬物療法が中心となる．閉経後の女性の脂質異常症においては，生活習慣の改善が優先されるが，危険因子を十分勘案して，薬物療法も考慮する．

　このように，高chol血症に対する脂質管理は，カテゴリー分類にしたがい総合的に患者の動脈硬化のリスクを把握した上で，ライフスタイルの改善からはじめ，必要な場合に治療目標値を念頭に薬物療法を開始する．なお，高TG血症の薬物療法の治療目標値は一律に150 mg/dL未満となる．低HDL-C血症は患者カテゴリーを分類するときに主要動脈硬化リスクとして他のリスクとともに考慮される．

4.5.2　脂質代謝と脂質異常症の型分類

　脂質異常症は，リポ蛋白の産生または異化異常を基盤に発症するが，その異常が糖尿病等の基礎疾患や薬剤投与によってあらわれる二次性脂質異常症と，それ以外の原発性脂質異常症に区分される．基盤にある原因によりさまざまな表現型が生じるが，血中で脂質を含有するリポ蛋白により脂質異常症を分類する．リポ蛋白は，超遠心法による比重の差異により，カイロミクロン（比重0.93以下），超低比重リポ蛋白VLDL（比重0.93-1.006），中間比重リポ蛋白IDL（比重1.006-1.019），低比重リポ蛋白LDL（比重1.019-1.063），高比重リポ蛋白HDL（比重1.063-1.210）に分類し，電気泳動法によるリポ蛋白分画法をあわせて脂質異常症型が決定される[3]．カイロミクロンは腸管由来のTGを多く含むリポ蛋白であり，外因性リポ蛋白経路として，リンパ管から血中に輸送され，血管壁に存在するリポ蛋白リパーゼ（LPL）によりTGが代謝されるとともに，カイロミクロンレムナントへと変わり，最終的に肝臓へと取り込まれる（図4.18）．VLDLは，内因性リポ蛋白経路として肝臓で合成され，血中で血管壁に存在するLPLによりTGが代謝されるとともに，IDL，LDLへと変わり，最終的にLDL受容体と結合し（主に肝臓の）細胞内へと取り込まれる．HDLは末梢細胞から肝臓へcholを転送することからchol逆転送経路と呼ばれる．

　これらの代謝経路で障害が起きることにより正常のリポ蛋白がうっ滞したり，異常リポ蛋白が生じさまざまな脂質異常症型がひきおこされる．WHO分類では，脂質異常症は高リポ蛋白血症としてⅠ型からⅤ型に分類され，さらにⅡ型はⅡa型とⅡb型に分類される（表4.7）．Ⅰ型は高カイロミクロン血症による高TG血症を呈する．Ⅱa型はLDL-Cの増加による高chol血症を呈し，Ⅱb型はLDL-Cの増加とともに軽度ないし中等度の高TG血症を呈し，後者はVLDLの増加に起因する．Ⅲ型は，カイロミクロンレムナントおよびIDLの増加により，chol値，TG値がともに上昇する．Ⅳ型では，VLDLの増加により高TG血症を呈し，ときには軽度ないし中等度のchol値も増加す

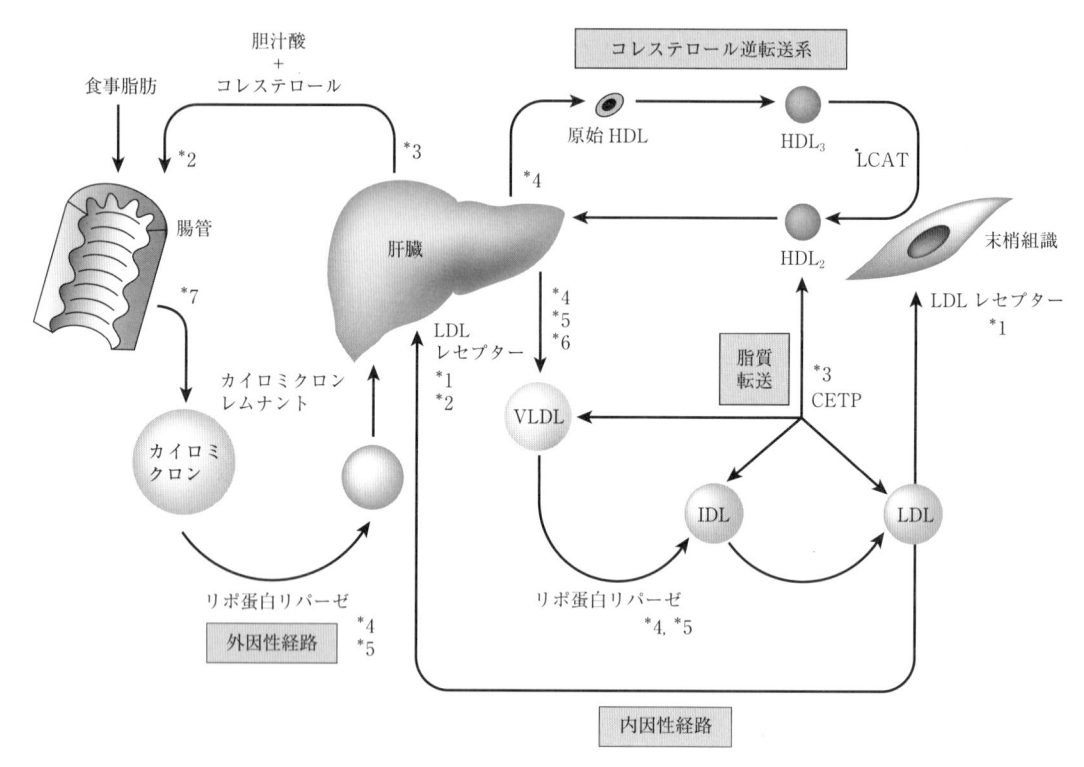

図 4.18 リポ蛋白代謝における外因性リポ蛋白経路と内因性リポ蛋白経路（文献[4]より引用改変）

*1 スタチン系薬剤は細胞内コレステロール合成系を阻害することにより LDL 受容体の活性化を介して LDL の取り込みを亢進する.
*2 陰イオン交換樹脂は，胆汁酸の腸肝循環を阻害することにより肝臓の LDL 受容体の活性化を介して LDL の取り込みを亢進する.
*3 プロブコールは，LDL 受容体を介さない LDL の肝臓への取り込み排泄を促進する. CETP を活性化する.
*4 フィブラート系薬剤は，肝臓からの VLDL の産生を抑制し，LPL を活性化する. HDL の主要アポ蛋白の産生を増加させる.
*5 ニコチン酸製剤は，肝臓からの VLDL の産生を抑制し，LPL を活性化する.
*6 EPA は，肝臓からの VLDL の産生を抑制すると考えられる.
*7 Ezetimibe はコレステロールの腸管からの吸収を抑制する.

るが，LDL-C 値は正常である. V 型の著明な高 TG 血症は，カイロミクロンと VLDL 両者の増加による. それぞれの脂質異常症型の原因は原発性と二次性の場合がある. 遺伝性脂質異常症には，家族性高 chol 血症（FH），家族性 III 型脂質異常症，家族性複合型脂質異常症等がある.

4.5.3 脂質異常症の薬物療法の選択

薬物療法を考慮する場合に日常臨床では血清脂質値から，血清総 chol 値が高い場合，血清 TG 値が高い場合，両者が高い場合に大きく区分する. それぞれを型分類とともに原因をふまえて前述のガイドラインを考慮し薬物療法の適応を判断する（表 4.8）. 二次性脂質異常症の場合は，原因疾患に対する治療を優先する.

a. 高 chol 血症

WHO 分類 IIa 型に相当する. 原発性脂質異常症には，家族性高 chol 血症（FH），家族性複合型脂質異常症（FCHL）の一部，特発性高 chol 血症などが含まれる. 二次性脂質異常症には，甲状

4.5 脂質異常症

表 4.7 脂質異常症の型分類（文献5)より引用改変）

	電気泳動パターンの変化	血清脂質値の変化	原発性	二次性
I型	カイロミクロン	TC-TG↑↑	先天性 LPL 欠損症 先天性アポ C-II 欠損症	SLE，多発性骨髄腫，マクログロブリン血症，糖尿病性ケトアシドーシス
IIa型	β (LDL)	TC↑ TG-LDL-C↑	家族性高コレステロール血症	甲状腺機能低下症，動物性脂肪過剰摂取，更年期障害
IIb型	pre-β (VLDL) β (LDL)	TC↑ TG↑ LDL-C↑ VLDL-TG↑	家族性複合型脂質異常症	甲状腺機能低下症，ネフローゼ，肝障害，閉塞性肝疾患，ポルフィリン血症，γグロブリン異常症，多発性骨髄腫
III型	broad β	TC↑ TG↑ VLDL-TG↑ IDL-C↑	アポ E 欠損症 アポ E 変異体	甲状腺機能低下症，SLE，コントロール不良，糖尿病
IV型	pre-β (VLDL)	TC-TG↑ VLDL-TG↑	家族性高トリグリセリド血症	アルコール過剰摂取，糖質過剰摂取，糖尿病，甲状腺機能低下症，ネフローゼ，尿毒症，ピル使用，妊娠，アルコール性膵炎，ステロイドホルモン使用，グリコーゲン蓄積症，SLE
V型	カイロミクロン pre-β (VLDL)	TC-TG↑ カイロミクロン↑ VLDL-TG↑		コントロール不良，糖尿病，甲状腺機能低下症，アルコール過剰摂取，IV型患者のピル使用・妊娠・エストロゲン療法，膵炎，グリコーゲン蓄積症，SLE，γグロブリン異常症

表 4.8 脂質異常症の治療薬の特性（文献2)より引用改変）

分類	LDL-C	TC	TG	HDL-C	主な一般名
スタチン	↓↓↓	↓↓	↓	↑	プラバスタチン，シンバスタチン，フルバスタチン，アトルバスタチン，ピタバスタチン，ロスバスタチン
陰イオン交換樹脂	↓↓	↓	−	↑	コレスチラミン，コレスチミド
フィブラート系薬	↓	↓	↓↓↓	↑↑↑	クロフィブラート，クリノフィブラート，ベザフィブラート，フェノフィブラート
ニコチン酸誘導体	↓	↓	↓↓	↑	ニコチン酸トコフェノール，ニコモール，ニセリトロール
プロブコール	↓	↓	−	↓↓	プロブコール
EPA	−	−	↓	−	イコサペント酸エチル
エゼチミブ	↓↓	↓	↓	↑	エゼチミブ

TC：総コレステロール，LDL-C：LDL コレステロール，HDL-C：HDL コレステロール，TG：トリグリセリド
↓↓↓：≦−25%　↓↓：−20〜−25%　↓：−10〜−20%
↑：10〜20%　↑↑：20〜30%　↑↑↑：≧30%　−：−10〜10%

腺機能低下症などが含まれる．また閉経後の女性にみられる脂質異常症の多くはIIa型である．また，原発性高HDL-C血症を鑑別する必要がある．動脈硬化のリスクを考慮し，LDL-C低下療法の薬物の第一選択はスタチン系薬剤である．症例により，エゼチミブ，プロブコール，陰イオン交換樹脂，フィブラート系薬剤ないしはニコチン酸製剤の単独療法または併用（併用禁忌に注意）を考慮する．

b. 高TG血症

WHO分類I型もしくはIV型に相当する．原発性脂質異常症には，家族性LPL欠損症，アポリポ蛋白C-II欠損症，家族性IV型脂質異常症，特発性高TG血症などが含まれる．二次性脂質異常症には，肥満，アルコール過剰摂取などが含まれる．高カイロミクロン血症に対する薬物療法の効果は期待できない．高VLDL血症に対しては，ライフスタイルの改善を十分評価し，薬物の第一選択はフィブラート系薬剤ないしはニコチン酸製剤である．EPAを用いることもある．LDL-C低下療法を積極的に行う場合はスタチン系薬剤を使用する．

c. 高chol血症と高TG血症を合併

WHO分類IIb, III, V型に相当する．鑑別には，リポ蛋白の電気泳動が有用である．原発性脂質異常症には，FHの一部，家族性複合型脂質異常症，家族性III型脂質異常症，原発性V型脂質異常症，特発性高chol血症が含まれる．二次性脂質異常症には，甲状腺機能低下症，ネフローゼ，糖尿病などが含まれる．III型脂質異常症の第一選択はフィブラート系薬剤である．IIb, V型の場合は，ライフスタイルの改善を十分評価し，薬物の第一選択はフィブラート系薬剤ないしはニコチン酸製剤である．EPAを用いることもある．LDL-C低下療法を優先する場合はTG低下作用を合わせもつスタチン系薬剤を使用する．

4.5.4 脂質異常症治療薬の種類と作用機序，副作用

a. スタチン系薬剤

内因性chol合成における律速酵素であるHMG-CoA還元酵素を拮抗的に阻害し，chol産生を抑制することにより，主に肝臓でのLDL受容体活性が誘導され，LDLの代謝が亢進することにより血清コレステロールが低下する（図4.18）．細胞内cholプールは，酢酸とクエン酸からアセチルCoA, HMG-CoA, メバロン酸を介して合成される内因性chol合成経路とLDL受容体を介したLDL由来の外因性chol取り込み経路により調節されている（図4.19）．したがって，内因性経路を抑制することにより外因性経路の活性化が生じ，LDL受容体の発現が亢進して血液中のLDLを多く取り込むようになる．この発現調節機序は，転写因子SREBP（ステロール調節エレメント結合蛋白）により引き起こされ，LDL受容体はじめコレステロール（および脂肪酸）代謝に関わるさまざまな遺伝子の発現を総合的に調節する．このSREBPを活性化する細胞内ステロールセンサーはSREBPとともに小胞体膜に存在するSCAP（SREBP cleavage activating protein）であり，この分子がステロール量の低下を感知し，ゴルジ装置へのSERBPの輸送，それに引き続く一連のプロテアーゼによるSERBPの成熟化，核内への移送が行われ，SRE（ステロール調節エレメント）を有する遺伝子の発現が誘導される．

スタチンによるLDL-C低下にともなう動脈硬化進展抑制効果は多くの介入試験により証明され，高chol血症の第一選択薬となる（表4.9）．LDL-C低下作用（20-50%）に加え，さまざまな内因性コレステロール抑制作用にともなう小分子G蛋白の修飾を介した作用が推測されている（pleiotropic effects）．また，VLDL合成抑制を介したTG低下（10-20%），HDL-C上昇作用（5-10%）

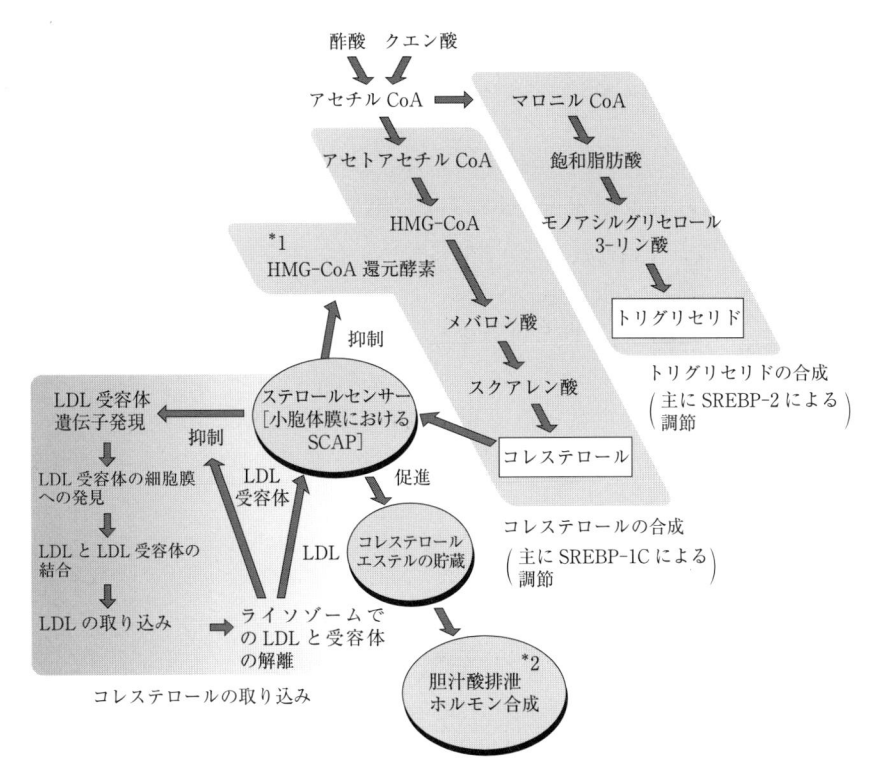

図 4.19 細胞内コレステロールの合成代謝経路とその調節機構
*1 スタチン系薬剤の作用点
*2 イオン交換樹脂の作用点

表 4.9 各種スタチン製剤の特性

	LDL-C (%)	HDL-C (%)	TG (%)	性質	腎排泄 (%)	代謝酵素 CVP	消失半減期 (h)
ロスバスタチン 10 mg	48	9	20	親水性	10	2C9 2C19	18-20
プラバスタチン 20 mg	27	6	12	水溶性	60	カルボキシエステラーゼ	1
シンバスタチン 20 mg	36	6	12	脂溶性	13	3A4	2-3
フルバスタチン 20 mg	29	6	11	脂溶性	<6	2C9	0.5
アトルバスタチン 10 mg	37	6	18	脂溶性	<2	3A4	13-16
ピタバスタチン 2 mg	39	9	20	脂溶性	<3	2C9	10

も有する．薬剤の性質により疎水性または親水性の強い化合物に区分され，代謝消失半減期は長いもので約 20 時間であり，排泄は肝臓または腎臓である．肝臓での代謝はいくつかのチトクローム P450（CYP）に依存するために，他の薬剤等との相互作用により血中濃度が上昇することを考慮する必要がある．

これまでの多くの臨床試験から安全性が確立された薬剤であるが，副作用として肝機能障害，ミ

オパチー，横紋筋融解症などがあり，とくに腎機能低下症例やフィブラート系薬剤などとの多剤服用時には注意が必要であり，禁忌となっている場合がある．

b. 陰イオン交換樹脂

腸管内で胆汁酸と結合し，胆汁酸の再吸収を抑制することにより，肝臓のchol含量が低下し，LDL受容体活性が誘導されLDL-C低下作用を示す（10-20%）（図4.18）．本剤を用いた一次予防の臨床試験LRC-CPPTにより冠動脈疾患を有意に予防することが示されている．大量の服用が必要なことからコンプライアンスの問題があったが，近年のコレスチミドは服薬量が以前に比べて少量になりほぼ解消されている．内因性chol合成系の活性化を引きおこしVLDL合成とともにTGを上昇させることがある．作用機序から，スタチン系薬剤との併用により，強力なchol低下が期待でき，FHヘテロ接合体では強力なLDL-C低下作用を示す．重篤な副作用はないが，消化器症状や脂溶性ビタミンや他剤の吸収抑制が起きる場合があり，服用時間を他剤とずらす必要がある．

c. プロブコール

上記の2種類のLDL受容体の活性誘導を介した作用経路と異なったLDLの異化と胆汁酸への排泄を促進する（図4.18）．また，コレステリルエステル転送蛋白（CETP）の活性亢進作用でコレステロール低下（10-20%）を引き起こす．脂質低下作用に加えてリポ蛋白の抗酸化作用を有し，動脈硬化進展に直接の抑制効果がある．本剤の特徴としてHDL-Cを低下させる．本剤を用いた大規模臨床試験は少ないが，経皮的冠動脈形成術（PTCA）後の動脈硬化の進展を抑制する成績が報告されている．スタチン系薬剤，陰イオン交換樹脂と併用することが可能であり，FHヘテロ等の重症高chol血症における他剤併用療法として有用である．とくに，黄色腫を消退させる作用がある．HDL低下作用のために現在米国では使用されず，主に日本を中心に用いられている．副作用として，胃腸障害や心電図上QT延長がみられる．

d. フィブラート系薬剤

転写因子PPAR-αを介して肝臓での脂肪酸のβ酸化が増加しTG合成を抑制するとともに，リポ蛋白リパーゼの活性化，アポ蛋白C-III産生の低下等により，VLDLの分泌の低下と異化の亢進を導き高TG血症を改善する（図4.18）．また，アポ蛋白A-IおよびA-IIの産生を増大し低HDL血症を改善する．レムナントリポ蛋白に対しても有効であり，高TG血症治療の第一選択薬となる．とりわけ，III型脂質異常症におけるIDLを低下させる．トリグリセリド低下（40-50%），HDL-C上昇（20-40%）に加え，コレステロール低下作用も有する．近年,大規模臨床試験の成績が蓄積され，とりわけ糖尿病にともなう脂質異常症の動脈硬化進展の抑制に有効であることが報告されている．副作用として横紋筋融解症があり，スタチン系薬剤との併用では注意が必要であり，腎機能障害合併時には使用しない．また，抗凝固剤の作用を増強させ注意が必要となる．

e. ニコチン酸製剤

ニコチン酸（ナイアシン）はビタミンBの1つであり，肝臓からのVLDL合成抑制,リポ蛋白リパーゼ活性亢進作用によりトリグリセリドを低下させる（図4.18）．1日ニコチン酸2-3 g服用でトリグリセリドを25-50%低下させ，欧米では高TG血症の第一選択薬であるが，副作用として皮膚紅潮があり，我が国ではニコチン酸誘導体が使われている．スタチン系薬剤との併用で横紋筋融解症が報告されている．

f. その他

エイコサペンタエン酸（EPA）は血清TG値を低下させるが，その作用機序は多岐にわたる（図

4.18). 主にVLDLの産生抑制と考えられるが上記の薬剤に比べると効果は弱い．近年，大規模臨床試験JELISによりスタチン系薬剤との併用により，冠動脈疾患の発症を抑制することが示された．Ezetimibeは米国を始め外国ですでに使用され腸管細胞における脂質トランスポーターNPC1L1に作用（図4.18）してステロール吸収抑制作用を示し，我が国でも近年使用できるようになった．また，CETPの抑制作用によるHDLエレベーターが同様に治験段階である．　　　　　　　　　　　（武城英明）

参考文献

1) 日本動脈硬化学会：動脈硬化性疾患予防ガイドライン2007年版．
2) 日本動脈硬化学会：脂質異常症治療ガイド2008年版．
3) Beaumont JL, Carison LA, et al：Classification of hyperlipidaemias and hyperlipoproteinemias. Bull WHO 43：891-908, 1970.
4) 武城英明，齋藤 康：脂質代謝異常．内科学第二版（黒川 清，松澤佑次編集）．pp. 1063-1069, 文光堂, 2003.
5) 厚生省，日本医師会編：高脂血症診療のてびき, 1991.

演習問題

問題 次の文を読み下の問いに答えよ．
患者：61歳　男性　身長171 cm　体重68 kg　職業　技師　喫煙20本/日
数年前より通勤時にときどき胸部不快感があり近医を受診したところ労作時狭心症と診断され，カテーテル検査を行い左冠動脈に有意な狭窄所見を指摘され，経皮的冠動脈形成術（PTCA）を受けた．そのときの血清脂質検査から，総コレステロール値362 mg/dL，トリグリセリド値146 mg/dL，HDL-コレステロール値39 mg/dLであった．検査の結果，糖尿病，高血圧は認めなかった．
A. 今後の脂質管理からみた患者カテゴリーは何か？
　(1) 一次予防Ⅰ（低リスク群）
　(2) 一次予防Ⅱ（中リスク群）
　(3) 一次予防Ⅲ（高リスク群）
　(4) 二次予防
B. 薬物療法による脂質管理において最も適当な薬剤は何か？
　(1) スタチン系薬剤
　(2) 陰イオン交換樹脂
　(3) フィブラート系薬剤
　(4) EPA
　(5) ニコチン酸製剤
C. 上記による薬物療法を継続した場合に最も注意する副作用は何か？
　(1) 貧血　　(2) 低血圧　　(3) 低血糖　　(4) ミオパチー　　(5) 消化管出血

解答　A. (4)　　B. (1)　　C. (4)

4.6　腎　　　　臓

　腎臓は尿の生成の過程を通じて，異物や代謝産物といった老廃物の排泄という機能だけでなく，体液量と体液組成の調節を介して生体の恒常性の維持に重要な役割を果たしている．細胞の正常な機能には，それをとりまく温度，pH，イオン組成，浸透圧などの環境が一定に保たれていることが必要で，そのような環境は高等動物では「体液」として存在している．体液の恒常性は，水や電

解質（主にNa^+）の体内外での出入りのバランスの維持により保たれるが、そこでは主にNa^+を中心とした尿細管における電解質の輸送体（トランスポーター）が関与している。このバランスが、心臓、腎臓、肝臓などの疾患により破綻すると生じる状態が浮腫であり、細胞外液に水やNa^+が過剰になった状態をいう。浮腫の改善には、尿細管の水やNa^+の再吸収を抑制することによって尿排泄を増加させることが必要であるが、この時に尿量を増やすべく用いられる薬物が「利尿薬」である。利尿薬はその標的分子であるトランスポーターの機能を制御することで、水・Na^+の排泄を促進する結果末梢血管抵抗を減少させるため、高血圧の治療にも用いられている。

4.6.1 腎臓の生理
a. 腎臓の構造

腎臓は腰部に存在する左右一対からなる後腹膜臓器で、腎重量は両側合わせ成人では約300gであり、体重の0.5%にすぎない。しかし心拍出量の約1/4という大量の血液の供給を受けており、腎臓が体液バランス調節に重要であることを示唆している。腎臓へは腎動脈とそれに伴行する神経が入り、腎静脈と尿管が出ている。腎静脈に流入した血液は葉間動脈、弓状動脈、小葉間動脈と順次分岐し、さらに輸入細動脈となって原尿濾過装置である糸球体内に入る。一部濾過された残りの血液は輸出細動脈となり糸球体を出た後尿細管周囲を灌流する直血管となって弓状静脈に戻り、葉間静脈を経て腎静脈へと送られ腎外に去る。

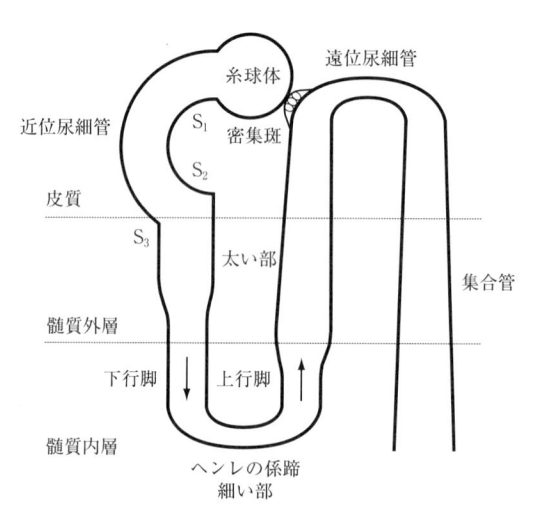

図4.20 ネフロン分節の模式図

腎臓の最小構成単位はネフロンと呼ばれ、一側の腎臓当たり約100万のネフロンから構成される。このネフロンは図4.20に示すように糸球体から始まり、近位尿細管（起始部S_1、中間部S_2、終末部S_3）、ヘンレの係蹄細い部、同太い部、初めの糸球体と結合する密集斑に戻り、以後遠位尿細管、集合管と連なっている。尿の生成は、血液が糸球体を通過する際に血漿の一部が限外濾過（血液中の血球や高分子の蛋白などを通さない特殊な濾過：糸球体濾過）されることに始まり、尿細管での再吸収や分泌という修飾を受けて最終的な尿となり、腎盂を通って尿管から膀胱へと運ばれる。

b. 腎機能
(1) 腎血流量

体重70kgの成人の腎臓には毎分1,200mL、1日当たりでは1,700L以上もの血液が供給される。これは心拍出量の20-25%に相当する。ヘマトクリット値（血球成分）を45%とすると、これを引いた腎血漿流量は660mL/分となる。

(2) 糸球体濾過量

腎血漿流量の約20%が限外濾過を受け、糸球体濾過量（glomerular filtration rate；GFR）は約125mL/分となる。すなわち、毎分125mLの限外濾過液（原尿）ができる。

(3) 近位尿細管

糸球体で濾過された大量の原尿の 60-70% は近位尿細管で再吸収される．この部位では，管腔側膜の Na^+ 共役型糖・アミノ酸輸送体等が Na^+ を細胞内に取込み，それを基底側膜に存在する Na^+/K^+-ATPase が Na^+ を細胞外に能動的に排出する．ここでの再吸収は NaCl の輸送に見合った分の水も吸収されるため等張となる（等張性再吸収）．また，GFR や血漿 Na^+ 濃度が変動しても常に GFR の 60-70% という一定比率にて再吸収する特徴を持つ．

(4) ヘンレの係蹄

近位尿細管に続く部分で，密集斑に至るまでをいう．図 4.20 に示されるように下行脚と上行脚に分かれ，下行脚はすべて形態的に細く，上行脚は細い部と太い部に二分される．細いヘンレの係蹄下行脚は水の透過性が全ネフロンの中でもっとも高く，この部分で Na^+ や Cl^- の透過性（輸送）はほとんどない．ヘンレの係蹄上行脚になると水の透過性はなくなる．太い上行脚では水の透過性がほとんどないうえに，溶質の輸送，とくに Na^+ と Cl^- の再吸収が盛んであるため，尿は次第に希釈される．この部位の溶質輸送機序は，管腔側膜に細胞膜 12 回貫通型の $Na^+/K^+/2Cl^-$ 共輸送体 (NKCC2) があり，基底側膜に存在する Na^+/K^+-ATPase により Na^+ を細胞外に能動的に輸送する．一度細胞内に入った K^+ は管腔側膜の K^+ チャンネルを通って再び管腔に出る（K^+ リサイクリング）ので，見かけ上は Na^+ と Cl^- が再吸収される．Cl^- は電位（細胞外が正）に従って受動的に動く．この太いヘンレの係蹄で再吸収される NaCl は糸球体濾過量の 15-20% で，尿浸透圧は 100 mOsm/L 前後にまで希釈される．

(5) 遠位尿細管

この部位では糸球体濾過量の 5-8% が再吸収される．この部位では，管腔側膜の Na^+/Cl^- 共輸送体 (NCC) が Na^+ を細胞内に取込み，それを基底側膜に存在する Na^+/K^+-ATPase が Na^+ を細胞外に能動的に排出する．もっとも特徴的な輸送は K^+ の分泌をする点である．遠位尿細管での K^+ の輸送は体内の K^+ が不足する場合は再吸収をするが，過剰な場合は分泌をし，両方向性の輸送が見られるという特異性がある．遠位尿細管にはアルドステロンの受容体ともいえる結合蛋白が細胞質に存在し，このホルモンにより Na^+ の再吸収は促進される．

(6) 集合管

この部位では Na^+, Cl^- の再吸収，K^+, H^+ の分泌が行われる．アルドステロンにより集合管での Na^+ 再吸収は刺激され，近位尿細管にも相当する量の再吸収が認められる．集合管でもう 1 つの重要なホルモンは，下垂体後葉から分泌されるアルギニンバソプレシン（AVP）または抗利尿ホルモン（ADH；antidiuretic hormone）である．この ADH が水透過性を亢進して尿細管から細胞内，さらに血液中へと水が選択的に取り込まれ，したがって管腔内尿は濃縮される．逆に ADH がない場合は溶質のみが吸収され続けて尿は希釈される．

4.6.2 利尿薬の作用機構，臨床応用，副作用

a. 利尿薬

利尿薬は，主として腎尿細管に作用して，尿中への水や電解質の排泄を生じさせる薬物である．利尿薬はその尿量と尿中溶質の増大効果を期待され，体内貯留型を示す多くの体液異常を示す疾患に用いられる．表 4.10 に作用部位別に利尿薬を分類した．

b. 炭酸脱水素酵素阻害薬（近位尿細管作用薬）

化学療法薬であるサルファ剤に利尿作用が認められたことがきっかけで開発された利尿薬で，ア

表 4.10 利尿薬の分類

1. 近位尿細管作用薬
    炭酸脱水素酵素阻害薬（アセタゾラミド）
2. 太いヘンレの上行脚作用薬
    ループ利尿薬（フロセミド，ブメタニド，エタクリン酸，トラセミド）
3. 遠位尿細管作用薬
    チアジド系利尿薬（ヒドロクロロチアジド，トリクロルメチジド）
4. 遠位尿細管・集合管作用薬
    a) アルドステロン拮抗薬（スピロノラクトン，カンレノ酸カリウム，エプレレノン）
    b) カリウム保持性利尿薬（トリアムテレン）
5. その他
    浸透圧性利尿薬（マンニトール，イソソルビド，グリセリン）

セタゾラミドが代表的なものであり，利尿効果は炭酸脱水素酵素の阻害作用により発現する．この酵素（II 型：細胞内，IV 型：管腔側膜）は近位尿細管に多く存在し，$H_2CO_3 \Leftrightarrow CO_2+H_2O$ の両方向の反応を触媒する．

近位尿細管の管腔側膜には Na^+/H^+ 交換輸送系が存在し，Na^+ の再吸収には H^+ の分泌が伴う．H^+ は糸球体濾液中の HCO_3^- と結合して H_2CO_3 となり，刷子縁膜に存在する炭酸脱水素酵素によって CO_2+H_2O と変化を受ける．CO_2 は荷電を持たず脂質親和性があるので，細胞膜を濃度拡散によって通過して細胞内に入り OH^- と反応して HCO_3^- となる．すなわち，H^+ 分泌により Na^+ と HCO_3^- は再吸収されたことになる（図 4.21）．アセタゾラミド投与で，尿中には Na^+ や HCO_3^- が増大するが，Cl^- は増加しない．アセタゾラミドの利尿作用は最大でも GFR の 5% 程度である．

炭酸脱水素酵素は利尿薬として用いることはほとんどなくなっているが，代謝性アルカローシスの治療のほかに，眼科では緑内障の治療に用いられる．副作用はアシドーシスである．

c. ループ利尿薬（太いヘンレの上行脚作用薬）

現在臨床で用いられている薬物中で最も強力な利尿薬がループ利尿薬であり，その最大効果は糸球体で濾過された Na^+ の 20-30% も尿中に排泄される．代表的なものにフロセミド，エタクリン酸，ブメタニド，トラセミドがある．

ループ利尿薬は近位尿細管で管腔内に分泌され，太いヘンレの係蹄上行脚の管腔側膜に存在する $Na^+/K^+/2Cl^-$ 共輸送体（NKCC2）を阻害し，正味の NaCl 再吸収を抑制する（図 4.22）．ループ利尿薬は尿細管腔内の正の電位を消失させるため，Ca^{2+}，Mg^{2+}，K^+ の排泄を促進するので，低 Mg 血症や低 K 血症を生じる傾向がある．

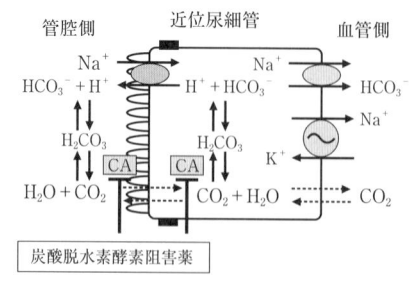

図 4.21 炭酸脱水素酵素阻害薬の腎作用
CA：炭酸脱水素酵素

図 4.22 ループ利尿薬の腎作用

心不全，腎不全，肝硬変による浮腫や肺水腫の治療に用いられる．強力な利尿作用により，脱水，電解質異常を起こすことがあり，さらに聴覚障害や高尿酸血症を生じることもある．

d. チアジド系利尿薬（遠位尿細管作用薬）

チアジド系利尿薬には，ヒドロクロロチアジド，トリクロルメチジドなどがあり，その最大利尿効果はGFRの8-10%で，尿中に排泄増大を示す溶質は通常量でNa^+，K^+およびCl^-である．チアジド利尿薬の遠位尿細管での作用機序を図4.23に示す．この遠位尿細管に存在するNa^+/Cl^-共輸送体（NCC）は前述のNKCC2と類似の膜12回貫通型の糖蛋白で，チアジドの標的蛋白である．

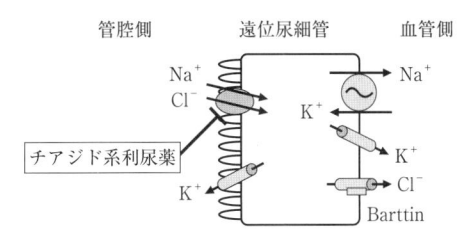

図4.23 チアジド系利尿薬の腎作用

チアジド系利尿薬は作用が中等度であるうえ，循環血流量のレベルをわずかに低下状態に維持することができるため，高血圧の治療によく用いられ，最近ではアンギオテンシン受容体阻害薬との合剤も利用されている．腎性尿崩症においては抗利尿作用薬として用いられる．副作用としては低K血症，低Cl血症などの電解質異常や高尿酸血症が知られている．

e. アルドステロン拮抗薬（遠位尿細管・集合管作用薬）

アルドステロン拮抗薬は，K^+保持性で，スピロノラクトンとその代謝物カンレノ酸カリウムが代表例で，最近エプレレノンが加わった．副腎皮質ホルモンであるアルドステロンは，腎内では遠位尿細管および皮質集合尿細管に主として作用し，Na^+の再吸収とK^+の分泌をそれぞれ促進する．アルドステロンは細胞質内のミネラルコルチコイド受容体（MR）と結合し核内に入り，アルドステロンによって特有のmRNAが発現してSgkなどの新しいアルドステロン誘導性蛋白質が合成され，これらがアルドステロン作用の発現に直接機能する．

アルドステロン拮抗薬は，アルドステロンの過剰分泌によるNa^+の体内貯留に拮抗して効果を発揮する．利尿効果そのものは弱いが，K^+保持性であるため，ループ利尿薬やチアジド系利尿薬と併用される．

f. カリウム保持性利尿薬（遠位尿細管・集合管作用薬）

現在臨床で使用されている利尿薬の多くは，Na^+に加えK^+の排泄を促進し，生体内のK^+の喪失を招く．したがってこの系の利尿薬はこのK^+喪失を抑制するための薬物であるので，単独で使用されることはまれである．トリアムテレンが代表で，作用部位は遠位尿細管と皮質集合尿細管であり，管腔側膜からのNa^+の細胞内流入を抑制する（図4.24）．このNa^+の受動輸送経路は上皮型Na^+チャネル（ENaC）と呼ばれ，Na^+の細胞内輸送が阻止されるとNa^+の排泄は促進されるのと同時に，この部位での管腔内負の電位差発生が抑制されるためにK^+やH^+の管腔内への分泌が低下し，結果的にはK^+の尿中排泄量が低下する．そこで体内のK^+は喪失を免れて，生体内K^+量は保持されるが，同時に最も重要な副作用が高K血症となる．

g. 浸透圧利尿薬

浸透圧利尿薬とはそれ自体薬理作用がなく，糸球体を自由に通って尿細管腔に達し，尿細管細胞では

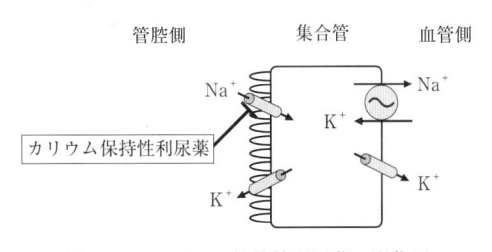

図4.24 カリウム保持性利尿薬の腎作用

再吸収を受けないか受けてもわずかである物質で、その代表はマンニトール、イソソルビド、グリセリンである。マンニトールは細胞膜を通ることができないので、近位尿細管で吸収を受けずに尿細管中に存在して尿浸透圧を上昇させ、NaClが能動輸送を受けて生じた尿細管腔の低張化に従った水の受動輸送はマンニトールの存在する部分だけ低下する。この作用はエネルギー非依存性のNa輸送（細胞間隙を浸透圧差に従って水と共に動く）にも抑制的に働き、結果的には水およびNaCl両者の再吸収が抑制される。浸透圧利尿薬は腎不全予防のほか、脳浮腫、脳圧および眼圧亢進の治療に用いられる。

（安西尚彦）

参考文献

1) Okusa MD, Ellison DH : Chapter 37 Physiology and Pathophysiology of Diuretic Action. In : Seldin and Giebisch's The Kidney (4th ed), Academic Press, 2008.
2) Ellison DH, Wilcox CS : Chapter 46 Diuretics. In : Brenner & Rector's The Kidney (8th ed), Saunders Elsevier, 2008.
3) 桑原道雄：腎疾患患者の浮腫治療がイド．腎と透析 62：406-411, 2007.
4) 奥田俊洋：利尿薬の種類と作用．腎と透析 65：60-63, 2008.

演習問題

問題 次の文を読み下の問いに答えよ．

患者：54歳　男性　身長：167 cm　体重：77 kg　職業：会社員

約半年前から下肢のむくみに気づき、次第に増強して大腿にも広がり、体重が10 kg増加していた。3日前より就寝時の胸苦しさを感じ、呼吸困難を主訴に来院した。体温36.2℃　呼吸数24/分　脈拍112/分、整　血圧164/92 mmHg．心雑音なく、両肺野に断続性ラ音を聴取する。腹部は軽度に膨隆し、肝を触知する。両下肢に著明な浮腫を認める。尿所見：蛋白（3+），糖（1+），ケトン体（−），潜血（−）．血液所見：白血球4,800/μL，血小板24万/μL．血清生化学所見：血糖190 mg/dL，総蛋白4.6 g/dL，アルブミン1.8 g/dL，尿素窒素35 mg/dL，クレアチニン2.9 mg/dL，AST38単位（基準40以下），ALT26単位（基準35以下），LDH342単位（基準176-353），Na 128 mEq/L, K 4.8 mEq/L, Cl 95 mEq/L.

(1) まず行うべき検査はどれか．最も適当なものを1つ選べ．
  A. 胸部CT
  B. 胸部X線撮影
  C. 運動負荷心電図
  D. 腹部CT
  E. 腹部超音波検査
(2) まず行うべき薬物治療はどれか．最も適当はものを1つ選べ．
  A. アルドステロン拮抗薬
  B. アンジオテンシン変換酸素阻害薬
  C. エリスロポエチン
  D. 副腎皮質ステロイド薬
  E. ループ利尿薬

解答　(1)　B　(2)　E

5
消化器薬理学

　消化器疾患は消化性潰瘍から感染症，悪性腫瘍まできわめて広くまた頻度の高い疾患である．とりわけ消化性潰瘍は，生涯罹患率が 10-15% と頻度の高い疾患であるとともに，近年消化性潰瘍の病因にヘリコバクター・ピロリ菌の関与が明らかになり，ピロリ菌の持続感染による慢性胃炎が胃癌発症のリスク因子となることが明らかとなって以来，消化器疾患の国民衛生に関係する意味合いも変化してきている．本章では，代表的な消化器疾患の薬物治療を述べる．

5.1　消化性潰瘍の薬物治療

5.1.1　病　　態

　消化性潰瘍の成因には，多くの説があるが，粘膜障害に対する攻撃因子と防御因子のアンバランスとして捉え，攻撃因子には胃酸の逆拡散，ピロリ菌による粘膜障害などが重要である．防御因子としては胃粘膜表面にアルカリ成分の非攪拌層を形成する粘液分泌と重炭酸イオン分泌を維持している粘膜血流，その血管拡張作用を担っているプロスタグランジンEが重要であるとされる（図5.1）．

5.1.2　ヒスタミン H_2 受容体阻害薬

　胃酸の分泌は胃分泌腺の壁細胞により担われている．壁細胞への分泌刺激は，ヒスタミン，ガストリン，アセチルコリン（ムスカリン）の各受容体刺激を介して行われているが，なかでもヒスタミン受容体への刺激が最も強い分泌刺激作用を持っている．胃壁細胞のヒスタミン受容体は，アレルギー病態で重要なヒスタミン H_1 受容体とはリガンドへの結合性で異なる性質を持っており，ヒスタミン H_2 受容体と命名された．ヒスタミン H_2 受容体の刺激は，細胞内のアデニル酸シクラーゼを賦活化し，ATP分解を促進するため，増加したcAMPがプロテインキナーゼを賦活化し，ATPaseを介する H^+/K^+ ポンプによるプロトンの胃内腔への分泌を亢進させる．シメチジンは，ヒスタミンの化学構造から受容体との立体的結合を想定して構造を系統的に修飾して合成された物質である．

　現在，日本では，シメチジン，ラニチジン，ファモチジン，ニザチジン，ロキサジジン，ラフチジンの6種類のヒスタ

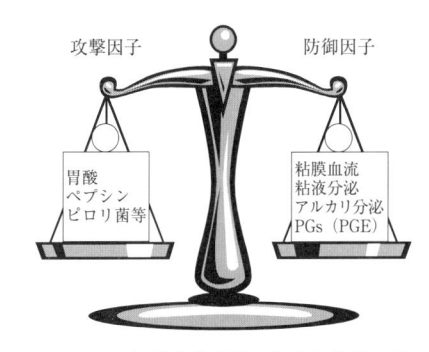

図5.1　上部消化管粘膜の恒常性維持に関係する攻撃因子と防御因子
PG＝プロスタグランジン

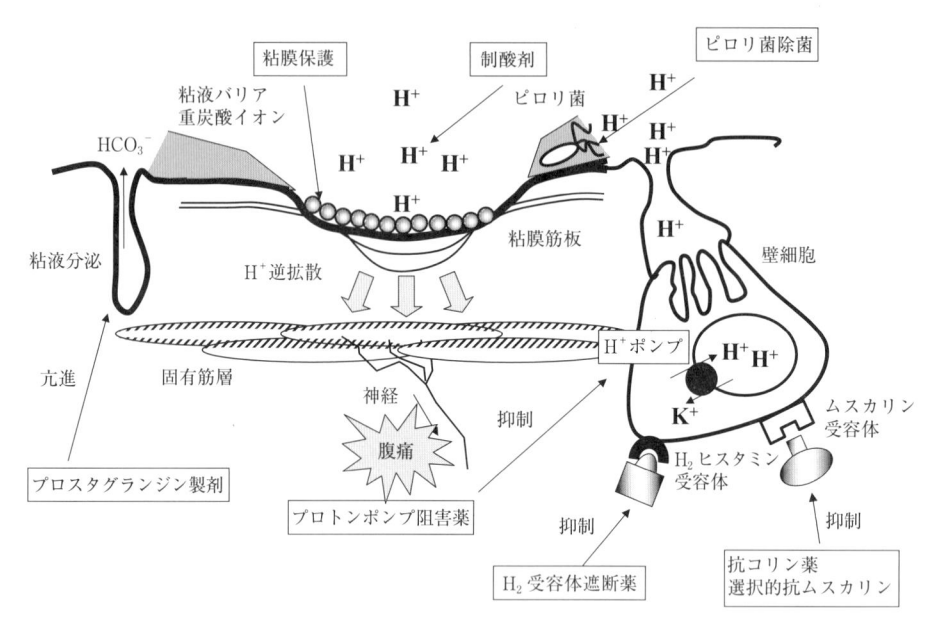

図 5.2 消化性潰瘍治療薬とその作用部位
（文献[1] より一部改変して引用）

ミン H_2 受容体阻害薬が市販されている．いずれも強力な酸分泌抑制作用を有し，消化性潰瘍の治癒を促進する（図 5.2）．薬物動態的には，ラフチジンを除いては腎消失型薬物であるので，腎機能障害者では投与量の減量が必要である．ラフチジンは CYP3A4 により代謝を受け消失する特異な H_2 受容体阻害薬である．この群の薬物の副作用は比較的少ないが，どの薬物でもまれに血小板減少や顆粒球減少などの造血系副作用が報告されている．シメチジンは複数の CYP 活性を阻害する性質があり，テオフィリン，フェニトイン，ジアゼパム，β 遮断薬，三環系抗うつ薬の血中濃度を上昇させることが報告されている．また，シメチジンは，まれに抗アンドロゲン作用を示し，男性患者の女性化乳房を生じることがある．

5.1.3 プロトンポンプ阻害薬（proton pump inhibitor；PPI）

胃酸の分泌は，たとえどのような分泌刺激が作用しても最終的には ATPase を介する H^+/K^+ ポンプの活性化に帰着する．したがって，プロトンポンプを阻害する物質は最強の酸分泌抑制薬となる可能性がある．しかし，体内には数多くの H^+/K^+ ポンプが存在するため，胃壁の H^+/K^+ ポンプに特異的な阻害作用を持たないかぎり臨床的に有用な胃酸分泌抑制薬とはならない．オメプラゾールは，体内吸収後，薬物が血液に移行して体内を循環する過程で胃壁細胞内に拡散移行し，酸分泌顆粒に到達すると顆粒中は強酸性であるため非酵素的にスルフェナミド体に構造が変化する．この代謝体は H^+/K^+ ポンプのシステイン残基と共有結合を形成し酵素活性を阻害する性質がある．つまりオメプラゾール自体には薬理活性がなく，代謝体が効果を発揮する，いわゆるプロドラッグなのである．生体内細胞のなかで細胞内に強酸性環境を有するのは胃壁細胞のみであるので，オメプラゾールの ATPase 阻害作用は壁細胞特異的である．また，この機構による酸分泌抑制効果は H^+/K^+ ポンプ蛋白が代謝回転により再生されるまで持続するため，薬物血中の濃度が消失してからも 3 日間ほど持続する．PPI の臨床適応は消化性潰瘍と逆流性食道炎の治療である．前者の目的では

効果においてヒスタミン H_2 受容体遮断薬と大差はないが，後者の治療目的では治癒率と治癒速度において PPI はヒスタミン H_2 受容体遮断薬に勝ることが臨床試験で確認されている．まれなガストリン分泌腫瘍である Zollinger-Ellison 症候群の治療でも PPI は H_2 受容体遮断薬に勝る．

現在，日本では3種類のPPI（オメプラゾール，ランソプラゾール，ラベプラゾール）が市販されている．これらはすべて肝代謝型薬物である．なかでもオメプラゾール，ランソラゾールの代謝には遺伝多型のある CYP2C19 が関与している．アジア人は CYP2C19 の活性消失に関係する2種の変異アレル（CYP2C19＊2 と＊3）のいずれか又は両方をかなりの頻度で保有するので，同一人が変異アレルを2個有する poor metabolizer（PM）が一般人口中に 15% 前後存在する．PPI の薬理作用は壁細胞特異的であるため，CYP2C19 の PM は常用量を投与されても副作用のリスクが高くなることはないが，酸分泌作用が extensive metabolizer（EM）より長時間持続するため，PPI をヘリコバクター・ピロリ菌の除菌目的で使用する場合には，EM より高い除菌効果を得ることが知られている．ヘリコバクター・ピロリ菌の除菌の標準的治療としてオメプラゾールまたはランソプラゾールとクラリスロマイシン，アモキシシリンの3剤併用が用いられているが，CYP2C19 の EM は PM よりも除菌効果が劣るとする報告がある．これは EM において酸分泌抑制効果の持続が PM より短いために，他の2抗菌薬の効果が不十分にしか発揮できないためである．EM 患者で除菌が失敗した場合，ピロリ菌自体の薬物耐性の問題とともに CYP2C19 遺伝多型の関与の可能性を考慮する必要がある．ただし，ラベプラゾールは体内で非酵素的にチオエーテル体に分解されるため消失には CYP2C19 の関与は少なく，CYP2C19 の遺伝多型の影響は少ない．

5.1.4 制　酸　薬

酸分泌を阻害することなく，分泌された酸を胃内で中和するという最も古い薬物治療のアプローチである．歴史的には種々のアルカリが使用されたが，吸収性のアルカリは全身性の代謝性アルカローシスを生じるため現在では使用されていない．非吸収性のアルカリとしては水酸化アルミニウムゲルまたは水酸化アルミニウムと水酸化マグネシウムの合剤が使用される．生理的な胃酸の1日プロトン量分泌量を中和するためには，理論上 200-400 mEq 当量のアルカリが必要である．したがって，かつては大量のマーロックスを服用させる治療も行われたが，臨床試験により治療効果を得るために必要なアルカリ量は 200 mEq 程度で十分であることが判明したため，現在では潰瘍治療に必要な投与量はマーロックス 75 mL/日程度で十分であるとされている．

副作用としては，水酸化アルミニウムゲルで便秘が，水酸化アルミニウムと水酸化マグネシウムの合剤では下痢が生じる．ただし，腎機能障害者（とくに血液透析患者）では，アルミニウム排泄経路が障害されているため，ごくわずかの消化管吸収でも高アルミニウム血症を生じ，アルミニウム脳症をきたすおそれがあるので投与は禁忌である．また，ニューキノロン系やテトラサイクリン系抗菌薬と併用すると錯体形成により抗菌薬の消化管吸収を著しく阻害するので，薬物相互作用にも注意が必要である．

5.1.5 粘膜保護薬

日本には伝統的に多くの粘膜保護薬が消化性潰瘍や急性胃粘膜病変（acute gastric mucosal lesion；AGML）の治療に使用されてきた．教科書によっては，これらの薬物を主として基礎薬理試験で確認される薬理作用に準じて粘膜抵抗強化薬，粘液産生分泌促進薬，粘膜微小循環改善薬な

どに分類して記述する向きもある．しかし，現時点で国際的に通用する臨床試験で確認されている薬物は2種類のみである．

スクラルファートは，硫化ショ糖と水酸化アルミニウムとの複合体であるが，胃内の強酸状況で解離し，陰性に帯電した粘稠な重合体を形成するため，陽性に帯電した潰瘍底の蛋白と結合し粘膜保護層を形成するとされている．十二指腸潰瘍の治療試験で対照薬のシメチジンと同等の治療効果があることが証明されている．ほとんど消化管吸収がなく，便秘の他には副作用は少ない．しかし，本剤の活性化には胃酸条件が必要なのでH_2受容体遮断薬やPPIとの併用は好ましくなく，腎障害患者ではアルミニウム脳症のおそれがあるため使用は禁忌である．

血管拡張作用のあるプロスタグランジンは胃粘膜の粘液分泌と重炭酸イオンの分泌を支えている．関節リウマチなどの患者で長期にシクロオキシゲナーゼ阻害作用のあるNSAIDを服用している患者に出現するAGMLや消化性潰瘍では，とくに内因性プロスタグランジンの低下による粘膜防御因子の低下が重要である．現在日本では，プロスタグランジンE_1誘導体としてミソプロストールが，プロスタグランジンE_2誘導体としてエンプロスチルが市販されている．多くの臨床試験でNSAID誘発潰瘍の治療に有効であることが示されているが，用量依存的な副作用として下痢が生じるため長期投与が困難であったり，プロスタグランジンには子宮筋収縮作用があるため妊娠中あるいは妊娠可能性のある女性患者では禁忌となっており使用できない．

5.2　下剤・止痢薬

5.2.1　便　秘　薬

便通には個人差が大きく，同一人でも食事内容や量によって変動が大きいため，正常な便通の定義は困難である．欧米における調査では健康成人の便通回数は1週間に3から21回であったとされる．下痢も，便通回数，重量，性状の異常により評価されるが，この中で最も信頼できる指標は（測定は困難であるが）便量で，1日250g以上の便排泄と液状化は下痢と定義される．便通異常の治療は，消化管の器質的疾患の除外の後になされねばならない．

生理的な腸蠕動運動の開始は腸内容の充満による内圧上昇により引き起こされる．便量を形成するのは食物中の未消化成分，すなわちセルロースなどの植物繊維であるため，便秘の治療には，まず植物繊維の豊富な食事を摂取することが重要である．消化管の蠕動を抑制する薬物を服用することが便秘の原因となることもある．とくに抗コリン作用のある薬物（抗うつ薬，ジソピラミド等），ベラパミル等のカルシウム拮抗薬，モルヒネなどの麻薬，コレスチラミン等はいずれも薬理作用として消化管蠕動を抑制し便秘を生じる．便秘の治療は，これらの要因の改善が問題を解決しない場合に緩下剤から始めるべきである．また，末梢神経に障害を生じるビンカアルカロイド系の抗癌薬投与後に難治性の便秘が生じることがある．

カルメロースナトリウム（カルボキシメチルセルロース）は，膨脹性下剤であり，ヒトの消化酵素では分解できない植物セルロースの誘導体を製剤化したものである．腸内で水分を吸収し軟化ゲルを形成し便量を増加するため，生理的な機序で蠕動運動を刺激する最も副作用の少ない緩下剤である．1日15g以上の繊維を充分量の水（5gにつきコップ1杯）と共に服用するよう指導する．

ラクツロース，D-ソルビトールは，ヒトの消化酵素で分解されない2糖類であるため未吸収のまま大腸に到達し，腸内の浸透圧を高め消化管内腔に水分を誘引するため便を軟化し便量を増加さ

せ，蠕動を発動させる．用量依存的な下痢を起こす．グリセリン浣腸による大腸の蠕動刺激作用には直腸粘膜への浸透圧性刺激が関係していると考えられている．

クエン酸マグネシウム，酸化マグネシウム，電解質配合剤は塩類緩下剤に分類される．マグネシウム等の難吸収性イオンは腸管内の浸透圧を高める機序，および消化管平滑筋に対する腸管運動亢進作用により緩下作用を生じると考えられている．塩類緩下剤は大腸内視鏡検査の前処置などの目的で短期間使用される場合には安全であるが，長期にわたり使用すると重大な水分と電解質の不均衡を生じるため，長期投与は推奨されない．マグネシウムを含む塩類緩下剤は，投与されたマグネシウムの10-20%が吸収されるため，腎障害患者では使用すべきでない．電解質配合剤ニフレックはポリエチレングリコールと電解質を含有する製剤で，大腸鏡検査の前処置に使用されるが，従来の塩類緩下剤よりも，水・電解質の喪失が少なく高齢者などでも安全に使用できる．

センナ，ビコスルファートナトリウム等，古くから生薬で下剤として使用された薬物は，刺激性下剤に分類される．これらの薬物は腸管粘膜細胞または神経叢を直接刺激して，蠕動運動を発動するものと考えられている．これらの薬物は投与後6から12時間後に排便を起こすため，1日1回就寝前に投与を行うのが普通である．副作用には，腹痛，吐き気，過度の下痢による電解質異常などがある．現在使用されている多くの下剤の詳細な作用機序は明確でないものが多い．

5.2.2 止痢薬

消化管とくに小腸では食事と膵臓や小腸から分泌される大量の水分をほぼ完全に再吸収することにより水分の出納を保っている．最終的に糞便として排泄される水分量は1日100 mL前後である（図5.3）．したがって，小腸粘膜の傷害により水分吸収能力が低下した場合や能動的な消化液分泌が亢進した場合には，大腸の吸収能力を上回る水分が大腸に輸送されるため下痢が生じる．ウイルス感染症による下痢の治療は，適切な水分・電解質の補給で十分に対処できる．腸管ウイルス感染症では，腸管上皮絨毛の傷害・消失により消化酵素活性が低下するため，消化管内でオリゴ糖が消化不全となり浸透圧が上昇するため浸透圧性下痢が生じる．この場合には，水分と電解質の補給が重要である．慢性膵炎による消化酵素不足や胆汁酸分泌異常による脂肪吸収不全による下痢では，消化酵素薬の投与などが止痢薬投与よりも優先される．炎症性腸疾患（クローン病等）や組織侵入性細菌感染症（赤痢など）の炎症性病変による下痢でも，それぞれの原疾患治療が止痢薬による対症療法に優先される．過敏性腸症候群は消化管運動異常が病態とされるが，止痢薬は第1選択ではない．薬物誘発性の下痢，とくに抗生物質投与後の下痢がしばしば問題となる．アモキシシリン，クリンダマイシン，セファロスポリン薬などの広域スペクトラム薬の投与後に，腸内細菌叢の変化による *Clostridium difficile* 等の嫌気性菌の過剰増殖による偽膜性腸炎では，止痢薬の投与よりも原因薬物の同定と速やかに原因となる抗菌薬を中止し，必要であればバンコマイシンを経口投与する等の処置が治療となる．下痢の治療において止痢薬の投与が治療上どうしても必要な病態はそれほど多くない．赤痢などの重症な消化管感

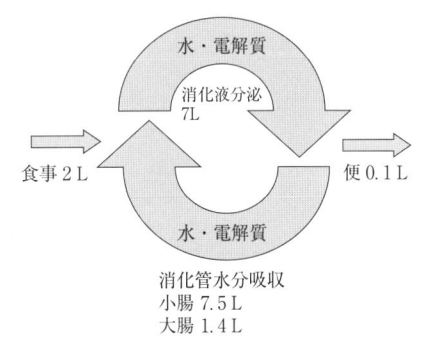

図5.3 ヒトの消化管における水分と電解質の動態
小腸では大量の分泌と吸収がバランス良く生じていることに注意．
大腸の最大水分吸収量は4-5L/日なので，小腸での水分吸収量が低下すると下痢となる．

染症に対する安易な止痢薬の投与は病原菌の腸内増殖を促進し治療上むしろ悪影響を及ぼす例は少なくない.

従来,経口的な水・電解質補給溶液としてはWHO(世界保健機関)の提唱するORT (oral rehydration therapy, 経口補水液)が有名である.感染性腸炎やウイルス性腸炎による下痢・嘔吐・発熱を伴う脱水状態に用いやすい製品として,オーエスワン®などがある.これらの経口的水分・電解質補充製剤は,小腸粘膜におけるナトリウムとブドウ糖の共輸送系を利用してナトリウムの吸収を促進するもので,通常のスポーツ飲料よりも電解質濃度が高い.

古くから麻薬性鎮痛薬が副作用として便秘を起こすことが知られていた.塩酸ロペラミド,リン酸コデインは消化管平滑筋のオピオイド受容体作動薬であり,強い止痢作用を有するが嗜癖性がないため止痢薬として広く用いられている.

5.3 制 吐 薬

嘔吐は消化器感染疾患,イレウス,腎不全,糖尿病ケトアシドーシス,前庭器への動揺刺激,薬物(麻薬など),妊娠など多くの疾患で生じる臨床症状である.嘔吐反射は摂取した毒物に対する防御反応と考えられる.嘔吐反射を発動する中枢は,延髄網様体背側の嘔吐中枢である.嘔吐中枢には,咽頭,喉頭および腸管などの内臓臓器に存在する圧または化学受容器の刺激により迷走神経を経由する求心的神経が投射しており,これら末梢臓器の刺激が嘔吐反応を起こす.咽頭刺激,消化管病変,イレウス,癌の化学療法中に生じる嘔吐は,この神経経路を介するものと想定される.この神経経路においては,内因性セロトニンによるセロトニン 5-HT_3 受容体刺激が関係していると考えられている.また,嘔吐中枢は内耳刺激によっても興奮が誘発される.この経路にはアセチルコリンが伝達物質として関与するとされている.嘔吐中枢は,第4脳室底部に位置する化学受容器引き金帯(CTZ)に対する化学物質刺激によっても強く興奮し,嘔吐反射を惹起する.CTZにはドパミン受容体等が存在し,この受容体の刺激がCTZ興奮に関係すると考えられている(図5.4).毒物摂取時に,催吐薬として投与される,吐根末(イペカク),アポモルフィンなどはいずれもドパミン受容体作動薬である.嘔吐反射に関係する神経伝達物質は,病態によりドパミン,アセチルコリン,セロトニンなどの神経伝達物質が異なる関与をするものと想定される.

5.3.1 セロトニン 5-HT_3 受容体遮断薬

グラニセトロン,オンダンセトロン,ラモセトロン,アザセトロン,トロピセトロンが現在市販されている.これらの薬物の適応は,癌の化学療法(とくに白金化合物)および放射線療法後の嘔気,嘔吐の予防と治療である.癌の化学療法や放射線療法は,腸管上皮細胞の傷害により上皮内のクロム親和性細胞からセロトニンを放出し,腸管神経叢のセロトニン受容体を刺激することにより上行性の迷走神経刺激を亢進させる.あるいは血液中に放出されたセロトニンが直接CTZを刺激して嘔吐反応を生じると推定されている.上記の

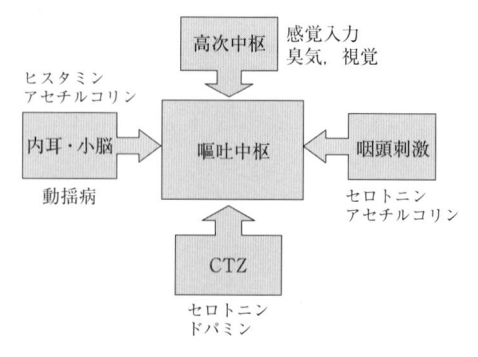

図5.4 嘔気・嘔吐に関係する中枢刺激と神経伝達物質

5-HT₃ 受容体遮断薬は，この嘔吐反射経路を各所で遮断し制吐作用を発揮すると考えられる．現在，臨床的に広く使用されている．副作用としては頭痛が報告されている程度である．消化管蠕動は抑制されるため便秘が生じることがある．

5.3.2 ドパミン受容体遮断薬

メトクロプラミド，ドンペリドン，プロクロルペラジン，クロルプロマジンなどはいずれもドパミン受容体遮断作用を有する薬物である．CTZ などで嘔吐反射に関係するドパミン神経刺激伝達を遮断すると考えられている．ドパミン受容体遮断薬の欠点は，黒質線条体系のドパミン受容体遮断により錐体外路系症状を生じることである．とくに，プロクロルペラジン，クロルプロマジンなどの向精神薬は低用量からこの作用が強いため，メトクロプラミドが通常選択となる．副作用には軽度の鎮静作用と若年者では Parkinson 病様症状，アカシジア，ジストニアなどの副作用発現が多い．

5.3.3 抗ヒスタミン薬

内耳の過剰刺激は感受性の高い人に動揺病（乗り物酔い）を起こす．この経路の刺激伝達にはヒスタミンが関係しているとされ，ジフェンヒドラミン，塩酸プロメタジンなどの抗ヒスタミン薬が，乗り物酔いの予防薬として使用されてきた．その他に，OTC 薬（非処方薬）としてジフェンヒドラミンとジプロフィリンとの配合剤（トラベルミン）なども広く使用されている．抗ヒスタミン薬は，鎮静作用が強いため，車の運転などをしてはならない．

5.3.4 副腎皮質ステロイド薬

機序は不明であるが，デキサメタゾン，メチルプレドニゾロンは抗癌剤治療時の制吐薬として，単独でもメトクロプラミドとほぼ同等の制吐作用を示す．また，この群の薬物はシスプラチンにより誘発される嘔吐に対する制吐作用で評価すると，メトクロプラミドやヒスタミン 5-HT₃ 受容体遮断薬など他の制吐薬と併用することにより，各薬物を単独で投与する場合よりも強力な制吐作用を得ることができる．短期間使用する場合にはステロイド薬の副作用は少ない．

5.3.5 ニューロキニン 1（NK₁）受容体拮抗薬

ニューロキニン 1（サブスタンス P）は中枢および末梢に存在し，多様な機能（嘔吐，痛覚，炎症反応など）に関係している神経伝達物質である．特異的な NK1 受容体阻害薬であるアプレピタントは，他の制吐薬と併用で，催吐作用の強い抗癌剤（白金化合物など）の治療に際して嘔吐予防の目的で使用される．

5.4 胆石治療薬

胆嚢や胆管に結石あるいは泥状の固形物が生じた状態を胆石症と言う．結石は，女性に多く，胆汁内で過飽和となったコレステロールが析出して形成される胆石が 70% 以上を占める．胆嚢内胆石が頸部に嵌頓（かんとん）すると激しい右季肋部または心窩部痛（疝痛）を伴う発作を発症する．無症状で，画像診断的に胆嚢壁が正常で，石灰化を伴わない小コレステロール胆石と診断でき

る場合には，胆汁酸製剤（ウルソデオキシコール酸，ケノデオキシコール酸）を投与し，溶解を試みることがある．これらの薬物は分子中に脂溶性基と水溶性基を持つためコレステロールとミセルを形成しコレステロールの溶解度を増加させる（図5.5）．これらの薬物は胆汁排泄が主要な消失経路であるので胆汁内に高濃度に排泄されるとコレステロール結石をゆっくりと溶解する．ただし，これらの薬物の胆石溶解作用は弱く，完全な胆石溶解を期待するのは時間がかかる．そのため，胆嚢萎縮や巨大結石例では無症状でも手術が適応となる．有症状の場合は，体外衝撃波結石破砕療法(extracorporeal shock-wave lithotripsy；ESWL)や腹腔鏡下胆嚢摘出術などを考慮する．

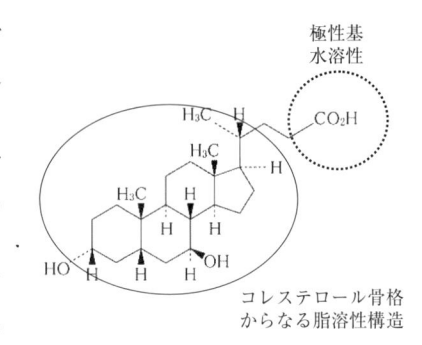

図5.5 ウルソデオキシコール酸の分子構造

（越前宏俊）

参考文献

1) 越前宏俊：図解薬理学－病態生理から考える薬の効くメカニズムと治療戦略．医学書院，2001．
2) 今井 正，宮本英七，鹿取 信（編）：標準薬理学第6版．医学書院，2001．
3) 浅香正博，千葉 勉（編）：消化性潰瘍治療薬のすべて．先端医学社，1997．
4) 寺野 彰：消化性潰瘍－最新の治療．中外医学社，2002．
5) Shiels A (ed)：Washington Manual Gastroenterology Subspecialty Consult. Lippincott Williams & Wilkins, 2003.
6) Feldman M, Friedman LS, Sleisenger MH：Sleisenger & Fordtran's Gastrointestinal and Liver Disease：Pathophysiology, Diagnosis, Management (7th ed). WB Saunders, 2002.
7) Brunton LL, Lazo JS, Parker K, Goodman LS, Gilman A：Goodman & Gilman's The Pharmacological Basis Of Therapeutics (11th ed). McGraw-Hill, 2005.
8) Katzung BG：Basic & Clinical Pharmacology (9th ed). McGraw-Hill, 2003.

演習問題

問題1 消化性潰瘍治療薬のうち，胃酸分泌を抑制するヒスタミン H_2 受容体遮断薬とプロトンポンプ阻害薬は主要な消失経路が異なる．それぞれ，腎消失型薬物か肝代謝型薬物かを答えよ．また，肝代謝型薬物であれば，その主要代謝酵素分子種を述べよ

問題2 抗がん化学療法に用いる制吐薬について，以下の薬効群別に代表的な薬物を1つずつ答えよ．
　　セロトニン 5-HT_3 受容体遮断薬，ドパミン受容体遮断薬，抗ヒスタミン薬，副腎皮質ステロイド，ニューロキニン受容体拮抗薬

解答1 ヒスタミン H_2 受容体遮断薬は腎消失型薬物であるので，腎機能低下患者では減量の必要がある．プロトンポンプ阻害薬は肝代謝型薬物であり，その代謝にはCYP2C19と一部CYP3A4が関与する．

解答2 セロトニン 5-HT_3 受容体遮断薬：グラニセトロン，オンダンセトロン，ラモセトロンなど
　　ドパミン受容体遮断薬：メトクロプラミド，ドンペリドンなど
　　抗ヒスタミン薬：ジフェンヒドラミンなど
　　副腎皮質ステロイド：デキサメタゾン，メチルプレドニゾロンなど
　　ニューロキニン受容体拮抗薬：アプレピタント

6
非ステロイド性抗炎症薬，抗リウマチ薬，痛風治療薬

　非ステロイド性抗炎症薬（nonsteroidal anti-inflammatory drugs；NSAIDs）の薬理作用には，抗炎症，鎮痛，解熱，抗血栓作用などがある．NSAIDs の主な作用機序はシクロオキシゲナーゼ（cyclooxygenase；COX）の阻害によるプロスタグランジン（prostaglandin；PG）の産生抑制である．COX には COX-1（常在型）と COX-2（炎症型）があり，COX-1 は，胃粘膜保護，血小板凝集，腎血流維持，利尿などに関係し，その阻害は消化管障害，出血傾向，浮腫等の副作用の原因となる．COX-2 選択性の強い薬剤は従来の NSAIDs と比較し胃腸障害の副作用が少ないが，血栓症を増加させる可能性がある．

　関節リウマチは細胞性および液性免疫が関与し，多発性・対称性の関節炎を主症状とする慢性全身性疾患である．滑膜炎から始まり，軽快と増悪を繰り返しながら軟骨や骨が破壊され，関節変形および機能障害を起こす．2002 年アメリカリウマチ学会による RA 治療ガイドラインでは，疾患修飾性抗リウマチ薬（disease modifying antirheumatic drugs；DMARDs）をできるだけ早期から使用すべきとされる．NSAIDs は対症療法として，炎症や痛みを抑え患者の生活の質（quality of life；QOL）を改善あるいは維持させることを目的とする．ステロイド薬は，DMARDs や NSAIDs で疾病がコントロールされない場合や関節外症状や全身症状を伴う場合などに限定して使用される．

　痛風は，高尿酸血症により体液中で飽和した尿酸塩が析出することにより引き起こされる急性関節炎（痛風発作）である．痛風の治療は急性期の炎症を抑え，尿酸代謝を正常化し高尿酸血症を是正することにある．高尿酸血症の治療は尿酸産生量と排泄量のバランスに基づいた病型を把握し，産生過剰型には尿酸生成抑制薬，排泄低下型には尿酸排泄促進薬を用いる．

6.1　非ステロイド性抗炎症薬の薬理作用と種類，臨床応用

6.1.1　薬 理 作 用

　非ステロイド性抗炎症薬とは，ステロイド骨格をもたない化合物で，抗炎症作用を有するものをいう．NSAIDs の薬理作用には，抗炎症，鎮痛，解熱，抗血栓作用などがある[1,2]．その主な作用機序は，アラキドン酸カスケードの最初に働く律速酵素であるシクロオキシゲナーゼを阻害することによるプロスタグランジンの産生抑制である．NSAIDs には，リソゾーム酵素の遊離抑制，補体の活性化障害，キニンの活性化拮抗，フリーラジカル抑制などの作用もある．

表 6.1 剤形による NSAIDs の分類

分類	特徴	利点
徐放性製剤	消化管内で徐々に溶出され吸収，急峻な上昇がない．	効果が持続．中枢神経症状が少ない．
プロドラッグ	不活性体として胃腸粘膜から吸収され，体内で代謝され活性体に変換．	胃腸障害が少ない．
坐剤	直腸粘膜から吸収．肝代謝を受けにくい．	体内移行が良好．胃腸障害が少ない．
経皮製剤（パップ剤，軟膏，液剤）	局所性．	全身作用が少ない．
注射剤	全身へ直接循環．	効果が速効性．

6.1.2 NSAIDs の種類と臨床応用

NSAIDs は，化学構造や剤形，血中半減期，COX 選択性により分類される[3]．化学構造上 NSAIDs は，酸性薬物と塩基性薬物に大別される．酸性 NSAIDs のうち，アリール酢酸系とプロピオン酸系の作用は強いが，副作用も強い．副作用軽減や効果発現を高めるために，腸溶錠や坐剤，外用剤といった剤形やプロドラッグ化など drug delivery system (DDS) での工夫が行われている（表 6.1）．腸溶錠は徐放性の持続効果，坐剤は速効性効果や胃腸障害の軽減，プロドラッグ化は胃腸障害の軽減，外用剤は局所効果を目的として開発されている．血中半減期では，短時間持続型（1-3時間），中間時間持続型（12-20時間），長時間持続型薬剤がある（表 6.2）．一般的には，半減期の短いものは急性疾患，長いものは慢性疾患に適している．一方半減期の長いものは遅効性ではあるが薬効は強く副作用も強い傾向があるため，患者や病態に応じて使い分ける必要がある（表 6.2）．

COX には COX-1（常在型，構成型ともいう）と COX-2（炎症型，誘導型ともいう）がある（図 6.1）．COX-1 は，ほとんどすべての細胞に常に存在し，胃粘膜保護，血小板凝集，腎血流維持，利尿などに関係し，その阻害は消化管障害，出血傾向，浮腫等の副作用の原因となる．COX-2 は，通常は細胞内にはほとんど存在せず，炎症部位でさまざまな炎症細胞に著明に発現誘導され，炎症反応，血管新生，アポトーシスなどに関与している．現在使用されている NSAIDs の多くは，COX-1，COX-2 両者を阻害するため，炎

表 6.2 血中濃度半減期による NSAIDs の分類

分類	薬剤名	血中半減期（時間）
短時間持続型	インドメタシン	3
	ジクロフェナック Na	1.3
	イブプロフェン	2
	ロキソプロフェン Na	1.3
中間時間持続型	メロキシカム	20
	スリンダク	15
	ナプロキセン	14
	ザルトプロフェン	9
	エトドラグ	6-8
長時間持続型	テノキシカム	57
	オキサプロジン	50
	ピロキシカム	36

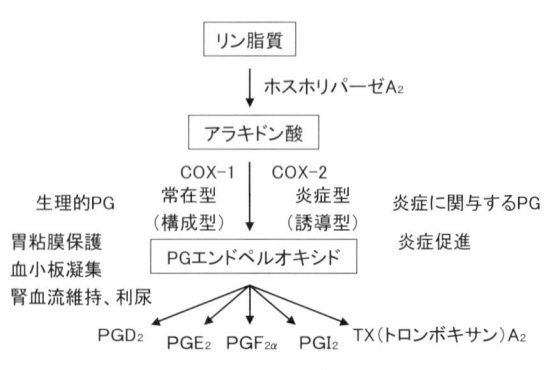

図 6.1 シクロオキシゲナーゼを介したプロスタグランジン合成経路
COX：シクロオキシゲナーゼ，PG：プロスタグランジン．

症を抑える一方，胃粘膜，血小板，腎に対し影響を与えることになる．最近従来のNSAIDsと比較し胃腸障害の副作用が少ないCOX-2選択性の強い薬が開発されてきている．しかしCOX-2の選択性の強さと消炎・鎮痛効果は必ずしも相関せず，副作用として血栓症を増加させる可能性も報告されている．

　NSAIDsは，その薬理作用に基づいてさまざまな疾患に適用される．抗炎症，鎮痛作用から，リウマチ性疾患や変形性関節炎等の運動器疾患，その他疼痛性疾患に使用される．さらに解熱作用から各種発熱を伴う疾患，抗血栓・血小板作用から脳梗塞や虚血性心疾患，未熟児の動脈管開存症に使用される．

6.1.3　副作用・薬物間相互作用

　副作用はNSAIDsのPG産生抑制に伴うものが多く，用量依存性の傾向がある．いずれの薬物にも共通してみられる副作用と比較的特異的に現れる副作用がある（表6.3）[4]．

　共通してみられる副作用には，胃腸障害，皮疹，肝・腎障害などがある．胃腸障害は最も多くみられる副作用であり，高齢者，消化性潰瘍，消化管出血の既往，ステロイド服用者でリスクが高くなる．NSAIDsによる潰瘍は，胃幽門部から前庭部に好発し，多発性で小さな潰瘍のことが多く，症状がない場合もある．対策としては，食直後の服薬を励行し，ミソプロストロールなどの胃腸薬を併用する．腎障害は，高齢者，腎疾患の既往，うっ血性心不全，肝硬変などを合併する者でリスクが高くなる．対策としては，NSAIDsを少量より開始し，浮腫や体重増加に注意を払うとともに，血清クレアチニンの定期的な測定を行う．

　NSAIDsは蛋白結合率が高く，薬物間相互作用が生じやすい．抗凝固薬ワルファリンとの併用による出血傾向，ニューキノロン系抗菌薬との併用による痙攣などがある．

6.2　関節リウマチの病態生理とその治療薬，臨床応用

6.2.1　病態生理

　関節リウマチ（rheumatoid arthritis；RA）は細胞性および液性免疫が関与し，多発性・対称性

表6.3　NSAIDsの主な副作用

共通してみられる副作用
胃腸障害
皮疹
肝障害
腎障害
アスピリン喘息
骨髄障害
比較的特異的にみられる副作用
アスピリン：耳鳴り，難聴
インドメタシン：めまい，頭痛
イブプロフェン：髄膜刺激症状
スリンダク：髄膜刺激症状
メフェナム酸：溶血性貧血
ピロキシカム：光線過敏症
フェニルブタゾン：再生不良性貧血，無顆粒血症

表6.4　1987年改訂関節リウマチ分類基準（文献[5]より改変）

基準
1．1時間以上の朝のこわばり
2．3関節領域以上の関節炎
3．手の関節炎
4．対称性関節炎
5．リウマトイド結節（皮下結節）
6．血清リウマトイド因子陽性
7．X線異常所見

7項目のうち4項目以上でRAと分類．1〜4の関節症状は6週以上継続．

の関節炎を主症状とする慢性全身性疾患であり，その診断にはRAの改定分類基準が用いられる（表6.4）[5]．滑膜炎から始まり，軽快と増悪を繰り返しながら軟骨や骨が破壊され，関節変形および機能障害を起こす．症状としては，朝のこわばりが特徴的であり，その持続時間はRAの活動性を反映する．関節炎は手に好発し，手関節，近位指節間関節，中手指節間関節が侵されやすい．手以外には，足趾，足関節，膝，肘などの小関節もよく侵される．関節炎が進行すると関節変形が出現し，日常生活動作（activity of daily living；ADL）を低下させ患者のQOLが損なわれる．RAの活動期には，発熱，全身倦怠感，体重減少，貧血，リンパ節腫脹などの全身症状が出現する．関節外症状として，皮下結節，肺線維症，血管炎などの全身の臓器症状を示すこともある．血管病変を伴う重症のRAをとくに悪性関節リウマチ（malignant RA；MRA）と呼ぶ．

病理学的には，関節滑膜に血管の新生，リンパ球の浸潤，滑膜細胞の増殖がみられる．浸潤するリンパ球の大半はCD4陽性Tリンパ球であるが，炎症の進展に伴いBリンパ球も出現する．滑膜細胞によって産生される炎症性サイトカインが，滑膜細胞の活性化，増殖，炎症細胞浸潤などに関与する．さらにインターロイキン-1（interleukin-1；IL-1），腫瘍壊死因子アルファー（tumor necrosis factor-α；TNF-α）などのサイトカインが破骨細胞を活性化し骨破壊を進行させる．

6.2.2 治療薬と臨床応用

RAの治療の基本は，炎症を鎮静化させ，患者のQOLを維持，向上させることであり，そのためには薬物療法・リハビリテーション（理学・作業療法）・手術療法を，適宜組み合わせて治療していく．治療にあたっては，RAの診断を確実に行い，その時点での病状を正確に把握する必要がある．

薬物療法の目標は，関節破壊を阻止あるいはコントロールし，機能障害の進行を阻止し，かつ疼痛を緩和することである．従来のRAにおける治療は，弱い抗リウマチ効果でも最も副作用が少ないものから開始し，強力な治療法に順次ステップアップしていくピラミッド方式の治療が主流であった．しかし，その方式ではRAの進行を抑えられないことがわかってきたため，2002年アメリカリウマチ学会によるRA治療ガイドラインでは，従来より汎用されていた抗炎症薬であるNSAIDsやステロイド薬に代わり，DMARDsをできるだけ早期（RA診断後3カ月以内）から使用すべきとされている[6]（図6.2）．そのためには，早期診断と正しい評価が重要である．

NSAIDsはRAの進行を抑える薬剤ではなく，あくまでも対症療法として，炎症や痛みを抑え患者のQOLを改善あるいは維持させることを目的としている．またステロイド薬の適応も慎重に行う必要があり，関節外症状や全身症状を伴う場合に限定され，DMARDsやNSAIDsで疾病がコントロール

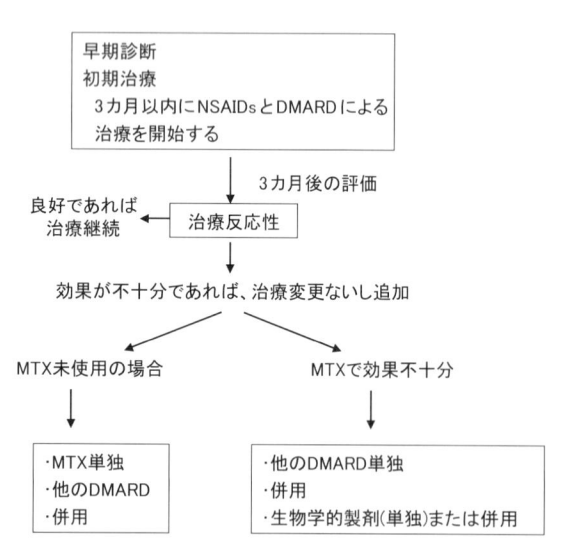

図6.2 2002年アメリカリウマチ学会関節リウマチ管理のためのガイドライン（文献[6]より改変）
DMARD：disease modifying anti-rheumatic drugs，MTX：methotrexate

表 6.5 主な DMARDs の抗リウマチ作用の強さと注意すべき副作用

	抗リウマチ作用	注意すべき副作用
金チオリンゴ酸ナトリウム（注射金製剤）	中	皮疹，口内炎，腎障害，骨髄抑制，間質性肺炎
オーラノフィン（経口金製剤）	弱	消化器症状，皮疹
D-ペニシラミン	中	皮疹，腎障害，肝障害，味覚障害，骨髄抑制，自己免疫疾患の誘発
サラゾスルファピリジン（SASP）	中	皮疹，肝障害，骨髄抑制消化器症状，腎障害
ブシラミン	中	消化器症状，皮疹，腎障害，間質性肺炎，骨髄抑制
メトトレキサート（MTX）	強	骨髄抑制，肝障害，胃腸障害，間質性肺炎，生殖機能抑制
レフルノミド	強	下痢，皮疹，脱毛，肝障害，高血圧

されない場合に適応となる．

a. DMARDs

DMARDs は，RA における免疫異常を修飾する薬剤であり，異常な免疫機能のみを正常化する免疫調節薬と，全般的に免疫を抑制する免疫抑制薬が含まれる．従来から使用される注射金製剤やサラゾスルファピリジン（salazosulfapyridine；SASP），ブシラミンなどは免疫調節薬であり，メトトレキサート（methotrexate；MTX），レフルノミドなどは免疫抑制薬に分類される（表 6.5）．

DMARDs は薬剤によって，効果発現までの期間，効果の強さ，副作用が異なる．一般的にDMARDs は遅効性であり発現までに 2-3 カ月を要するが，MTX や SASP は 1-2 カ月とやや早い．また DMARDs は効果の強さに個体差があり，有効な患者（レスポンダー）と無効な患者（ノンレスポンダー）が存在する．またいったん効果が認められていても突然あるいは次第に効果が減弱することがあり，エスケープ現象と呼ばれる．さらに種々の重篤な副作用も知られている．したがって DMARDs の選択においては，RA 活動性，重症度，年齢，合併症の有無などを考慮して慎重に決定する必要がある．

以下，主な DMARDs の特徴と使用上の注意について述べる．

(1) メトトレキサート（MTX）

DMARDs の中でもっとも有効性のエビデンスが明確で，DMARDs 治療の主体となっている薬剤である．MTX は RA における X 線上の骨破壊の進行を抑制または遅延させ耐用性も高い．MTX は葉酸アナログであり，小腸の葉酸特異的トランスポート系で吸収される．DNA 合成過程でのピリミジンヌクレオチド合成を阻害し，分裂期の細胞を傷害する．また，サイトカインの産生抑制，接着分子の発現抑制などにより，免疫抑制効果，抗炎症効果を発揮する．

MTX は，週 1 回の間欠投与が基本である．腎排泄のため，腎機能障害時は注意が必要である．副作用は用量依存性のものとアレルギー機序によるものがある．骨髄抑制，肝障害，胃腸障害などは用量依存性であるが，間質性肺炎は用量に非依存性で急速進行性であるため注意を要する．用量依存性の副作用は速やかな投与中止により改善がみられ，また葉酸の併用で予防可能である．用量非依存性の重篤な副作用である間質性肺炎では，救命のためにステロイド大量療法を必要とする．

(2) 金製剤（金チオリンゴ酸ナトリウム）

注射用金製剤は最も古くから使用されている DMARDs であり，骨破壊抑制効果は MTX と同等である．筋肉注射の煩雑さがあり経口金製剤（オーラノフィン）が開発されたが，効果は注射用金製剤よりも低い．他の DMARDs と比較し副作用の発現は高く，皮疹，口内炎，腎障害，間質性肺炎などがある．

(3) サラゾスルファピリジン（SASP）

効果は注射用金製剤や D-ペニシラミンと同等であり，効果の発現は 1-2 カ月と比較的早い．投与量は 1 g/日であるが，少量から開始することで副作用の発現が減少する．副作用としては，皮疹，肝障害，骨髄抑制などがある．

(4) ブシラミン

わが国で開発され国内での使用頻度が高い薬剤であるが，国際的なエビデンスは乏しい．投与は少量から始め徐々に増量する．効果発現は 1-3 カ月である．副作用としては，食欲不振，悪心，嘔吐，下痢などの消化器症状や，皮疹，腎障害などがある．

(5) レフルノミド

ピリミジン代謝拮抗薬であり，活性化 T 細胞の抑制が主作用である．MTX の効果が不十分か副作用で使用できない比較的重度の RA で適応となる．胆汁より排泄された活性型薬剤が腸肝循環により再吸収されるため，半減期が 2 週間ときわめて長い．副作用としては，下痢，皮疹，脱毛，肝障害，高血圧などがある．用量依存性の重篤な副作用出現時にはコレスチラミンを投与して体外への排泄を促す．間質性肺炎の頻度は欧米では少ないが，我が国では 1.2% の発症が報告されている．

b. DMARDs 以外のリウマチ治療薬

(1) NSAIDs

RA の炎症の程度を軽減させる作用はあるが，進行を阻止したり関節破壊を防止する作用はなく，患者の ADL や QOL を改善する目的で使用される．消炎効果と鎮痛効果を平均的に有するプロピオン酸系薬剤が使われることが多い．関節炎症が強い場合には，ジクロフェナクやインドメタシンなど，より強い消炎効果を有する薬剤が使用される．

(2) ステロイド薬

ステロイド薬は強力な抗炎症作用と免疫抑制作用を合わせ持つが，単独では RA の活動性を完全にコントロールすることができない．また長期投与による副作用も問題となる．ステロイド薬の適応は，DMARDs や NSAIDs によって RA の活動性がコントロールできず患者の苦痛が強い場合や，妊娠や副作用などで DMARDs や NSAIDs が使用できない場合である．MRA や全身の臓器病変を伴う重症の RA では絶対適応となる．また活動性の高い関節が 1～数個に限定され，かつ QOL が著しく低下している場合，ステロイド薬の関節腔内注入が適応となる．

ステロイドの副作用は種々のものがあり，重篤な病態を引き起こすことも稀ではない．臨床上重要となる副作用として，感染症，消化性潰瘍，骨粗鬆症，糖尿病，高脂血症，高血圧症，血栓・塞栓，白内障，緑内障，精神神経症状，大腿骨頭壊死，副腎機能不全などがある．

(3) 生物学的製剤

生物学的製剤は生物から産生された物質を治療薬剤として利用するもので，RA においては炎症性サイトカインや細胞表面分子を標的とする．生物学的製剤には，TNF-α 抗体であるインフリキシマブ（キメラ抗体），アダリムマブ（完全ヒト化抗体），TNF レセプターと IgG の Fc 部分の融

合蛋白であるエタネルセプト，IL-6受容体抗体であるトシリズマブなどがある．

インフリキシマブは，免疫反応の根幹的活性因子であるTNF-αを選択的に抑制する．諸治療に抵抗性の難治性RAが適応となる．マウス由来のモノクローナル抗体とのキメラ抗体であり，単独投与では自己抗体（抗キメラ抗体）が形成される可能性があるため，MTXを併用する．主な副作用は，感染防御機能の低下による感染症（とくに結核，日和見感染）の誘発，注射時反応（infusion reaction）としてのアナフィラキシーショックなどがある．結核に関しては，ツベルクリン反応陽性者に対してイソニアジドの予防投与が行われる．

一方，アダリムマブ，エタネルセプト，トシリズマブはヒト型製剤でありMTXの併用は必須ではないが，アダリムマブは抗アダリムマブ抗体の出現，エタネルセプトはMTXとの併用効果が高いことから，両者ではMTXの併用が推奨されている．投与経路は，インフリキシマブとトシリズマブは点滴静脈注射，アダリムマブとエタネルセプトは皮下注射である．いずれの生物学的製剤も，その使用にあたっては感染症特に結核や日和見感染症の併発に十分注意する必要がある．

6.3　痛風の病態生理とその治療薬，臨床応用

6.3.1　病態生理

痛風は，高尿酸血症により体液中で飽和した尿酸塩が析出することにより引き起こされる急性関節炎（痛風発作）である．関節液中に，好中球に貪食された針状の尿酸塩結晶が検出され，結晶誘発性関節炎と呼ばれる．罹患関節は赤く腫脹し，激しい疼痛のため，歩行困難となる．痛風発作は1-2週間で軽快するが繰り返して起こることが多い．罹患部位は母趾基関節（第1中足趾節関節）や足関節に多いが，長期にわたると，膝，肘などの体幹に近い部分にも及び，痛風結節，尿路結石，腎髄質障害をきたす．痛風関節炎の診断は，日本痛風・核酸代謝学会によるガイドラインに基く（表6.6）．高尿酸血症は高率に肥満，高脂血症，高血圧症，インスリン抵抗性などを合併することから動脈硬化の危険因子となる．尿酸は体内のプリン体と食品などから吸収される外来性プリン体の最終産物として肝臓で合成されることにより生成され，体内で一定量のプールを形成する．排泄は

表6.6　痛風関節炎の診断基準

1. 関節液中の尿酸塩結晶の存在
2. 痛風結節の証明
3. 以下の項目中，6項目以上を満たすこと
   - a）2回以上の急性関節炎の既往
   - b）炎症のピークが24時間以内
   - c）単関節炎
   - d）関節の発赤
   - e）第一中足趾節関節の疼痛または腫脹
   - f）片側の第一中足趾節関節の病変
   - g）片側の足関節の病変
   - h）痛風結節（確診または疑診）
   - i）血清尿酸値の上昇
   - j）X線上の非対称性腫脹
   - k）発作の完全な寛解

1, 2, 3のいずれか1つを証明すれば痛風と診断できる．

表6.7　高尿酸血症の病型分類

病型	尿酸排泄量 U_{UA} (mg/kg/時)		尿酸クリアランス C_{UA} (mL/分)
尿酸産生過剰型	≥0.51	および	≥7.3
尿酸排泄低下型	<0.48	または	<7.3
合併型	≥0.51	および	<7.3

主に腎臓であるが，1/3は腸管でも排泄される．血清尿酸値は尿酸産生量と排泄量のバランスで決まり，産生量が排泄量を上回ると上昇する．高尿酸血症は溶解度から 7.0 mg/dL 以上と定義され，体内における動態から，産生の過剰によるものと排泄の低下によるものおよび合併型に分けられる．産生過剰，排泄低下，合併型それぞれの病型分類は，尿酸産生量を尿中尿酸排泄量から，尿酸排泄能を尿酸クリアランスから求めることで鑑別できる（表6.7）．

高尿酸血症は，一部の先天性疾患で単一の遺伝子異常が原因となることが知られているが，多くは多因子遺伝と環境要因によって引き起こされる．環境要因としては，過食，大量飲酒，過度の運動，脱水などが尿酸を増加させる．薬剤によっても高尿酸血症が起こり，サイアザイド，フロセミド，アスピリンなどの投与が誘引となる．

6.3.2　治療薬と臨床応用

痛風の治療は痛風発作時（急性期）の炎症を抑え，引き続き慢性期の尿酸代謝を正常化し高尿酸血症を是正することにある[7]．

a. 痛風発作時

痛風発作時には，急性関節炎の治療として主に NSAIDs が用いられる．コルヒチンは好中球の遊走を抑制する作用があり，発作の前兆の時期に使用すると有効であるが，いったん発作が始まってから使用しても，ほとんど効果がない．高尿酸血症の是正を痛風発作時に開始すると，血清尿酸の低下とともに発作の悪化や再発作がしばしば起こる．したがって尿酸降下薬は発作が治まってから徐々に増量し，3-6カ月かけて治療目標値である血清尿酸値 6.0 mg/dL 以下にする．

b. 慢性期

痛風の根治治療は，尿酸代謝を正常化し，高尿酸血症を是正することである．臨床的には，食事療法・生活指導を施行した上で，血清尿酸値が持続的に 8.0 mg/dL を超える場合や痛風発作が頻発する場合に薬物療法の適応となる．

尿酸降下薬としては，尿酸生成抑制薬であるアロプリノールと，尿酸排泄促進薬ベンズブロマロン，プロベネシドがある．アロプリノールはプリン代謝経路の最終段階であるキサンチンオキシダーゼを阻害する．ベンズブロマロンとプロベネシドは，尿酸の腎尿細管における再吸収を阻害する．ベンズブロマロンはプロベネシドと比較し作用が強く持続も長い．また薬物相互作用も少ない．それぞれの尿酸降下薬は病型に基づき，産生過剰型には尿酸生成抑制薬，排泄低下型には尿酸排泄促進薬を用いる．適用を間違えて産生過剰型に尿酸排泄促進薬を用いると尿中尿酸濃度が上昇し，尿路結石や腎障害を起こす原因となる．一方，排泄低下型に尿酸生成抑制薬であるアロプリノールを用いると，活性代謝物のオキシプリノールが蓄積し肝障害や造血障害が起きやすくなる．

尿酸排泄促進薬を使用するにあたって注意すべきことは，尿中尿酸濃度の上昇により腎・尿路障害が誘引される可能性があることである．そのため1日2L以上の尿量の確保や尿のアルカリ化が必要である．また投与初期には血清尿酸値が急激に低下して急性関節炎発作が誘発されたり，尿中尿酸濃度が急激に上昇することがあるため，少量から開始し，徐々に増量する必要がある．

腎機能障害時には尿酸排泄促進薬は効果が減弱するため，尿酸生成抑制薬を使用する．さらに腎不全時には尿酸生成抑制薬の副作用が出現する頻度も高くなるため，クレアチニン・クリアランスを測定し，腎機能低下に応じて使用量も減らす必要がある．

薬物相互作用として，アロプリノールではキサンチンオキシダーゼ阻害作用から，メルカプトプ

リン，アザチオプリン，テオフィリン等の血中濃度を上昇させる可能性がある．プロベネシドはペニシリン，パラアミノサルチル酸の腎尿細管における排泄を抑制し血中濃度を上昇させる．

尿酸降下薬の重篤な副作用には，アロプリノールでは重篤な発疹や過敏性血管炎，アナフィラキシー症状などが，ベンズブロマロンでは投与後6カ月以内に起こる重篤な肝障害が報告されている．いずれも定期的な検査と十分な観察が必要である． （山田　浩，大橋京一）

参考文献

1) Roberts LJ, Morrow JD：Analgesic-antipyretic and anti-inflammatory agents and drugs employed in the gout. In：Goodman & Gilman's The Pharmacological Basis of Therapeutics, 10th ed (Hardman JG, Limbird LE, Gilman AG, ed). pp 687-696, McGraw-Hill, New York, 2001.
2) Day R, Quinn D, et al：Connective and bone disorders；Rheumatic disorders. In：Melmon & Morrell's Clinical Pharmacology, 4th ed (Carruthers SG, Hoffman BB, et al ed). pp 655-711, McGraw-Hill, New York, 2000.
3) 浦部晶夫：非ステロイド性抗炎症薬．今日の治療薬．pp 263-293，南江堂，2010.
4) 岡崎仁昭：リウマチ・膠原病．疾患からみた臨床薬理学第2版．pp 241-258，薬業時報社，東京，2003.
5) Arnett FC, Edworthy SM, et al：The American Rheumatism Association 1987 revised criteria for the classification of rheumatoid arthritis. Arthritis Rheum 31：315-324, 1988.
6) American College of Rheumatology Subcommittee on Rheumatoid Arthritis Guidelines：Guidelines for the management of rheumatoid arthritis：2002 Update. Arthritis Rheum 46：328-346, 2002.
7) 日本痛風・核酸代謝学会ガイドライン改訂委員会編：高尿酸血症・痛風の治療ガイドライン第2版．メディカルレビュー社，東京，2010.

演習問題

問題1　NSAIDsにおけるdrug delivery system (DDS) の工夫を具体的に述べよ．
問題2　COX-1とCOX-2の説明として適切なものはどれか．
　a) COX-2の選択性が強いほど胃腸障害が多い．
　b) COX-2は腎血流維持に働くプロスタグランジンを産生する．
　c) COX-1は炎症時に誘導されるアラキドン酸カスケードの律速酵素である．
　d) COX-2選択性が強い薬剤では血栓症の発生が少ない．
　e) COX-1, COX-2の選択性の強さと消炎・鎮痛効果は必ずしも相関しない．
問題3　(症例提示問題)　53歳女性　既往歴：特記すべきことなし．
　3カ月前より起床時の手指のこわばりと手首や膝の関節痛を自覚．近医にてNSAIDsの治療を受けた．その後症状は持続し，リウマチ因子およびCRPが陽性であることから総合病院を紹介受診．精査の結果，関節リウマチと診断された．
　治療薬として適切なものはどれか．
　　コルヒチン，インフリキシマブ，レフルノミド，プレドニン，メトトレキサート
問題4　抗リウマチ薬の説明として適切なものはどれか．
　a) 金製剤は，注射，経口製剤とも同等の効果を有する．
　b) メトトレキサートによる間質性肺炎は用量依存性に起こる．
　c) 早期関節リウマチにはDMARDsは使用しない．
　d) レフルノミドは胆汁より排泄され半減期が2週間ときわめて長い．
　e) インフリキシマブは完全ヒト型生物学的製剤である．
問題5　(症例提示問題)　45歳男性，飲酒歴：ビール大瓶3本/日．
　左母趾根部に発赤，疼痛をきたし，近医を受診，痛風の診断を受けた．血清尿酸値11 mg/dL．
　治療薬として適切なものはどれか．
　　コルヒチン，ロキソプロフェン，アロプリノール，プレドニン，ベンズブロマロン

問題6 その後痛風発作が治まった時点で尿酸クリアランス試験を実施したところ，尿中尿酸排泄量（U_{UA}）：0.9 mg/kg/時，尿酸クリアランス（C_{UA}）：8 mL/分であった．
治療薬として適切なものはどれか．
　　コルヒチン，フロセミド，サラゾスルファピリジン，アロプリノール，ベンズブロマロン

問題7 患者：45歳　女性．職業；事務職員．飲酒・喫煙歴なし．
1カ月前から朝起床時に，2時間ほど持続する両手のこわばりを自覚して来院．身体所見は，体温36.5℃，血圧120/64 mmHg，脈拍72/分　整．心音・呼吸音に異常なく，下腿浮腫なし．左右の手首および第2～3指の近位指節間関節に腫脹と疼痛を認める．筋把握痛なし．血液検査では，リウマトイド因子　96 IU/l（基準20以下），CRP 0.86 mg/dl，抗核抗体陰性．

(1) どのような診断名が考えられるか．
　A．皮膚筋炎
　B．全身性エリテマトーデス
　C．成人スティル病
　D．スティーブンス・ジョンソン症候群
　E．関節リウマチ

(2) この患者に初めに投与すべき薬物として正しくないものを2つ選べ
　A．メトトレキサート
　B．インフリキシマブ
　C．サラゾスルファピリジン
　D．メチルプレドニゾロン
　E．ナプロキセン

(3) この患者の治療目標として正しくないものを1つ選べ
　A．関節破壊の進行を遅らせる．
　B．関節機能を維持する．
　C．炎症症状を緩和させる．
　D．免疫力を高める．
　E．QOLの低下を予防する．

解答1　NSAIDsでは，副作用軽減や効果発現を高めるために，腸溶錠や坐剤，外用剤といった剤形やプロドラッグ化が行われている．腸溶錠は効果の持続，坐剤は速効的な効果や胃腸障害の軽減，プロドラッグ化は胃腸障害の軽減，外用剤は局所的な効果を目的とする．

解答2　e；解説は本文参照

解答3　メトトレキサート
解説　関節リウマチの診断が確定された場合は，治療ガイドラインに基づきできるだけ早期からDMARDsを開始する．メトトレキサート（MTX）はDMARDsの中で，最も有効性のエビデンスが明確な薬剤である．

解答4　d；解説は本文参照

解答5　ロキソプロフェン
解説　痛風発作の治療には，主にNSAIDsが用いられる．コルヒチンは発作の前兆時に有効であるが，発作が始まってからは効果がない．高尿酸血症治療薬を発作時に開始すると血清尿酸の低下とともに痛風発作の悪化が起こることがあるため，発作が治まってから使用する．

解答6　アロプリノール
解説　産生過剰型であるため，尿酸生成抑制薬を使用する．

解答7　(1) E　(2) B, D　(3) D

7
糖尿病とその治療薬

　糖尿病は血液中のブドウ糖濃度が適切な範囲を超えて上昇した状態になる慢性疾患である．長期間の経過で，血管の動脈硬化が進行し，脳，心臓，腎臓などさまざまな臓器の合併症を引き起こす．糖尿病の診断は，日本糖尿病学会により発表された診断基準（表 7.1）に従っており，糖尿病型の基準値は血管障害（とくに網膜症等の細小血管障害）を予防する目的で定義されている．また，境界型の基準値は将来的な糖尿病発症リスクを根拠として予防に主眼が置かれている点が重要である．糖尿病型では合併症の発症予防，境界型では糖尿病への移行を予防することが治療の目的となる．

7.1　糖尿病の病態生理と病型

　インスリンは膵臓のランゲルハンス島の β 細胞から分泌されるホルモンで，グルコース（ブドウ糖）を肝臓ではグリコーゲンへ，脂肪組織では中性脂肪へ変換して細胞内に貯蔵し，さらに筋肉ではエネルギー源として利用することにより血中グルコース濃度（血糖レベル）を低下させる（図

表 7.1　糖尿病の診断手順

臨床診断：
1. 空腹時血糖値≧126 mg/dl，75 g OGTT 2 時間値≧200 mg/dl，随時血糖≧200 mg/dl のいずれかが別の日に行った検査で 2 回以上確認できれば糖尿病と診断してよい[*1]．1 回の検査だけの場合には糖尿病型とよぶ．
2. 糖尿病型を示し，かつ次のいずれかの条件が満たされた場合は 1 回だけの検査でも糖尿病と診断できる．
① 糖尿病の典型的症状（口渇，多飲，多尿，体重減少）の存在
② HbA_{1c} 6.5% 以上[*2]
③ 確実な糖尿病網膜症の存在
3. 過去において上記 1. ないし 2. が満たされたことがあり，それが病歴などで確認できれば，糖尿病と診断するか，その疑いをもって対応する．
4. 以上の条件によって，糖尿病の判定が困難な場合には患者を追跡し，時期をおいて再検査する．
5. 糖尿病の診断にあたっては，糖尿病の有無のみならず，分類（成因，代謝異常の程度），合併症などについても把握するように努める．

疫学調査：糖尿病の頻度推定を目的とする場合は，1 回の検査だけによる「糖尿病型」の判定を「糖尿病」と読み替えてもよい．なるべく 75 g OGTT 2 時間値 200 mg/dl 以上の基準を用いる．

検診：糖尿病を見逃さないことが重要である．スクリーニングには血糖値の指標のみならず，家族歴，肥満などの臨床情報も参考にする．

[*1]：ストレスのない状態での高血糖の確認が必要である．1 回目と 2 回目の検査法は同じである必要はない．
　　1 回目の判定が随時血糖値≧200 mg/dl で行われた場合は，2 回目はほかの方法によることが望ましい．
　　1 回目の検査で空腹時血糖値が 126 mg/dl〜139 mg/dl の場合には，2 回目には OGTT を行うことを推奨する．
[*2]：日本糖尿病学会グリコヘモグロビン標準化委員会の標準検体で補正した値．

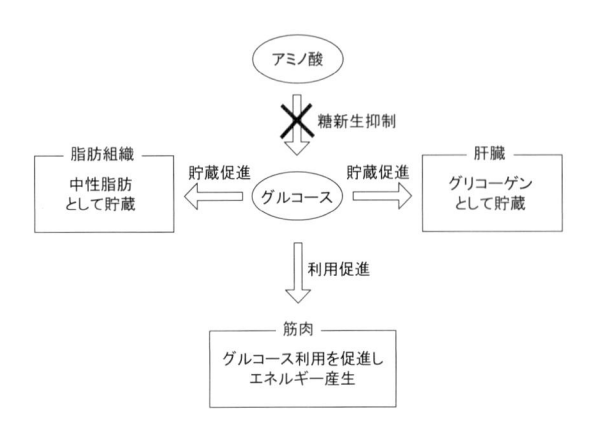

図 7.1 インスリンによる血糖降下作用のメカニズム

表 7.2 糖尿病と，それに関連する耐糖能低下の成因分類

1. 1型（β細胞の破壊，通常は絶対的インスリン欠乏に至る）
    A. 自己免疫性
    B. 特発性
2. 2型（インスリン分泌低下を主体とするものと，インスリン抵抗性が主体で，それにインスリンの相対的不足を伴うものなどがある）
3. その他特定の機序，疾患によるもの
    A. 遺伝因子として遺伝子異常が同定されたもの
    B. ほかの疾患，条件に伴うもの
4. 妊娠糖尿病

7.1).

糖尿病は，血液中のインスリン濃度の低下（insulin deficiency）あるいは，末梢組織におけるインスリン反応性の低下（insulin resistance）が原因となる．糖尿病はその成因から1型糖尿病，2型糖尿病，その他の特定の機序・疾患によるもの，妊娠糖尿病の4つに分類される（表 7.2）．1型糖尿病は，治療上インスリン使用を不可欠とするものをいい，膵β細胞の破壊性変化によりインスリン欠乏が生じ，その多くに自己免疫機序が関わる．自己抗体が証明できない例は，特発性として扱われ，数年かけてゆっくりとインスリン欠乏に至る緩徐進行1型糖尿病や急激発症する劇症1型糖尿病も1型糖尿病に分類される．

2型糖尿病は，中年以降に多くみられ，糖尿病の95％以上を占める．インスリン分泌不全とインスリン感受性低下が発症の大きな要因となる．その他の特定の機序・疾患による糖尿病は遺伝子異常によるもの，あるいは，肝疾患や薬剤など他の疾患や条件に伴い生じるものである．妊娠糖尿病は妊娠中に発症あるいは初めて発見される耐糖能異常であり，厳格な血糖コントロールによって母体と胎児を高血糖状態から守る観点から他の糖尿病の成因とは別に分類される．

現在，わが国でも急増する2型糖尿病の発症には，インスリン分泌不全と肝臓・筋肉・脂肪のインスリン感受性低下（インスリン抵抗性の増大）が深く関わっている．インスリン分泌不全は遺伝的素因と関連し，インスリン抵抗性は過食（とくに高脂肪食），運動不足，肥満，ストレスなどの環境要因や加齢と関連が深い．

糖尿病治療では，個々の患者の発症にどのような要因（インスリン分泌不全，インスリン抵抗性増大）が関わるのかを評価し，患者ごとに適切な治療方針を決定しなければならない．もちろん，適切な食事療法と運動療法の実践が重要であることは言うまでもない．

7.2 インスリン製剤とその種類

インスリンは作用開始や効果持続時間から，超速効型，速効型，中間型，持効型，混合型に分類される．治療用インスリンの用量と濃度は単位（U：units）で表されるが，この1単位は慣例で絶食ウサギの血糖濃度を 45 mg/dL（2.5 mM）に低下させるために必要なインスリン量に相当する．ほとんどすべての市販製剤は，約 3.6 mg インスリン/mL（0.6 mM）に相当する 100 U/mL の水溶

液か懸濁液として供給されている．天然のインスリン単量体は，製剤中では会合して六量体を形成し，皮下投与されても吸収が遅れ，血中濃度のピークは低下する．

　超速効型はインスリンアナログであり，単量体あるいは二量体の立体配置を維持できるよう設計されており，既存の速効型ヒトインスリン製剤に比べ吸収が速く短時間で血糖降下作用を発現する．そのため食直前の使用が可能となり，作用持続時間が短いため夜間低血糖も回避される利点を有する．速効型インスリンは，通常，食事の30-45分前に静脈内あるいは筋肉内注射し，効果は30分ほどで発現し，作用持続時間は5-8時間である．中間型（NPHインスリン）は，プロタミンと少量の亜鉛を添加し結晶化させた製剤であり，緩徐に吸収され1日1-2回の投与で基礎分泌を補う．持効型インスリンは中性のpH領域で低い溶解性となるよう設計されたインスリンアナログであり，皮下に投与されるとただちに生理的pHにより微細な沈殿物となり皮下に滞留し，徐々に血中に移行する．作用ピークを示さず24時間にわたりほぼ一定の血中濃度を維持して安定した効果が期待できる．インスリン基礎分泌を補う目的で1日1回使用され，従来用いられてきた中間型のNPHインスリンに比較して夜間低血糖や早朝高血糖の頻度は減少する．

　この他に，速効型と中間型の混合型，および超速効型にプロタミンを加え一部を結晶化させた二相型があり，いずれも食後の追加分泌と基礎分泌の両方を補う．

7.2.1　インスリンの適応

　インスリン治療の絶対的適応には，
- インスリン依存状態
- 糖尿病昏睡（ケトアシドーシス昏睡，高血糖高浸透圧昏睡，乳酸アシドーシス）
- 重症の肝障害，腎障害を合併している時
- 重症感染症，外傷，中等度以上の外科手術（全身麻酔施行例など）のとき
- 糖尿病合併妊婦（妊娠糖尿病で食事療法だけで良好な血糖コントロールが得られない場合も含む）
- 高カロリー輸液時の血糖コントロール

があげられるが，インスリン非依存の状態であっても，空腹時血糖値が250 mg/dL以上，あるいは随時血糖値が350 mg/dLを超える場合や，経口血糖降下薬のみでは良好な血糖コントロールが得られない場合，やせ型で栄養状態が低下した患者，ステロイド治療によって高血糖となっている場合などではインスリン治療の適応となる．

7.2.2　強化インスリン療法

　生理的なインスリン分泌には，1日中分泌される基礎インスリン分泌と，食事摂取による急激な血糖上昇に対応するため分泌される追加インスリン分泌がある．強化インスリン療法は，この基礎分泌と追加分泌からなる生理的なインスリン分泌パターンを，ベーサルインスリンとボーラスインスリンを組み合わせたインスリン頻回注射（multiple daily injection；MDI）あるいは持続皮下インスリン注入療法（continuous subcutaneous insulin infusion；CSII）により再現しようとする治療法である．ボーラスインスリン量の調節により，食事時間のずれや炭水化物摂取量の増減，発熱や食欲不振などのシックデーに応じた血糖コントロールが可能となる利点がある．内因性インスリン分泌が枯渇した1型糖尿病は，強化インスリン療法の最も良い適応となる．また，2型糖尿

病であっても食事療法，運動療法，および経口血糖降下薬やベーサルインスリン治療のみでは十分HbA$_1$Cが低下しない場合にはMDIを開始する．

(1) ベーサルインスリンの選択

とくに持続時間が長いグラルギンやデテミルは，強化インスリン療法のベーサルインスリンとして適しており，超速効型インスリンと組み合わせ夕食直前に注射すると超速効型の血中濃度が低下する頃，持効型の濃度が上昇するためインスリン作用が切れ目なく維持され血糖コントロールが安定化する．持効型インスリンは妊娠中の安全性が未確認であるため，妊娠糖尿病や糖尿病合併妊娠ではNPHインスリンをベーサルインスリンとして用いる．また肝硬変やステロイド誘起性糖尿病など，朝食前血糖値が低く日中の血糖値だけが高い症例で強化インスリン療法を行う際にはNPHを朝食前に使用する場合がある．

(2) ボーラスインスリンの選択

ボーラスインスリンとしては超速効型または速効型を使用する．超速効型インスリンは皮下からの吸収がきわめて早いため，作用発現が速やかであり作用持続時間は短い．超速効型インスリンを用いると生理的インスリン分泌の第1相が良好に再現され，食後高血糖が強力に抑制される．しかし，インスリン分泌第2相を欠き，短時間で作用が減衰する点に注意を要する．第2相が保持されている2型糖尿病では問題が少ないが，第1相・第2相ともに欠如する1型糖尿病では，インスリン作用が減衰する食後4時間以降で血糖値が上昇しやすい．したがって，超速効型インスリンの長所を活かしつつ安定した血糖コントロールを実現するには，持効型インスリンを用いてベーサルインスリンを確実に補充することが重要となる．

(3) 持続皮下インスリン注入療法（CSII）

CSIIは，電動ポンプを用いて血中インスリンレベルの日内変動を再現するようベーサルインスリンを補充できる利点を持つ．インスリン注入速度を就寝時に低下させ，午前3-4時頃にステップアップさせることにより，夜間低血糖と早朝の血糖上昇を防止するのに有効である．

7.3 経口血糖降下薬 （表7.3）

7.3.1 インスリン分泌促進薬と薬理作用

日本人糖尿病患者はブドウ糖に対するインスリン分泌低下という特徴を有しており，欧米人に比べ肥満度が低く，また空腹時血糖値に比し食後血糖値が高値である場合が少なくない．このような

表7.3 経口血糖降下薬の分類

	薬の種類	はたらき
インスリン分泌促進薬	スルホニル尿素薬 速効型インスリン分泌促進薬 （グリニド薬）	膵臓を刺激して，インスリンの分泌を促進 膵臓を刺激して，食後のインスリンの分泌を促進
インスリン抵抗性改善薬	ビグアナイド薬 チアゾリジン系薬	肝臓でのブドウ糖の産生を抑制し，末梢組織でのインスリン抵抗性を改善 インスリン抵抗性を改善
その他	α-グルコシダーゼ阻害薬	腸管からのブドウ糖の吸収を遅らせることで，食後の高血糖を抑制

理由から，経口インスリン分泌促進薬は，わが国の2型糖尿病治療に適した治療薬と考えられる．インスリン分泌促進薬は，用量依存性を持ち，費用対効果に優れている．インスリン分泌促進薬には，化学的にスルホニル尿素（SU）構造を有するSU薬，フェニルアラニン誘導体であるグリニド薬がある．

SU薬およびグリニド薬は，主にABC（ATP-binding cassette）蛋白質に属するSU受容体（SUR1）に結合し薬理作用を発揮する．SUR1は，ATP結合部位を有し内向き整流性K^+チャネルに属するKir6.2とともに各々4個のヘテロ8量体構造をとりATP感受性K^+チャネル（K_{ATP}チャネル）を構成する．K_{ATP}チャネルの開閉調節には細胞内ATP/ADP比が重要であり，糖輸送担体（GLUT2）を介して細胞内へ取り込まれたグルコースをもとにATPが産生され，細胞内ATP/ADP比が増加するとK_{ATP}チャネルは閉鎖する．その結果，細胞内K^+の細胞外流出が抑制され，膵β細胞膜電位の上昇（脱分極）とそれに伴う電位依存性Ca^{2+}チャネルの開口が生じ，細胞内へのCa^{2+}流入により分泌顆粒の細胞膜への融合と顆粒中のインスリン分泌が惹起される．すべてのSU薬はSUR1に結合する上で重要なSU構造を有しているが，グリベンクラミドおよびグリメピリドはSU構造に加えてbenzamide構造を有してSUR1の2カ所に結合すると考えられている．一方，フェニルアラニン誘導体（グリニド薬：ナテグリニドやミチグリニド）はSU構造やbenzamide構造を有さないが，SU薬同様に直接SUR1に結合してインスリン分泌を促進する．SU薬やグリニド薬の薬理作用は，SUR1への結合部位や結合力，薬物代謝の違いにより変化するが，作用ターゲットは同じSUR1であることから併用は無意味であると考えられる．SU薬の作用は持続性であり，1日1回の内服でもよい．グリニド薬は吸収・消失が速く，SUR1との結合力が弱いためSU薬に比し速効性かつ短時間作用性であり，毎食直前の内服が基本となり，食後高血糖を改善する．いずれも投与は少量から開始し，血糖値やHbA_1Cなどの変化を観察しながら増量する．またbenzamide構造を有するSU薬は，心筋のK_{ATP}チャネルを構成するSUR2Aにも親和性が認められるため，心筋型K_{ATP}チャネル活性を阻害する可能性があり，臨床的検討ではグリベンクラミド内服により，心筋虚血時の虚血耐性が減弱するという報告がなされている．一方，K_{ATP}チャネルを構成するKir6.2およびSUR1遺伝子の異常が新生児糖尿病の発症原因となりうることが明らかにされ，同疾患に対する経口血糖降下薬での治療の可能性が注目されている．Kir6.2遺伝子異常を有する糖尿病患児に対して，インスリン療法からSU薬へ切替えたところ，約90％の症例でインスリン療法から離脱でき，SU薬へ完全に変更できた症例では平均HbA_1Cは12週後に1.5％以上の改善を示した．

7.3.2 インスリン抵抗性改善薬

2型糖尿病の発症には，インスリン分泌不全とともに肝臓・筋肉・脂肪のインスリン感受性低下（インスリン抵抗性の増大）が深く関わっている．インスリン抵抗性改善が糖尿病の治療に及ぼす効果は大きく，治療薬としてはビグアナイド薬（BG薬）とチアゾリジン系薬（TZD薬）がある．BG薬にはメトホルミン，ブホルミンが含まれ，メトホルミンは欧米において2型糖尿病の第一選択薬とされている．TZD薬として登場した最初の医薬品はトログリタゾンだったが，重篤な肝毒性による死亡例が発生したため発売中止となった．現在臨床的に使用されるTZD薬にはロシグリタゾン，ピオグリタゾンがあるが，わが国で承認されているのはピオグリタゾンのみである．ピオグリタゾンは，血糖降下作用以外に脂質改善作用，抗炎症作用，抗動脈硬化作用など多面的な作用を有

することが注目されてきた．

a. ビグアナイド薬の薬理作用

　ビグアナイド（BG）薬は古くから使用されてきた経口糖尿病薬だが，欧米でフェンホルミンによる致死的な乳酸アシドーシスの事例が多く報告されたため，その使用は長く控えられてきた．しかし，1990年代になりメトホルミンが登場して以降，肥満型の2型糖尿病に対する治療薬としての有用性が注目され，わが国においてもその使用頻度は近年増加している．とくに欧米ではUnited Kingdom Prospective Diabetes Study（UKPDS）の結果を受けて，肥満型2型糖尿病の第一選択薬として推奨されている．メトホルミンはインスリン分泌を増加させず，インスリン感受性を高めることで血糖降下作用を発揮する．メトホルミンは，肝臓での糖新生抑制や末梢組織での糖取り込み促進に加えて，食欲抑制作用や消化管からの糖吸収の遅延作用などを併せ持つ．最近，AMP（adenosine monophosphate）キナーゼ（AMPK）がメトホルミンの分子標的となることが注目されている．AMPKは細胞内ATPレベルの低下により活性化され，糖利用や脂肪酸酸化を刺激しATP合成を促進させる．メトホルミンはミトコンドリアの呼吸鎖電子伝達系complex 1を阻害して細胞内AMP/ATP比を上昇させることにより，あるいはPI3K（phosphatidylinositol-3 kinase）活性化を介してAMPKを活性化させると考えられている．メトホルミンは主にインスリン抵抗性の強い過体重・肥満2型糖尿病患者に使用されるが，その効果は肥満の有無を問わず期待でき，単独使用では低血糖をきたす可能性はきわめて低い．臨床的にメトホルミンはSU薬であるグリベンクラミドとほぼ同等の効果を示し，併用によりSU薬単独に比し空腹時血糖やHbA$_1$Cのさらなる改善が得られることが示されている．またナテグリニドとの併用あるいはピオグリタゾンとの併用も有効であり，インスリンと併用した場合はインスリン使用量が減少し，体重増加が抑制されることが示されている．副作用として最も頻度の高いものは下痢や嘔吐などの消化器症状であるが，フェンホルミンで問題となった乳酸アシドーシスはきわめて稀である．一方，メトホルミンはその大部分が未変化体のまま腎排泄されるため，腎機能障害者への投与は注意が必要であり，血清クレアチニン値が男性で1.5 mg/dL，女性で1.4 mg/dL以上の腎機能低下例では使用しない．

b. チアゾリジン系薬の薬理作用

　チアゾリジン系（TZD）薬はリガンド応答性に転写を制御する核内受容体であるペルオキシソーム増殖因子受容体γ（peroxisome proliferator-activated receptor γ；PPARγ）の人工的リガンドであり，PPARγ選択的作動薬として，糖質と脂質代謝を制御するインスリン反応性遺伝子を活性化する．脂肪細胞の分化を促進し小型脂肪細胞を増加させるとともに，脂肪細胞やマクロファージからのアディポカイン分泌調節を介してインスリン抵抗性を改善する．小型化した脂肪細胞では，アディポネクチンの分泌が増加し，肝の糖新生抑制とAMPK活性化による細胞内への糖取り込み促進が生じ，糖代謝が改善される．さらに，FFA（free fatty acid），レプチン，IL-6，TNF-αなどの発現や分泌は抑制される．これらのメカニズムによりインスリン感受性は改善するが，TZD薬の臨床効果には個体間差が大きく，最大効果の発現には数カ月間を要する．我が国でのピオグリタゾン市販後の大規模臨床成績調査では，明らかな有効性の発現には投与開始後3カ月，最大効果発現には6カ月を要したことが示されている．この調査では平均でHbA$_1$Cが1%程度改善したが，経口糖尿病薬の前治療がない症例ではさらに良好な改善作用が認められている．また女性では1日用量15 mgで，男性の30 mgとほぼ同等の有効性が得られており，効果発現に性差が存在することが示唆される．海外で実施された前向き大規模臨床試験PROspective pioglitAzone Clinical

Trial In macroVascular Event（PROactive 試験）では，ピオグリタゾン群の平均 HbA_1C はプラセボ群と比較して平均 0.6% 低値を約 5 年間継続していた．また，ピオグリタゾン投与により中性脂肪は低下，HDL-コレステロールは上昇し，small dense LDL は減少することが示されている．この他に最近では，ピオグリタゾンが非アルコール性脂肪肝あるいは肝炎患者の肝酵素や肝組織像を改善したり，血管系細胞に対する抗炎症作用を介した抗動脈硬化作用を発揮することが注目されている．ピオグリタゾン単独投与では低血糖のリスクは低く，肥満で空腹時血漿インスリン値が $15\mu U/mL$ 以上のインスリン抵抗性が強い症例，あるいは SU 薬治療中でインスリン抵抗性のため治療効果が十分現れない例に効果が期待される．ロシグリタゾン，ピオグリタゾンともに 1 日 1 回の投与で，約 2 時間で吸収され，ロシグリタゾンは CYP2C8 により，ピオグリタゾンは CYP3A4 と CYP2C8 によって代謝される．

臨床上しばしば認められる TZD 薬の副作用として，体重増加と浮腫（水分貯留）があげられる．体重増加の要因は水分貯留および皮下脂肪の増加と考えられ，内臓脂肪はむしろ減少する．国内での大規模市販後調査では 18 カ月間で平均 1.3 kg 程度の体重増加が認められた．浮腫の要因として，$PPAR\gamma$ の標的となる腎集合管上皮 Na チャンネル（epithelial Na channel；ENaC）γ 遺伝子の転写が TZD 薬で活性化され，Na の再吸収が亢進して水分貯留を生じることが考えられている．浮腫の改善には，塩分制限が有効であり，投与中止や減量によって速やかに浮腫は消退する．なお，PROactive スタディではピオグリタゾン群で心不全の発生率が高く，心不全の既往や合併のある糖尿病患者に対する本薬の使用は禁忌とされる．しかしその後の検討では，心不全による死亡率は増加せず，重症心不全発症後の全死亡率はむしろピオグリタゾン投与群で有意に低下することが明らかとなった．

ピオグリタゾンの適応は BG 薬とほぼ同様であり，インスリン分泌促進薬あるいは α-グルコシダーゼ阻害薬併用時の第一選択薬となっている．薬理効果には性差があり，女性は男性より感受性が高いため低用量から投与を開始する．ロシグリタゾン，ピオグリタゾンともに肝毒性はほとんどないが，肝機能の定期的なチェックは必要である．

7.3.3 α-グルコシダーゼ阻害薬

α-グルコシダーゼ阻害（αGI）薬には，アカルボース，ボグリボース，ミグリトールの 3 種類があり，いずれも腸管刷子縁の α-グルコシダーゼを阻害することにより，でんぷん，デキストリン，二糖類などの分解を抑制して糖質の腸管吸収を減少させ，食後の血糖値上昇を抑制する．αGI 薬は，インスリン分泌促進作用がないため低血糖は引き起こさず，高齢患者や食後高血糖患者に良い適応となる．また，他の経口糖尿病治療薬やインスリンと併用されることも多い．副作用としては，放屁，鼓腸，腹部膨満感，腹部不快感，下痢などがあげられ，その原因として大腸まで移動した未吸収の糖質が発酵し，ガスが生成されるためと考えられる．αGI 薬の中でミグリトールは，ブドウ糖吸収が最大となる小腸上部で主に作用し，小腸下部では薬物自身が吸収され効果が減弱するため，食後血糖降下作用が強い割に比較的下部消化管症状が少ない．αGI 薬によるこれらの副作用は次第に軽減することが多いが，炎症性腸疾患の患者に対しての αGI 薬使用は禁忌となる．日本人は欧米人と比べ空腹時血糖値に比し負荷後血糖値が高値である場合が少なくない．また，欧米でのDECODE 研究やわが国での舟形町研究により，空腹時血糖値よりも食後血糖値の方が心血管イベントのより重要なリスクファクターとなることが明らかにされ，食後の血糖値上昇を抑制する αGI

薬の作用が注目されている．アカルボースを対象としたメタアナリシスでは，アカルボース投与群で有意な心血管イベントのリスク低下が示された．

（渡邉裕司）

参考文献

1) グッドマン・ギルマン薬理書第 11 版（下巻）．第 60 章：インスリン，経口血糖降下薬と膵臓内分泌の薬理学．廣川書店，2007．
2) 特集　糖尿病．日本内科学会雑誌 Vol. 98, 2009．
3) 葛谷　健，他：糖尿病の分類と診断基準に関する委員会報告．糖尿病 42(5)：385-404, 1999．
4) 門脇　孝，他：糖尿病・糖代謝異常に関する診断基準検討委員会報告．糖尿病 51(3)：281-283, 2008．
5) Joslin's Diabetes Mellitus. 14th Ed. Lippincott Williams & Wilkins, 2005.
6) Nathan DM, et al：Management of hyperglycemia in type 2 diabetes：a consensus algorithm for the initiation and adjustment of therapy. Diabetes Care 29：1963-1972, 2006.

演 習 問 題

問題 1 主に食後高血糖を改善する作用を有する経口血糖降下薬は何か，2 つ選べ．
　a．スルフォニル尿素薬　　b．グリニド薬　　c．ビグアナイド薬
　d．チアゾリジン系薬　　e．α-グルコシダーゼ阻害薬

問題 2 インスリンに関する記載で誤っているものはどれか，1 つ選べ．
　a．超速効型インスリンは食直前に使用可能である．
　b．速効型インスリンは静脈内投与が可能である．
　c．中間型インスリンは基礎分泌を補う．
　d．持効型インスリンの最大効果は皮下投与後約 3 時間で発現する．
　e．混合型インスリンは食後の追加分泌と基礎分泌の両方を補う．

解答 1　b, e
解答 2　d

8

内分泌薬理学

　内分泌腺から分泌されるホルモンは，標的器官において生理作用を発揮し，その合成と分泌はホルモン相互あるいはフィードバック機構により制御されている．ホルモンの分泌調節機構が破綻し生体の恒常性維持ができなくなった内分泌疾患に対し，ホルモンが診断や補充療法に用いられる．近年，分解されやすい天然ホルモンに代わって多くの合成ホルモンが開発され臨床応用されている．また，ホルモンの合成を阻害する薬物や受容体拮抗薬が，ホルモン過剰分泌による機能亢進症やホルモン感受性癌の治療に用いられている．

8.1　視床下部・下垂体ホルモン

　視床下部・下垂体ホルモンは内分泌系の中心的役割を担っている．下垂体は視床下部と連結し，前葉からは成長ホルモン，プロラクチン，性腺刺激ホルモン，副腎皮質刺激ホルモン，甲状腺刺激ホルモンが合成分泌される．また，視床下部で合成されたバソプレシンとオキシトシンが後葉から分泌される．これらのホルモンはポリペプチドまたは糖蛋白からなり，成長，生殖，内分泌，代謝の調節に重要である．また，その合成と分泌は視床下部由来の放出ホルモンや抑制ホルモン，末梢内分泌腺とのフィードバック機構により制御されている．

8.1.1　下垂体前葉ホルモン

　下垂体前葉ホルモンはペプチドであり注射により投与する必要がある．また高価であるため一般的には成長ホルモンを除いて標的内分泌腺ホルモンが補充療法に用いられる．

a. 成長ホルモン（growth hormone；GH）

　ヒトGHは191個のアミノ酸からなる単鎖のポリペプチド（2つのジスルフィド結合を含み糖鎖は含まない）であり，下垂体前葉のホルモン分泌細胞の約50％を占めるソマトトロピンによって合成され分泌される．GHの分泌は，視床下部のGH放出刺激ホルモン（GHRH）により促進し，ソマトスタチンにより抑制される．ドパミン，セロトニン，α-アドレナリン作動薬はGHRHとソマトスタチンの分泌を変化させることにより，GHの分泌を促進する．一方，β-アドレナリン作動薬，遊離脂肪酸，インスリン様成長因子，成長ホルモン自身はGHの分泌を抑制する．

　GHは抗インスリン作用により末梢組織の糖利用を抑制し血糖値を上昇させるとともに，脂肪組織において脂肪分解を促進し血中遊離脂肪酸およびグリセロール濃度を高める．一方，タンパク質同化作用や成長促進作用はソマトメジン（somatomedin）あるいはインスリン様成長因子（insulin-like growth factor；IGF）などのホルモン物質により間接的に伝達される．IGF-1は，軟骨形成，

骨格成長や軟組織成長に直接作用する．

(1) GH欠乏症候群

一般的に身長が同性同年齢の平均値の-2SDあるいは3パーセンタイル以下を低身長と定義する．GH分泌不全性低身長症（下垂体性小人症）に対しては，遺伝子組換えにより合成されたヒトGH製剤であるソマトロピン（somatropin）が用いられる．ソマトロピンは筋肉注射でも皮下注射でも投与可能で効力は変わらないが，自分で投与できる皮下注射が好んで用いられている．副作用として治療初期に一過性に頭痛，発疹などがみられる．また，肩関節痛，大腿骨頭壊死，周期性四肢麻痺，血清トランスアミナーゼ上昇，アレルギー反応などがある．抗インスリン様作用と腫瘍細胞増殖促進作用を有するため糖尿病と悪性腫瘍の患者には禁忌である．

Laron型小人症は，GHが正常または増加しているにもかかわらず，血中のIGF-1が減少している稀な遺伝性疾患である．GH受容体機能が欠損しているためGHに対してIGF-1はほとんど反応しない．したがって，ヒト遺伝子組換えIGF-1であるメカセルミン（mecasermin）がLaron型小人症の治療に用いられる．

成人の下垂体機能低下症では，心・脳血管障害などの合併症による死亡率が健常者に比べ有意に高いことが報告されており，成人に対するGH補充療法も欧米では認可されている．最近になり，わが国でも厚生労働省難治性疾患研究班による"成人成長ホルモン分泌不全症の診断と手引き"において重症と診断された患者にはGH補充療法が認可された．

(2) GH過剰症

GHの過剰分泌が骨端線閉鎖後におこると末端肥大症，それ以前に生じると下垂体性巨人症となる．末端肥大症の80％以上が，ソマトトロピン腺腫（GH分泌性腺腫）によるものである．腺腫によるGHの分泌を抑制するドパミン作動薬のブロモクリプチン（bromocriptine）が，外科手術によって治癒しないか再発の恐れのある患者に対し用いられる．視床下部ホルモンのソマトスタチン（somatostatin）はGH，甲状腺刺激ホルモン，インスリン，グルカゴン，レニンの分泌を抑制する．GH分泌腺腫は，ソマトスタチンに対する感受性を有しており，合成アナログであるオクトレオチド（octreotide）は末端肥大症の治療に効果がある．

b. プロラクチン（prolactin）

プロラクチンはGHと同様に単鎖のポリペプチド（アミノ酸199個）で，3個のジスルフィド結合を内包している．プロラクチンは黄体期の最後に子宮粘膜の脱落膜細胞からも生成分泌されるが，ほかの下垂体ホルモンとは異なり，その標的細胞におけるホルモンの合成や分泌を促進させないためフィードバック調節を受けにくい．プロラクチンの分泌調節は主にドパミンによって行われ，下垂体前葉のプロラクチン産生細胞のD_2受容体にドパミンが結合するとプロラクチンの合成と分泌が抑制される．甲状腺刺激ホルモン放出ホルモンはプロラクチンの分泌を促進する．授乳中の母親ではプロラクチンが上昇し，正常な月経周期を抑制する．また，高プロラクチン血症は無月経や不妊症の原因となる．

プロラクチン分泌異常： プロラクチンが治療薬として使われることはないが，プロラクチン分泌を抑える薬物は高プロラクチン血症の治療薬として有効である．ドパミンはプロラクチン分泌を抑制するので，ドパミン作動薬であるブロモクリプチンが，高プロラクチン血症の治療（不妊症，無月経）に広く用いられている．ブロモクリプチンは経口投与が可能で，副作用として悪心，嘔吐，眩暈などがある．また，血圧低下作用があるため，高血圧治療薬を服用している患者には注意しな

ければならない.

c. 性腺刺激ホルモン (gonadotropic hormones)

黄体化ホルモン (luteinizing hormone, lutropin；LH), 卵胞刺激ホルモン (follicle stimulating hormone, follitropin；FSH), 胎盤性ホルモンである絨毛性ゴナドトロピン (choriogonadotropin；CG) はゴナドトロピン (gonadotropins) と総称される. LH は男性においては精巣の間質細胞に作用するので間質細胞刺激ホルモン (interstitial cell-stimulating hormone；ICSH) とも呼ばれる. LH と FSH はともに糖蛋白であり, 視床下部から分泌されるゴナドトロピン放出ホルモン (gonadotropin-releasing hormone；GnRH) によって調節されている. FSH は, 女性ではエストロゲンの合成を促進させ卵胞を成熟させる. 男性ではセルトリ細胞に作用して精子形成を促進する. LH は, 女性では黄体に作用してプロゲステロン合成を促進し, 男性では精巣のライディヒ細胞におけるテストステロン合成を促進する.

ゴナドトロピンの臨床適用: 尿中 CG の定性的な検査は, 非侵襲的に妊娠の有無を判定できる妊娠診断薬として用いられる. また, 排卵は LH サージの始まりから 36 時間後 (ピークとなってから 10-12 時間後) に起こるので, 尿中の LH 濃度を測定することにより排卵時刻を予知することができる. 妊婦尿から抽出された hCG (human chorionic gonadotropin) は, 胎盤で作られる LH 類似のヒト絨毛性ゴナドトロピンで, 下垂体性の性腺機能低下症や不妊症に用いられる. 閉経期婦人尿から抽出された hMG (human menopausal gonadotropin) には, FSH と LH 活性があり, 女子の卵胞発育や排卵促進, 男子の精子形成促進にそれぞれ用いられている.

d. 副腎皮質刺激ホルモン (adenocorticotropic hormone；ACTH)

ACTH は 39 個のアミノ酸からなるポリペプチドで, 副腎皮質を刺激して糖質コルチコイド, 鉱質コルチコイド, アンドロゲンを分泌させる (後述). ACTH の分泌は視床下部から放出されるコルチコトロピン放出ホルモン(corticotropin-releasing hormone；CRH)によって刺激される. また, 糖質コルチコイドは負のフィードバック機構により ACTH の分泌を抑制する. ACTH の治療効果はすべて, 適量のコルチコステロイドで代用できるため, ACTH の治療薬としての使用はごく限られている. ACTH は N 末端側のアミノ酸 18 個があれば最大生理活性を示すが, 臨床的にはアミノ酸 24 個の合成ホルモンである酢酸テトラコサクチド (tetracosactid acetate, ACTH1-24) が副腎皮質検査に用いられる.

8.1.2 下垂体後葉ホルモン

下垂体後葉ホルモンにはバソプレシンとオキシトシンがある. バソプレシンは視床下部の視索上核 (supraoptic nucleus), オキシトシンは室傍核 (paraventricular nucleus) でそれぞれ合成され, 視床下部-神経下垂体経路の神経軸索内を輸送されて下垂体後葉へ貯えられる.

a. バソプレシン (vasopressin, antidiuretic hormone；ADH)

バソプレシンは 9 個のアミノ酸からなるポリペプチドであり, 主な生理作用は V_1 受容体を介する昇圧作用と V_2 受容体を介する抗利尿作用である.

(1) バソプレシン受容体

バソプレシン受容体には V_1 受容体と V_2 受容体があり, V_1 受容体はさらに V_{1a} と V_{1b} のサブタイプに分類される. V_{1a} 受容体は血管平滑筋や中枢神経など広く分布しているが, V_{1b} 受容体は下垂体前葉だけに存在する. V_2 受容体は主に腎集合尿細管系の主細胞に局在している. V_1 受容体は

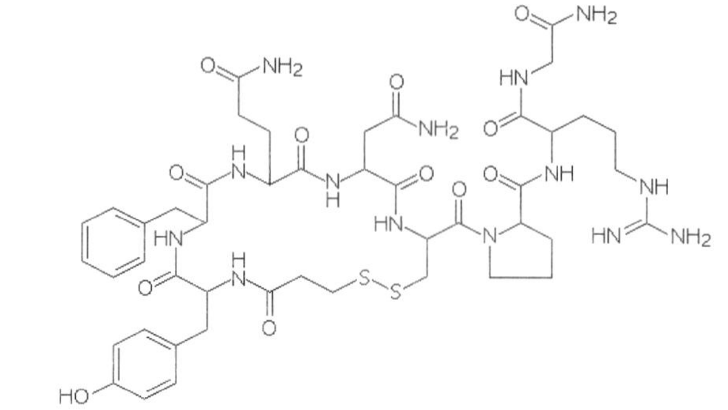

deamino Cys – Tyr – Phe – Gln – Asn – Cys – Pro – D-Arg – Gly – NH$_2$
酢酸デスモプレシン

Cys – Tyr – Phe – Gln – Asn – Cys – Pro – Arg – Gly – NH$_2$
バソプレシン

図 8.1　酢酸デスモプレシン

血管収縮作用，糖源分解，血小板凝集などに関与している．腎集合管主細胞の基底外側膜にある V_2 受容体はプロテインキナーゼ A を介する蛋白質のリン酸化により水チャネル（aquaporin-2）を含む小胞の尖端膜への exocytosis 促進と，尖端膜からの endocytosis 抑制を引き起こし，水チャネルの膜への発現を増減することでバソプレシンの水浸透圧作用を媒介する．

(2) バソプレシンの臨床応用

V_1 受容体を介する胃腸平滑筋の収縮作用が，術後の腸閉塞や腹部膨満の処置，腹部 X 線撮影前の腸内ガス除去などに用いられる．また，V_1 受容体を介する内臓動脈の収縮は門脈血流量を減少させるので，食道静脈瘤の出血を減少させる．したがって内視鏡的硬化療法が行われるまでの止血や，門脈圧亢進症患者の腹部手術時に出血のリスクを軽減するために V_1 受容体作動薬が用いられる．中枢性尿崩症の治療に V_2 受容体を介する抗利尿作用が用いられる．酢酸デスモプレシン（desmopressin acetate）はバソプレシンの 1 位のシステインを脱アミノ化して 8 位の L-Arg を D-Arg に置換したポリペプチドである（図 8.1 参照）．このデスモプレシンは血中半減期が長く V_2 受容体に特異的に作用するため，頭部外傷や脳下垂体領域の手術による中枢性尿崩症患者に対して鼻腔内投与が行われる．デスモプレシンは成人と小児のいずれにおいても有効であり，副作用がほとんどない．

(3) 毒性・有害作用・禁忌・薬物相互作用

バソプレシンの有害作用は血管および胃腸平滑筋に存在する V_1 受容体を介するものである．したがって，冠動脈疾患の患者には注意して投与すべきである．心臓に対する副作用として不整脈と心拍出量の低下がある．V_2 受容体を介するデスモプレシンの有害作用は頻度も少なく軽度であるが，水中毒に注意しなければならない．高血圧，心不全に対しては注意深く用いるべきであり，急性腎不全の患者には使用しない．また，心因性多飲症の患者に対しては，低浸透圧性低 Na$^+$ 血症をもたらすので禁忌である．

(4) 抗利尿ホルモン分泌過剰症候群（syndrome of inappropriate secretion of antidiuretic hormone；SIADH）

SIADH は低血漿浸透圧を伴う低 Na$^+$ 血症でありながら，尿中 Na$^+$ 排泄が持続している病態である．バソプレシンの過剰分泌による水貯留のため循環血漿量が増加してアルドステロンの分泌は抑制され，尿細管における Na$^+$ 再吸収が低下している．治療の原則は水制限であるが，水制限によっても低 Na$^+$ 血症が改善されない場合にはテトラサイクリン系抗生物質であるデメクロサイクリン（demeclocycline）を併用する．デメクロサイクリンはバソプレシンの作用を阻害するので水の排泄が促進される．

b. オキシトシン (oxytocin)

オキシトシンは子宮収縮作用のほかに乳腺の平滑筋収縮による乳汁射出作用もある．子宮のオキシトシンに対する感受性は妊娠子宮において非常に高く，卵胞ホルモンはオキシトシンに対する子宮の感受性を高める．分泌は膣拡張刺激および吸乳刺激により促進される．ウシまたはブタの下垂体後葉から抽出されたものや合成製剤が，分娩誘発，微弱陣痛，弛緩出血，子宮復古不全に用いられる．副作用として子宮破裂，血圧低下，アレルギー反応がある．

8.2 甲状腺および抗甲状腺薬

甲状腺は性質の異なる2種類のホルモンを産生している．すなわち濾胞細胞で甲状腺ホルモン (thyroid hormone) が，傍濾胞細胞でカルシトニン (calcitonin) がそれぞれ合成される．カルシトニンは副甲状腺ホルモンとともに Ca^{2+} 濃度の調節に関与しているので後述する．

8.2.1 甲状腺ホルモン

視床下部から分泌される甲状腺刺激ホルモン放出ホルモン (thyrotropin-releasing hormone；TRH) の刺激により下垂体前葉から甲状腺刺激ホルモン (thyroid-stimulating hormone；TSH) が放出される．TSH は甲状腺濾胞膜の受容体を介して，甲状腺ホルモンの合成と分泌を促進する．甲状腺の濾胞細胞ではトリヨードチロニン (3, 5, 3′-triiodothyronine, T_3) とチロキシン (thyroxine, T_4) が合成される（合成過程は図8.2を参照）．T_3 は T_4 の約5倍の活性を持っている．T_4 は，5′位の脱ヨード反応により T_3（活性型）へ，5位の脱ヨード反応により rT_3（不活性化型）に変換される．血中では T_3 と T_4 の大部分はチロキシン結合グロブリン (thyroxine-binding globulin；TBG) およびチロキシン結合プレアルブミン (thyroxine-binding prealbumin) と可逆的に結合している（遊離型の占める割合は T_4 が約0.03%, T_3 が約0.3% である）．蛋白質と結合した甲状腺ホルモンは

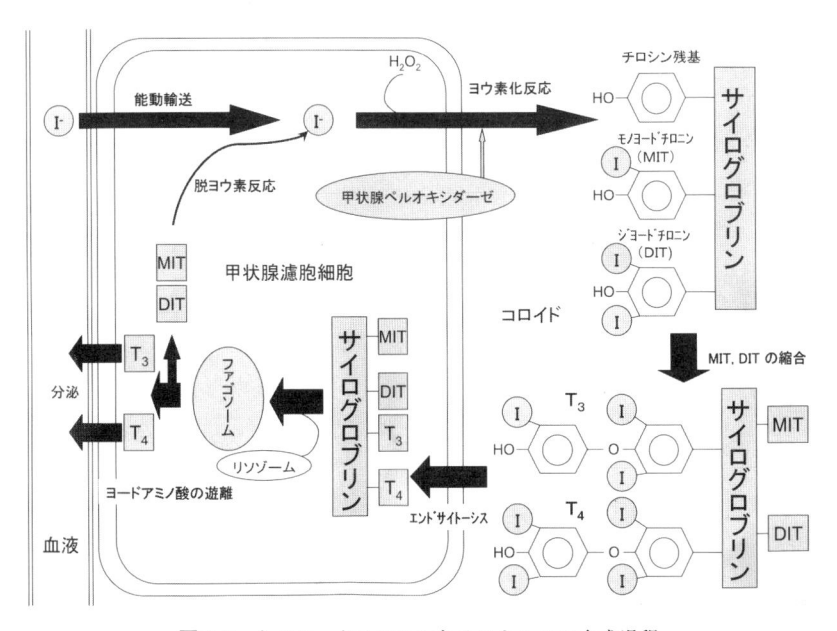

図8.2 トリヨードチロニンとチロキシンの合成過程

代謝や排泄から保護されるため血中半減期が延長する．

a. 甲状腺ホルモンの生理・薬理作用

甲状腺ホルモンは成長と発育に重要な役割を果たしており，神経形成の活発な生後数カ月頃に欠損すると，治療不可能な知能の遅れが起こる（クレチン病）．また，甲状腺ホルモンは，組織（心臓，骨格筋，肝臓，腎臓など）の酸素消費量を増加させ，基礎代謝率を増加させて体温保持に役立つ．甲状腺ホルモンは脂肪分解を促進し，血中コレステロールを低下させる（したがって高コレステロール血症は甲状腺機能低下症の特徴的な症状である）．心血管系に対する作用として，甲状腺機能亢進症では，頻脈，心拍出量の増加，心肥大，末梢血管抵抗の低下，脈圧増加などがみられる．逆に，甲状腺機能低下症では，徐脈，心膜滲出液貯留，末梢血管抵抗の増加，脈圧減少などがみられる．

b. 甲状腺ホルモンの臨床応用

甲状腺ホルモンを用いる治療の主な適用は，甲状腺機能低下症あるいはクレチン病の患者に対するホルモン補充療法である．合成 T_4 製剤であるレボチロキシン（levothyroxine）および合成 T_3 製剤であるリオチロニン（liothyronine）などが用いられる．リオチロニンは作用発現が早く作用時間が短いのに対し，レボチロキシンは活性が高く持続性がよいので補充療法にまず選択される．

副作用として，心悸亢進，頻脈，不整脈，振戦，頭痛，発汗，精神神経症状（不眠，興奮，不安感，躁鬱など），体重減少を起こすことがある．また，薬物相互作用として，抗凝血薬ワルファリンの作用を増強し出血傾向に陥ることがある．

8.2.2 抗甲状腺薬

甲状腺ホルモン産生過剰による甲状腺機能亢進症（Basedow 病など）の治療に抗甲状腺薬が使用される．臨床応用されている抗甲状腺薬はチオアミド系のプロピルチオウラシル（propylthiouracil）とチアマゾール（thiamazole）が代表薬である．これらの薬物は甲状腺に取り込まれたヨウ素がチログロブリンのチロシン残基へ結合できなくなり，ペルオキシダーゼを阻害するため甲状腺ホルモンの産生が抑制される．重要な副作用として顆粒球減少症がある．発疹，肝障害，関節痛などのアレルギー反応が生じる．また，低血糖発作をきたすインスリン自己免疫症候群を起こすことがある．

8.3 副腎皮質ホルモン

副腎は間葉性由来の皮質と外胚葉神経性由来の髄質から構成され，皮質からステロイドホルモン，髄質からカテコールアミンがそれぞれ合成・分泌される．副腎皮質は解剖学的には3層に分けられるが，機能的には外層（球状層）と内層（束状層/網状層）からなる．球状層から鉱質コルチコイド（mineralocorticoids），束状層から糖質コルチコイド（glucocorticoids），網状層から副腎性ホルモン（androgen）がそれぞれ分泌される．下垂体前葉から ACTH が分泌されないと内層の細胞は萎縮し，糖質コルチコイドおよびアンドロゲン産生は著明に低下する．一方，ACTH は球状層の鉱質コルチコイド産生を刺激するが，この層はおもにアンジオテンシン II（angiotensin II）と細胞外 K^+ により制御されているので ACTH がなくても萎縮は起こらない．

8.3.1 糖質コルチコイド（glucocorticoids）

ステロイドホルモンは基本骨格にステロイド核をもつ化合物の総称であり，おもな糖質コルチコイドはヒドロコルチゾン（コルチゾール，cortisol）である．ステロイドホルモンの生合成はコレステロールを前駆体とした水酸化反応である．コレステロールはミトコンドリアにおいて，$P450_{scc}$による側鎖切断反応でプレグネノロン（pregnenolone）に変換される．プレグネノロンは滑面小胞体において，プロゲステロン（progesterone）となり，以下 17 α-hydroxyprogesterone, 11-deoxycortisol を経て最終的にコルチゾールとなる．プロゲステロンはアルドステロン合成酵素 $P450_{aldo}$により鉱質コルチコイドのアルドステロン（aldosterone）となる．糖質コルチコイドではACTH, 鉱質コルチコイドではアンジオテンシン II が促進作用を及ぼす．

a. 生理機能と薬理作用

コルチコステロイドの作用は，糖・蛋白質・脂質代謝，体液と電解質平衡の維持，心血管系，免疫系，腎臓，骨格筋，内分泌および神経系の機能保持など多様かつ広範囲にわたる．ステロイドホルモンの受容体は核受容体スーパーファミリーに属し転写調節因子として機能する．糖質コルチコイドは血中ではコルチコステロイド結合グロブリン（corticosteroid binding globulin）に結合し標的細胞に送られる．ステロイドは細胞膜を容易に通過し，細胞内で HSP（熱ショック蛋白）と結合した糖質コルチコイド受容体と複合体をつくる．複合体は糖質コルチコイド応答配列に接合し，転写調節因子として特定の遺伝子転写を引き起こす．

糖質コルチコイドの糖質・蛋白代謝に対する作用は，肝臓でのグルコースの生成（糖新生）を促進し，肝グリコーゲンとしてグルコースの貯蔵を促進する．末梢ではグルコースの利用を減少させ，蛋白質分解を促進する（蛋白異化）．糖質コルチコイドのグルコース代謝に及ぼす作用により，糖尿病患者では症状が悪化する．脂質代謝に対するコルチコステロイドの作用は，クッシング症候群のような副腎機能亢進状態に起こる体内脂肪の再分布（野牛肩（buffalo hump），満月様顔貌（moon face））と，成長ホルモンやβアドレナリン受容体作動薬による脂肪分解の促進である．これにより血中遊離脂肪酸が増加する．骨格筋が正常な機能を維持するためには，適度な濃度のコルチコステロイドが必要である．糖質コルチコイドや内因性副腎機能亢進症により骨格筋の疲労が起こり，ステロイド性ミオパチーがクッシング症候群で見られる．糖質コルチコイドが中枢神経系にある受容体に直接作用して，感情，行動，脳興奮性などに影響を及ぼすことが認められている．糖質コルチコイドは，血中ヘモグロビンおよび赤血球含有量を増加させる．たとえばクッシング症候群ではしばしば赤血球増多症がみられる．消化器系に対して胃液分泌亢進および胃粘液分泌抑制作用をもつ．また，蛋白異化作用により胃粘膜菲薄化をきたすので消化性潰瘍の危険性がある．

糖質コルチコイドは炎症反応を抑制する．この抗炎症作用は，臨床的にも利用価値が高く頻繁に処方される．抗炎症作用の機序は，白血球の炎症部位への遊走抑制，血管透過性亢進の抑制，肥満細胞からのヒスタミン放出抑制などによると考えられている．また，フォスフォリパーゼ A_2 を阻害する蛋白（リポコルチン（lipocortin））が糖質コルチコイドによって誘導されプロスタグランジンやロイコトリエンの産生を抑制するためと考えられている．糖質コルチコイドの免疫抑制作用は，好ましくない免疫反応による疾患の治療（蕁麻疹のような液性免疫反応から，移植臓器拒絶反応のような細胞性免疫反応まで）にも非常に利用価値がある．視床下部-下垂体-副腎系は免疫系と密接な関係があり，糖質コルチコイドはリンパ球・白血球など炎症性メディエータに対する反応性も抑制する．糖質コルチコイドの抗アレルギーおよび免疫抑制作用はこのためであり，これによって生

命を危うくするほどの免疫反応が起こるのを防いでいる．

b. 吸収・代謝・排泄

　ステロイドは経口投与により効果を発揮するが，血中濃度を急速に高めるため静脈内投与をする．また，筋肉注射により作用を持続することができる．糖質コルチコイドは関節腔，皮膚および気管のような局所からも吸収される．吸収されたコルチゾールは90％が蛋白（コルチコステロイド結合グロブリンとアルブミン）と可逆的に結合し，結合していないヒドロコルチゾンが細胞内に入り作用を発揮する．主たる代謝経路は肝臓である．コルチゾールは肝臓において不活性型のコルチゾンに変換され，17-ヒドロキシコルチコステロイド（17-OHCS）および17-ケトステロイド（17-KS）となり，大部分はグルクロン酸および硫酸抱合体となり尿中に排泄される．

c. 臨床応用

　原発性副腎機能不全，二次性副腎機能不全に対し補充療法を行う．急性副腎不全では脱水，低ナトリウム血症，高カリウム血症，衰弱，嗜眠および低血糖を示し，大量あるいは長期投与の糖質コルチコイドを急に中止したときにしばしば認められる．欠損状態における補充療法を除いては，糖質コルチコイドの使用方法は経験的なものである．臨床経験にもとづく治療上の原則として，(1) 重症な副作用のため有効性と危険性を充分考慮することが必要である．(2) 試行錯誤により至適治療量を決定し，治療による改善効果と合併症の発現を定期的に検査しなければならない．(3) 1回だけ投与する場合は大量でも実質上有害な副作用はない．(4) 短期間（1週間以内）であれば，とくに適応禁忌でなければ副作用の発現はほとんどない．(5) 長期投与する場合には，期待する効果が得られる最少量を投与すべきである．投与量や使用期間が増すにつれ，患者に障害を与え死に至らしめる危険が増す．長期にわたる糖質コルチコイド療法を急に中止すると，ときには生命にかかわるほどの重篤な副腎機能不全（副腎クリーゼ）を起こす危険がある．

　内分泌疾患以外への適応として，① 膠原病（重症の炎症性リウマチ疾患や，結節性多発性動脈炎，ウェゲナー肉芽腫などの脈管系疾患の特効薬），② アレルギー疾患（血清病，蕁麻疹，接触性皮膚炎，薬物反応，蜂刺されなど，初期治療の補助療法として，適量の糖質コルチコイドを用いる），③ 気管支喘息（吸入ステロイド薬が経口テオフィリンの代わりに用いられる），④ 感染症（ニューモシスチスカリニ肺炎を伴うAIDS患者や，B型インフルエンザ菌による髄膜炎の治療に用いられる），⑤ 皮膚病（さまざまな炎症性皮膚病に有効で，ヒドロコルチゾン軟膏を皮膚に塗布する），⑥ 悪性疾患（糖質コルチコイドは抗リンパ球作用があり，急性リンパ性白血病やリンパ腫の化学療法に用いられる），⑦ 臓器移植（臓器移植の際，大量のプレドニゾンを免疫抑制剤と併用する），⑧ 消化器疾患（潰瘍性大腸炎や重症肝炎）などがある．

d. 副作用

　ステロイド治療における副作用には，大量投与によるものと投与中止によるものがある．投与中止した場合にはステロイドが処方される原因となった疾患が再発することを十分理解しておかねばならない．一方，ステロイド投与によって内因性コルチゾール量が減少し副腎皮質が萎縮していると，投薬が突然止まると萎縮した副腎は十分なコルチゾールを産生できないので，急性副腎機能不全におちいる．ほかには発熱，筋肉痛，関節痛，不快感などが起こるが，これらの症状をステロイド治療が行われる原因となった疾患と区別するのは難しい．

　長期的なコルチコステロイド治療による合併症は多彩である．① 感染症の誘発・増悪（日和見感染や結核の再発），② 消化性潰瘍の誘発・増悪（消化性潰瘍は出血と穿孔の可能性があり，気づ

かないうちに発病している．非ステロイド性抗炎症薬を併用している場合に多い），③ ミオパチー（四肢の近位側筋組織が弱くなるのが特徴で，歩行障害がでるほど重症になることもある），④ 行動変化（しばしば神経症，不眠症，多幸感，躁鬱状態などの行動異常が見られ，自殺することもまれではない），⑤ 白内障（合併症としてよく知られており，とくに小児に発症率が高い），⑥ 骨粗鬆症および骨壊死症（骨粗鬆症と脊椎圧迫骨折はしばしば起こる重篤な合併症である．また，大腿骨頭などに無菌性壊死がおこる．進行性で最終的には整形外科的治療が必要となる），⑦ 成長遅延（小児に糖質コルチコイドを比較的少量投与した結果，成長が遅延する），⑧ 糖尿病の誘発・増悪，⑨ 静脈血栓症，⑩ 高血圧，⑪ 満月様顔貌，⑫ 野牛肩，⑬ 皮膚斑状出血線条，⑭ 多毛症など．

8.3.2 副腎皮質ステロイド合成阻害薬

クッシング症候群，副腎腫瘍，異所性 ACTH 産生腫瘍由来の副腎皮質機能亢進症などに対して，副腎皮質に直接作用してホルモン合成を抑制する薬物が用いられる．11β-位の水酸化反応を阻害するメチラポン（metyrapone）は下垂体機能検査（メトピロン試験）に用いられる．11β-位の水酸化反応が抑制されると，11-deoxycortisol と deoxycorticosterone が血中に分泌される．両者とも ACTH 分泌を抑制しないので，下垂体前葉機能が保持されていれば，代償性に ACTH の分泌が増加するとともに両ホルモンの分泌も増加する．したがって代謝物である 17-KS および 17-OHCS の排泄量は増加する．異所性 ACTH 産生腫瘍によるクッシング症候群や下垂体機能不全では尿中 17-KS および 17-OHCS は変化しない．ミトタン（mitotane）はコレステロール側鎖切断反応と 11β-位の水酸化反応を阻害する．作用時間が長く投与を中止しても数週間は効果が持続する．トリロスタン（trilostane）はプレグネノロンをプロゲステロンに変換する 3β-ヒドロキシステロイドデヒドロゲナーゼの可逆的阻害剤であり，原発性アルドステロン症に用いられる．アミノグルテチミド（aminogluthetimide）はコレステロール側鎖切断反応を抑制する．したがって糖質コルチコイド，鉱質コルチコイドともに合成が抑制される．作用時間は短く，投与中止により速やかに回復する．

8.4 副甲状腺ホルモン

Ca^{2+} は骨形成，筋収縮，神経伝達物質の放出などに必須であり，生体機能に重要な役割を果たしている．Ca^{2+} の血中濃度は，食餌による腸管からの吸収，腎からの排泄と再吸収，骨からの遊離と骨形成を介して狭い範囲に維持されている．この Ca^{2+} の調節に関与しているのが，副甲状腺（上皮小体）ホルモン，カルシトニンおよびビタミン D_3 である．

8.4.1 副甲状腺（上皮小体）ホルモン

副甲状腺ホルモン（parathyroid hormone；PTH）は 84 個のアミノ酸からなるポリペプチドで，上皮小体主細胞で合成・分泌される．血中 Ca^{2+} 濃度が低下すると PTH の分泌は亢進し，逆に血中 Ca^{2+} 濃度が増加すると PTH の分泌は抑制される．PTH は破骨細胞前駆細胞を誘導し骨吸収（Ca^{2+} 遊離）を促進するとともに，腎での Ca^{2+} の再吸収やビタミン D_3 の活性化を促進することにより血中 Ca^{2+} 濃度を増加させる．現在，PTH の臨床適応はなく，上皮小体機能低下症による低カルシウム血症に対しては，ビタミン D とカルシウム補充によって治療可能である．

8.4.2 カルシトニン

カルシトニンは32個のアミノ酸からなるポリペプチドで，甲状腺の傍濾胞細胞において合成・分泌される．血中 Ca^{2+} 濃度が増加するとカルシトニン分泌は亢進し，直接破骨細胞に作用して骨吸収を抑制する．また，腎における Ca^{2+} の排泄も促進するので血中 Ca^{2+} 濃度は低下する．合成カルシトニン製剤であるサケカルシトニン（calcitonin salmon）や合成ウナギカルシトニン（エルカトニン，elcatonin）が骨粗鬆症における疼痛に筋注で用いられる．副作用としてショック，アナフィラキシー様症状がある．

8.4.3 ビタミン D_3

活性型ビタミン $D_3[1,25(OH)_2D_3]$ は骨芽細胞に作用して骨形成を促進する．カルシトリオール（calcitriol）とプロドラッグのアルファカルシドール（alfacalcidol）が，くる病，骨粗鬆症，慢性腎不全，副甲状腺機能低下症などの治療に用いられている．

8.5 性ホルモン

性ホルモンはステロイドホルモンに属し，女性ホルモンの卵胞ホルモン（エストロゲン）と黄体ホルモン（プロゲステロン），男性ホルモンのアンドロゲンからなる．女性ホルモンを用いる治療法は非常に多岐にわたり，おもに閉経後のホルモン補充療法と避妊に用いられる．また，エストロゲンおよびプロゲステロンの受容体拮抗薬は女性の不妊治療に用いられ，エストロゲン感受性乳癌の治療に抗エストロゲン薬が用いられる．一方，アンドロゲンは男性の性腺機能低下症に対して用いられる．

8.5.1 卵胞ホルモン（estrogens）

エストロゲンは主として卵巣の成熟卵胞の顆粒膜細胞において合成分泌されるステロイドホルモンである（睾丸，胎盤，副腎からも少し分泌される）．ヒトにおける天然エストロゲンには，17β-エストラジオール（17β-estradiol），エストロン（estrone），エストリオール（estriol）があり，17β-エストラジオールが最も力価が高い．

a. エストロゲンの生合成

エストロゲン類はアンドロステンジオン（androstenedione）あるいはテストステロン（testosterone）を前駆物質として生合成される．下垂体から分泌されたFSHが卵胞顆粒膜細胞受容体に作用し，アロマターゼ（aromatase）活性を刺激してエストロゲン産生を促進する．卵巣は閉経前の女性においてエストロゲンの主要な供給源である．閉経後や男性では，脂肪細胞において副腎皮質から分泌されたデヒドロエピアンドロステロン（dehydroepiandrosterone）からエストロンが分泌される．

b. 生理・薬理作用

卵胞ホルモンは子宮，卵管，膣など女性性器の発育や二次性徴を促す．女性の月経周期は視床下部，下垂体，卵巣の内分泌系により調節されている．月経中間期のゴナドトロピンの大量放出によって排卵が起こる．これはエストロゲンの持続的上昇が下垂体への正のフィードバック機構に働き，排卵前のLHとFSHの大放出を引き起こす．破裂した卵胞は黄体となりプロゲステロンを産生する．

妊娠が成立しなければ黄体の寿命である14日後に月経が始まる．エストロゲンは女児の骨形成と骨端の閉鎖，閉経後の骨量維持に影響を与える．また，高比重リポタンパク質（HDL）を増加させ低比重リポタンパク質（LDL）を低下させる．

ほかのステロイドホルモンと同様に，エストロゲンは遺伝子の発現を調節することによって作用をおよぼす．エストロゲン受容体は，標的遺伝子のエストロゲン応答エレメント（estrogen response elements；EREs）とよばれる特異的DNA配列に作用し転写を調節する．

c. 吸収・代謝・排泄

エストロゲン製剤は，経口的，非経口的，経皮的および（膣内へ）局所的に投与される．エストラジオールは肝臓の初回通過効果が大きいためあまり経口で用いられない．エチニルエストラジオール（ethinyl estradiol）は経口避妊薬として単独またはプロゲステロンとの混合剤で経口的に用いられる．吉草酸エストラジオール（estradiol valerate）やシピオン酸エストラジオール（estradiol cypionate）は筋肉注射するとゆっくりと吸収される．エストラジオール，エチニルエストラジオールや他の化合物は，血漿蛋白質と結合して運搬される．エストラジオールは性ステロイド結合グロブリンと結合しているが，エチニルエストラジオールは結合しない．エストラジオールの半減期は数分であり，肝臓で速やかに代謝される．17β-hydroxysteroid dehydrogenaseにより，おもにエストロンに転換され，さらに16α位の水酸化，17位のケトン基が還元されて，尿中代謝物であるエストリオールとなる．エチニルエストラジオールは肝臓でゆっくりと代謝され，半減期は13-27時間と長い．

d. 臨床応用

エストロゲン製剤は経口避妊薬の成分や閉経後のホルモン補充療法として用いられる．補充療法に用いられる用量は経口避妊薬に用いられる用量より少なくてすむ．閉経後の女性にエストロゲンを投与する際に最も重要なことは骨欠損を予防することである．エストロゲンは骨の再吸収を減少させ骨欠損を防止するため，閉経後骨粗鬆症の治療に効果がある．閉経後ほとんどの婦人に，のぼせ，悪寒，発汗，知覚障害などが交互に起きる血管運動神経症候群の症状に対し，エストロゲンによる治療は特異的かつ非常に有効である．閉経後の膣炎や膣萎縮に対しても補充療法が効果的である．

エストロゲン単独の補充療法は子宮内膜癌を増加させることが疫学的に報告されて以来，現在ではエストロゲンとプロゲスチンの併用が推奨されている．ただし，子宮摘出後の女性ではプロゲスチンの副作用を考慮し，エストロゲン単独が一般的である．NIHの大規模臨床試験では骨折の頻度は減少するが，乳癌，心疾患，脳卒中の頻度が増加する（大腸癌の頻度は低下）することが判明し試験が中止された．

ターナー症候群の卵巣発育不全では，適切な時期のエストロゲン療法により卵巣の発育を除いて正常女性の特徴を示すようになる．小児期の下垂体機能低下症においても，性的発育の障害はエストロゲンによって治療される（少量のアンドロゲンを併用すると効果が強い）．エストロゲンとアンドロゲンは骨末端の融合を促進するので，成熟前に使用すると低身長になってしまう．

e. 副作用

エストロゲンの副作用の発現は用量依存的であり，経口避妊薬として用いた場合に高血圧，心疾患，脳卒中および静脈血栓などを引き起こす．しかしながら，エストロゲンとプロゲスチンが併用されるようになり，副作用よりもそれによってもたらされる恩恵が認識されるようになった．しばしば現れる不快な症状は悪心と嘔吐である．しばしば重い偏頭痛を起こす．子宮内膜症による痛み

を悪化させる．前立腺癌の治療に用いた場合には女性化乳房が起きる．エストロゲン製剤および経口避妊薬の使用に際し発癌の可能性が最も懸念される．閉経後のエストロゲン使用が子宮内膜癌の発生と関連があることが報告された．若い頃から経口避妊薬を飲み続けている女性は乳癌の発生率がかなり高い．エストロゲンは胆汁中のコレステロールを増加させ，胆嚢炎の発生を2～3倍増加させる．

8.5.2 抗エストロゲン薬 (antiestrogens)

抗エストロゲン薬であるタモキシフェン (tamoxifen) とクロミフェン (clomiphene) は，いずれもエストラジオールがエストロゲン受容体に結合するのを完全に抑制するので，乳癌および女性不妊症の治療に用いられている．タモキシフェンはスチルベン誘導体でエストロゲンによって腫大する転移性乳癌の治療に用いられるが，エストロゲン部分作動薬として作用し更年期愁訴をむしろ助長する．クロミフェンは卵胞ホルモンによる視床下部-下垂体への負のフィードバックを解除するためゴナドトロピンの分泌を増加させ卵胞の成熟を促進するので，排卵誘発剤として女性不妊症の治療に用いられてきた．比較的安価で経口投与が可能であるなどの利点があるが，多胎出産率の増加や卵巣嚢腫などの副作用がある．したがって，ヒト絨毛性ゴナドトロピン (CG) やヒト閉経ゴナドトロピン (hMG) の併用による治療が行われている．エストロゲン合成阻害薬は内因性エストロゲンの生合成を抑制し，エストロゲンの作用を減弱させる．アミノグルテチミド (aminoglutethimide) はアロマターゼ活性を抑制しエストロゲンの生合成を抑制する．新しいアロマターゼ阻害薬としてエグゼメスタン (exemestane)，アナストロゾル (anastrozole)，ファドロゾール (fadrozole) などがある．主に閉経後のホルモン受容体陽性乳癌の術後ホルモン療法に用いられる．

8.5.3 黄体ホルモン (progesterone)

プロゲスチン (progestins) とは，天然ホルモンであるプロゲステロンと，プロゲステロン活性を示す合成化合物の総称である．プロゲステロン自体は治療に用いられることはなく，合成プロゲスチン類が閉経後のホルモン補充療法や避妊薬として，エストロゲンとともに用いられる．プロゲステロンの生合成はコレステロールがミトコンドリアにおいて，$P450_{scc}$ による側鎖切断反応でプレグネノロン (pregnenolone) に変換される．プレグネノロンは滑面小胞体において，3β-hydroxysteroid dehydrogenase によりプロゲステロンとなる．治療に用いられる合成プロゲスチンには，プロゲステロンと同じC21骨格を有し，内因性プロゲステロンと類似した活性スペクトルを示すものと，プロゲステロン骨格のうちC19，C20，C21が欠落しD環がテストステロンと共通である19-ノルテストステロン誘導体がある．

a. 生理機能と薬理作用

プロゲステロンは，ほかのステロイドホルモンと同様に細胞内に拡散し，プロゲステロン受容体と結合する．プロゲステロン受容体は，リガンドによって活性化される核内遺伝子転写因子であり，標的遺伝子内のプロゲステロン応答エレメントと相互作用することによってその発現を調節する．

プロゲステロンは視床下部のパルス発振の頻度を減少させ，GnRH の放出頻度を減少させる．また，下垂体の LH パルスの強度を増加させ黄体期の LH 放出量を増加させる．黄体期に放出されるプロゲステロンは，エストロゲンと協調して子宮内膜の発育を促進し分泌相に移行させる．黄体期

は黄体の寿命が14日であることにより調節されており，黄体からのプロゲステロンの分泌が急に減少すると月経が始まる．プロゲステロンはまた月経と子宮収縮を抑制し，妊娠維持に重要である．プロゲステロンはエストロゲンとともに作用して乳腺の発育を促進する．乳汁の分泌は抑制し，分娩後にエストロゲンとプロゲステロンの量が減少すると乳汁分泌が開始される．また，プロゲステロンは視床下部の体温調節中枢を介して排卵後の体温上昇をもたらす．

b. 吸収・代謝・排泄

プロゲステロンは肝臓での初回通過効果で代謝されるため経口投与では十分な活性を示さない．血中ではアルブミンやコルチコステロイド結合グロブリンと結合しているが，性ステロイド結合グロブリンとは結合しない．半減期は約5分で，肝臓で速やかに代謝され，プレグナンジオール（pregnandiol）となり，グルクロン酸・硫酸抱合体となって尿中に排泄される．

c. 臨床応用

プロゲスチン類は単独あるいはエストロゲンであるエストラジオールかメストラノロール（mestranolol）とともに経口避妊薬として，あるいは閉経後のホルモン補充療法としてエストロゲンとともに用いられる．また，プロゲスチン類は月経困難症，子宮内膜症，早熟性多毛症，子宮出血などの症例に対し，卵巣の働きを抑制するために使用されることがある．これには経口投与が可能な酢酸メドロキシプロゲステロン，ノルエチンドロン，酢酸ノルエチンドロンなどが用いられる．プロゲステロンは子宮収縮を抑制するため切迫流産や習慣性流産の予防に用いられてきたが，胎児に対する男性化や染色体異常などが報告されて最近ではほとんど使用されない．転移性子宮内膜癌の緩和的治療，腎臓癌や乳癌の治療にも用いられる．

8.5.4 抗プロゲスチン薬（antiprogestins）

ミフェプリストン（mifepristone）はノルエチンドロンの誘導体でC11βにジメチルアミノフェニル基をもつ．プロゲスチンの競合的受容体拮抗薬として作用する．妊娠初期に投与すると，子宮のプロゲステロン受容体をブロックし脱落膜の破壊が起こる．これにより胚芽は子宮内膜より分離する．ヨーロッパでは妊娠を終了（人工流産）させるために用いられている．

8.5.5 経口避妊薬（contraceptives）

経口避妊薬はエストロゲンとプロゲステロンの両方を含んだ混合型経口剤である．エストロゲンはエチニルエストラジオール（ethinylestradiol）がよく用いられ，プロゲスチンは19-ノル型化合物のノルエチステロン（norethisterone）やノルゲストレル（norgestrel）が日本では使われている．混合型避妊薬は一相型，二相型および三相型製剤が使用されており，通常は21日分を1セットとして供給される（21日間服用した後7日間休薬する）．一相型は同量のエストロゲンとプロゲステロンが含まれている．二相型と三相型は，プロゲスチン/エストロゲン比をそれぞれ二段階と三段階で月経周期にあわせて変えている．混合型経口避妊薬はLHとFSHを抑制してLHサージも起こさないので，排卵が抑制されて避妊効果を発揮する．

副作用： 多くの副作用は用量依存的に発現するので，現在用いられている"低用量"錠剤ではエストロゲン含有量が35μg以下になっている．心血管系に対する副作用として静脈血栓症，脳卒中などがあり，35歳以上の喫煙する女性では低用量製剤を服用しても心筋梗塞の発生率が増加する．今日では経口避妊薬と癌発生は無関係であることが明らかにされ，むしろ子宮内膜症や卵巣癌

の発生を減少させるが，エストロゲン依存性腫瘍（子宮体癌，乳癌）には禁忌である．

8.5.6 アンドロゲン（androgens）

アンドロゲンは，テストステロン，5α-還元型アンドロゲンであるジヒドロテストステロン，エストロゲン活性を示す代謝物などの作用が総合されたものである．

a. テストステロンの生合成

テストステロン（testosterone）はアンドロステンジオン（androstenedione）から 17-hydroxysteroid dehydrogenase（17-OH-SDH）により生成される．5α-位が還元されるとジヒドロテストステロン（dihydrotestosterone）となり，これはテストステロンより活性が強い．LH は精巣の間質細胞（ライディヒ細胞）に作用しコレステロールをアンドロゲンに変換する．FSH は細精管での精子形成を促進する．テストステロンは精巣のほかに卵巣と副腎皮質からも分泌される．アンドロステンジオンやデヒドロエピアンドロステロンは卵巣と副腎で産生され，末梢組織でテストステロンとエストロゲンに転換される．

b. 生理・薬理作用

テストステロンは男性胎児の泌尿生殖器を男性化し（胎生 8 週頃から精巣からのアンドロゲン分泌が始まる），思春期の二次性徴をもたらす．思春期以降，アンドロゲンは精細管内での精子形成に必須であるばかりでなく，精子が精巣上体や輸精管を通過していく間に成熟するのに必要である．蛋白同化作用により筋肉肥大，骨髄造血機能亢進，骨成長促進をきたす．

c. 吸収・代謝・排泄

注射されたテストステロンは速やかに吸収，代謝，排泄されるので作用は弱い．テストステロンは肝臓で代謝され，主な代謝物であるアンドロステロン（androsterone）とエチオコラノロン（etiocholanolone）は生理作用の弱い不活性代謝体である．アンドロゲンの 17 位がアルキル化されると，肝臓での代謝が遅くなり経口投与しても有効となる．

d. 臨床応用

男子の性腺機能低下症や造精子障害による不妊症のみならず，生殖器以外の組織に対してもアンドロゲンが用いられる．ほとんどの場合テストステロンエステル類が好んで用いられる．アンドロゲンには赤血球生成刺激作用がある（男女のヘマトクリット値の違いはこの作用による）ので，再生不良性貧血や骨髄線維症などに合併した貧血に用いられている．乳癌や骨粗鬆症に対してもアンドロゲン療法が行われている．

e. 副作用

アンドロゲンを女性に投与した場合には男性化を起こす（月経異常など）．また，正常男性に連続投与すると，ゴナドトロピンの分泌を抑制し無精子症となる．性機能不全の男性では初期に持続した勃起が認められる．小児にアンドロゲンを投与すると骨端線の閉鎖により成長に障害を及ぼすので注意が必要である．アンドロゲンは胎盤を通過し，女性胎児の男性化を起こすので，妊娠中は使用しない．アンドロゲンを投与された男性（とくに小児や肝疾患のある男性）に女性化乳房のような女性化が起こる．フルオキシメステロン（fluoxymesterone）はエストロゲンに変換されにくいので女性化を起こさない．アンドロゲンを大量に投与すると浮腫がおこる．鬱血性心不全や腎不全，肝硬変や低蛋白血症など浮腫を起こしやすい患者でよくみられる．メチルテストステロンなど 17α-アルキル置換基を持つすべてのアンドロゲンで黄疸がみられる．

8.5.7 抗男性ホルモン薬 (antiandrogens)

抗男性ホルモン薬はアンドロゲンの合成阻害や受容体拮抗薬であり，前立腺肥大，前立腺癌，男性型脱毛症，女性の男性化，思春期早発症などに有効である．リュープロレリン (leuprorelin) は下垂体のGnRH受容体減少作用を持ち，前立腺癌に有効である．フィナステリド (finasteride) は5α-還元酵素の競合的拮抗薬である．経口で活性を持ち前立腺肥大症や壮年性脱毛症に用いられる．アンドロゲン受容体拮抗薬として，フルタミド (flutamide) や酢酸シプロテロン (cyproterone acetate) があり，前立腺肥大や前立腺癌に用いられている．

8.6 子宮収縮薬

分娩誘発や陣痛促進，分娩後の弛緩出血の防止，人工妊娠中絶などの目的で子宮収縮薬が用いられる．分娩誘発や陣痛促進にはオキシトシンやプロスタグランジン，分娩後の弛緩出血には麦角アルカロイドのエルゴメトリンがそれぞれ用いられている．下垂体後葉ホルモンのオキシトシンは，子宮平滑筋のオキシトシン受容体に作用して収縮力と収縮頻度を増加させる．妊娠期間中はプロゲステロンが子宮平滑筋のオキシトシンに対する感受性を低下させているが，陣痛に伴ってプロゲステロン濃度が低下すると子宮収縮が起こる．経口投与では消化管で速やかに分解されるので点滴静注にて投与される．プロスタグランジン (prostaglandin; PG) は妊娠子宮を収縮させ分娩を誘発することができる．妊娠の有無に関わらず$PGF_{2\alpha}$は子宮を収縮させるが，非妊娠子宮ではPGE_2で弛緩が起こる．オキシトシンとPGの併用は過強陣痛を起こしやすいので避けるべきである．麦角アルカロイドの作用は多岐にわたるが，エルゴメトリン (ergometrine) は子宮収縮作用が強い．子宮収縮作用は子宮底部だけでなく子宮頸部にも起こるので，分娩後の弛緩出血や子宮復古不全に用いられるが，陣痛促進には用いられない．一方，切迫流産にはアドレナリンβ_2受容体作用薬のリトドリン (ritodrine) が子宮弛緩薬として用いられる．

（西田洋文）

演習問題

問題 患者：男性54歳
下垂体腫瘍摘出術後の検査にて汎下垂体機能低下症と診断された．この患者に必ず補充しなければならないホルモン（合成ホルモン製剤）は何か．

解答 この患者には，ADH低下による尿崩症に対して酢酸デスモプレシン，TSH低下による甲状腺機能低下症に対して合成T_4製剤（レボチロキシン），ACTH低下による副腎機能低下症に対して糖質コルチコイド（プレドニゾロンなど）を必ず補充しなければならない．この際，ステロイドを補充した後にT4製剤を少量から開始することが大事（甲状腺ホルモンはステロイドの代謝を促進するので副腎クリーゼを起こす危険がある）．下垂体前葉から分泌されるホルモンが低下した場合，成長ホルモン（GH）を除いて一般的には標的内分泌腺ホルモンが用いられる．小児に対してはGHの補充療法のほか性ホルモンの補充療法が必要になるが，成人男性に対するGHの補充療法は一部を除いて現在保険で認められていない．また，挙児希望など特別な理由がなければ性ホルモンを補充することはない．

9
血 液 薬 理 学

9.1 貧血の種類，鉄代謝とその治療薬

9.1.1 貧 血 の 分 類

われわれの体内では，骨髄における新たな造血と脾臓などの網内系組織での破壊によって赤血球数は一定に保たれている．貧血はこのホメオスターシスが破綻したときに生じてくる．その破綻の原因を分類すると形態学的分類と病態生理学的分類に大別される[1]．前者の利点は貧血患者の病因の範囲を狭め，さらに必要な検査の的を絞ることが可能となり，病態生理学的分類による個々の疾患の診断に到達するためのガイドとなることである．

後者は貧血の発現機序に基づいた分類であるため，この分類に基づいて治療を選択することが可能となり，貧血の診断の到達目標といえる．その各論について以下に解説する．

a. 形態学的分類[1,2]

貧血の種類は血液検査の成績，とくに MCV, MCHC によって大球性貧血（MCV 上昇，MCHC 正常），正球性貧血（MCV, MCHC 正常），小球性低色素性貧血（MCV, MCHC ともに低下）のいずれかに分けることができる．最近では MCV の値で大球性貧血，正球性貧血，小球性貧血と分類されるようになってきた．MCV の正常範囲は 80-100 fL で，大球性貧血は MCV 100 fL＜，正球性貧血 80-100 fL，小球性貧血 80 fL＞とされている．

小球性貧血には鉄欠乏性貧血，慢性炎症に伴う貧血，サラセミア，鉄芽球性貧血，無トランスフェリン血症などがあげられる．頻度は鉄欠乏性貧血が最も多く，血清鉄低下，総鉄結合能（TIBC）上昇，血清フェリチン濃度低下によって確定診断することができる．慢性炎症に伴う貧血では感染症，自己免疫疾患，悪性腫瘍などの基礎疾患が存在し，炎症性サイトカインによって活性化された単球，マクロファージなど網内系細胞による鉄の貪食が亢進し，赤芽球系造血における鉄利用障害が起こる．通常血清鉄低下，TIBC 低下，血清フェリチン濃度は上昇する．サラセミアは家族歴，標的，奇形赤血球などの形態異常，ヘモグロビン分析，ヘモグロビン合成試験などで診断する．鉄芽球性貧血は正色素性赤血球と低色素性赤血球が混在することが多く（dimorphic），骨髄に赤芽球過形成と環状鉄芽球を認めることで診断できる．

大球性貧血を呈する疾患にはビタミン B_{12} もしくは葉酸欠乏による巨赤芽球性貧血（悪性貧血を含む）があり，これらでは MCV が 120 fL を超えることが多い．診断には骨髄検査，血清ビタミン B_{12}，葉酸の測定，Schilling 試験などを行う．アルキル化剤，葉酸代謝拮抗剤を長期に使用すると同様に MCV が 120 fL を超えることがある．慢性アルコール障害の場合ビタミン B_{12}，葉酸欠乏

を伴わずに軽度大球性（MCV100-110 fL）を呈すことがある．抗てんかん剤の長期投与で軽度大球性を示すことがあり，小児の大球性貧血の中では最も頻度が高いと言われている．それ以外に骨髄異形成症候群（MDS），慢性肝障害，甲状腺機能低下症でも軽度の大球性を示すことが多い．また，再生不良性貧血，溶血性貧血は通常正球性とされるが，しばしば軽度大球性を示す．溶血性貧血では網状赤血球の増加，血清間接ビリルビン増加，赤血球形態の観察，Coombs 試験，赤血球寿命測定，必要に応じてヘモグロビン異常の検索，赤血球酵素異常の検索など，病因を決定するための検査を行う．

正球性貧血の原因は多彩で溶血性貧血や再生不良性貧血の一部，赤芽球癆，急性失血後，骨髄異形成症候群の一部，白血病，多発性骨髄腫，骨髄線維症，癌や悪性リンパ腫の骨髄転移，腎性貧血，SLE などの膠原病などが挙げられる．

b. 病態生理学的分類[3]

貧血を病態生理学的に分類すると大別して

 a：主として赤血球産生障害による貧血
 b：主として赤血球崩壊亢進による貧血
 c：急性失血による貧血

の3つに分けられる．赤血球産生低下による貧血ではさらに

 イ：幹細胞の増殖，分化の異常による貧血
 ロ：赤芽球の増殖ないし成熟の障害
 ハ：ヘモグロビンの合成障害

に分けられる．

幹細胞異常のうち多能性幹細胞の異常による貧血としては再生不良性貧血，MDS，慢性骨髄性白血病などがあげられる．後天性溶血性貧血の1つである発作性夜間ヘモグロビン尿症（PNH）は，ここに分類することもできる．

一方，赤芽球系前駆細胞の異常による貧血には赤芽球癆があげられる．先天性例は Diamond-Blackfan 症候群と呼ばれ乳幼児期に発症し，奇形を伴うことがある．後天性の場合，急性発症例では，パルボウイルス B_{19} 感染や薬剤が原因となることが多い．慢性の場合には胸腺腫に合併することが多い．エリスロポエチン産生が低下する腎性貧血でも赤芽球系前駆細胞の成熟が障害されることによって貧血が起きる．この他，蛋白摂取欠乏，甲状腺機能低下症における貧血もエリスロポエチン産生の低下が関与していると考えられている．前述した巨赤芽球性貧血では DNA 合成障害による核の成熟障害が起こり，赤芽球が早期に障害されてしまう，いわゆる無効造血が貧血の原因となる．

ヘモグロビン合成障害では細胞質の成熟障害による貧血を引き起こし，主に小球性貧血を引き起こす（鉄欠乏性貧血，鉄芽球性貧血，サラセミア，無トランスフェリン血症）．

赤血球崩壊亢進による貧血の主なものは溶血性貧血であり，さらに赤血球自体の異常によるもの（内因性異常）と赤血球以外の因子によるもの（外因性異常）に大別される．赤血球自体の異常による貧血は PNH 以外の大部分が遺伝性であり，さらに以下の3つに大別される．

 イ：膜の異常
 ロ：酵素の異常
 ハ：ヘム，ヘモグロビンの異常

膜の異常の主なものとしては遺伝性球状赤血球症，遺伝性楕円赤血球症，有棘赤血球の出現する無 β-リポ蛋白血症（acanthocytosis），家族性低リポ蛋白血症，標的赤血球を特徴とする先天性 LCAT 欠損症などがあげられる．重症肝障害患者でも有棘赤血球に類似した spurr cell が出現し，赤血球寿命が著しく短縮し，明らかな溶血性貧血の像を呈することがある．PNH は赤血球膜における補体制御因子（CD55 や CD59 などの GPI アンカー）の欠損により，自己の補体の攻撃を受けやすくなり，血管内溶血が起こる疾患である．この異常は赤血球だけでなく，顆粒球やリンパ球にも及んでおり，多能性幹細胞での遺伝子異常に起因していると言われており，再生不良性貧血から移行する例もある．近年本疾患において GPI アンカー生合成過程の最初のステップに関与する遺

表 9.1 貧血の病態生理学的分類

1. 赤血球産生低下による貧血
    a. 造血幹細胞の増殖，分化障害
        (1) 再生不良性貧血
        (2) 骨髄異形成症候群
    b. 赤芽球系前駆細胞の増殖，分化障害
        (1) 赤芽球癆
        (2) 腎性貧血
        (3) 甲状腺機能低下症
        (4) 蛋白欠乏
        (5) 先天性赤芽球系異形成貧血
        (6) 骨髄浸潤に伴う貧血
    c. ＤＮＡ合成障害（巨赤芽球性貧血）
        (1) ビタミン B_{12} 欠乏
        (2) 葉酸欠乏
        (3) 後天性，先天性プリン，ピリミジン代謝障害
    d. ヘモグロビン合成障害
        (1) 鉄欠乏性貧血
        (2) 慢性疾患の貧血
        (3) 先天性無トランスフェリン血症
        (4) 鉄芽球性貧血
        (5) サラセミア
2. 赤血球崩壊亢進による貧血
    a. 内因性異常
        (1) 膜の欠陥
            遺伝性球状赤血球症，遺伝性楕円赤血球症，無 β-リポ蛋白血症，家族性低リポ蛋白血症，先天性 LCAT 欠損症，重症肝障害，発作性夜間血色素尿症
        (2) 酵素系異常
            グルコース-6-リン酸脱水素酵素（G6PD）欠乏症，ピルビン酸キナーゼ（PK）欠乏症
        (3) ヘモグロビン異常
            鎌状赤血球症，不安定ヘモグロビン症，ポルフィリア
    b. 外因性異常
        (1) 機械的障害
            大血管術後，行軍ヘモグロビン血症，血栓性血小板減少性紫斑病，溶血性尿毒症症候群，播種性血管内凝固症候群
        (2) 自己抗体
            自己免疫性溶血性貧血，寒冷凝集素症，発作性寒冷ヘモグロビン尿症
        (3) 脾機能亢進
3. 失血による貧血

文献[1]より一部改変．

伝子(PIG-A 遺伝子)に変異が見つかっており,この PIG-A が病因遺伝子であると考えられている.

酵素の異常のうち解糖系酵素の異常としてわが国で頻度が高いのはピルビン酸キナーゼ欠乏症である.酸化還元系酵素の異常としては G6PD 欠損症,グルタチオン(GSH),peroxidase 欠損症などがあり,これらでは還元型グルタチオンが減少しており,酸化作用の強い薬剤(抗マラリア剤,サルファ剤など)で溶血性貧血を起こしてくるのが特徴である.

赤血球中のヘムあるいはヘモグロビンの異常によって起こる溶血性貧血としてはポルフィリアと鎌状赤血球症,不安定ヘモグロビン症などの異常ヘモグロビン症がある.赤血球系細胞におけるポルフィリン合成の先天的な過剰状態によって発症する先天性ポルフィリアでは例外なく溶血性貧血が起こってくる.鎌状赤血球症は HbS [$\beta 6$ (A3) Glu→Val] のホモ接合体に見られ,慢性溶血性貧血,末梢血流閉塞による疼痛発作,多臓器機能障害を特徴とする病気である.

外因性異常を原因とする溶血性貧血には

イ:器械的破壊によるもの

ロ:自己抗体によるもの

ハ:網内系の機能亢進によるもの

があげられる.

器械的障害による溶血性貧血としては大血管手術の後に起こる大血管障害性溶血性貧血と細小血管の内膜変化によって起こる細血管障害性溶血性貧血とに大別される.前者は心臓の人工弁挿入,動静脈瘻などでも起こってくる.後者には血栓性血小板減少性紫斑病(TTP),溶血性尿毒症症候群(HUS),播種性血管内凝固症候群(DIC)などがあげられる.

自己免疫性溶血性貧血(AIHA)は何らかの原因によって自己赤血球膜上の抗原に対して自己抗体が産生され,抗原抗体反応の結果赤血球が障害を受け,溶血性貧血を起こす病態である.自己抗体の種類によって温式抗体による狭義の AIHA と冷式抗体による寒冷凝集素症(CAD),発作性寒冷ヘモグロビン尿症(PCH)に分けられる.温式抗体は 37℃で赤血球に付着しやすい抗体で,大部分は IgG である.一方,冷式抗体は 32℃以下で反応し,通常 4℃で最大活性を示す.IgM 寒冷凝集素と IgG 二相性溶血素(Donath-Landsteiner 抗体)が代表的である.AIHA は臨床学的に原因となる基礎疾患の有無によって前者を続発性,後者を特発性に分類することもできる.基礎疾患として代表的なものは SLE などの膠原病,悪性リンパ腫などのリンパ増殖性疾患,白血病などの骨髄増殖性疾患,ウイルス,マイコプラズマなどの感染症,α-メチルドーパを代表とする薬剤性などがあげられる.

以上の病態生理学的な貧血の分類を表 9.1 に示した[1].

9.1.2 鉄代謝異常と治療薬

鉄欠乏性貧血は血液疾患のうち最も頻度の高い疾患であり,近年のわが国の統計では[1]成人女性の 8.5% が鉄欠乏性貧血で,潜在的鉄欠乏状態を含めると 50% にも及ぶ.とくに 40 歳台以前では 17.2% に鉄欠乏性貧血が見られた.この頻度は欧米諸国と比較して高く,その原因として鉄含有量が多く易吸収性の動物性蛋白の摂取不足があげられる.とくに女子中学,高校生において鉄欠乏性貧血の頻度は増加傾向にあり,鉄欠乏の予防については幅広い啓蒙活動が必要と考えられる.

a. 定 義

鉄欠乏性貧血の定義はヘモグロビン(Hb)濃度 12.0 g/dL 未満,トランスフェリン飽和率(% Tf)

16%未満,血清フェリチン値12 ng/dL 未満とされている.このほかに MCV,MCH の低下,不飽和鉄結合能(UIBC),総鉄結合能(TIBC)の高値が特徴的である.また,明らかな貧血のまだ発症していない潜在性鉄欠乏状態(Hb12.0 g/dL 以上,%Tf16%未満,血清フェリチン値12 ng/dL 未満),前潜在性鉄欠乏状態(Hb12.0 g/dL 以上,%Tf16%以上,血清フェリチン値12 ng/dL 未満)という段階的鉄欠乏状態の基準が提唱されている[3].これらの人々はわずかな出血や妊娠などを契機に貧血となるので,鉄剤を添加した食品の摂取が推奨されている.また,長期間の運動負荷にて明らかに易疲労性が増強するため,これらの持久運動を行う選手には鉄剤の補給が有用とされている[3].

b. 病因

体内に鉄欠乏状態をきたすのは,表9.2に挙げたように4つに大別される[2].

摂取する鉄の絶対量が不足する原因は菜食主義,過度のダイエット,疾病による食欲不振,慢性アルコール中毒などが代表的である.

鉄吸収は一般的に植物性食品より動物性食品の方が効率的であり,とくにフェリチン,ヘモジデリンなどの蛋白結合鉄や,血液中のヘモグロビンや筋肉中のミオグロビンなど,ヘム鉄の吸収効率は良い.食物中の鉄は胃液により二価イオンの状態に保たれ,十二指腸ないし上部小腸で吸収される.したがって胃切除後の患者,低(無)酸素の患者,Billroth II 法など鉄吸収部位をバイパスするような手術を受けた患者ではしばしば鉄欠乏性貧血を合併する.

鉄需要が増大するのは,新生児期や10代などの成長期である.これらの時期には体重が急激に増し,その成長に必要な血液量,筋肉量を満たすだけの鉄量が必要となる.とくに若い女性では月経が始まるので,鉄需要量はさらに増加する.妊娠時には胎児や胎盤の成長に必要な鉄需要量が増大し,鉄欠乏状態になりやすい.

鉄の排泄はほとんどが出血によるものである.成人女性の月経による鉄排泄量は1周期あたり15から40 mg といわれている.この量は1日必要量に換算すると0.5から1.5 mg となり,この時期の女子は男子に比べ約2倍の鉄を吸収する必要がある.成人男子や閉経後の女性の場合,多くは消化管出血による.そのためこのような場合には消化管の出血源の検索を十分に行う必要がある.

c. 病態

正常人の鉄回転を模式的に図9.1に示した[2].正常人の体内には男子で50 mg/kg,女子で35 mg/kg の鉄量が存在し,その約70%はヘモグロビンとして赤血球内に,残りの大部分は非ヘム鉄のフェリチン,ヘモジデリンとして肝臓,脾臓など網内系臓器内に存在する.筋肉中のミオグロビン鉄(組織鉄)は10%以下である.血漿中の鉄は3から4 mg とわずかだが,これらの鉄は Tf に結合して骨髄での赤芽球ヘム合成のために運ばれる.その鉄回

表9.2 鉄欠乏を起こす原因[2]

1. 鉄摂取量の不足
    a. 食事摂取不能
    b. 偏食,動物性蛋白の不足
    c. 無理なダイエット
    d. アルコール中毒
2. 鉄吸収の障害
    a. 胃切除後
    b. 低酸症,無酸症
    c. 鉄吸収阻害物質(タンニンなど)
3. 鉄需要の増大
    a. 発育,成長
    b. 妊娠,分娩,授乳
    c. 過度のスポーツ
4. 鉄排泄量の増大
    a. 月経過多
    b. 消化管出血

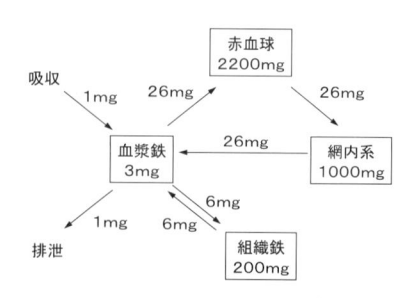

図9.1 体内での鉄回転[2]

図9.2 血漿鉄クリアランス[5]

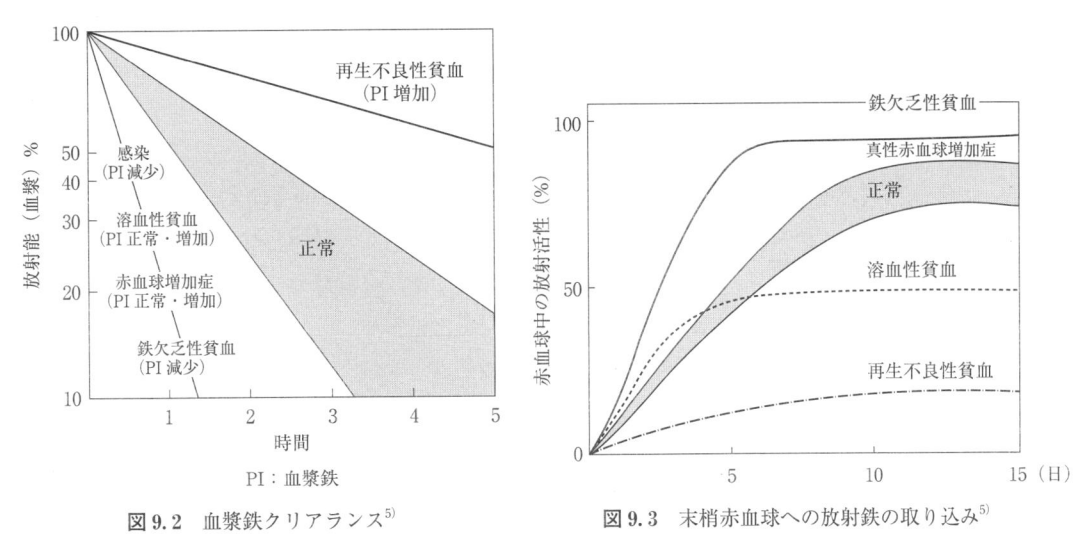

図9.3 末梢赤血球への放射鉄の取り込み[5]

転は活発で，1日約25から30 mgにも達する．このほかにごく少量ではあるが，生体内の酸化還元系酵素であるチトクロームC，カタラーゼ，ペルオキシダーゼや，薬物代謝に関与するP450などの酵素にも含まれる．鉄は腎臓からの排泄経路はなく，腸粘膜や皮膚，毛髪からの剥離，脱落によって失われるのみで，その合計は1日約1 mgである．一方，われわれが毎日食事から吸収する鉄量も約1 mgであり，このように生体内での鉄のin-outはバランスが取れており，閉鎖循環と呼ばれている．消化管出血や月経によってこのバランスがくずれると，鉄欠乏を起こしてくる．体内の鉄量が不足してくるとまず貯蔵鉄が動員されて，早期に造血障害が起こらないような代償機構が働く．しかし，貯蔵鉄が枯渇すると血清鉄も減少し，TIBC，UIBCが高値となり，Tf飽和率が低下する．ヘモグロビン合成の障害から，小赤血球，奇形赤血球などが出現し，赤血球の大小不同も目立つようになる．これらの赤血球は脆弱で壊れやすい．

血清鉄の動きを放射線同位元素の^{59}Feを用いて検索する方法がフェロカイネティクスである[4,5]．^{59}Feを被験者の血漿に加えてTfと結合させ，これを再び静脈内に投与する．^{59}Feは生体内の血清鉄と同じ動きをするので，赤血球形成や崩壊を知る指標となる．経時的に採血して，^{59}Fe活性を測定すると，最初の数時間は指数関数的に減少し，これを片対数グラフに記入すれば，図9.2のように直線になる．その半減時間を血漿鉄消失速度（$PIDT_{1/2}$）とよび，正常は60から120分である．鉄欠乏性貧血では造血亢進状態にあるため，投与された^{59}Feは速やかに骨髄中の赤芽球に取り込まれ，ヘモグロビン合成に用いられるため，血漿からの消失速度は著しく速い．次いで流血中赤血球への^{59}Feの利用される割合と，その最高に達するまでの日数を測定する（％赤血球利用率）．鉄欠乏性貧血では少ない血清鉄がヘモグロビン合成の盛んな赤芽球に取り込まれるため，図9.3のように1週間後にはほぼ100％を示す．

d. 治　療

鉄欠乏性貧血の治療の根本は，鉄欠乏の原因検索とその治療である．鉄欠乏に対しては鉄剤投与で補充する．投与ルートとしては経口と静注があるが，特別な場合を除いて前者を第一選択とする．

(1) 経口鉄剤

現在市販されている経口剤はいずれも2価鉄の形である．これは前述したように腸管からの吸収が2価鉄の形で行われるからである．多量の経口鉄剤は消化管刺激作用を有するため，一般的に投

与は少量から始め最大200mg/日にとどめる.

鉄はpHが低いほどよく吸収されるため,胃液のpHが上昇する食後よりも空腹時のほうが吸収率は高いが,吐き気などの消化器症状の出現頻度も高くなるので実際には食後に投与されることも多い.

剤型としては徐放剤と非徐放剤があるが,前者は胃腸障害が少なく,1日1回の内服で済むという利点があるが,一方で鉄吸収が十二指腸近傍で行われることから吸収率は低くなる.

治療効果は投与後早期に血清鉄の上昇が見られ,その次に網状赤血球が急激に上昇し,徐々にヘモグロビンの上昇となって現れる.しかし,貯蔵鉄が完全に正常域に達するまでには3カ月以上かかるため,それまでは定期的に血清フェリチン値でモニターしながら鉄剤を継続する必要がある.

(2) 静注鉄剤

静注鉄剤の適応は原則的に,胃腸障害が強く鉄剤の内服が困難な場合,大量出血などで急速な鉄の補充が必要な場合,消化管に病変があり内服による吸収が望めない場合などに限定される.副作用としては,一度に高濃度の鉄を投与することにより生じた遊離鉄イオンによる悪心,嘔吐,発疹やアナフィラキシーショックなどがあげられる.そのため静注は可能な限り緩徐に行わなければならない.また経口剤と異なり,腸管による吸収調節ができないため鉄過剰状態を引き起こしやすい.慢性炎症に伴う貧血に鉄欠乏性貧血を合併する場合がしばしば見られるが,このような場合でも比較的鉄過剰を起こしにくい内服の鉄剤が推奨される.

一般的に静注によって投与される総鉄量の限度は以下の式によって計算されるが,実際には計算量よりも少量で済むことが多い.

$$投与量 = \{(16 - 患者Hb値) \times 2.7 + 17\} \times 体重(kg)\ mg$$

治療効果が現れるのは経口剤に比べて早く,投与後1週間以内にフェリチンが上昇し始め,Hbも2週間以内に上昇傾向を示す.

(佐原直日・竹下明裕)

参考文献

9.1.1 貧血の分類
1) 三輪史朗:貧血,概念および分類.血液病学.pp 536-539,文光堂,1995.
2) 木崎昌弘:貧血の成因と病態.標準血液学.pp 18-26,医学書院,2003.
3) 高久史麿:貧血の成因とその分類.内科シリーズ14 貧血のすべて.pp 20-36,南江堂,1972.

9.1.2 鉄代謝異常と治療薬
1) 内田立身:日本人女性の貧血,最近の動向とその成因.臨床血液 45:1085-1089,2004.
2) 森下玲児:鉄欠乏性貧血.内科MOOK 33.pp 52-59,金原出版,1987.
3) 新津洋司郎:鉄欠乏性貧血.血液病学.pp 576-589,文光堂,1995.
4) 和田 攻:鉄代謝異常と低色素性貧血.内科シリーズ14 貧血のすべて.pp 69-79,南江堂,1972.
5) Bothwell T: The study of erythropoiesis using tracer quantities of radioactive iron. Brit J Haematol 2:1-16, 1956.

演習問題

問題1 患者:33歳女性
2年前より子宮筋腫による過多月経が続いていた.2週間前小球性低色素性貧血を近医で指摘され鉄剤の点滴を受けたが貧血は改善しなかった.1週間前より39度台の発熱,倦怠感が出現したため来院した.検査成積はWBC1900/mm^3,RBC304万/mm^3,Hb6.5 g/dL,Plt 13.6万/mm^3,reticulocyte 0‰,CRP

1.0 mg/dL，血清鉄 198 μg/dL，UIBC 134 μg/dL，ferritin 477 ng/mL，haptoglobin 124 mg/dL．本症における貧血の病態を診断するにあたって最も有益な検査項目はどれか，1つ選びなさい
(1) フェロカイネティクス
(2) 血清エリスロポエチン値
(3) クームス試験
(4) 薬剤リンパ球刺激試験
(5) パルボウイルス B19 IgM 抗体

解答 (5)
解説 本症は感昌様症状の1週間後に著明な貧血と網赤血球の低下を認め，パルボウイルス B19 IgM 抗体が陽性であり，急性赤芽球癆と診断した．通常パルボウイルス B19 は赤芽球前駆細胞から赤芽球に感染し一時的にこれらを障害する．通常赤血球造血が亢進している溶血性貧血では赤血球造血が一時的に停止しただけで急激に貧血が進行する．本症では過多月経による鉄欠乏貧血に対し鉄剤が投与され赤血球造血が亢進し始めたタイミングでパルボウイルス B19 に感染し急性赤芽球癆を引き起こしたものと考えられる．同様の病態は悪性貧血の治療中にも起こることが報告されている．

9.2 血栓治療薬，血液凝固系，線溶系，抗凝固薬，抗血小板薬，血栓溶解薬の種類と作用機構，副作用，臨床応用

血小板凝集・血液凝固システムは，血管の破綻によって生じる体内からの失血を防ぐための生体防御システムの1つである．しかし，この血小板凝集・血液凝固システムが不適切に生体内で活性化すると血管内に血栓が形成され，心筋梗塞，脳梗塞，肺塞栓症，DIC などの疾患により生命危機に曝されることになる．そのため，生体内には血小板凝集・血液凝固システムに対する解除および制御システムとして血栓抑制因子産生系や線溶系が存在し，両システムのバランスによって血管内恒常性を保っている．この章では，血小板凝集・血液凝固および血栓抑制因子・線溶系について概説し，現在，日常診療で使用されている血栓治療薬の作用機構，臨床応用，副作用について解説する．

9.2.1 血小板凝集と血液凝固

a. 血管内皮障害に起因する血小板凝集と内因系凝固の発動

血管内皮は血管内腔を覆う1層の扁平上皮細胞で，血管腔と血管壁とのバリアとしての働きの他，血管トーヌスの調節，血管透過性の調節，血小板凝集抑制，白血球接着抑制など血管の恒常性を保つ重要な役割を果たしている．この血管内皮が破綻すると血管内血栓が形成され虚血性疾患などのさまざまな病態を呈する．血管内皮の破綻によりコラーゲンが露出すると，血管内皮細胞や巨核球などから産生される von Willebrand factor（vWF）が露出したコラーゲンに接着し，血小板がこの vWF に GPIb（glycoprotein Ib）受容体を介して付着する（図 9.4）．血小板上の GPIa/IIa 受容体がコラーゲンに結合すると血小板内 Ca^{2+} 濃度の上昇を介して，血小板の形態変化や，ADP，セロトニンといった血小板凝集アゴニストを含んだ濃染顆粒が放出され，これらアゴニストにより血小板凝集が促進される（図 9.4）．さらに，コラーゲンや血小板凝集アゴニストは，ホスホリパーゼ A_2 を刺激して血小板細胞膜からアラキドン酸の切り出しを促進し，アラキドン酸はシクロオキシゲナーゼを介してトロンボキサン A_2 に変換される（図 9.5）．トロンボキサン A_2 は周囲の血小板上のトロンボキサン A_2 受容体を刺激して血小板凝集を加速する．活性化した血小板は GPIIb/

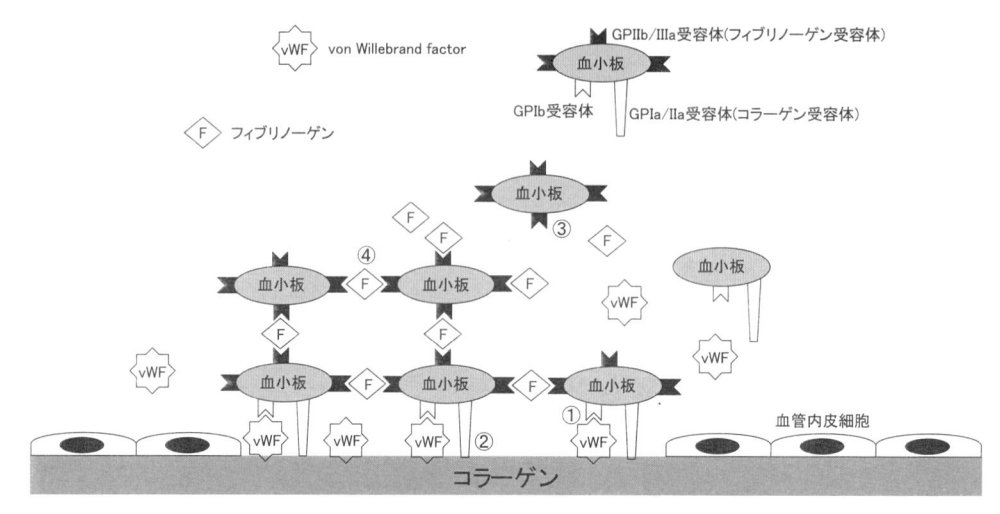

図9.4　血小板凝集

① 露出したコラーゲンにvon Willebrand factor（vWF）が接着し，血小板がこのvWFにGPIb受容体を介して付着する．
② GPIa/IIa受容体がコラーゲンに結合すると血小板内Ca^{2+}濃度の上昇を介して，血小板の形態変化や，ADP，セロトニンといった血小板凝集アゴニストを含んだ濃染顆粒が放出される．
③ アゴニストにより血小板の凝集，活性化が促進され，血小板膜上にGPIIb/IIIa受容体（フィブリノーゲン受容体）の発現が誘導される．
④ GPIIb/IIIa受容体は，フィブリノーゲンと結合し，血小板どうしが凝集する．

IIIa受容体（フィブリノーゲン受容体）を介してフィブリノーゲンと結合し，血小板どうしが凝集する（図9.4）．血小板凝集過程で陰性電荷を帯びた血小板リン脂質や露出した血管コラーゲンがハーゲマン因子（XII因子）を活性化し，内因系凝固因子による血液凝固が発動される（図9.6）．活性型XII因子（XIIa）は，プレカリクレインをカリクレインに変換し，カリクレインがXIIを活性化することで正のフィードバック機構が働き，内因系凝固を加速させ，図9.6に示すような凝固系因子の連鎖的作用によって，最終的にトロンビンがフィブリノーゲンをフィブリンに変換しフィブリン血栓が形成される．

b. 外因系凝固の発動

血管傷害に起因する前述した内因系凝固因子活性化過程とは別に，炎症機構などで活性化した白血球，血管平滑筋，血管内皮細胞から組織因子（tissue factor，III因子）が細胞外に放出され，VII因子の活性化を経てX因子を活性化に導く外因系凝固因子活性化過程も存在する（図9.6）．

9.2.2　血管内皮細胞の抗血栓作用と線溶系

a. 血管内皮細胞の抗血栓作用およびプロテインC, S

血管内皮細胞は，トロンボモジュリン，PGI_2，tissue factor pathway inhibitor（TFPI），アンチトロンビンIII（ATIII）などの抗血栓作用物質を合成，放出し，血小板凝集や血液凝固の抑制に重要な役割を果たしている．トロンボモジュリンは，トロンビンと結合しトロンビンを不活化させ，さらにトロンボモジュリン・トロンビン複合体が，プロテインCを活性型プロテインCに変換する．活性型プロテインCは，プロテインSおよびV因子と複合体を形成し，VIIIa因子およびVa因子を分解・失活化する（図9.6）．PGI_2は，アデニレートシクラーゼを活性化しcAMPの産生を

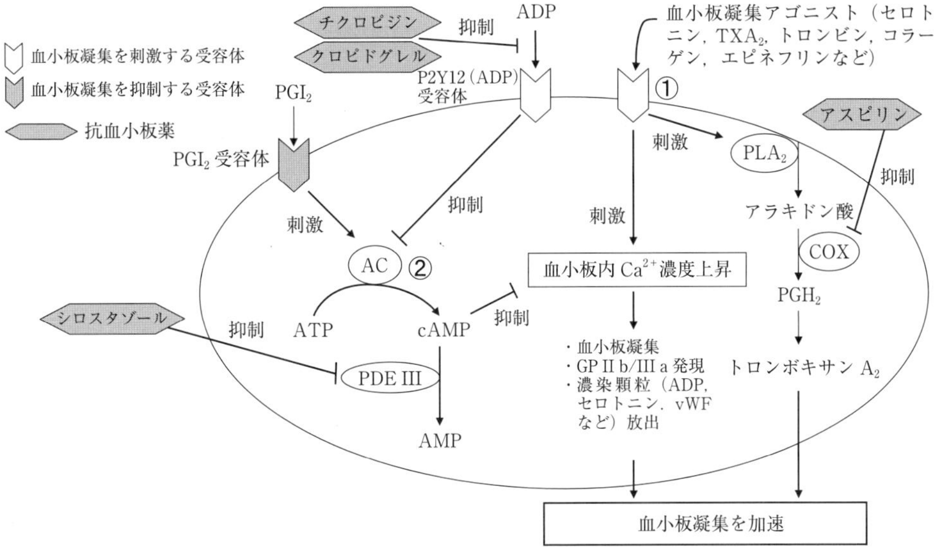

図 9.5 血小板凝集に関わるシグナル伝達と抗血小板薬作用部位

AC：adenylate cyclase, PDE III：phosphodiesterase III, PLA$_2$：phospholipase A$_2$, COX：cyclooxygenase

① 血小板アゴニストに対する受容体の多くは，Ca^{2+}上昇およびPLA$_2$活性を介して血小板凝集の亢進に関与する．PLA$_2$活性により血小板膜から切り出されたアラキドン酸は，COXを介してトロンボキサンA$_2$に変換されるが，アスピリンは，このCOXを阻害することにより血小板凝集抑制作用を発揮する．

② 血小板内cAMPの増加は，血小板内Ca^{2+}応答を抑制するなどして血小板凝集を抑制するが，その詳細な機序については不明な点が多い．シロスタゾールは，cAMP分解酵素であるPDE IIIを阻害することにより，PGI$_2$はcAMP合成酵素であるACを刺激することにより血小板内cAMP濃度を上昇させ血小板凝集を抑制する．P2Y12 (ADP) 受容体の刺激は，PGI$_2$とは逆にACを抑制することによりcAMP濃度を低下させ血小板凝集を促進させると考えられている．チクロピジン，クロピドグレルはこのP2Y12受容体を阻害することにより血小板凝集抑制作用を発揮する．

促す．cAMPは血小板内Ca^{2+}応答を抑制することにより血小板の凝集を抑制する（図9.5）．TFPIは，組織因子（III）/VIIa因子複合体を抑制することにより外因系凝固の発動を抑制する（図9.6）．アンチトロンビンIII（ATIII）は，血管内皮の他，肝臓でも合成され，トロンビン（IIa）やXa因子の作用を抑制する（図9.6）．

b. 線溶系

線溶系とは，凝固系の最終産物であるフィブリン（線維素）を分解する作用過程（線維素溶解系）を指す（図9.7）．線溶系を惹起させる生体内因子として組織プラスミノーゲン活性化因子（tissue plasminogen activator；tPA）とウロキナーゼ（uPA）が知られている．tPAは，血管内皮細胞内で合成され，フィブリンと結合したプラスミノーゲンに結合し，プラスミノーゲンをプラスミンに効率よく変換する．また，uPAは，尿に分泌されるプラスミノーゲン活性化因子であり，血中にあるpro-uPAはuPAの前駆体で，プラスミンや血漿カリクレインによって活性型のuPAとなる．uPAは，tPAと異なりフィブリンに対する結合力が弱いため，液相でのプラスミノーゲンのみを活性化する．プラスミンは，フィブリノーゲンおよびフィブリンを分解して血栓を溶解するが，その際，フィブリノーゲンの分解産物としてFDP（fibrin/fibrinogen degradation products）が増加し（一次線溶），フィブリンの分解産物としてFDPとDダイマーが増加する（二次線溶）．

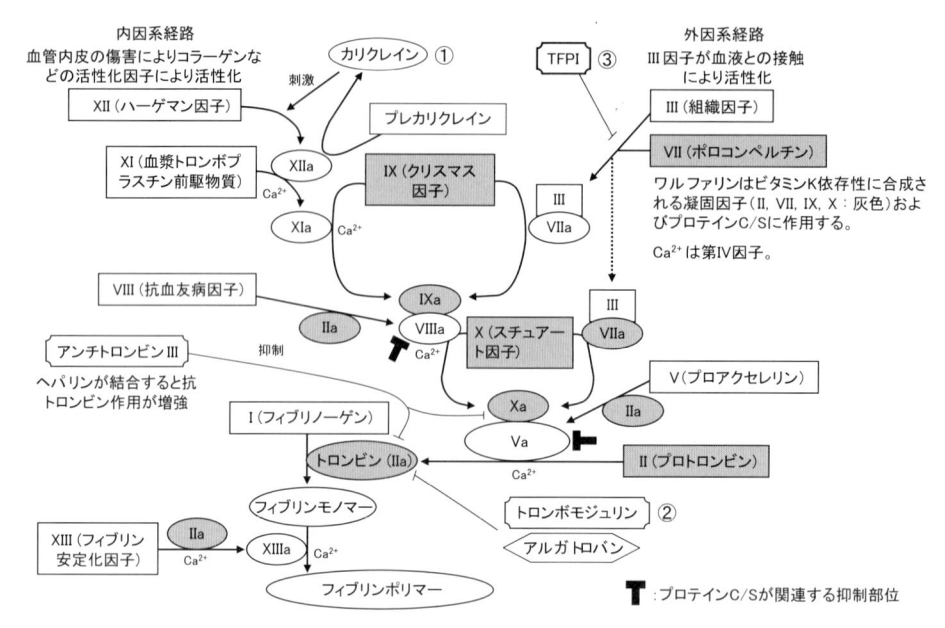

図 9.6 凝固系経路と凝固抑制因子

① プレカリクレインは活性型 XII 因子（XIIa）によってカリクレインに変換され，カリクレインは XII を XIIa に活性化する正のフィードバック機構が存在する．
② トロンボモジュリンは，トロンビンと結合しトロンビンを不活化し，トロンボモジュリン・トロンビン複合体が，プロテイン C を活性型プロテイン C に変換する．活性型プロテイン C は，プロテイン S および V 因子と複合体を形成し，VIIIa 因子および Va 因子を分解・失活化する．
③ tissue factor pathway inhibitor（TFPI）は，組織因子（III）/VIIa 因子複合体を抑制することにより外因系凝固の発動を抑制する．

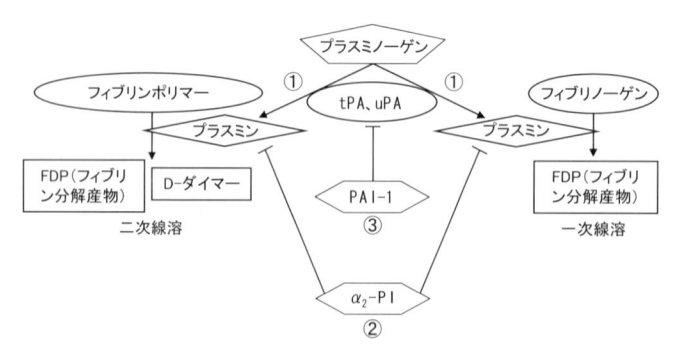

図 9.7 線溶系と線溶抑制因子

① 組織プラスミノーゲン活性化因子（tPA）およびウロキナーゼ（uPA）は，プラスミノーゲンをプラスミンに変換し，プラスミンが血栓溶解作用を発揮する．フィブリノーゲンの分解産物として FDP（fibrin/fibrinogen degradation products）が増加し（一次線溶），フィブリンの分解産物として FDP と FDP-D ダイマーが増加する（二次線溶）．FDP-D ダイマーは，深部静脈血栓や肺塞栓症などの診断で血栓（フィブリン塊）の有無の判定に重要なマーカーである．
② α_2-プラスミンインヒビター（α_2-PI）はプラスミン阻害作用とプラスミノーゲン/フィブリン結合阻害作用により線溶系を抑制する．主に肝臓で合成され，血小板 α 顆粒内にも存在する．
③ プラスミノーゲン活性化因子抑制因子-1（plasminogen activator inhibitor-1；PAI-1）は，tPA と複合体を形成して tPA の活性を消失させる．PAI-1 は血管壁内皮細胞および肝臓から放出され，血漿や血小板中にも存在する．

一方，線溶系を抑制する主な生体内因子として，α_2-プラスミンインヒビター（α_2-PI）とプラスミノーゲン活性化因子抑制因子-1（plasminogen activator inhibitor-1；PAI-1）が知られている．α_2-PI は，プラスミンに対する特異的阻害作用とプラスミノーゲンのフィブリンへの結合阻害作用により線溶系を抑制する．主に肝臓で合成され，血小板 α 顆粒中にも含まれている．PAI-1 は，血管壁内皮細胞および肝臓から放出され，tPA と複合体を形成して tPA を失活させる．

9.2.3 抗血小板薬，抗凝固薬，血栓溶解薬の種類と作用機構，副作用，臨床応用
a. 抗血小板薬

アスピリンは，血小板内のシクロオキシゲナーゼ（COX）を不可逆的に阻害することにより，トロンボキサン A_2（TXA_2）の合成を抑制し，血小板凝集抑制作用を示す（図9.5）．低用量アスピリンによる COX の阻害は，血小板内の TXA_2 合成を抑制し抗血栓作用を示すが，高用量アスピリンによる COX 阻害は，血小板の TXA_2 だけでなく血管内皮ではプロスタサイクリン（PGI_2）合成をも抑制し，血管内皮細胞の持つ抗血栓作用を減弱してしまうと考えられている．これはアスピリンジレンマと呼ばれ，血管内皮細胞と血小板との核の有無の違いに起因すると説明されている．核をもたない血小板では，アスピリンによって COX が不活化されるとその血小板の COX 活性が回復することはないが，核をもつ血管内皮細胞では，アスピリンによって COX が不活化されても新たな COX 蛋白が合成されるため，低用量のアスピリンは血管内皮細胞内の PGI_2 合成への影響が少ないと考えられている．アスピリンの心血管疾患（心筋梗塞，脳卒中，心血管死亡）予防効果に関する臨床試験のメタ解析[1]でもアスピリン 75-150 mg/日が最も有効であったことが示されている．アスピリン使用時には COX 阻害による胃酸分泌制御・胃粘膜保護が抑制されて生ずる胃潰瘍に注意する．また，アスピリン喘息患者には投与禁忌である．

チクロピジンおよびクロピドグレルは，血小板膜上の ADP 受容体（P2Y12 受容体）を阻害することにより血小板凝集を抑制する（図9.5）．血小板凝集アゴニストなどによって血小板が活性化すると，ADP を含有した濃染顆粒が血小板から放出される．放出された ADP は，さらに周囲の血小板 ADP 受容体を刺激し，血小板凝集を加速する．ADP 受容体拮抗薬は，この ADP を介した正の feedback を遮断することにより強力な血小板凝集抑制作用を呈する．カテーテルによる冠動脈形成術後や冠動脈内ステント留置後の血栓形成の予防にはアスピリンと ADP 受容体拮抗薬の併用はほぼ必須である．チクロピジンは肝機能障害，無顆粒球症，血栓性血小板減少性紫斑病などの重篤な薬物有害事象が報告されており，注意が必要である．近年，チクロピジンに比し重篤な薬物有害事象の少ないクロピドグレルがチクロピジンに代わって使用される傾向にある．しかしながら，クロピドグレルの活性体生成に関与する CYP2C19 における遺伝的多型や薬物相互作用によってクロピドグレルの効果が減弱することが報告されており，患者個々が持つ要因によって両薬剤を使い分けることが必要であろう．

シロスタゾールは，cAMP 分解酵素であるホスホジエステラーゼ III（PDE III）の阻害薬であり，血小板内 cAMP 濃度の上昇を介して血小板内 Ca^{2+} 応答を抑制し血小板凝集抑制作用を呈する（図9.5）．また，血管平滑筋の PDE III にも作用するため，血管平滑筋内 cAMP 濃度上昇を介して血管拡張作用を生じる．脳梗塞など心血管事故の予防薬の他，間欠性跛行を伴う慢性閉塞性動脈硬化症（ASO）治療の第一選択薬としても使用されている．主な副作用に頭痛，ほてり，動悸，頻脈などがある．

その他の抗血栓薬としてフィブリノーゲン受容体 GP II b/III a の阻害薬（abciximab）があり欧米では既に市販されているが，わが国では未承認薬である．

b. 抗凝固薬

ワルファリンは，ビタミンK依存性凝固因子（第 II 因子，第 VII 因子，第 IX 因子，第 X 因子）の合成に必要なビタミンKエポキシド還元酵素複合体1（VKORC1）を抑制して抗凝固作用を発揮する（図9.8）．ビタミンK依存性凝固因子の半減期は，II 因子が3-4日，VII 因子が2-5時間，IX 因子が1日，X 因子が1-2日であるため，ワルファリン内服から効果発現に3-4日を要する．また，抗凝固因子としてのプロテインC，プロテインSもビタミンK依存性であることに注意する．プロテインCとSの半減期は，それぞれ6-8時間と2-3日であるため，ワルファリン投与初期においては，一時的にプロテインCの低下が優勢となり血栓形成傾向に傾くことがあると考えられている．とくにプロテインC欠損症では，ワルファリン投与によりプロテインC活性が著しく低下し過凝固状態となり微小血栓が多発してワルファリン誘発性皮膚壊死を発症することがある．ワルファリンは，深部静脈血栓症，肺塞栓症，心房細動による脳動脈血栓塞栓症などの血栓形成予防薬として広く使用されている．心房細動による血栓塞栓症予防に関しては，抗血小板薬が十分な効果を示した前向き臨床試験は少ない一方，ワルファリンの有効性は多くの前向き研究によって証明されている．一般にワルファリンの効果はプロトロンビン時間国際標準比率（PT-INR）によってモニターされ，治療域は疾患によって異なるが，PT-INR 値を 1.6-2.6（強力な抗凝固療法の場合，治療上限値を 3.5 とすることもある）で調節することが多い．70 歳以上の心房細動患者において，PT-INR が 2.7 を越えると脳出血などの重篤な出血性合併症が増加傾向を示したとの報告があり，過剰投与に注意する．ワルファリンの至適投与量は，個人差が大きく（5-10倍），投与量調節に難

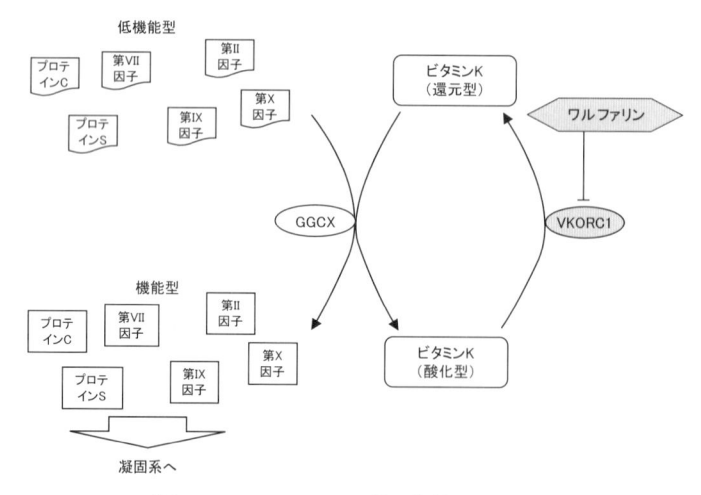

図 9.8 ワルファリンの作用部位：VKORC1

ワルファリンによりVKORC1が抑制されると，機能型ビタミンK依存性因子合成に必要な還元型ビタミンKが欠乏し，機能型凝固因子合成が減少するために血液凝固が抑制される．ビタミンK製剤や納豆の摂取により還元型ビタミンKを大量に体内に取り込めば，ワルファリンの効果は速やかに減弱する．

VKORC1：ビタミンKエポキシド還元酵素多タンパク質複合体1，GGCX：γグルタミルカルボキシラーゼ，ビタミンK（還元型）：ビタミンKヒドロキノン，ビタミンK（酸化型）：ビタミンKエポキシド．

渋することがある．その要因として年齢，合併症，食事，併用薬，遺伝的多型などがあり，その中でもワルファリンの主な代謝酵素であるチトクローム P450 2C9（CYP2C9）およびワルファリンの標的分子である VKORC1 の遺伝子多型の存在が大きく影響している．また，ワルファリン投与中は，併用薬による CYP2C9 を介した薬物相互作用，食事や抗生物質による体内ビタミン K 量の変化が原因となって，抗凝固効果の減弱による血栓塞栓症，増強による出血事故を発症することがあるため，定期的な PT-INR モニタリングが必要である．ワルファリン内服期間中は，ビタミン K を多く含む納豆，クロレラ，青汁の摂取を中止する．

ヘパリンはアンチトロンビン III（AT III）に結合し，その活性を増強（約 1,000 倍）することにより，トロンビン，活性型 X 因子（Xa）等に対する AT III の阻害作用を促進し，血液凝固阻止作用を呈する（図 9.6）．ヘパリンは，脳梗塞・心筋梗塞治療，DIC 治療，血管内ステント留置直後のステント内血栓閉塞予防，肺塞栓ハイリスク患者における術後深部静脈血栓予防など多様な血栓関連疾患に使用される．ヘパリン長期投与患者において，体内アンチトロンビン III が枯渇しヘパリンによる抗血栓作用が減弱していることがあるため，血中アンチトロンビン III が正常の 70％ 以下に低下した場合は，ヘパリンの持続点滴静注のもとにアンチトロンビン III 製剤の投与を考慮する．ヘパリン製剤の主な副作用は出血であり，胃潰瘍，脳出血などの出血性疾患を合併している場合，ヘパリン投与は原則禁忌である．ヘパリン投与中に，出血性疾患の合併により早急なヘパリンの効果減弱を必要とする場合は硫酸プロタミンを投与する．ヘパリン投与後にヘパリン起因性血小板減少症（HIT；heparin-induced thrombocytopenia）が稀にあらわれることがあり注意を要する．ヘパリン-血小板第 4 因子（PF4）複合体に対する自己抗体（HIT 抗体）の出現により血小板減少と重篤な血栓症（脳梗塞，肺塞栓症，深部静脈血栓症等）を伴うことが知られている．抗トロンビン薬のアルガトロバンは，アンチトロンビン III 非依存的にトロンビンを抑制し，ヘパリン起因性血小板減少症（HIT）の治療薬として注目されている（図 9.6）．

低分子ヘパリンは，糖鎖が短いため抗トロンビン作用が弱く，活性型 X 因子（Xa）を主に選択的に阻害するために出血の副作用が少ないと考えられている．活性型プロテイン C 製剤は，主に先天性プロテイン C 欠乏症に起因する血栓症に使用される．

c. 血栓溶解薬

tPA 製剤は，フィブリン親和性が高く血栓に特異的に接着し，血栓上でプラスミノーゲンをプラスミンに転化させ血栓を溶解する．強力な血栓溶解作用があり，脳出血などの重篤な出血性副作用が問題となる．急性心筋梗塞や脳梗塞患者に使用されるが，頭蓋内出血疾患や消化管出血または尿路出血の既往のある患者には禁忌となることがある．

ウロキナーゼ（uPA）は，尿中から発見され，tPA と同様にプラスミノーゲンを加水分解してプラスミンを生成し血栓溶解作用を発揮する（図 9.7）．ウロキナーゼは，tPA と比較しフィブリン親和性が低いため，フィブリン塊に結合したプラスミノーゲンへの作用が弱く，tPA よりも血栓溶解効率が低いと考えられている．

（竹内和彦）

参考文献

1) Antithrombotic Trialists' Collaboration：Collaborative meta-analysis of randomised trials of antiplatelet therapy for prevention of death, myocardial infarction, and stroke in high risk patients. Brit Med J 324：71-86, 2002.

演習問題

問題 【症例】（心房細動心電図）
79歳の女性．既往歴：5年前に脳梗塞．
2年前から脈の不整を自覚していたが放置していた．数年ぶりに健康診断を受け不整脈を指摘された．下図は健康診断時のⅡ誘導心電図である．
(1) 不整脈の診断名は何か．
(2) この患者の予後改善に重要な薬剤（薬剤A）は何か．
(3) 薬剤Aの効果の指標は何か．
(4) 薬剤Aを内服する際の食事の注意点は何か．
(5) 薬剤Aを1日2mg内服後，プロトロンビン時間INR（International Normalized Ratio, PT-INR）値は2.0前後で推移していたが，内服加療開始から2年後のある日，突然，激しい頭痛と眩暈におそわれた．緊急救命室に運ばれ，小脳出血とPTの著明な延長（PT-INR：7.8）が認められた．問診の結果，胸焼けのため別の内科医院で処方されたシメチジン200mgを5日前から内服していたことがわかった．小脳出血の誘因はとなったものは何か．

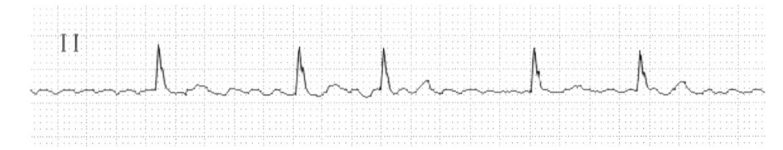

解答(1) 心房細動
解説 心房細動有病率は，70歳以上で約5%，80歳以上で約10%と推定され，心房細動は日常診療で遭遇頻度の高い不整脈である．
解答(2) ワルファリン
解説 心房細動は脳梗塞発症リスクが2-7倍高く，脳梗塞発症予防が心房細動患者の予後を左右する．心房細動患者に対するワルファリンの脳梗塞予防効果を検討した臨床試験のメタ分析では，ワルファリンによる脳梗塞発症リスク低下率は約70%ときわめて有用であることが明らかとなっている．
解答(3) プロトロンビン時間国際標準比（PT-INR）
解説 70歳以上の心房細動患者において，PT-INR値が1.6未満では脳梗塞を予防できず，2.6を越えると重篤な出血性合併症が急激に増加したことが報告されている．わが国における心房細動患者の脳梗塞発症予防のためのPT-INR値は，1.6～2.6に設定することが多い．
解答(4) ビタミンKを多く含む納豆，青汁などの摂取を禁止する．
解説 ワルファリンの項参照
解答(5) シメチジンとワルファリンの薬物動態における相互作用
解説 シメチジンはワルファリンの主な代謝酵素であるCYP2C9に対する阻害作用を持つことが知られている．シメチジンのCYP2C9抑制作用により，ワルファリンの血中濃度が上昇し，過剰な凝固能低下を招いたことが小脳出血の一因となったことが予想される．

10

化 学 療 法 薬

フレミングがペニシリンを発見して以来，多くの抗生物質が開発されて臨床に導入され多くの難治性感染症の克服に大きな成果を上げた．一方，その陰で広域な抗菌スペクトラムを有する抗生物質の濫用は病院を中心に抗生物質の耐性菌を生み，とくに多剤耐性菌の代表であるメチシリン耐性ブドウ球菌（methicillin-resistant *Staphylococcus aureus*；MRSA）による病院内感染の蔓延は臨床上大きな問題となっている．また，ヒト免疫不全ウイルス（human immunodeficiency virus；HIV），エボラ熱などのように新規な感染症が社会に大きな脅威を与えつつある．

10.1 抗生物質の作用機序

抗生物質の作用機序は以下のように分類される．
① 細胞壁の合成阻害：βラクタム薬，グリコペプチド系薬，ホスホマイシンなど
② 蛋白合成阻害：テトラサイクリン系薬，マクロライド系薬，アミノグリコシド系薬など
③ 核酸合成阻害：ピリドカルボン酸系薬，リファンピシンなど
④ 代謝拮抗薬：サルファ剤など
⑤ その他

βラクタム薬（ペニシリン等）の抗菌薬は，細菌の細胞壁合成を阻害し外壁を脆弱化させる機序等で抗菌薬自体が細菌を溶菌・死滅させる．このような作用機序を有する抗菌薬に曝露された細菌は死滅するため，これらの薬物は殺菌性（bacteriocidal）抗菌薬に分類される．一方，テトラサイクリン系薬物のように細菌の代謝過程（蛋白合成等）を阻害する機序で細菌の分裂増殖を抑制する薬物は，菌体の増殖を抑制するが必ずしも死滅させるわけではないので，静菌性（bacteriostatic）薬物に分類される．したがって，原則としては免疫能に障害のある患者や重症な感染症ほど殺菌性の薬物を用いるべきであり，健康な成人に発症した軽・中程度の感染症（ほとんどの臨床的な状況であるが）では静菌性薬物も十分に有効である．

感染部位における抗菌薬の濃度と病原体の増殖あるいは死滅との間の関係を試験管内で再現し，最小発育阻止濃度（minimum inhibitory concentration；MIC）または最小殺菌濃度（minimum bacteriocidal concentration；MBC）を求めることができる．また，抗菌薬は一定以上の濃度に維持された時間に抗菌効果が依存する時間依存性抗菌作用を有する薬物（βラクタム薬等）と，抗菌効果が薬物投与後の最高血中濃度に依存する濃度依存性薬物（アミノグリコシド薬等）に分類される．したがって，MICあるいはMBCと抗菌効果の濃度あるいは時間依存性を考慮して抗菌薬の投与計画を作成することが重要である．

表 10.1 抗菌薬の選択と投与設計に影響する患者側の要因

腎障害がある場合に減量が必要な薬物		肝機能低下時に減量が必要な薬物	妊娠中に投与禁忌とされる薬物
腎障害存在時に要減量	腎不全・透析患者で要減量		
セファゾリン	PCG	クリンダマイシン	アマンタジン
ラタモキセフ	アンピシリン	ドキシサイクリン	クラリスロマイシン
すべてのアミノグリコシド系薬物	ピペラシリン	メトロニダゾール	テトラサイクリン系薬
バンコマイシン	セファレキシン	ミコナゾール	（ニュー）キノロン薬
イミペネム	セファマンドール	ピラジナミド	フルコナゾール
	セフォキシチン		イトラコナゾール
	セフォテタン		ST合剤
	セフォタキシム		抗寄生虫薬
	シプロフロキサシン		抗マラリア薬
	ST合剤		抗ウイルス薬

抗菌薬の選択と投与計画は，患者側の因子を考慮に入れてなされねばならない．小児や高齢者では免疫機能が成人に比べて低く，また薬物の体内動態が成人と異なるため投与量の調節が必要である．投与量の適正化には，使用する薬物の主要な消失経路が腎排泄であるか肝代謝であるかの知識が重要である．代表的な腎排泄型抗菌薬と肝代謝または胆汁中への分泌が主要な経路である薬物を表10.1に示した．

10.2 抗生物質に対する耐性獲得

新規抗菌薬の開発と耐性菌の出現は，ペニシリン出現以来間断なきヒトと細菌との戦いであった．細菌の抗菌薬耐性獲得機序には，抗菌薬により本来ごく少数存在した自然耐性菌が選択され広がる機序と，抗菌薬の使用が淘汰圧として作用し，耐性遺伝子が出現し周囲に伝搬する場合がある．後者の耐性遺伝子はプラスミドなどにより運搬され，またたく間に同一病院内と周辺地域へと拡散していく．

耐性の生化学機構には，薬物不活化酵素の産生（ペニシリナーゼなど），薬物作用標的分子の構造変化（ペニシリン結合蛋白の変異），菌体への薬物取り込みあるいはくみ出し機構の変化（テトラサイクリン系薬物に対する細胞壁透過性の低下），抗菌薬の標的分子に対する代替分子の産生（サルファ剤）などがある．

10.3 代表的な細菌に対する抗生物質とその特徴

抗生物質の種類はきわめて多く，すべての薬物について詳細な知識を持つことは不可能であるので，臨床的に頻用される薬物とその特徴を以下に概説する．

10.3.1 細菌の膜合成を阻害する作用を持つ薬物

a. ペニシリン系抗生物質

ペニシリンおよび他の β ラクタム薬の抗菌作用は，その β ラクタム環にあり，細胞壁のペプチドグリカン合成に関与する酵素（ペニシリン結合蛋白；PBP）に結合し，作用を阻害することで細

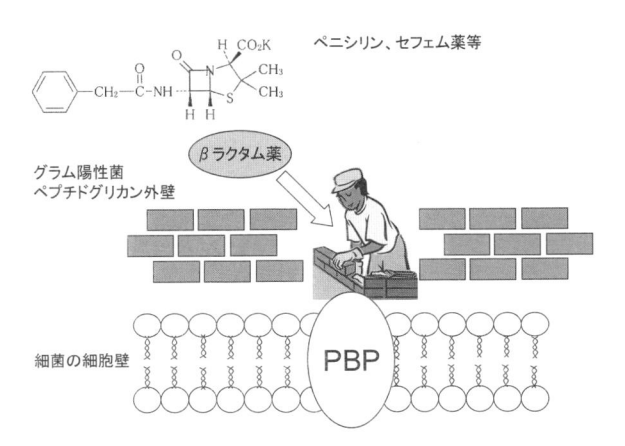

図10.1 βラクタム薬による抗菌作用の機序
ペニシリンによりペニシリン結合蛋白（PBP）のペプチドグリカン合成作用が阻害されグラム陽性菌の外壁の形成不全が生じることに注意．化学構造式で網掛けでしめした部位がβラクタム構造である．

菌細胞壁を脆弱化させる機序で溶菌に導く（図10.1）．ペニシリン系抗菌薬に対する細菌の耐性獲得機序は，ペニシリン薬の抗菌活性が存在するβラクタム環を分解するペニシリナーゼの遺伝子を細菌が獲得するもの，PBPの構造遺伝子自体の変異によりペニシリン結合親和性を減ずるものなどが知られている．

ペニシリン系薬物は，以下のような群分けをすると使い分けに便利である．

① 抗菌範囲が肺炎球菌，連鎖球菌，髄膜炎菌，梅毒スピロヘータ，淋菌等に限定されたペニシリンGとその誘導体

② メチシリン感受性ブドウ球菌（MSSA）のみが治療対象となるペニシリナーゼ耐性ペニシリンであるクロキサシリンとアンピシリンを配合した薬剤

③ 経口投与で吸収がよく，抗菌活性を一部のグラム陰性菌（大腸菌，インフルエンザ菌など）にまで広げたため急性中耳炎，細菌性副鼻腔炎，細菌性気管支炎の再発，感受性のある原因菌による尿路感染症，サルモネラ菌腸炎などに適応となるアミノベンジルペニシリン（アモキシシリン，アンピシリンが代表薬）

④ グラム陰性桿菌（とくに緑膿菌）への活性を増強し，アミノグリコシド薬との併用で院内グラム陰性桿菌感染症（とくに緑膿菌）の治療に用いられるウレイドペニシリン（ピペラシリン）

⑤ ペニシリナーゼ産生菌が高頻度に存在する地域でインフルエンザ菌や *Moraxella catarrhalis* による中耳炎，呼吸器感染症，腸内細菌が原因となる胆嚢炎などの治療に有効性を発揮するペニシリン薬とβラクタマーゼ阻害薬の配合剤（アモキシシリンとクラブラン酸合剤，アンピシリンとスルバクタム合剤）

重要な副作用は，過敏反応であり，アナフィラキシー反応（0.05%），皮疹4-8%が出現する．アンピシリンなどの広域ペニシリン投与後には，腸内細菌叢の変化により下痢，大腸炎（2-5%）が生じる．ペニシリン過敏症を有する患者の5-15%はセフェム薬にも過敏性があるので注意が必要である．

b. セフェム系薬物

セフェム薬はペニシリン薬とともに基本構造にβラクタム環を有し，βラクタム環に6員環のジヒドロサイアジンが結合したセフェム核を基本骨格としている．グラム陽性菌に対する抗菌作用は，ペニシリンと同様にペニシリン結合蛋白（PBP）の阻害である．セフェム薬は便宜的に抗菌範囲に基づき3または4世代に便宜的に分類されている．

① 第1世代セフェム薬（セファゾリンが代表薬）はMRSAを除くブドウ球菌を含むグラム陽性球菌を中心に抗菌活性があり，グラム陰性菌では大腸菌などごく限られた範囲にしか効果がない．したがって，臨床的な適応は，術後感染の予防に用いられる．経口投与ではセファレキシンなどを皮膚軟部組織の連鎖球菌による咽頭炎等に用いられる．

② 第2世代のセフェム薬（セフォチアム等）は，第1世代薬よりもグラム陰性菌の抗菌範囲が広くなっている．ペニシリン耐性の肺炎球菌による市中感染肺炎に対して静注投与で用いる．

③ 第3世代のセフェム薬は，市販されている抗菌薬の中で抗菌範囲が最も広く，グラム陽性菌，グラム陰性菌，嫌気性菌をカバーし，脂溶性が高いため血液脳関門の通過が良好である特徴がある．したがって，臨床的にはペニシリン耐性の肺炎球菌，肺炎球菌や髄膜炎菌による髄膜炎（セフトリアキソン等），院内感染の緑膿菌感染に対する切り札（とくにセフタジジム，セフェピム）として用いられる．

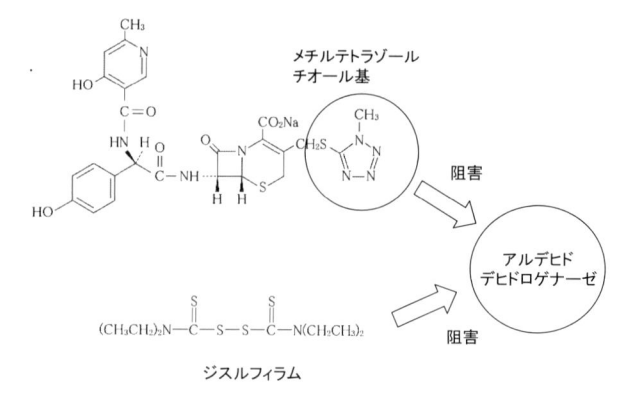

図10.2 メチルテトラゾールチオール基を有するセフェム薬がアンタブース様作用を発揮する機序

副作用はペニシリンと類似しており，過敏性反応が1-3%生じる．アナフィラキシー反応の頻度はペニシリン薬より低いとされる．抗生物質誘発性下痢も2-5%に生じる．特有の副作用として，分子中にメチルテトラゾールチオール（MTT）構造を有するセフェム薬（セフピラミド，セフペラゾン，セフォテタン，セフメタゾール等）は，胆汁中に排泄され腸管内の細菌によりテトラゾールチオールを遊離する．この代謝産物は嫌酒薬であるジスルフィラムと同様にアルコール代謝に関係するアルデヒド脱水酵素に強い阻害作用を有するため（図10.2），上記の抗菌薬を服用中の患者が飲酒をすると血液中のアセトアルデヒド濃度が異常に上昇し，悪心，嘔吐，頻脈，血圧低下などの症状を発現することがあるので，患者には禁酒を指導せねばならない．ちなみにアンタブース（antabuse）とはanti（抗）＋abuse（乱用）から作られた造語で，諸外国では数社がこの薬物の商品名として採用している．また，ジスルフィラムとメチルテトラゾールチオール基とは一見構造上の類似点がないが，酵素阻害作用で類似していることは興味深い．

c. カルバペネム薬

カルバペネムはβラクタム環を有しており，作用機序もペニシリンと同様に細菌のペニシリン結合蛋白阻害による細胞壁阻害である．きわめて広く，かつ強力な抗菌作用を有するが，耐性菌出現，菌交代現象による真菌増殖等を起こしやすい．したがって，肺炎，敗血症，骨髄炎，皮膚蜂窩織炎，尿路感染症，腹腔内・骨盤内感染症等の重症感染症でとくに院内感染の場合の切り札的薬物である．代表薬はイミペネム・シラスタチン合剤である．イミペネム（図10.3）がシラスタチンと合剤とされた理由は，イミペネムが腎尿細管上皮細胞刷子縁に存在するジヒドロペプチダーゼIにより代謝され腎毒性のある代謝物を産生するためで，シラスタチンはこの酵素を阻害しイミペネムの腎毒性を回避している．イミペネム・シラスタチンは中枢毒性が比較的高く，かつ腎排泄型薬物であるので，高齢者や腎不全患者で高用量

図10.3 イミペネムとアズトレオナムの化学構造の比較
両者ともに図中に円で示すβラクタム構造を有している

を投与するとけいれん, 錯乱, 意識障害などが生じるので注意が必要である. その後, パニペネム, バイペネムなどの類似薬が開発されている. また, このグループの抗菌薬はバルプロ酸の代謝速度を著しく増加させるため, てんかん治療にバルプロ酸を服用している患者ではバルプロ酸の血中濃度が著減する相互作用を生じるので注意が必要である.

d. モノバクタム

単環構造の β ラクタム環を有するモノバクタムで, アズトレオナムなどがある (図 10.3). この薬物は β ラクタマーゼ耐性であり, グラム陰性菌, とくに桿菌に対してアミノグリコシドおよび第 3 世代セフェム薬と同等の抗菌活性がある. さらに, アズトレオナムはアミノグリコシド薬のような耳・腎毒性がないため, グラム陰性桿菌を原因とする感染症でアミノグリコシド薬のよい代替薬となる. 静注または筋注される. 主要消失経路は腎である.

e. バンコマイシン

バンコマイシンは毒性がアミノグリコシド系抗菌薬と類似しているため, 間違えられるが, 構造的にはグリコペプチド系抗生物質であり, アミノグリコシド薬とはまったく類似点がない (図 10.4). 抗菌作用もアミノグリコシド薬とは異なり, ペニシリン類似の細菌の細胞壁合成の阻害でグラム陽性菌に殺菌性抗菌作用を発揮する. 現時点での臨床適応は, ほぼメチシリン耐性ブドウ球菌 (MRSA) の治療に限られるが, 例外的には腸球菌感染症, ペニシリン耐性肺炎球菌の治療にも保険適応外であるが使用されることがある. 広域抗生物質の経口投与によるクロストリジウム・デフィシル菌による偽膜性腸炎にも有効である.

バンコマイシンは水溶性が高く, 消化管吸収が不良なので投与経路は静注投与である. 主要消失経路はほぼ100%腎排泄であるので, クレアチニン・クリアランスの減少に比例して投与量を減少させる必要がある. 正常腎機能者での血漿中消失半減期は6時間前後であるが, 血液透析を受ける患者では半減期は6日間にも延長する.

副作用としては, バンコマイシン自体に組織刺激性があるため, 静注速度が急速すぎると高濃度の薬物が血液および組織の肥満細胞からヒスタミンを遊離し, 首から肩にかけての皮膚紅潮, 倦怠感, ショックを症状とする red man 症候群を生じることがあるので, 緩徐な投与が必要である.

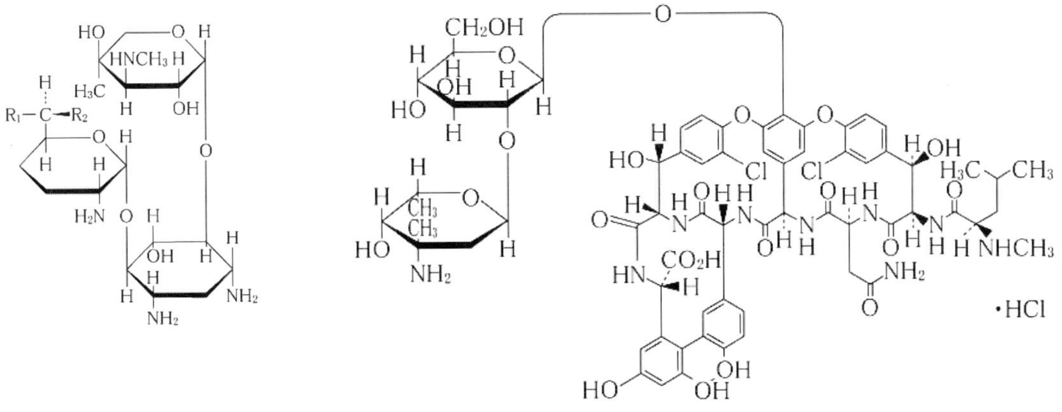

ゲンタマイシン　　　　　　　　　　　　　　バンコマイシン

図 10.4 ゲンタマイシンとバンコマイシンの化学構造
まったく類似点がないことに注意.

高濃度では腎障害が生じる．バンコマイシンの薬物血中濃度モニタリングは，抗菌効果と毒性観点から最大薬物濃度が 20-50 μg/mL，最小薬物濃度が 5-12 μg/mL を目標とする．

10.3.2 細菌の蛋白合成を阻害する薬物

a. マクロライド系薬

マクロライド系薬物は 14，15，または 16 員環からなる複素環構造の抗菌薬群で，細菌の 50S リボゾームに結合し RNA 依存性の蛋白質合成を阻害し抗菌作用を発揮する静菌的な抗菌薬である（図 10.5）．マクロライド薬は図中の④ のステップを阻害する．主としてグラム陽性菌（連鎖球菌等）に効果があるが，マイコプラズマ感染症に抗菌力が強いため（テトラサイクリンの 50 倍）第 1 選択である．また，レジオネラ菌肺炎，百日咳でも第 1 選択である．また，近年，消化性潰瘍の成因や胃癌発症，MALT リンパ腫の発症に関係するとされているヘリコバクター・ピロリ菌にも効果が強く除菌療法の主体となっている．その他に，ペニシリンに過敏症のある患者では代替薬としての存在価値がある．従来はエリスロマイシンがこの群の代表薬であったが，酸性化で不安定であるため，経口投与では生体内利用率が低かった．しかし，近年クラリスロマイシン，アジスロマイシンなどのように，胃酸に安定なため従来のマクロライド薬より吸収がよく，抗菌力も向上した新しい薬物が開発されて，この群の薬物は再び脚光を浴びている．副作用に過敏症はほとんどないが，腹痛，悪心，嘔吐，下痢が多い．胆汁うっ滞性肝炎がエリスロマイシン・エストレート塩で報告が多い．エリスロマイシン，クラリスロマイシンは CYP3A4 により代謝される多くの薬物（トリアゾラム，シクロスポリン等）の代謝を阻害し薬物相

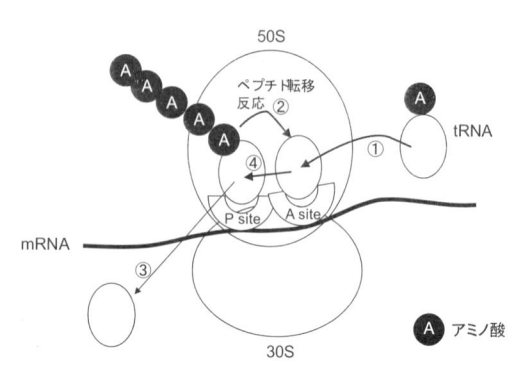

図 10.5 細菌のリボゾーム 50S におけるペプチド鎖合成反応と抗菌薬の効果

mRNA に沿ったペプチド鎖の合成は，tRNA アミノ酸複合体がリボゾームの A（acceptor）site に結合し（①），ついで伸長しているペプチド鎖を P（peptidyl）site の tRNA から転移反応により受け取る（②）ことにより進行する．ペプチド鎖を転移して失った P site の tRNA は結合部位から遊離し（③），ペプチド鎖を有する A site の tRNA が P site に移動する（④）ことにより次のサイクルが始まる．

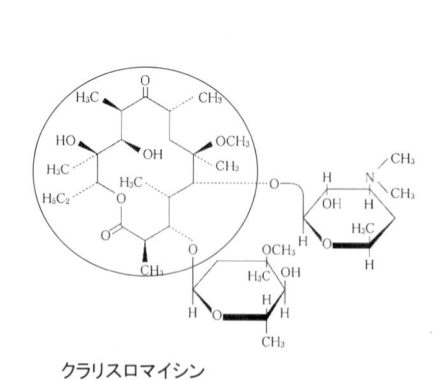

クラリスロマイシン　　　　　　　テリスロマイシン

図 10.6 マクロライド系抗菌薬とケトライド系抗菌薬の構造上の類似性
両者ともに図中の円で示した類似の 14 員環構造を有していることに注意．

互作用を生じるため，併用薬には注意が必要である．まれに，QT延長症候群が報告されている．

最近，マクロライド系薬と構造が類似した新規抗菌薬として，ケトライド系薬が登場した．代表薬はテリスロマイシンである．抗菌範囲はクラリスロマイシンに類似しているが（図10.6），ペニシリン耐性の肺炎球菌感染などにも有効であるとされる．肝臓のCYP3Aを阻害する作用があるので併用薬には注意が必要である．

b. テトラサイクリン系薬

テトラサイクリンは歴史的に最初の広域抗菌スペクトラムを有する薬物で，抗菌範囲はグラム陽性および陰性菌，リケッチア，マイコプラズマ，クラミジア，スピロヘータをカバーする．細菌のリボゾームの30S分画に結合し，図10.5の①のアミノアシルtRNAがA siteに結合するステップを阻害する機序で細菌の蛋白合成を妨害する．したがって，抗菌作用は静菌的である．市販されている薬物ではテトラサイクリン，ミノサイクリン，ドキシサイクリン等が代表的である．登場以来50年以上の使用により耐性菌が増加したため現在の細菌感染症に対する適応症は限られているが，リケッチア感染症（発疹チフス，ツツガムシ病，ロッキー山紅斑熱），マイコプラズマ肺炎，クラミジアによる肺炎や性行為感染症，トラコーマ結膜炎などでは現在でも第1選択薬となる．

経口吸収はドキシサイクリン，ミノサイクリンで>90%と良好であるが，ニューキノロン薬と同様に鉄，カルシウム，アルミニウム等の多価陽イオンを含む制酸剤，ミルクと併用すると錯体を形成し吸収を障害するので，併用は回避せねばならない．テトラサイクリン系薬物のほとんどは腎排泄であるので，腎障害患者では投与量の補正が必要である．ドキシサイクリンは例外的に胆汁排泄で消失するので腎障害の影響が少ない．ドキシサイクリンとミノサイクリンの半減期は16-20時間と長いため1日1回の投与が可能である．

副作用としては，投与初期の消化器症状（吐気，嘔吐，下痢等）と長期投与では腸内細菌叢の変化による抗生物質誘発性腸炎が問題となる．テトラサイクリンは骨や歯のエナメル質を構成しているカルシウムと結合し，変色させるのみならず，これらの組織の正常な形成を障害するので，妊婦と小児（永久歯が完成する以前の15歳以下）に対しては禁忌である．また，ミノサイクリンでは35-70%の患者でめまい，ふらつき感，吐気等の特有な前庭神経障害が生じる．

c. アミノグリコシド系薬

アミノグリコシド薬はゲンタマイシン，トブラマイシン，アミカシン，アルベカシン，ネチルマイシンなどの細菌感染症に使用する薬物と，ストレプトマイシン，カナマイシンなどのように主として結核感染症に使用される薬物に分けられる．前者は，グラム陰性菌の30Sおよび50Sリボゾームユニット複合体形成を阻害するなどの機序で不可逆的な蛋白合成阻害効果を発揮する．このため，アミノグリコシド薬の抗菌作用は濃度依存的で殺菌性である．とくに，院内感染症の原因菌である緑膿菌，大腸菌，クレブシエラ属等の重症感染症でピペラシリンなどの抗緑膿菌βラクタム薬と併用で用いられる．これらの薬物の利点はpost-antibiotic効果（PAE）があることで，薬物の血中濃度がMIC以下となった後も一定時間細菌の増殖を抑制できるため，薬物の投与間隔を長くとることができる．アミノグリコシド系薬物の毒性は投与中の最低血中濃度が2 μg/mL以上の患者に多い傾向にあるため，PAEを利用して最低血中濃度を低く保つことのできるアミノグリコシド系薬の1日1回投与法が注目を集めている．アルベカシンはメチシリン耐性黄色ブドウ球菌（MRSA）に適応となる．スペクチノマイシンはアミノグリコシドに類似した構造を有する薬物で，ペニシリン耐性の淋菌感染症に有効である．現在この疾患に第1選択であるセフトリアキソンなど

が過敏症などのため使用できない場合に，よい代替薬となる．

アミノグリコシド薬は水溶性が高いため，経口投与では消化管上皮の細胞膜（脂質の2重膜）を通過できないため消化管吸収が悪く，静注か筋肉内投与が必要である．どの薬物もほぼ100％腎糸球体濾過で未変化のまま尿中に排泄される．したがって，腎機能障害患者および高齢者では全身クリアランスが著明に減少するので適切な減量が必要である．

副作用としては，薬物血中濃度に依存した腎障害と耳毒性の発現が重要である．このため，薬物血中濃度モニタリング（TDM）で薬物の血中濃度を測定し，その濃度を治療域に維持することで効果を至適化しつつ副作用を回避する試みが日常的に行われている．治療濃度は対象菌のMICにもよるが，通常ゲンタマイシンでは4-9 μg/mLである．

d. リンコマイシン系

このグループの代表薬はクリンダマイシンで，嫌気性菌，とくにバクテロイデスに強い抗菌活性がある．作用機序はマクロライド系抗菌薬に類似しており，図10.5の④のステップを阻害する．腹腔内感染症や婦人科感染症などのように好気性菌だけでなく嫌気性菌（バクテロイデス属）の混合感染が多い場合には，メトロニダゾールや嫌気性菌に活性のあるセフェム薬（セフチゾキシム，セフォテタン）とともによい適応となる．副作用としては腸管細菌叢の菌交代現象による下痢が重要である（ときに偽膜性腸炎を起こす）．

10.3.3 細菌の核酸合成を阻害する薬物

ニューキノロン系薬

この群の薬物は，1960年代に尿路感染症などに頻用されたキノロン（ピリドンカルボン酸）骨格を有するいわゆるキノロン薬の基本骨格にフッ素原子を導入し抗菌活性が飛躍的に向上した薬物で，細菌のDNA複製過程の高次構造変換に必要なジャイレースを阻害する機序で殺菌性を示す（gyrationは旋回，渦巻きの意味）．DNAジャイレースは，DNA複製に際してDNAの2重螺旋がさらに螺旋構造をとった超螺旋構造を解きほぐすためにDNAに一時的な切れ目を入れ，その後修復する酵素である（図10.7）．抗菌範囲は主として（好気性）グラム陰性桿菌群である大腸菌，クレブシエラ菌，エンテロバクタ属，さらに腸内感染症を起こすサルモネラ菌，赤痢菌，キャンピロバクター菌などであるが，淋菌，インフルエンザ菌，肺炎球菌（とくにレボフロキサシン），クラミジア，マイコプラズマ，レジオネラ菌にも感受性が高い．したがって，尿路感染，消化管感染（旅行者の下痢を含む），市中感染の呼吸器感染症などに適応がある．

消化管吸収は良好で，どの薬物も経口投与できるのが利点である．主要消失経路は腎排泄である．副作用では消化器系症状（吐気，嘔吐，下痢など）が3-6％に出現する．中枢神経の代表的抑制性伝達物質であるGABA受容体の遮断作用があり，不眠，頭痛，悪夢，眩暈なども1-4％に出現する．とくに，NSAID（フェンブフェン，フルルビプロフェ

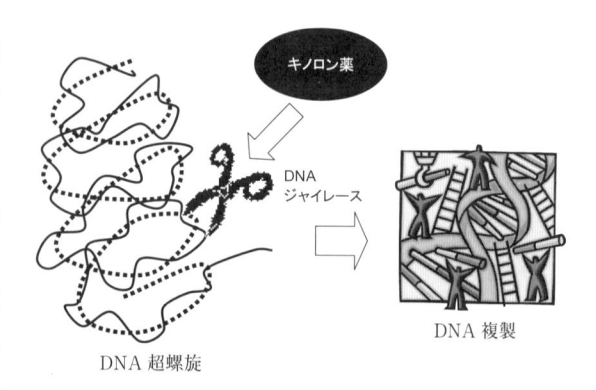

図10.7 ピリドカルボン酸の抗菌効果の模式図
DNAジャイレースにより超螺旋構造が解除されDNA複製へ進む段階を薬物が阻害することに注意．

ン等)はニューキノロン薬の GABA 受容体遮断作用を増強する相互作用があるため,高齢患者の併用事例でけいれんの発症が報告されている.ロメフロキサシン,スパルフロキサシンには日光過敏性皮膚炎の報告が多い.動物の毒性試験で軟骨形成障害と関節症が出現したデータがあり,成人でもアキレス腱の断裂などの報告があるため,小児,妊婦,授乳婦での投与は禁忌となっているものが多い.また,制酸剤,スクラルファート等の多価陽イオン金属含有薬と併用で服用されると,消化管内で非吸収性の錯体を形成するため消化管吸収が著明に減少する.また,エノキサシン等では肝臓の薬物代謝酵素チトクローム P450(CYP)1A2 を阻害するため,この酵素により代謝される気管支拡張薬テオフィリンの肝代謝を阻害し,血中濃度を約2倍に増加させる.両者の併用はテオフィリン中毒症状を招くことがあるため避けるべきである.他の薬物ではこの相互作用は弱いとされる.

10.3.4 細菌の代謝経路を阻害する薬物
スルファメトキサゾール・トリメトプリム合剤(ST 合剤)

サルファ剤はかつて抗菌薬として頻用されたが,現在では ST 合剤しか市場に残っていない.細菌の核酸合成には,p-aminobenzoic acid(PABA)からジヒドロ葉酸,さらにテトラヒドロ葉酸を合成する還元反応が必要である.サルファ剤は PABA と化学構造が類似しているため,PABA からテトラヒドロ葉酸への反応を競合的に阻害する.スルファメトキサゾール(SMX)とトリメトプリム(TMP)を 5:1 の比率で含む ST 合剤(SMX400 mg/TMP80 mg)は,スルファメトキサゾール(SMX)がジヒドロ葉酸への変換を阻害し,トリメトプリムがジヒドロ葉酸からテトラヒドロ葉酸への反応を阻害するため,強い抗菌作用を発揮する.ST 合剤はグラム陽性球菌(肺炎球菌,ブドウ球菌)および多くの腸管細菌属(大腸菌,サルモネラ菌,赤痢菌),インフルエンザ菌,ブランハメラ菌に対して活性がある.また,ニューモシスチス・カリニ(従来原虫に分類されてきたが,遺伝子解析の結果,現在では真菌に類縁の微生物と考えられている),リステリア菌,エルシニア菌,ノカルジア菌にも活性がある.

女性の市中感染の急性尿路感染症で,とくにアンピシリンやアモキシシリンに対して耐性の大腸菌分離頻度が高い地域では治療の第1選択薬となりうる.男性では,脂溶性が高く組織移行性がよいため慢性前立腺炎に有効な数少ない薬物である.消化器感染症では赤痢菌,サルモネラ菌感染症,腸毒素産生性大腸菌(旅行者の下痢)感染症で,ニューキノロン薬(シプロフロキサシン)が選択できない場合の第2選択薬となる.ノカルジア感染症でも第1選択薬である.

ST 合剤の成分はいずれも腎排泄率が高いので,腎不全患者では投与量の減量が必要である.副作用としてはサルファ剤に共通の悪心,嘔吐,下痢等の消化器症状が5%前後の患者で生じる.また,3%の患者ではアレルギー性の発疹(重症になるとスティーブンス・ジョンソン症候群となり致命的であることがある),発熱が生じる.顆粒球・血小板減少,メトヘモグロビン血症等の血液毒性がときに生じる.

10.3.5 その他の抗菌薬
a. メトロニダゾール
ニトロイミダゾール化合物であるメトロニダゾールはトリコモナス,ガルドネラ原虫による膣炎に対して内服あるいは膣坐剤として用いられる.嫌気性に対しても強い抗菌活性があるため腹腔

内感染症，女性の骨盤内感染症でもよい選択となる．この薬物は嫌気性菌および原虫によりニトロ基が還元されると活性体となり，感受性微生物内で電子の供与を受けると強毒性のラジカルを形成しDNAを傷害するために抗菌作用を発揮する．ヘリコバクター・ピロリ菌にも抗菌活性があるため，クラリスロマイシンに耐性である場合には除菌目的で使用される．ジアルジア症（ランブル鞭毛虫により生じる小腸の感染症），アメーバ赤痢にも適応がある．主要消失経路は肝代謝であり，肝障害時にクリアランスが低下する．

副作用としては，悪心，嘔吐，味覚異常（金属味覚）の頻度が高い．頭痛，けいれん，末梢神経障害などが重要である．動物で発癌性があるため，妊婦での使用は禁忌である．ジスルフィラム様作用があるので，服用中に飲酒をしないよう患者に指導が必要である．

b．テイコプラニン

この薬物は，バンコマイシンと同様に感受性のあるMRSAの治療に適応となる薬物である．消失経路は腎排泄であり，副作用に腎毒性・耳毒性があるので，血液中の最低濃度（トラフレベル）の血中濃度が$60\,\mu g/mL$以上とならないように血中濃度モニタリングを行い投与量を調節する必要がある．アミノグリコシド系抗生物質やループ利尿剤等と併用する場合には毒性が増強する可能性があるので，とくに注意が必要である．また，肝機能障害が5-10%の患者で観察される．

c．その他

キヌプリスチン・ダルホプリスチンはストレプトグラミン系薬物で，リボゾーム50Sの蛋白合成阻害により抗菌効果を発揮するが，両者が共存することで抗菌効果は増強する．バンコマイシン耐性の腸球菌感染症で適応となる．CYP3A4阻害による薬物相互作用の報告が生じることが知られている．リネゾリドはオキサゾジリノン系抗菌薬で，バンコマイシン耐性の腸球菌感染症で適応になる．

10.4　抗結核薬 (antituberculosis agents)

結核（tuberculosis）は，かつては国民病とも言えるほど日本に蔓延していた．現在では罹患率は減少したとはいえ，欧米の3倍も高い．また，最近では感染の形態も変化しており，高齢者が癌など免疫低下状態に陥った場合に休眠状態であった結核病巣から活動性結核が再燃して発症する場合，HIV感染患者で多剤耐性結核菌が発症する場合，結核に対する免疫のない若年者で結核が集団発症する場合などが問題となっている．このような，結核感染症の社会的変化を受けて結核予防法が大きく改正され，2003年から小中学校の健康診断におけるツベルクリン反応検査と陰性者へのBCG接種は廃止となり，2005年からは，BCGの接種は一生に一度生後6カ月に達するまで（遅くとも1歳まで）に，ツベルクリン反応検査をせず直接接種を行うことになった．

感染の成立は結核菌を含むエアロゾルの吸引により結核菌が肺胞に定着することにより生じるため，結核はほとんどが肺結核症で発症する．症状としては，普通の風邪様であるが完全に治癒せず長引く咳（2週間以上），痰，長引く微熱（とくに夕方），寝汗，長引く倦怠感（体がだるく，活力が出ない），食欲低下，体重減少などである．胸膜炎を生じれば胸痛が生じる．

結核の治療の根本は化学療法である．標準的な薬物治療では3から4剤の併用療法を6カ月間投与する．標準的な併用薬は，リファンピシン，INH，エタンブトール，ピラジナマイドで，初期2カ月間は上記4剤を併用し，以後はピラジナマイド以外の3剤を4カ月間投与する（合計6カ月間

表10.2 抗結核薬の主要な副作用

薬物名	代表的な副作用
イソニアジド（INH）	発熱と発疹，視力障害，末梢神経炎（四肢のしびれなど），肝炎，ペラグラ，アルコール不耐性
リファンピシン（RFP）	肝炎，CYP3A4活性誘導による薬物相互作用，消化器症状
エタンブトール（EB）	視力障害，視野狭窄，視神経炎，下肢しびれ感，知覚異常，頭痛，幻覚
ピラジナミド（PZA）	発熱，肝炎，消化器症状，高尿酸血症，関節痛
ストレプトマイシン（SM）	耳鳴，難聴，めまい，平衡障害，四肢しびれ感，運動失調（末梢神経炎），腎障害

コース）．効果を左右するのは服用コンプライアンスであり，ノンコンプライアンスは除菌失敗と耐性菌出現を招くため，改正された結核予防法では，患者に薬を渡さず毎日外来に来て治療者が直接服薬を確認する方法（DOTS；directly observed therapy, short course chemotherapy）の推進が謳われている．治療効果は喀痰培養を毎月行い（ただし，結核菌の増殖は遅いので結果判定には1カ月ほどかかる），2回連続して陰性なら有効と評価する．

抗結核薬は，抗菌力が強く，毒性が低いfirst line薬（イソニアジド，リファンピシン，エタンブトール，ピラジナミド）と，抗菌力はやや弱く副作用がやや多いsecond line薬（エチオナミド，PAS，ストレプトマイシン，サイクロセリン，アミカシン，レボフロキサシン，モチフロキサシン，ガチフロキサシン，カナマイシン，カプレオマイシン等）がある．薬物の種類が多いので，各薬物の副作用は表10.2にまとめた．

10.5　ハンセン病（らい）治療薬

ハンセン病（らい，leprosy）は，宿主細胞内に寄生して増殖する抗酸性桿菌であるらい菌（*Mycobacterium leprae*）による慢性感染症である．熱帯，亜熱帯地域の発展途上国を中心に世界的には1,200万人を越す感染者が存在するとされる．日本では最近年間10名程度の新規感染者が報告される程度である．感染者と密接な接触をした者の鼻粘膜を介して感染が成立すると想定されており，長い潜伏期を経て，境界明瞭な色素脱失斑の皮膚症状が主体で脱毛も見られるらい腫型と，末梢神経の腫大と知覚減退（冷温覚，痛覚），ときに運動麻痺が生じる類結核型の病型で発症する．鼻粘膜と鼻軟骨の病変はときに鼻軟骨の崩壊と特異な鼻変形を生じる．

WHOが推奨する標準療法は，ダプソン，クロファジミン，リファンピシンの3剤療法である．ダプソン（ジアミノジフェニルスルホン；DDS）はサルファ剤であり，らい菌の葉酸代謝に拮抗する機序で効果を発揮する．主要消失経路は肝代謝であり，アセチル化反応と酸化反応が関与する．血漿半減期は1-2日である．他のサルファ剤と同じく薬物過敏症による発疹，発熱が多い．リファンピシンは，らい菌に対して殺菌性であるが，耐性が問題となるため他の薬物との併用投与が必要である．クロファジミンはダプソン耐性のらい菌治療に代替薬として用いられる．副作用は消化器症状と皮膚の黒い着色である．らい患者の強制隔離などの政策として定めたらい予防法は，患者の人権問題が大きな社会問題となり1996年（平成8年）に廃止された．

10.6 抗真菌薬 (antifungal agents)

10.6.1 深部真菌感染症

正常の免疫能がある場合には全身的な真菌症を発症することはない．しかし，抗癌剤やコルチコステロイド等の投与を受けている患者や，放射線治療中の患者，AIDS 患者，糖尿病患者，白血病患者等の免疫能が低下している患者では，真菌による全身感染症（深部真菌感染症）を起こすことがある．患者が広域スペクトラム抗菌薬を投与されていると，菌交代現象により二次的に真菌の日和見感染を生じるリスクが増加する．

カンジダ属，とくに *Candida albicans* は，正常人の皮膚などに常在する真菌である．通常は病原性を示さないが，湿疹などで防御能の低下した皮膚（例，おむつかぶれの臀部），妊娠中などの外陰膣部，免疫低下患者の口腔内等に，紅斑性粘膜病変の上にクリーム状の白斑を有する病変を生じる．免疫不全状態のある患者（とくに AIDS 患者）では，口腔・咽頭・食道粘膜に広くカンジダ感染症が生じる．また，カンジダが静脈内に留置されたカテーテル先部位などから敗血症，全身臓器に感染巣を作ることもある．全身性感染症では重篤で進行性であり致死的である．

アスペルギルス属の真菌は環境中にありふれた真菌である．外耳道の感染症や，慢性気管支炎，気管支拡張症，結核病変をもつ患者で，抗菌療法の後などに日和見感染を生じる．特有の球状の菌塊（アスペルギルス腫）を形成する．ときに免疫不全患者で全身性敗血症を生じる．*Cryptococcus neoformans* は，肺に一次病変を形成するが，特徴的に二次病変として髄膜炎を生じる．頭痛，混乱，視力減退，精神症状などを生じる．AIDS 患者で多く認められる．

ヒトの細胞壁はコレステロールが主体であるが，真菌の細胞壁はエルゴステロールが主体である．深部真菌症の治療薬の中心であるアムホテリシン B（amphotericin B）は真菌細胞膜のエルゴステロールに結合し膜透過性を増加させる機序で真菌を死滅させる（図 10.8）．この薬物はきわめて脂溶性が高く，経口投与では消化管から吸収されないため，全身感染症には静注投与される．主要消

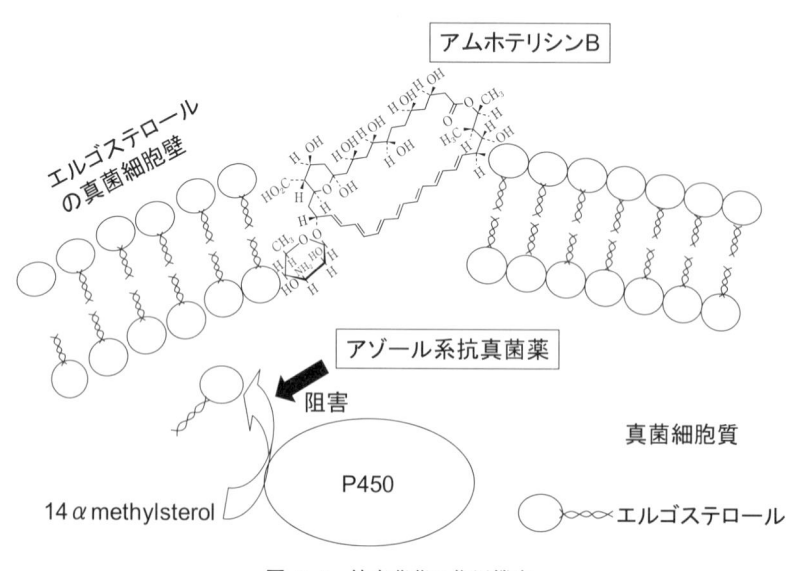

図 10.8 抗真菌薬の作用機序

失経路は不明であり，腎および肝障害病態でも薬物動態はほとんど変化しない．静注投与後ほぼ全例で悪寒戦慄，発熱，悪心・嘔吐，頭痛を生じる．ときにアナフィラキシー様の血圧低下を生じることもある．この副作用は投与量を減量したり，抗ヒスタミン薬，アセタミノフェン，ステロイド等を前投与することで軽減することができる．また，アムホテリシンBは腎血管を収縮させる機序で腎糸球体濾過率を減少させ，BUN，クレアチニンを上昇させる．また，直接尿細管細胞を障害し，尿中へのカリウム喪失を招くため低カリウム血症等の血清電解質濃度異常を生じることもある．75%の患者で貧血が出現する．

フルシトシン（5-fluorocytosine；5-FC）は経口投与できる全身真菌症治療薬である．作用機序は真菌細胞内で5-FUを経由して5-fluorodeoxyuridine monophosphate（Fd-UMP）とfluorouridine triphosphate（F-UTP）に代謝され，真菌のDNAおよびRNAの合成反応を阻害する機序で抗真菌作用を発揮する．欠点は容易に耐性菌を生じることであり，全身性カンジダ症，クリプトコッカス症，またクリプトコッカス髄膜炎に対してアムホテリシンBと併用される．フルシトシンは比較的毒性の低い薬物であるが，大量を長期使用すると体内で5-FCから変換された5-FUが骨髄抑制，脱毛，悪心を生じる．

近年，アムホテリシンBよりも毒性の低いアゾール系抗真菌薬（フルコナゾール，ホスフルコナゾール，イトラコナゾール）が深部真菌症の治療に用いられるようになった．これらの薬物は真菌細胞壁のエルゴステロール合成に関係するP450酵素を阻害する機序で抗真菌作用を発揮する（図10.8）．経口吸収は良好である．しかし，これらの薬物は，ヒトの肝薬物代謝酵素であるCYP3A4も阻害し，シクロスポリン，テルフェナジン，フェニトイン，トルブタミド，ワルファリン，フェニトイン等の血中濃度を増加させる薬物相互作用を生じる．新しい薬物としてテルビナフィン，ミカファンギンなどがある．

10.6.2 皮膚糸状菌感染症

皮膚の糸状菌は表皮や皮膚付属器（爪，毛）などに感染を起こす．とくに，湿潤した皮膚（足の趾間，陰股部など）は好発部位である．足趾間に生じる足白癬は俗に水虫，股部白癬は俗に「いんきんたむし」として知られる．皮膚は発赤し，小水胞を伴うこともある．かゆみが強いため，掻爬すると二次的に細菌感染を生じることもある．治療には患部を清潔に保ち乾燥させ，イミダゾール系薬物などを外用塗布する．現在，外用使用可能な抗真菌薬は，新薬が続々と開発され，ラノコナゾール，ケトコナゾール，ネチコナゾール，ビフォナゾール，ミコナゾール，クロトリマゾール，ブテナフィン，アモロルフィン，テルビナフィン，トルナフテート，イトラコナゾール等が利用できる．

10.7 抗ウイルス薬 (antiviral agents)

ウイルスはDNAあるいはRNAの核酸中心コアとタンパク質外殻をもつ感染粒子で，その増殖過程は感染する宿主細胞に依存している．インフルエンザウイルスやポリオウイルスのようにワクチンによる予防手段が開発されているものもある．表10.3に代表的なウイルス感染症と治療手段を，図10.9に抗ウイルス薬の作用機序の概略をまとめた．

表 10.3　代表的なヒトのウイルス感染症と治療・予防手段

ウイルス群と種類	主要な臨床症状	特異的治療薬	予防法
ヒト・ヒト間での感染ウイルス			
インフルエンザ A, B, C 型	急性気管支炎と肺炎	ザナミビル, オセルタミビル, アマンタジン	ワクチン, アマンタジン（A型のみ）
おたふく風邪ウイルス	流行性耳下腺炎（おたふく風邪）, 睾丸炎	なし	ワクチン
EB ウイルス	伝染性単核球症	なし	なし
アデノウイルス	流行性角膜結膜炎, 急性呼吸器感染	なし	なし
ライノウイルス	風邪症候群	なし	なし
ポリオ	小児麻痺	なし	ワクチン
コクサッキーウイルス	ヘルパンギナ, 無菌性髄膜炎	なし	なし
麻疹ウイルス	麻疹（はしか）	なし	ワクチン
風疹ウイルス	風疹（3日ばしか）	なし	ワクチン
水痘・帯状疱疹ウイルス	水痘（みずぼうそう）, 帯状疱疹	アシクロビル	なし
単純ヘルペス	口唇ヘルペス, 角膜炎	アシクロビル, バラシクロビル, ビダラビン	なし
RS ウイルス	新生児, 乳児及び幼児における感染による重篤な下気道疾患	なし	パリビズマブ
ヒトパルボウイルス	伝染性紅斑	なし	なし
サイトメガロウイルス（CMV）	胎児奇形, 肝炎, 全身性感染症（免疫不全患者で）	ガンシクロビル, ホスカルネット	なし
肝炎ウイルス A, B, C 型	肝炎	ペグインターフェロン, インターフェロン（B, C型に対して）, ラミブジン（B型に対して）, リバビリン（C型に対して）	ワクチン（A, B 型に対して）
ヒトパピローマウイルス	いぼ（疣贅）	なし	なし
ヒト免疫不全（HIV）ウイルス	エイズ症候群（AIDS）	ジドブジン, ジダノシン, リトナビルなど	なし
ヒトが二次宿主となるウイルス感染症			
アルボウイルス群	日本脳炎	なし	ワクチン
	黄熱病	なし	なし
	デング出血熱	なし	なし
ハンタウイルス群	腎症候性出血熱	なし	なし
狂犬病ウイルス	狂犬病	なし	ワクチン
アレナウイルス群	ラッサ熱	なし	なし
フィロウイルス群	エボラ出血熱	なし	なし

10.7.1　ヘルペスウイルス感染症

単純ヘルペスウイルス (herpes simplex virus; HSV) はヒリヒリするような不快感を前駆症状として皮膚や粘膜に隆起した単発または多発性の水疱性病変を生じる．免疫学的に区別される HSV-1 と HSV-2 の亜型がある．HSV-1 は主として口唇部と角膜の病変を生じる（口唇ヘルペス）が，HSV-2 は通常外陰部に病変を生じる．皮膚病変は一見治癒するが，ウイルスは周囲の神経節に潜伏し，日光，宿主の免疫力低下等により活性化され再発を繰り返す．HSV-2 は性病としての

10.7 抗ウイルス薬 (antiviral agents)

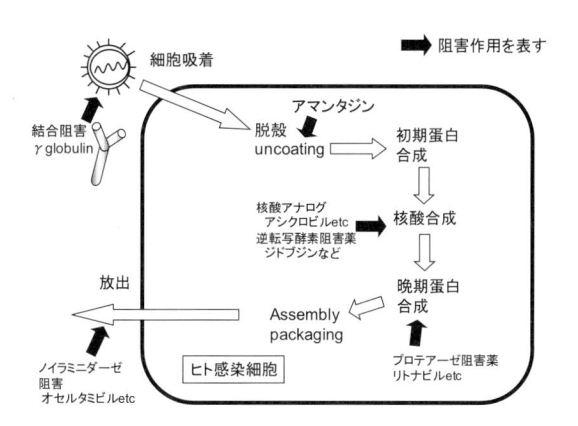

図10.9 細胞へのウイルス感染と増殖に関係する各経路における代表的な抗ウイルス薬の作用機序

意義も大きい．また，まれに散発的なヘルペス脳炎を生じる．帯状疱疹ウイルス感染症（herpes zoster）は，小児期に水痘を生じるが，治癒後もウイルスが脊髄の知覚神経後根に潜伏し，高齢者や全身的な免疫能が低下する悪性リンパ腫，癌等の病態で活性化され，神経走行に沿った皮膚領域に多発性の水疱病変を生じる．病変部位の皮膚は知覚過敏となり激しい疼痛を生じる．

ヘルペス属のウイルスにはアシクロビル（acyclovir）およびそのプロドラッグであるバラシクロビルが有効である．アシクロビルはヘルペスウイルスに感染した細胞で，このウイルスに特異的なチミジンキナーゼによりリン酸化された代謝体がウイルスのDNA合成を阻害する．正常なヒト細胞にはこの酵素は存在しないため正常細胞への毒性は少ない．局所用軟膏薬，経口薬，静注薬が使用できる．消失半減期が2.5時間と短いため，1日5回の投与が必要である．腎消失型薬物であるので腎機能障害患者では減量が必要である．

10.7.2 サイトメガロウイルス感染症

サイトメガロウイルス（CMV）はヘルペスウイルス属の一種で環境中に存在し，感染者の尿，唾液にウイルスが排泄される．CMV は無症候性にヒトに潜在することも多いが，発熱，肝炎，肺炎，新生児の重症の脳炎等の原因となる．CMV 感染症を有する患者が骨髄移植などの臓器移植後に免疫抑制治療を行うとウイルスが活性化され全身的感染症を生じる事例，AIDS 患者の終末期に網膜炎，脳炎，消化管の潰瘍性病変などを生じる事例が注目されている．

ガンシクロビルはCMVに感染した細胞に移行するとリン酸化され，ウイルスのDNAポリメラーゼを阻害する機序で抗ウイルス活性を発揮する．CMV 感染症に効果があるが，副作用の頻度は高く，白血球減少（40％），血小板減少（20％），腎障害，けいれんなどが問題となる．30％ の患者では副作用のため投与中止に至る．主要消失経路は腎排泄であり，腎不全患者で投与量を減ずる必要がある．バルガンシクロビルは，ガンシクロビルのL-バリンエステル（プロドラッグ）であり，体内で速やかにガンシクロビルに変換され作用を発揮する．ガンシクロビルに耐性のCMVに対してはホスカルネット（foscarnet）が適応となる．

10.7.3 HIV 感 染 症

ヒト免疫不全ウイルス（human immunodeficiency virus ; HIV）はレトロウイルスに属するRNA ウイルスである．ヒト細胞に感染するとウイルスRNA が逆転写酵素によりDNA に翻訳され宿主遺伝子に組み込まれ増殖する．HIV ウイルスはとくにCD4抗原を提示するヒトT細胞リンパ球（ヘルパーT細胞）に感染し，死滅させるため，細胞性免疫の障害を主体とした後天的免疫不全症候群（AIDS ; acquired immunodeficiency syndrome）を生じる．米国では100-200 万人が，アフリカで約100 万人以上がHIV に感染していると推測されている．日本での感染者は少ないと

はいえ，2009年に新たに報告されたHIV陽性者は1,021人，AIDS発症患者は431人であった．ヒトへの感染は感染T細胞を多く含む血液と生殖器からの分泌物による．よって，性交渉を除けば日常生活で感染するリスクは少ない．

症状は，感染後2-4週間で発熱，倦怠感，発疹，関節痛，全身リンパ節腫大（伝染性単核様症候群）を生じHIV抗体が陽性となる．その後症状は自然に軽快し抗体陽性無症候性保菌者の状態に入る．やがてCD4$^+$リンパ球が減少し免疫機能不全状態となるとAIDSを発症する．AIDSではカリニ肺炎，慢性下痢，貧血，口腔粘膜のカンジダ症が発症し，さらに中枢神経症状である髄膜炎，進行性痴呆，さらにトキソプラズマ原虫による脳炎，クリプトコッカスやヒトまたは非定型抗酸菌（トリ型結核菌など）による髄膜炎が重要な感染症である．

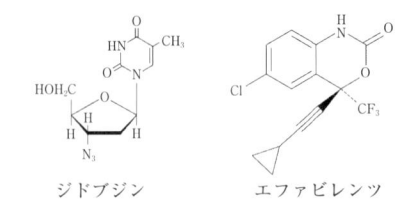

図10.10 代表的な核酸系逆転写酵素阻害薬（ジドブジン）と非核酸系逆転写酵素阻害薬（エファビレンツ）の化学構造の比較

HIV感染症の標準的な薬物治療は，2種類の異なる逆転写酵素阻害薬とプロテアーゼ阻害薬の合計3剤を併用する強力な抗エイズ治療法（HAART；highly active anti-retrovirus therapy）である．HAARTの導入により，AIDS関連死亡数は減少し，5年生存率は一般集団にせまっている．

逆転写酵素阻害薬には，核酸型逆転写阻害系抗HIV薬（NRTI）と非核酸型逆転写阻害系抗HIV薬（NNRTI）に分類される（図10.10）．核酸型逆転写阻害薬としては，ジドブジン（zidovudine；ZDU）が最初に開発された抗HIV薬として名高い．この薬物は細胞内でリン酸化されると活性化し，HIVが活発に増殖している細胞でHIVの逆転写酵素と基質との結合を競合的に阻害しウイルスの増殖を抑制する．消失半減期が約1時間と短いため，頻回（起床中は4時間毎）に投与しなくてはならない．最も重大な副作用は骨髄抑制による貧血，顆粒球減少，血小板減少であるが，悪心，嘔吐などの消化管症状，筋肉痛，肝機能障害，頭痛，不穏などの中枢神経症状も問題となる．近年耐性ウイルスも問題となってきた．ダイダノシン（dideoxyinosine；ddI）は，ZDUに耐性のHIVに有効である．副作用はZDUよりも少ないが，末梢神経障害，致死性の重症膵臓炎が生じる．吸収が食事により影響を受けるため空腹時に投与せねばならず，また金属味などの味覚障害があるためコンプライアンスの面で問題がある．ザルシタビン（zalcitabine；ddC）はZDUと併用するとZDU単独投与よりも延命効果が増強する．副作用には末梢神経障害がある．その他，ラミブジン（lamivudine；3TC），サニルブジン，アバカビルが使用されている．

非核酸系逆転写酵素阻害薬としては，エファビレンツ，ネビラピン，デラビルジンがある．これらの薬物は核酸誘導体ではないため，HIVの逆転写酵素の基質との競合ではなく，酵素の活性部位に結合し酵素反応を阻害する機序で抗ウイルス作用を発揮する．エフェビレンツは，CYP3A4の誘導作用を持つため，併用する他の抗HIV薬や併用薬がCYP3A4の基質である場合にはそれらの薬理効果を減ずることがある．副作用で特徴的なのは，めまい，集中力障害，傾眠，異夢，不眠などの精神神経系症状で，約半数の患者で出現する．とくに，投与開始1-2日後に発現し，通常は投与継続すると2-4週間で消失するため，治療最初の数週間および症状の発現が継続する患者には就寝時投与が推奨されている．ネビラピンは，2種類の核酸型逆転写酵素阻害剤との併用が推奨されている．

プロテアーゼ阻害薬（protease inhibitors）は，HIVウイルス感染過程の最終段階で，ウイルスの前駆体蛋白をウイルス酵素と構造蛋白質に切断し，感染性を持つウイルス粒子を作るために重要

表10.4 ヒトに感染する寄生虫症の概略と治療薬

病名	臨床症状	感染様式	治療法
腸管線虫症			
回虫症	腹痛，下痢	野菜に付着する虫卵の経口摂取	パモ酸ピランテル
糞線虫症	下痢	土壌中幼虫の経皮感染	チアベンダゾール
蟯虫症	肛門周囲の掻痒間，不眠	汚染手指，塵埃による経口感染	パモ酸ピランテル
アニサキス症	腹痛	海産魚に寄生する幼虫の経口摂取	内視鏡による虫体の摘出
鞭虫症	腹痛，下痢	土壌，野菜を介する経口感染	メベンダゾール
組織線虫症			
フィラリア症	発熱発作，リンパ管炎，象皮病，陰嚢水腫	吸血蚊による幼虫の皮膚侵入	クエン酸ジエチルカルバマジン
吸虫症			
日本住血吸虫症	皮疹，発熱，下痢，肝硬変	中間宿主貝の生息する川などで経皮的感染	プラジカンテル
肺吸虫症	胸痛（気胸），呼吸困難（胸水）	淡水魚などの生食による経口感染	プラジカンテル
肝吸虫症	腹痛，肝腫大，下痢	淡水魚などの生食による経口感染	プラジカンテル
条虫症			
日本海裂頭条虫症	虫体の自然排泄，下痢，腹痛	サケ，マスの生食	プラジカンテル
包虫症（エヒノコックス症）	肝腫大，けいれん	感染しているイヌ，キツネの糞を介する経口感染	肝に寄生した包虫の切除

な働きをしている HIV プロテアーゼを阻害し抗ウイルス効果を発揮する．プロテアーゼ阻害薬の単独投与では耐性獲得のために効果は一時的であるが，逆転写酵素阻害薬と併用する．インジナビル（indinavir）は，サキナビル，リトナビルとともに CPY3A4 による肝代謝型薬物であるが，その際他の CYP3A4 基質薬の代謝を阻害するため，カルシウム拮抗薬，クリンダマイシン，ダプソン，トリアゾラム，キニジンなどの血中濃度を増加し副作用を生じることがある．2-3% の患者で腎結石が生じるので，十分な飲水を患者に指導する必要がある．また，食事によりバイオアベイラビリティが低下するため空腹時に服用せねばならない．その他，サキナビル（saquinavir），リトナビル（ritonavir），ネルフィナビル（nelfinavir），ロピナビル・リトナビル合剤，インジナビル，アンプレナビルが発売されている．

10.8 寄生虫治療薬

　寄生虫症は臨床的に問題となる頻度は低いが，重要である．寄生虫治療には抗菌あるいは抗ウイルス治療と違う困難がある．寄生虫は進化的に微生物よりもヒトに近いため，抗菌薬の標的となる機能蛋白において寄生虫に特有なものが少ない．したがって，寄生虫治療薬には副作用が多い．表10.4 にヒトで問題となる寄生虫症と適応薬を示した．

（越前宏俊）

参考文献

1) 越前宏俊：図解薬理学－病態生理から考える薬の効くメカニズムと治療戦略．医学書院，2001．
2) 鹿取　信（監），今井　正，宮本英七（編）：標準薬理学第6版．医学書院，2001．
3) 青木　真：レジデントのための感染症診療マニュアル．医学書院，2000．
4) 藤本卓司：感染症レジデントマニュアル．医学書院，2004．
5) アメリカ胸部疾患学会（泉　孝英　訳）：結核・非結核性抗酸菌症診療ガイドライン第2版－米国胸部学会ガイドライン．医学書院，2004．

6) Brunton LL, Lazo JS, et al：Goodman & Gilman's The Pharmacological Basis Of Therapeutics (11th ed). McGraw-Hill, 2005.
7) Wilson WR, Drew WL：Current Diagnosis and Treatment in Infectious Diseases. Appleton & Lange, 2001.
8) Katzung BG：Basic & Clinical Pharmacology (9th ed). McGraw-Hill, 2003.

演習問題

問題1 消以下の抗菌薬の作用機序に正しいものを入れよ．
　機序：①細胞壁合成阻害、②たんぱく合成阻害，③核酸合成阻害，④代謝拮抗
　薬物　サルファ剤，テトラサイクリン系薬，マクロライド系薬，アミノグリコシド系薬，セフェム系薬，ペニシリン系薬，グリコペプチド系薬，ニューキノロン系薬

問題2 以下の化学療法薬の治療適応となる病原体または感染症について，正しいものを選べ．
　選択肢：① HIV，②らい，③深部カンジダ感染症，④帯状疱疹ウイルス，⑤足白癬，⑥ C 型肝炎ウイルス，⑦回虫症，⑧ MRSA
　薬物　エファビレンツ，アムホテリシン B，バンコマイシン，イトラコナゾール，ペグインターフェロン，パモ酸ピランテル，アシクロビル，ジアミノジフェニル，スルホン（ダプソン）

解答1　サルファ剤：④，テトラサイクリン系薬：②，マクロライド系薬：②，アミノグリコシド系薬：②，セフェム系薬：①，ペニシリン系薬：①，グリコペプチド系薬：①，ニューキノロン系薬：③

解答2　エファビレンツ：①，アムホテリシン B：③，バンコマイシン：⑧，テルビナフィン：⑤，ペグインターフェロン：⑥，パモ酸ピランテル：⑦，アシクロビル：④，ジアミノジフェニルスルホン（ダプソン）：②

11

悪性腫瘍治療薬

　現在主流となっている悪性腫瘍治療薬の歴史は，1963年にGilmanが第一次世界大戦で使用された毒ガスnitrogen mustardの白血球，血小板減少作用に注目し，手術不能で放射線抵抗性の悪性リンパ腫患者に対してこの薬物を投与したところ劇的な腫瘍縮小効果を観察した報告に始まる．以来，多くの薬物が開発され，小児のリンパ球性白血病をはじめ，悪性リンパ腫，精巣腫瘍，絨毛上皮癌，急性骨髄性白血病，前骨髄性白血病，小児固形癌（ウィルムス腫瘍等），ヘアリー細胞白血病等では治癒も期待できる段階に到達した．しかし，これらは全悪性腫瘍の一部を占めるに過ぎず，多くの場合，抗癌剤投与の目的は腫瘍体積を減じ，腫瘍再発を遅延化（disease-free survival）させることを現実的な目標としている．これは，肉眼的に確認できる腫瘍塊にはきわめて多数の癌細胞が存在するためで（1gの腫瘍組織には約10^9の癌細胞が存在する），抗癌剤による腫瘍体積の縮小で評価される奏効率は，薬理作用の評価基準とはなるが，必ずしも生存期間または治癒の指標となるとは限らないためである．近年，オンダンセトロンなどの5-HT_3受容体拮抗薬による強力な制吐作用，顆粒球コロニー刺激因子，骨髄移植等による白血球減少治療などの支持療法強化により，抗癌剤治療を受ける患者のQOLは改善している．また，従来の殺癌細胞性の悪性腫瘍治療薬とは視点を換えて，腫瘍細胞の増殖機構に関わる生化学あるいは分子機構を解明するなかから腫瘍増殖に重要な機能分子の作用を遮断する手法や，内因性の増殖因子を遮断する機序で腫瘍の増殖あるいは転移などを抑制する新たな分子標的抗癌剤の開発も盛んになっている．

11.1　殺癌細胞性の抗癌剤の作用機序

　抗癌剤はその作用機序から細胞周期依存性および非依存性の薬物に二分される（図11.1）．細胞周期依存性薬物は，細胞が増殖サイクルのある段階に存在する場合に選択的な殺細胞効果を発揮する薬物で，S期（DNA合成期）に作用する代謝阻害薬（メトトレキサート，フッ化ピリミジン系薬，シタラビン），ヒドロキシウレア，トポイソメラーゼ阻害薬（イリノテカン，エトポシド，アントラサイクリン系薬）や，G2からM期（分裂期）に作用するブレオマイシン，ビンカアルカロイド系薬，タキソール系薬等があ

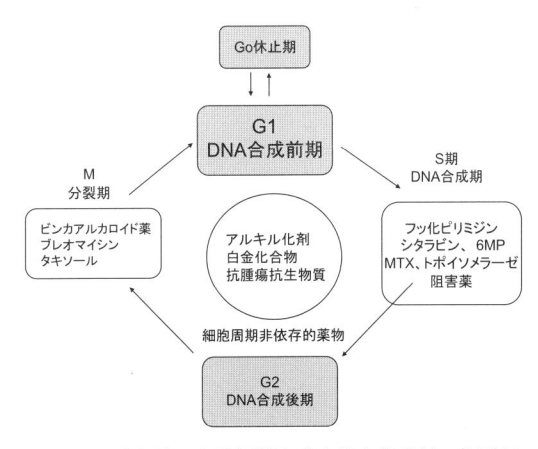

図11.1　癌細胞の細胞周期と代表的な抗癌剤の作用点

る．これらの抗癌剤の効果と副作用は，総用量よりも，むしろ癌細胞に対する抗癌剤の曝露時間に依存するため，別名投与スケジュール依存性抗癌作用とも呼ばれる．一方，アルキル化剤，白金化合物，マイトマイシンC等は細胞周期非依存性薬物で，投与量に比例して腫瘍細胞に傷害を与える．したがって，これらの薬物の殺腫瘍細胞効果を高めるためには，毒性が許容できる範囲で高用量の投与を行うことが望ましい．

11.1.1 アルキル化薬

シクロホスファミド，ブスルファン，ラニムスチン，メルファラン，チオテパ等が代表的な薬物で，これらは分子内に反応性に富むハロゲン基を一対有する．このハロゲン基はDNA塩基とくにグアニンの7位などと共有結合を形成し（アルキル化反応）分子架橋を作る（図11.2）．2本鎖DNAの近接するグアニン塩基に共有結合が形成されると，2本鎖DNA鎖の1本鎖への解離ができなくなる．DNA増幅反応がその部位に停止するなどの機序で，細胞のDNAの増幅反応は妨害される．シクロホスファミドは，悪性リンパ腫や乳癌の化学療法で，それぞれ代表的な抗癌剤の併用プロトコール（CHOPやCMF等）で使用される．副作用は，骨髄毒性（他のアルキル化薬も同様），出血性膀胱炎，嘔気等である．また，長期投与により不妊や二次発癌の危険も高まる．イホスファミドやシクロホスファミドの静注投与後に出血性膀胱炎が生じるが，この副作用には尿中に排泄される抗癌剤の代謝体により発生するラジカルによる膀胱粘膜障害が関係しているため，ラジカルスカベンジャーであるチオール基を持つメスナ（mesna）が副作用予防に使用される．ニトロソウレア化合物であるラニムスチン等は脂溶性が高く，血液脳関門の透過性が高いため，脳腫瘍の治療に用いられる．ダカルバジンは，悪性リンパ腫の治療でアドリアマイシン等と併用されるが，悪心・嘔吐の副作用が強い．インフルエンザ様症状や顔面紅潮が生じる．チオテパは，表層性の膀胱癌に対する膀胱内注入などに使用されることが多い．ブスルファンは，かつては慢性骨髄性白血病の治療に使用されたが，最近はヒドロキシウレアやインターフェロンに取って替わられつつある．長期投与では肺線維症（busulfan lung），皮膚色素沈着，女性化乳房などを生じる．

11.1.2 白金化合物

シスプラチン，カルボプラチン，ネダプラチン，オキサリプラチンが使用される（図11.3）．シ

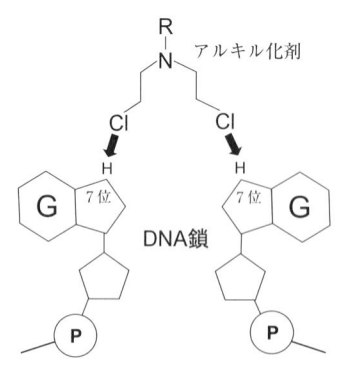

図11.2 アルキル化抗癌剤の作用機序

図11.3 白金化合物抗癌剤の化学構造の比較

どの薬物も体内で反応性に富む白金（Pt）錯体を形成し近傍のグアニン塩基と7位の位置で結合し付加体（adduct）を形成する．

スプラチンは分子内に2個の塩素原子を有するが，細胞内に移行し水和すると，反応性の高い白金錯体を形成し，DNA鎖と反応して付加体（adduct）を形成し，アルキル化剤と類似の機序でDNA鎖の複製反応を阻害する．治療適応は広く，卵巣，精巣腫瘍，肺腫瘍，膀胱腫瘍，頭頸部の扁平上皮癌などの治療にエトポシド等との併用で使用される．シスプラチンは静注投与で用いられるが，腎毒性を軽減するため，投与前後で充分な利尿が必要である．また，催吐作用が強いため，$5-HT_3$受容体遮断薬の使用が必要である．主要消失経路は腎排泄であるため，腎障害患者では減量が必要である．

11.1.3 代謝拮抗薬

癌化した腫瘍細胞は正常細胞よりも活発な分裂を行うため薬物による核酸代謝の阻害が正常細胞よりも強く発現する．この原理を用いて多くの代謝拮抗薬が抗癌剤として開発されている．メトトレキサート（MTX）は，活性補酵素形葉酸（tetrahydrofolate；THF）と類似構造をもつため（図11.4），THF合成に関わるジヒドロ葉酸還元酵素を阻害し，DNA合成を遮断する．小児急性リンパ芽球性白血病，悪性リンパ腫，乳癌，肉腫，頭頸部腫瘍などで適応となる．主要消失経路は腎排泄であるので，腎機能障害患者では減量が必要である．主要な副作用は骨髄抑制と消化管症状（口内炎等）である．高用量で使用する場合には，利尿と尿のアルカリ化を行わないと，尿細管内でMTXが析出し腎不全を生じる．また，骨肉腫などの化学療法で高用量のMTXを使用する場合には，血漿中MTX濃度のモニタリングが必須であり，副作用を回避するために血中のMTX測定値を参考として濃度が安全域（$<10^{-8}$モル/L）に低下するまで必要に応じてロイコボリン（葉酸類似体）による救援（レスキュー）療法を行うことがある．

ピリミジン誘導体は，フルオロウラシル（5-FU），テガフール，シタラビン（Ara-C），ゲムシタビン等の抗癌剤で，構造的にはフッ素化されたウラシル誘導体である（図11.5）．癌細胞のウラシル再利用は正常細胞よりも活発であるため，これらの薬物によるチミジル酸合成酵素の抑制と，RNAへの取り込みは癌細胞で正常細胞よりも強く働き，細胞周期依存的な抗腫瘍作用を生じる．大腸癌，乳癌，頭頸部癌などの治療に使用される．5-FUの消化管吸収性を改善したプロドラッグ

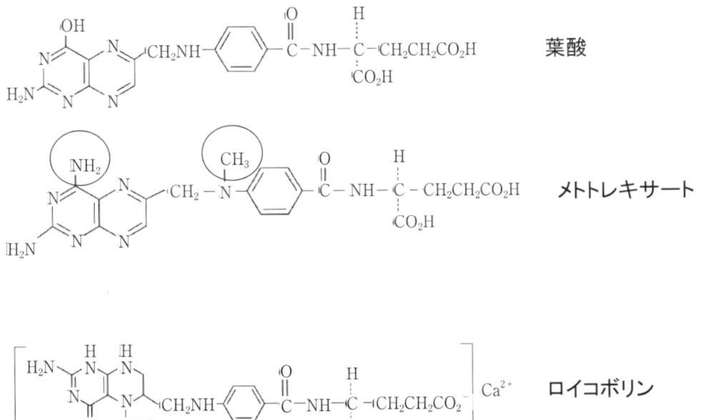

図11.4 葉酸拮抗薬であるメトトレキセート（MTX），葉酸，およびレスキュー治療に用いるロイコボリンの化学構造の比較．葉酸とMTXの間には図中丸で示した微細な差異しかないことに注意．

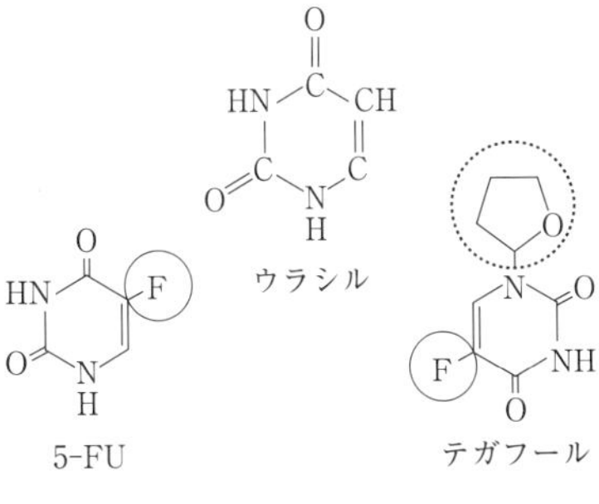

図11.5 代表的な代謝拮抗薬抗癌剤であるフッ化ピリミジン薬とウラシルの構造の比較

図中実線丸はウラシルと異なるフッ素原子の位置を示す．テガフールは5-FUのプロドラッグであり，経口投与後体内で代謝を受けて点線丸部位が除去され5FUに変換される．

が，テガフール等である（図11.5）．近年，5-FUの抗腫瘍効果を増強するために，種々の薬物との併用が試みられている．5-FUは肝臓で活性体（5-FdUMP）に変換されるが，5-FdUMPは活性形葉酸存在下でチミジル酸合成酵素と安定な複合体を形成するため，過剰量の活性葉酸類似体ロイコボリンを併用することで，チミジル酸合成酵素抑制作用を増強する試みや，MTXの前投与により5-FUの抗腫瘍作用を増強する試みがなされている．主要な副作用は骨髄抑制と消化器症状（口内炎，下痢）である．

シタラビン（Ara-C）とゲムシタビンはシチジン（シトシン-リボース核酸）の誘導体である．これらの薬物は細胞内でリン酸化され活性体となり，DNAポリメラーゼを阻害するとともに，DNAに取り込まれ，DNA伸長反応を阻害する．シタラビンは急性骨髄性白血病の化学療法で，アントラサイクリン系抗癌剤などとともに併用される．主要な副作用は，骨髄抑制と悪心・嘔吐である．ゲムシタビンは我が国では非小細胞肺癌の適応がある．

プリン誘導体である6-メルカプトプリン（6-MP），アザチオプリン，フルダラビンは細胞内でリン酸化されるとプリン体合成を阻害する．6-MPは急性リンパ芽球性白血病ならびに急性骨髄性白血病に対する多剤併用療法で頻用される．体内での6-MPの主要消失経路は肝代謝で，キサンチン酸化酵素とチオプリンメチル転移酵素（TPMT）が関与する．TPMTには遺伝多型が存在し，欧米人では約10%，日本人では約0.6%にTPMT活性が低い患者が存在する．これらの患者では常用量の6-MP投与で強い骨髄抑制が生じる．フルダラビンはアデノシン誘導体であり，DNAポリメラーゼとリボ核酸還元酵素を阻害する機序で抗腫瘍効果を発揮する．この薬物は慢性リンパ球性白血病（CLL）に単剤で最も強力な効果を有する．主要な副作用は骨髄抑制である．

11.1.4 ビンカアルカロイド系抗癌剤

ビンブラスチン，ビンクリスチン，ビノレルビンは，細胞質内のチュブリン蛋白に結合し安定な複合体を形成するため，細胞分裂に際して正常な微小管が形成されず，細胞分裂が中期で停止するため腫瘍の増殖が抑制される（図11.6）．ビンクリスチンは,悪性リンパ腫,リンパ球性白血病,ウィルムス腫瘍等の化学療法の中心薬であり，ビンブラスチンは睾丸腫瘍，膀胱腫瘍，ホジキン病等の化学療法の中心薬である．最も新しいビノレルビンは，非小細胞肺癌治療に期待が持たれている．主要消失経路は肝代謝であるので，重症の肝障害に際しては50%程度投与量を減少することが推奨されている．ビンクリスチンの主要な副作用は，神経毒性である．末梢性の知覚障害が主体であるが，自律神経障害から麻痺性イレウスを生じることもある．一方，ビンブラスチンの主要な副作用は骨髄抑制と口内炎等である．この群の薬物はいずれも強い組織傷害作用があるので，静脈内投与に血管外漏出を起こすと皮膚や軟部組織の壊死などを生じる．

パクリタキセル，ドセタキセルはイチイの樹皮から得られるアルカロイドでチュブリン蛋白のβサブユニットに結合し，チュブリンを安定化する機序で，細胞分裂を阻害する．パクリタ

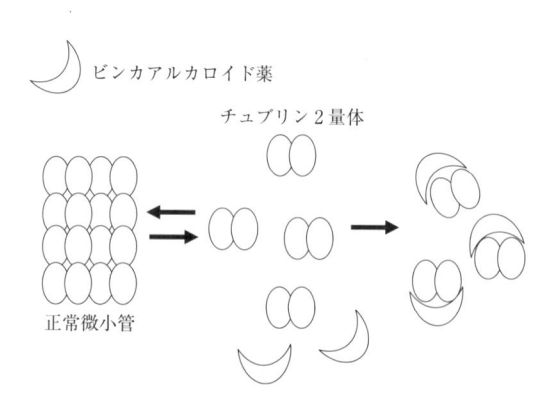

図11.6 ビンカアルカロイド薬の作用機序の模式図
ビンカアルカロイド薬はチュブリン2量体と結合し安定な複合体を形成し正常な微小管形成を阻害する．

キセルは卵巣腫瘍，乳癌，その他多くの上皮性腫瘍に使用され，ドセタキセルはアントラサイクリン系抗癌剤に抵抗性の乳癌治療に使用される．この群の薬物はきわめて脂溶性が高く水に難溶であるため，注射溶液とするために特殊な油性溶媒（ポリオキシエチレン・ヒマシ油）とアルコールを用いて注射剤としている．この溶媒が肥満細胞からのヒスタミン遊離を生じるため，投与により気管支攣縮，低血圧，蕁麻疹等の症状を生じる．したがって，投与前にデキサメタゾン 20 mg 静注やジフェンヒドラミン 50 mg 経口の投与を行う．両薬物ともに，主要消失経路は肝代謝であり，CYP3A4 分子種が関与する．CYP3A4 阻害薬との併用や，重症肝障害患者での使用には注意が必要である．

11.1.5　DNA トポイソメラーゼ阻害薬

エトポシド，イリノテカン，ノギテカンは，DNA トポイソメラーゼ阻害作用を有する薬物である．トポイソメラーゼは細菌のジャイレースに相当する酵素で，DNA の超螺旋構造を解きほぐす際に一時的に DNA に切断を入れねじれを取って再結合する作用を有する．この酵素を阻害する薬物は癌細胞の DNA 複製を強く阻害する．エトポシドは，悪性リンパ腫，白血病，小細胞肺癌等の治療に使用される．主要な副作用は顆粒球減少と血小板減少である．静注および経口投与が可能で，悪心・嘔吐，脱毛を生じる．イリノテカンは，体内で速やかに加水分解され活性代謝物である SN-38 を生成する．SN-38 の代謝には UDP-グルクロン酸転移酵素のある分子種（UGT1A1）が関与しており，*UGT1A1* *28 または*6 の変異アレルを持つ患者では白血球減少や下痢の副作用のリスクが増加することが報告された．このため，現在ではこの変異を検出する遺伝子検査が可能となっている．イリノテカンは従来治療が困難であった固形腫瘍の化学療法でいくつかの目覚ましい成績を上げており，上皮成長因子に対するモノクローナル抗体と併用したり，フッ化ピリミジン系抗癌剤とロイコボリンとの併用で転移性大腸癌の生存期間を改善した報告がなされている．また，進行小細胞肺癌に対してイリノテカンとシスプラチンの併用はエトポシドとシスプラチンとの併用よりも生存期間を延長したとの報告がある．

11.1.6　アントラサイクリン系抗癌抗生物質

ドキソルビシン（アドリアマイシン），ダウノルビシンなどのアントラサイクリン系抗癌剤は共通して特徴的な 4 環構造を有する配糖体である（図 11.7）．腫瘍細胞に到達すると核内に集積し，2 重螺旋の DNA 鎖の狭い間隙に 4 環部が挿入され（intercalation），DNA と結合する．このため DNA 鎖は自由に解離できなくなり DNA 合成と DNA 依存 RNA 合成反応が阻害される．また，アントラサイクリン系抗癌剤は分子内にラジカルを発生するキノン構造を有しており，これが DNA 傷害による抗腫瘍活性と，また心毒性に関係すると考えられている．

ドキソルビシンは広い抗腫瘍スペクトラムを持ち，急性リンパ球性白血病，悪性リンパ腫，乳癌，肺癌等に使用されるが，ダウノルビシンは主として急性骨髄性白血病の治療に使用される．静注投与で使用されるが，組織傷害性が強いため投与時には血管漏出に注意が必要である．主要消失経路は肝代謝であるので，血清ビリルビン濃度が＞3 mg/dL の重症肝障害患者では減量を行う．主要な副作用は骨髄抑制であるが，心毒性も問題である．急性には不整脈，伝導障害等を生じるが，累積投与量が 500 mg/m^2 を越えると 5% 以上の頻度で心不全等の心筋傷害が現れる．高頻度で脱毛も生じる．

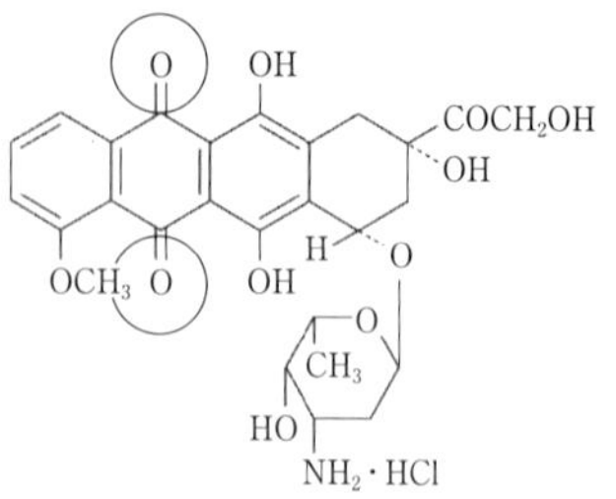

図 11.7 代表的なアントラサイクリン系抗癌剤の化学構造
特徴的な4環構造は立体的に扁平でDNAの2重螺旋構造の隙間に挿入され近接したグアニン，シトシン塩基と結合する．また，ラジカル発生に関係するキノン構造（図中の円）に注意．

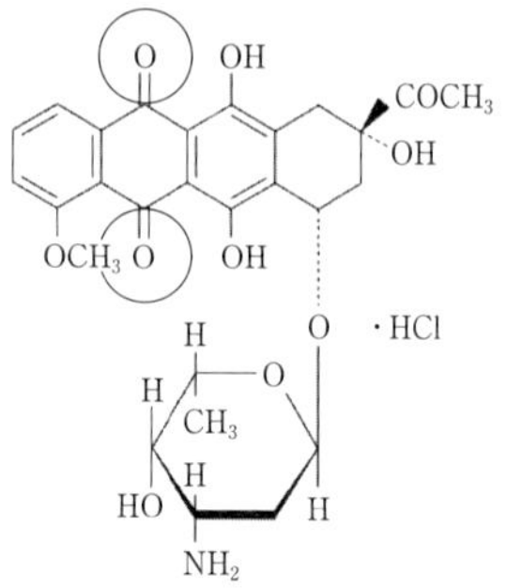

11.1.7 非アントラサイクリン系抗癌抗生物質

ブレオマイシン，マイトマイシンC（MMC）は放線菌由来の複雑な化学構造を有する抗生物質である．抗腫瘍作用は，酸素と還元物質の存在下で薬物が2価鉄イオンと反応し酸素ラジカルを発生しDNA損傷を引き起こす．この薬物は悪性リンパ腫，睾丸腫瘍等に併用療法で使用される．副作用は，肺線維症が最も重篤で，高齢者で酸素吸入を受けている場合などに多い．皮膚症状は，紅斑，角化増進，潰瘍などで，皮膚に張力がかかる指，関節部などに生じる．骨髄抑制は少ない．

11.1.8 酵素抗癌剤

L-アスパラギナーゼは細菌から抽出された酵素で，アスパラギンをアスパラギン酸とアンモニアに分解する．この酵素製剤を投与すると患者体内のアスパラギンは速やかに低下し，7-10日間低値を示す．リンパ球，とくにnull細胞とT細胞は，蛋白合成に必要なアスパラギンを細胞外供給に依存しているため，血液中アスパラギン値の低下は，これらの細胞に選択的な毒性を発揮する．このため，L-アスパラギナーゼは急性リンパ球性白血病，T細胞白血病，T細胞性悪性リンパ腫の治療に用いられる．副作用は外因性蛋白であるため，強いアレルギー反応が生じることである．反復投与により頻度が高まる．この薬物の投与後，数時間は厳重な観察が必要である．骨髄毒性，消化器毒性はほとんどない．

11.2 悪性腫瘍に対するホルモン・サイトカイン療法

悪性腫瘍のなかには，その増殖がホルモン依存性のものがある．思春期以後発達する乳腺や子宮内膜の腺上皮細胞の増殖にはエストロジェンが促進的に働いており，前立腺の腺上皮細胞の増殖にはテストステロンが促進的に働いている．したがって，これらの組織に発生した癌細胞の増殖もホルモン依存性があることが多く，ホルモン作用を抑制することで腫瘍の発育を抑制または遅延化することが期待できる．ホルモンの他にも内因性抗ウイルス活性物質として発見されたインターフェロン（IFN）に抗腫瘍活性があることが発見されて以来，INFはヘアリー細胞白血病，慢性骨髄性白血病などの造血腫瘍や腎細胞癌，多発性骨髄腫，菌状息肉症などの治療に用いられている．

11.2.1 エストロゲン受容体調節薬

タモキシフェンとトレミフェンは，乳癌組織等のエストロゲンレセプターに対してエストロゲンの結合を競合的に阻害し抗エストロゲン作用を示す．これら薬物は乳腺組織に対しては常に抗エストロゲン作用を持つが，乳腺外組織では弱いエストロゲン受容体作動薬として働き，閉経前の内因性エストロゲンが存在する環境では，乳腺外組織ではエストロゲン遮断作用が主体であり，子宮内膜増殖抑制，血管拡張（のぼせ），骨吸収促進等を生じるが，閉経後のエストロゲン低下状態では，むしろ弱いエストロゲン作用により子宮内膜増殖，抗骨粗鬆症作用を生じる．このためこれらの薬物は組織選択的エストロゲン受容体調節薬（selective estrogen receptor modulator；SERM）と称されることもある．

早期乳癌は外科的摘除が原則であるが，術後再発のリスクが高い進行癌の場合や転移性癌には化学療法やホルモン療法などの全身的治療を補助化学療法として行う．乳癌細胞の細胞質にはエストロジェン（ER）およびプロジェステロン受容体（PR）が存在することが多く（50-70%），これらの受容体が陽性の患者では70-80%にホルモン療法への反応が期待できる．したがって閉経後乳癌患者では，タモキシフェン単独あるいは抗癌剤との併用が使用される．副作用は薬物の有する臓器別のエストロゲン遮断または弱い作動作用に関係しており，投与初期には一過性に転移病巣が悪化したり，高カルシウム血症（3%），のぼせ（hot flashes）等の更年期様症状，不正性器出血（内膜増生）等が生じることがある．また，タモキシフェンは子宮内膜癌発症リスクを増加させる．

閉経後の女性においては卵巣から産生されるエストロゲン量が減少するため，副腎においてテストステロンからアロマターゼにより産生されるエストラジオールが女性ホルモンとして重要となる．ファドロゾール，アナストロゾール，エキセメスタンなどは強力なアロマターゼ阻害薬であり，閉経期女性の卵巣および副腎におけるアロマターゼを阻害しエストロゲンレベルを85%低下させる．近年の大規模試験により，閉経期乳癌患者の術後補助療法においては従来の標準薬であったタモキシフェンに勝る再発予防効果があることが明らかにされた．副作用としてはのぼせや膣粘膜萎縮などがある．

11.2.2 プロゲステロン

タモキシフェンなどの組織選択的エストロゲン受容体調節薬が登場する以前には，エストロゲン作用の遮断にプロゲステロンであるメドロキシプロゲステロンを進行乳癌患者で使用した時代もあった．しかし，この薬物はNa貯留作用が強く，体重増加，浮腫が生じ，不正性器出血，まれに重大な血栓症を生じるため，現在ではタモキシフェンの代替薬と考えるべきである．

11.2.3 合成性腺刺激ホルモン作動薬

テストステロン依存性の腫瘍である前立腺癌のホルモン治療は，かつて除睾術が行われていた．しかし，視床下部から放出される性ホルモン分泌刺激因子（GH-RHまたはLH-RH）に分子修飾を加えることにより，受容体親和性が強力で，生体内半減期が3-4時間と内因性LH-RHより10倍前後長い合成ペプチド誘導体であるリュープロレリン，ゴセレリンが作り出された．これらの薬物は，生理的な内因性LH-RHのパルス的分泌と異なりLH-RH受容体に持続的な刺激を加えるため，一時的には作動薬作用が発現するものの，長期的には受容体の強いダウンレギュレーションが生じる．すなわち受容体数の減少を生じるため，下垂体からのLH/FSH分泌が外科的卵巣摘除術

または除睾術レベルに低下する．この作用を利用して，男性の前立腺癌および女性の子宮内膜症などの治療に使用されている．さらに，これらの薬物は皮下のデポ製剤が市販されているため，これを利用すれば投与は3カ月に一度ですむ利点がある．これらの薬物は前立腺癌のホルモン療法の主力である．

副作用としては10%の患者でLH-RH受容体のダウンレギュレーションが成立するまで短期間LH分泌が亢進する時期に一致して，骨痛が一時的に悪化する再燃現象症状が生じる．また，リビドーの低下とインポテンツが生じることがある．

11.2.4 非ステロイド性経口抗アンドロゲン薬

フルタミドやビカルタミドは前立腺癌組織におけるテストステロン活性代謝物であるデヒドロテストステロン（DHT）の受容体刺激を遮断し，抗アンドロゲン作用を生じる．進行前立腺癌に対する初回治療の反応率は80%前後で，合成LH-RH作動薬の単独投与に勝るが，LH-RH作動薬との併用療法は，さらに有効性が高いため，米国では前立腺癌治療での適応には併用療法のみが承認されている．副作用としては70%に女性化乳房が生じるが，インポテンツ発生率は14%と低いとされる．まれに，肝不全に至る強い肝障害を生じる．

11.3 分子標的治療薬

近年，腫瘍細胞表面の特異的な抗原あるいは増殖因子の機能的に重要なドメインを標的としたモノクローナル抗体や小分子薬物が悪性腫瘍の治療に導入されてきた．これらの薬物は基本的に正常細胞に殺細胞毒性を持たないため，従来の抗癌剤よりも耐容性が高く癌化学療法の概念を変革させつつある（図11.8）．

11.3.1 トラスツズマブ

HER2（ヒト上皮増殖因子受容体2型；human epidermal growth factor receptor type 2）は，ヒト癌遺伝子HER2/neuの遺伝子産物として同定された増殖因子受容体である．この蛋白を過剰発現している乳癌細胞では，この蛋白に対するモノクローナル抗体であるトラスツズマブにより増殖が抑制される．臨床試験にて，転移性乳癌でHER2強発現の見られる患者に化学療法と併用すると，腫瘍縮小反応率が増加し，乳癌進行までの期間が4.5カ月から7.2カ月に延長した．副作用は，ヒト化した抗体であるがアナフィラキシー反応がまれに生じることがある．また，アントラサイクリン系薬剤を使用した患者，胸部へ放射線照射を受けた患者，心不全症状

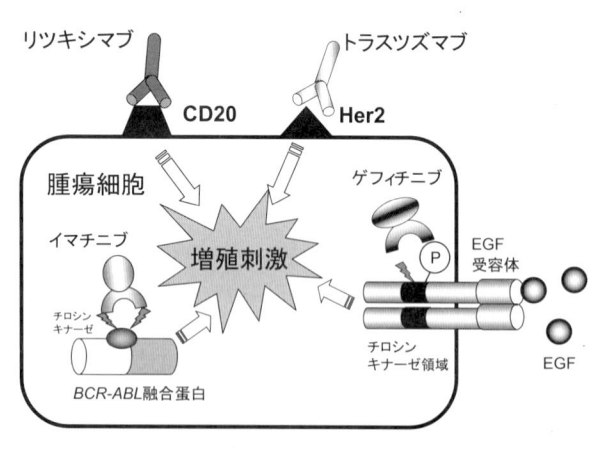

図 11.8 各種分子標的薬の作用機序
いずれも腫瘍細胞の増殖刺激に関係する分子を特異的に阻害している点に注意．

のある患者では重篤な心不全症状が現れることがあるので，投与開始前には患者の心機能を確認する必要がある．

11.3.2 リツキシマブ

リツキシマブは，Bリンパ球表面に発現するCD20抗原を特異的に認識するマウス由来のヒト化したモノクローナル抗体であり，CD20陽性のB細胞性非ホジキンリンパ腫の治療に用いられる．リツキシマブが腫瘍細胞に結合すると，補体依存性細胞傷害作用および抗体依存性細胞介在性細胞傷害作用により抗腫瘍効果を発揮する．CD20陽性のリンパ腫患者の標準的化学療法（CHOP）と併用すると寛解率が増加し，生存率も向上させることが臨床試験で報告されている．副作用としては，ヒト化してはいるがマウスとのキメラ蛋白であるため，投与直後にアナフィラキシー様症状や急性呼吸促迫症候群，心原性ショック等が生じることがある．また，血液中に大量の腫瘍細胞がある（25,000/μL以上）等と腫瘍容量が大きい患者では，投与後に急激な腫瘍壊死により，腎不全，高K血症，高尿酸血症などの腫瘍崩壊症候群を生じることがあるので，十分な観察が必要である．

11.3.3 イマチニブ

イマチニブは慢性骨髄性白血病およびKIT（CD117）陽性消化管間質腫瘍に適応のあるチロシンキナーゼ阻害薬である．慢性骨髄性白血病の病因には，この疾患に特有のフィラデルフィア染色体による遺伝子転座により*BCR-ABL*融合遺伝子が形成されることが関係している．*BCR-ABL*の転写産物であるBCR-ABL蛋白は強いチロシンキナーゼ活性を持っており，これが白血球の腫瘍性増殖に関係していると考えられている．イマチニブは，BCR-ABLチロシンキナーゼを選択的に阻害する機序で抗腫瘍効果を発揮する．慢性骨髄性白血病の慢性期に投与すると90％近い血液学的な完全寛解が得られるなど，従来の標準的治療薬であるインターフェロンαをはるかに凌駕する成績が得られている．また，最近初発，未治療の慢性骨髄性白血病に対して，インターフェロンα＋シタラビンと比較した治療試験が行われたが，イマチニブの効果はインターフェロンα＋シタラビンをはるかに上回っていた．また，KITチロシンキナーゼの異常活性が腫瘍の増殖に関与している消化管間質腫瘍（GIST）に対しても有効性が確認されている．

主な副作用は嘔気，好中球減少症，血小板減少症，白血球減少症，発疹，貧血，眼瞼浮腫，筋痙攣など比較的軽症のものが多い．

11.3.4 ゲフィチニブ

非小細胞肺癌の腫瘍増殖には，上皮成長因子受容体（EGFR）チロシンキナーゼの自己リン酸化が関係している．ゲフィチニブは，EGRRのチロシンキナーゼを阻害することにより腫瘍細胞の増殖をもたらすシグナル伝達を抑制すると考えられている．現在の臨床適応は，手術不能あるいは再発性の非小細胞肺癌である．この適応症の日本人患者では27.5％の奏効率を示す画期的な結果が得られたため，世界に先駆けて日本で認可となった．しかし，その後の国際他施設共同研究ではプラセボに比較して生存率に有意な改善が証明されず効果に対して疑問が投げかけられるに至り，米国および欧州では，当面，認可申請が取り下げられた．この間，日本で2004年末までに投与を受けた推定累積服用患者86,800人中，厚生労働省に1,473例の間質性肺炎が報告され，うち約半数が死亡したことが明らかとなり承認継続が社会問題となっている．このため，日本肺癌学会ではゲフィ

チニブ使用のガイドラインを発表し，この薬物の効果が得られる可能性の高い患者を選び（腺癌，女性，非喫煙者，東洋人，EGFR の遺伝子変異の存在），使用中も副作用モニターに注意をしつつ使用することを呼びかけている．

11.3.5 VEGF 関連薬

ヒト VEGF（ヒト血管内皮増殖因子）は腫瘍組織での血管新生を促進し，腫瘍の増殖に関係している．ベバシズマブは VEGF に対するモノクローナル抗体であり，VEGF に対して「おとり」として結合し，本来の標的である血管内皮細胞上の VEGF 受容体との結合を阻害するため，抗腫瘍活性を発揮する．適応は治癒切除不能な進行・再発の結腸・直腸癌である．重大な副作用としては，投与直後のアナフィラキシー反応や，創傷治癒遅延作用により消化管穿孔が現れたり，術創の癒合不全，術後出血等が発現することがある．脳転移を有する患者では脳出血発現も報告されている．また，高血圧やニキビ様の皮疹が問題となることもある．セツキシマブは VEGF 受容体に対するモノクローナル抗体である．

11.3.6 エルロチニブ

上皮増殖因子受容体（EGFR）のチロシンキナーゼ活性部位に対する分子標的薬であり，EGFR チロシンリン酸化の阻害を介する機序で細胞増殖を抑制し，アポトーシスを誘導することにより腫瘍増殖を抑制すると考えられている．適応は切除不能な再発・進行性で，癌化学療法施行後に増悪した非小細胞肺癌である．副作用としては，間質性肺疾患が 5％ で出現し，死亡に至る例もある．肝炎，肝機能障害が 69％ で出現する．また，喫煙患者では CYP1A2 の誘導により代謝が亢進し血漿中濃度が約 50％ 低下するのも特徴である．

（越前宏俊）

参考文献

1) 西条長宏：抗悪性腫瘍薬ハンドブック．中外医学社，2000
2) 国立がんセンター内科レジデント編：がん診療レジデントマニュアル第 3 版．医学書院，2003.
3) 佐々木康綱編：抗がん剤安全使用ハンドブック－臨床試験から実地医療まで．医薬ジャーナル社，2000.
4) 田村和夫：癌治療ハンドブック－化学療法・全身管理を中心に 第 2 版．文光堂，2003.
5) Devita VT, et al (eds)：Principles And Practice Of Oncology (7th ed). Lippincott Williams & Wilkins, 2004.
6) Pecorino L：Molecular Biology of Cancer：Mechanisms, Targets, And Therapeutics. Oxford Univ Press, 2005.
7) Solimando DA：Drug Information Handbook for Oncology：Featuring A Complete Guide to Combination Chemotherapy Regimens (4th ed). Lexi Comp, 2004.

演習問題

問題 1 悪性腫瘍のホルモン療法および分子標的治療薬について，薬物と適応悪性腫瘍の正しい組み合わせを選べ．腫瘍によっては複数の薬物が適応となることもある．
薬物：① タモキシフェン，② ゴセレリン，③ フルタミド，④ トラスツズマブ，⑤ イマチニブ，⑥ ゲフィニチブ，⑦ リスキシマブ，⑧ ベバシズマブ，⑨ エルロチニブ
悪性腫瘍　HER2 陰性乳がん，前立腺癌，大腸癌，消化管間質性腫瘍，非小細胞肺がん，CD20 陽性 B 細胞性非ホジキンリンパ腫，慢性骨髄性白血病，HER2 陽性乳がん
問題 2 以下の抗がん剤の作用機序として適切なものを選べ．
作用機序：① DNA アルキル化，② DNA 付加体形成，③ 核酸代謝拮抗，④ 微小管形成阻害，⑤ DNA トポイソメ

ラーゼ阻害，⑥DAN 二重らせんへのインターカレーション，⑦酵素阻害

薬物　イリノテカン，ドキソルビシン，5 フルオロウラシル，L-アスパラギナーゼ，シスプラチン，シクロホスファミド，ビンクリスチン

解答 1　HER2 陰性乳がん：①，　前立腺癌：②，③，　大腸癌：⑧，　消化管間質性腫瘍：⑤，　非小細胞肺がん：⑥，⑨，　CD20 陽性 B 細胞性非ホジキンリンパ腫：⑦，　慢性骨髄性白血病：⑤，　HER2 陽性乳がん：④

解答 2　イリノテカン：⑤，　ドキソルビシン：⑥，　5 フルオロウラシル：③，　L-アスパラギナーゼ：⑦，　シスプラチン：②，　シクロホスファミド：①，　ビンクリスチン：④

12
ビタミン薬

　ビタミン（vitamin）は補酵素作用あるいは代謝調節作用を有し，健康な体を維持するために欠くことができない栄養素の1つである．ビタミンを適量に摂ることはビタミン欠乏症を予防するだけでなく，健康を保持・増進させ，疾病の予防にも寄与する．ほとんどのビタミンは体内で合成できず食物から供給されるため，ビタミンの摂取不足が続けば補充が必要となる．しかし実際にはバランスのよい食生活を行えば日常生活においてビタミン欠乏に至ることはほとんどない．過度の偏食やダイエット，アルコール摂取，妊娠や授乳，消耗性疾患などでビタミン欠乏症をきたした場合，補充が必要となる．

　ビタミンは，水溶性ビタミンと脂溶性ビタミンに分けられる．水溶性ビタミンは体内蓄積量が少なく，脂溶性ビタミンと比較し欠乏症状をきたしやすいが，過剰症状はまず起きない．一方脂溶性ビタミンは，肝臓をはじめ体内に蓄積されるため，過剰摂取で副作用が出現する可能性がある．通常の食生活ではビタミンが過剰となることはまず起こらないが，ビタミン剤，サプリメント等で多量に摂取する場合に注意を要する．

　ビタミンは健康な体を維持するために欠くことができない栄養素の1つである[1,2]．栄養素の作用として補酵素作用あるいは代謝調節作用を有し，一部のビタミンではそれ以外にも，抗酸化作用や細胞間情報伝達作用を有する．ビタミンを適量に摂ることはビタミン欠乏症を予防するだけでなく，健康を保持・増進させ，疾病の予防にも寄与する．ほとんどのビタミンは体内で合成できず食物から供給されるため，ビタミンの摂取が不足している状態が続けば欠乏症状をきたし，補充が必要となる．しかし実際には，食品には数種類のビタミンが混在して含まれているため，バランスのよい食生活を行えば日常生活においてビタミン欠乏症に至ることはほとんどない．ビタミン欠乏状態となり補充が必要となるのは，過度の偏食やダイエット，インスタント食品や加工品の多用，過度のアルコール摂取，妊娠や授乳，高齢者での食事摂取不足，大手術後や消耗性疾患を有する場合などである．

　ビタミン欠乏の原因はその発症機序から，一次性と二次性に分けると理解しやすい[3]（表12.1）．一次性の場合は，ビタミン需要量に対して供給量が不足している状態であり，摂取不足，吸収障害，

表12.1　ビタミン欠乏症の原因

一次性 体内需要量＞供給量の不足	二次性 （利用の障害）
摂取不足（過度の偏食，ダイエット等）	イソニアジド使用時（ビタミンB_6欠乏）
吸収障害（吸収不良症候群等）	抗生物質使用時（ビタミンB_2欠乏）
需要量増加（妊娠，消耗性疾患等）	

表 12.2 主な水溶性ビタミンの作用と欠乏症

	主な作用	主な欠乏症状
ビタミン B_1	エネルギー産生,神経機能正常化	多発性関節炎,脚気,ウェルニッケ脳症
ビタミン B_2	エネルギー産生	口角炎,口唇炎,舌炎,皮膚炎,眼症状(羞明,異物感)
ビタミン B_6	蛋白質の代謝,神経機能の調節など	悪心,嘔吐,下痢,口角炎,舌炎,多発性神経炎,脂漏性皮膚炎,貧血
ビタミン B_{12}	蛋白質の代謝,赤血球の生成など	悪性貧血
ビタミン C	コラーゲン合成,抗酸化作用,抗炎症作用	壊血病

表 12.3 主な脂溶性ビタミンの作用と欠乏症・過剰症

	主な作用	主な欠乏症状	主な過剰症状
ビタミン A	視覚の維持,上皮細胞の正常化,感染予防など	夜盲症,角膜乾燥症,感染症への抵抗力低下,皮膚の乾燥・角化	頭痛,吐き気,関節痛,肝腫大,食欲不振,脱毛,皮膚剥離
ビタミン D	カルシウム・リンの吸収促進など	くる病,骨軟化症,骨粗鬆症	口渇,多尿,意識混濁,高カルシウム血症,臓器へのカルシウム沈着(腎結石)など
ビタミン E	抗酸化作用,血行促進など	溶血性貧血,乳児皮膚硬化症	—
ビタミン K	血液凝固,カルシウム代謝など	出血傾向,血液凝固時間の延長	吐き気,血圧低下,新生児溶血性貧血,核黄疸

需要量増加が病態として考えられる.二次性の場合は,供給量は十分であるが利用が障害されている病態であり,具体的には肺結核でイソニアジド服用時のビタミン B_6 欠乏症,細菌感染で抗生物質服用時のビタミン B_2 欠乏症などである.

ビタミンは,水溶性ビタミンと脂溶性ビタミンに分けられる.水溶性ビタミンは一般に酵素反応の補酵素として働く共通性を有している.一方,脂溶性ビタミンは細胞の分化・増殖など特定の生理機能に関与するものが多い.水溶性ビタミンは植物や動物の体内では水に溶けた状態で存在する.脂溶性ビタミンと比べ体内蓄積量が少なく欠乏症状をきたしやすい(表12.2).かつてはビタミンC不足による壊血病,ビタミン B_1 不足による脚気などがビタミン欠乏症の代表であった.しかし現在,我が国ではそれらの症状はほとんどなくなり,代わって偏食,過度のアルコール摂取などを原因とするビタミン欠乏症が増加している.脂溶性ビタミンは吸収過程で脂質の影響を受けるため,慢性的な脂肪吸収障害をきたす疾患(胆道や膵外分泌機能障害,肝硬変など)の場合,欠乏症状を生じる.

水溶性ビタミンはたとえ過剰に摂取しても尿として体外に排泄されるため,過剰症は通常起こらない.ただし必要量の何十倍と大量に摂取した場合,ビタミン B_2 で知覚障害,ビタミンCで下痢

等の消化器症状や尿路結石が生じることがある．一方，脂溶性ビタミンは肝臓をはじめ体内に蓄積されるため，ビタミン剤，サプリメント等で多量に摂取すると，過剰摂取による副作用が出現する可能性がある（表12.3）．具体的には，ビタミンAの過剰摂取で，頭痛，吐き気，食欲不振，肝腫大，皮膚剥離，筋肉痛などの症状が現われる．またビタミンDの過剰摂取では，食欲不振，吐き気，頭痛，多飲多尿，異所性石灰化，神経過敏，皮膚掻痒などが出現する．

以下水溶性ビタミンと脂溶性ビタミンに分けて，主要なビタミンの種類とその欠乏症について述べる．

12.1　水溶性ビタミンの種類とその欠乏症

12.1.1　ビタミン B_1

ビタミン B_1（チアミン）は骨格筋，心筋，肝臓，腎臓，脳に多く存在し，エネルギー産生，神経機能の調節に関与する．ビタミン B_1 が欠乏すると，多発性神経炎，精神知能変化，徐脈などを呈する．進行すれば心不全（脚気心）や脳症（ウェルニッケ脳症：眼球運動障害，小脳失調，意識障害をきたす）こともある．慢性アルコール中毒ではビタミン B_1 欠乏が生じやすい．また高カロリー輸液施行時に注意すべきこととして，ビタミン B_1 を併用しないと重篤な代謝性アシドーシスをきたし死亡することがあるため，輸液内に十分量を投与する．

12.1.2　ビタミン B_2

ビタミン B_2（リボフラビン）は電子伝達系酵素の補酵素としてエネルギー産生に関与する．ビタミン B_2 が欠乏すると，口角炎，口唇炎，舌炎，皮膚炎，眼症状などを呈する．摂取不足，吸収障害以外にも，細菌感染で抗生物質服用時にビタミン B_2 利用障害による欠乏症が起きることがある．ビタミン B_2 の副作用はとくにないが，尿を黄変させるため尿検査に影響を与える場合がある．

12.1.3　ビタミン B_6

ビタミン B_6 は蛋白質代謝に関する酵素の補酵素として，糖新生，ナイアシン産生，赤血球機能改善，神経伝達物質産生による神経機能の調節に関与する．ビタミン B_6 が欠乏すると，食欲不振，全身倦怠感，悪心，嘔吐，下痢，口角炎，舌炎，脂漏性皮膚炎，多発性神経炎，貧血，痙攣などを呈する．薬物相互作用として，イソニアジド，ペニシラミン，サイクロセリンなどはビタミン B_6 と拮抗するため，ビタミン B_6 を経口投与することによって欠乏症状を予防する．L-ドーパはビタミン B_6 の服用により脱炭酸化が促進し，抗Parkinson病効果が減弱することがあり注意を要する．

12.1.4　ビタミン B_{12}

ビタミン B_{12}（コバラミン）は胃液中の内因子と結合して吸収され，DNA合成，細胞への葉酸蓄積，ミエリン合成作用に関与する．ビタミン B_{12} が欠乏すると，巨芽球性貧血，舌炎，発育不良，脊髄変性などを呈する．ビタミン B_{12} の欠乏症状は摂取不足よりむしろ吸収・転送障害により起こり，内因子の欠損や低下をきたす病態（自己免疫性抗体の存在，吸収不良症候群，胃切除後や胃腸管吻合術後等）が関与する．したがって欠乏症の治療にはビタミン B_{12} を非経口的に投与する必要がある．

12.1.5 ビタミン C

ビタミン C（アスコルビン酸）は生体内の酸化・還元反応を介して，コラーゲン合成，コレステロール代謝，抗酸化，抗炎症作用に関与する．ビタミン C は熱に弱いため，生野菜や果物から摂取する必要がある．ビタミン C が欠乏すると，コラーゲンの架橋形成が障害され結合組織が脆弱になり出血傾向を示す（壊血病）．また乳幼児では歯と骨の発育が障害され易骨折性となる．ビタミン C は尿検査で尿糖の検出を妨害したり，潜血反応で偽陰性を呈することがある．

12.2 脂溶性ビタミンの種類とその欠乏症

12.2.1 ビタミン A

ビタミン A（レチノール）は，視覚機能の維持，上皮細胞の分化・増殖の促進，感染予防などに関与する．β-カロテンはビタミン A の前駆体である．レチノールは酸化されてレチナールからレチノイン酸になる．ビタミン A が欠乏すると，夜盲症，角膜乾燥症，皮膚角化症，易感染症などを呈する．最近前骨髄球性白血病に対して，レチノイン酸の癌細胞分化誘導作用を利用した治療が行われている．

12.2.2 ビタミン D

ビタミン D はプロホルモンとみなされる生理活性物質であり，カルシウム・リン代謝および骨代謝の調節に関与する．ビタミン D は食事中のプロビタミンが紫外線によってビタミン D に変換され，肝臓で 25-水酸化ビタミン D に，次いで腎臓で活性型の 1,25-水酸化ビタミン D になる．ビタミン D の主な作用は小腸からのカルシウム吸収の促進であり，欠乏すると小児ではくる病，成人では骨軟化症を呈する．

12.2.3 ビタミン E

ビタミン E（トコフェロール）は，生体膜脂質の過酸化を防ぐ酸化防止剤として作用し，血管障害抑制および血行促進に関与する．ビタミン E が欠乏すると赤血球膜が不安定化し，ビタミン E の蓄積が十分でない未熟児では溶血性貧血を，乳児では皮膚硬化症を呈する．

12.2.4 ビタミン K

ビタミン K は肝臓において，トロンビンの前駆物質であるプロトロンビンの合成とビタミン K 依存性凝固因子 II, VII, IX, X の生成に関与する．ビタミン K には K_1 と K_2 があり，K_1 は植物，K_2 は細菌で産生される．すなわちビタミン K は食事と腸内細菌叢の両者から供給されるため，通常の食生活で不足することはまずないが，脂肪の吸収障害や，長期経口抗生物質の使用で腸内細菌叢が死滅すると欠乏状態になることがある．ビタミン K が欠乏すると，ビタミン K 依存性凝固因子の活性低下による出血傾向が起こり，新生児期および乳児期の出血症の原因として重要である．薬物相互作用として，ワルファリンなどクマリン系抗凝固薬の作用を減弱するため注意が必要である．

（山田　浩，大橋京一）

参考文献

1) MacLaren DS : Clinical manifestation of human vitamin and mineral disorders : A resume. In : Modern Nutrition in Health and Disease, 9th ed (Olson A, Shike M, et al, eds). pp 485-503, Lippincott Williams & Wilkins, Philadelphia, 1999.
2) 健康・栄養情報研究会編：第六次改定日本人の栄養所要量　食事摂取基準　第4章ビタミン．pp 81-127, 第一出版, 東京, 1999.
3) 浦部晶夫編：ビタミン薬, 今日の治療薬, pp 451-464, 南江堂, 2010.

演習問題

問題1　水溶性ビタミンの記載で正しいのはどれか
  a) 欠乏症の主な原因は胃腸管からの吸収障害である．
  b) 脂溶性ビタミンと比べ過剰症の頻度が多い．
  c) 体内蓄積量が少ない．
  d) 熱に強い．
  e) 細胞の分化・増殖など特定の生理機能に関与するものが多い．

問題2（症例提示問題）　62歳男性．
7年前，胃癌にて胃全摘術を受けた．その後の検査で癌の再発は認めていない．5年前より徐々に貧血が出現，血液検査にて血清鉄の低下を認めたため鉄剤の内服を開始．以後一時貧血は改善していたが，ここ3カ月ほど立ちくらみや労作時の息切れが出現している．血液検査を施行したところ以下の結果を得た．
Hb：9.5 g/dL, MCV：125.0 fL, MCH：38.4 pg, MCHC：39.8% 抗内因子抗体（＋），Fe：75 μg/dL, TIBC：360 μg/dL.
治療薬として適切なものはどれか．
  a) 鉄剤（静注）
  b) ビタミンB_1製剤（静注）
  c) ビタミンB_6製剤（筋注）
  d) ビタミンB_{12}製剤（筋注）
  e) 葉酸製剤（経口）

問題3　患者：61歳　男性　無職　大酒家
40歳頃よりアルコール性肝炎．一時断酒を試みるも不成功に終わった．60歳で退職後は1日中家に閉じこもり，食事もとらず酒を飲むことが多くなった．2週間前より歩行時のふらつきが出現．2〜3日前より物が二重に見え始め，訳の分からない言葉を発するようになり，緊急入院となった．入院時，軽度の意識障害と眼球運動障害および運動失調を認めた．
(1) どのような診断名が考えられるか．
  a. くも膜下出血
  b. アルツハイマー病
  c. ウェルニッケ脳症
  d. 破傷風
  e. ハンチントン舞踏病
(2) この患者に投与すべき薬物として正しいものを1つ選べ
  a. ビタミンA
  b. ビタミンB_1
  c. ビタミンB_{12}
  d. ビタミンC

e. ビタミン D

解答 1　c；解説は本文参照
解答 2　d
解説　ビタミン B_{12} の欠乏は抗内因子抗体の存在による吸収障害により起こる．治療はビタミン B_{12} の非経口的投与を行う．経口で投与しても内因子が欠損しているため吸収されず効果は期待できない．
解答 3　(1) c　(2) b

13
漢　方　薬

　漢方薬の歴史は，漢の時代に中国で確立した伝統的薬物治療にまで遡ることができる．日本の漢方医学は中国の模倣に始まり，江戸時代に独自の発展をとげて現在に至るが，実証主義的な古方派と理論的な後世方派に分かれる．近年，生薬の臨床的効能が，主要活性成分の薬理作用によって一部説明されるようになってきた．実際に処方されるのは複数の生薬を組み合わせた方剤であるが，その臨床応用と副作用対策において構成生薬の薬理作用が参考になることも多い．しかし，EBMの趣旨にかなった漢方薬の臨床応用を実践するためには，方剤に関する臨床疫学的エビデンスと漢方医学的病態診断の両者を知る必要がある．さらに，現代医療が直面している多くの課題を解決するためにも，心身一如の考え方で自然治癒力を活性化し，予防的医療の立場で未病を治す漢方医学の考え方に精通することが今後ますます重要になる．

13.1　漢方医学の歴史，診断と治療に関する基本的概念

13.1.1　中国医学の成立と日本漢方の歴史

　中国では漢の時代に『神農本草経』と『傷寒論』が著され，伝統的薬物治療の基盤が確立した．漢代まで受け継がれてきた生薬学の集大成とも言える『神農本草経』は，365種類の生薬を上薬，中薬，下薬に分類し，その臨床的効能を詳細に記述している．張仲景によって著されたとされる『傷寒論』は，急性熱性疾患の経過を六病位という6つの病期に分けて，その漢方療法について系統的に論じている．金元時代には，陰陽五行説を用いて漢方療法が理論的に体系化され，中国医学は一応の完成をみた．

　日本では，室町時代に中国から伝えられた金元医学が徐々に全国的な広がりを見せ，江戸前期には後世方派と称する一大流派を形成した．病気のメカニズムや漢方薬の作用を気血水や五臓の概念を用いて理論的に説明するのが後世方派の特徴である．江戸中期になると，実証主義的な張仲景の考え方に帰れとする古方派が登場し，方証相対という診断・治療原則を提唱した．方剤を鍵とすれば，その鍵で開けることのできる鍵穴が証と呼ばれる診断に相当するとして，病人の自覚症状や脈・舌・腹などの他覚所見をたよりに，証（鍵穴）に相対する方剤（鍵）を見つけ出すことを重視し，後世方派の説明は空理空論であると否定した．

　江戸後期には，古方と後世方の両者を取り入れた折衷派が登場し，西洋から輸入された蘭学も台頭してきた．明治の初期（1882年）に西洋医学が正式の医学として認められてから，日本漢方は極端に衰退した．しかし，昭和になって漢方は再び脚光を浴びるようになり，日本東洋医学会の設立（1950年），医療用漢方エキス製剤の保険薬価収載（1976年），漢方専門医制度の発足（1989年）

を経て，2002年には大学医学部教育のコアカリキュラムとして漢方医学が正式に組み込まれるまでになった．

13.1.2 生薬の薬能と薬理作用

漢方薬の原材料は，天然に産する動植鉱物の薬用とする部分に簡単な加工を施した生薬である．「日本薬局方」や「日本薬局方外生薬規格」に収載される約200種類の生薬はその大部分が植物由来の草根木皮であるが，竜骨・牡蛎などの動物由来の生薬や，滑石・石膏などの鉱物由来の生薬も常用される．

生薬の薬能（臨床的効能）については『神農本草経』に詳しく記載されている．それによると，柴胡・人参・甘草など120種の上薬は生命を養い，無毒で長期間服用して不老長寿となる．麻黄・黄連・石膏など120種の中薬は体力を養い，病気を予防し，虚弱な身体を元気にする．大黄・附子など125種の下薬は病気の治療薬で，有毒であるから長期服用してはいけない．

表 13.1 代表的生薬の薬能・薬理作用・主要活性成分

生薬	神農本草経の薬能	薬理作用	主要活性成分
麻黄	中風・傷寒・頭痛，温瘧を治す．表を発し，汗を出し，邪熱の気を去り，欬逆上気を止め，寒熱を除き，癥堅・積聚を破る．	交感神経興奮，中枢神経興奮，鎮咳，発熱・発汗，気管支拡張，抗炎症，抗アレルギー	エフェドリン
柴胡	心腹を治し，腸胃中の結食・飲食積聚・寒熱邪気を去り，陳きを推して新しきを致す．久しく服せば身を軽くし，目を明らめ，精を益す．	肝障害抑制，ACTH分泌促進，ステロイド作用増強，抗炎症，免疫細胞活性化，中枢抑制	サイコサポニン類
黄連	熱気，目痛・眥傷・泣出を治す．目を明らめる．腸澼・腹痛・下利．婦人の陰中腫痛．久しく服せば人をして忘れざらしむ．	抗炎症，抗胃潰瘍，中枢抑制，鎮静，止瀉，抗菌，血圧降下，高脂血症改善，動脈硬化予防	ベルベリン
大黄	瘀血・血閉を下す．寒熱，癥瘕・積聚を破る．留飲・宿食．腸胃を蕩滌し，陳きを推して新しきを致し，水穀を通利し，中を調え食を化し，五臓を安和す．	瀉下，抗菌，抗炎症，向精神，高脂血症改善，過酸化脂質低下，血清尿素窒素低下，肝障害改善	センノシド類 アントラキノン類
石膏	中風・寒熱，心下逆気・驚喘，口乾・舌焦して息する能わず，腹中堅痛するを治す．邪鬼を除く．産乳，金創．	絶水・発熱物質による高体温・ラシックス・高食塩液投与による脱水ラットの飲水量を減少	含水硫酸カルシウム
人参	五臓を補い，精神を安んじ，魂魄を定め，驚悸を止め，邪気を除き，目を明らめ，心を開き智を益す．久しく服すれば身を軽くし，年を延ばす．	インスリン作用増強，抗疲労，抗ストレス，蛋白質生合成促進，免疫細胞活性化，抗体産生促進	ジンセノサイド類
附子	風寒・欬逆・邪気を治す．中を温める．金瘡．癥堅・積聚を破る．血瘕・寒湿．踒躄・拘攣・膝痛・不能行歩．	新陳代謝促進，抗炎症，鎮痛，腎機能改善，蛋白質生合成促進，強心，血圧上昇，血管拡張	アコニチン
甘草	五臓六腑の寒熱邪気を治し，筋骨を堅くし，肌肉を長じ，力を倍す．金創，腫．解毒．久しく服すれば身を軽くし，年を延ばす．	抗アレルギー，抗炎症，鎮咳，胃粘膜障害抑制，抗ウイルス，インターフェロン誘導	グリチルリチン

近年，生薬の作用機序の一部が主要活性成分の薬理作用によって説明されるようになってきた．表13.1には，代表的な生薬の薬能と薬理作用，主要活性成分についてその一端を示したが，薬理作用の研究手法は in vitro のことが多く，たとえ in vivo であったとしても非経口投与が一般的であった．ところが，生薬成分の一部が腸内細菌によって分解されて初めて血中に吸収されることから，漢方薬の臨床効果を説明するためには経口投与による研究が必須であると認識されつつある．

13.1.3 診断と治療に関する古方派の基本的概念

古方派は，漢方医学的な病態を大きく陽証と陰証に分けて理解する．生体の呈する闘病反応の性質が総じて発揚性であるものが陽証であり，『傷寒論』に記載されている六病位の中の太陽病期・少陽病期・陽明病期がそれに相当する．逆に，生体の呈する闘病反応の性質が総じて沈降性であるものが陰証であり，六病位の中の太陰病期・少陰病期・厥陰病期がそれに相当する．陰・陽だけでなく，虚・実，寒・熱，表・裏という基本的な概念を用いて病態の個人差をきめこまかく診断するのが古方派の特徴である．

陽証の病期は，太陽→少陽→陽明へと進行するにつれて，臨床症状の出現する部位もまた表→半表半裏→裏へと変化する．そこで，臨床症状が浅在性の位置にあるものを表証（＝太陽病期），深浅中間の位置にあるものを半表半裏証（＝少陽病期），深在性の位置にあるものを裏証（＝陽明病期）と診断し，それぞれまったく異なる原則で治療する．太陽病期は麻黄剤（麻黄湯・葛根湯など）で発汗し，少陽病期は柴胡剤（大柴胡湯・小柴胡湯など）で和解し，陽明病期は大黄剤（大承気湯・調胃承気湯など）で瀉下するというのが治療原則の概略である．一方，陰証の病期は，太陰→少陰→厥陰へと進行するにつれて，虚や寒の病態の程度が強くなる．そこで，人参剤（人参湯・呉茱萸湯など）で虚の病態を補ったり，附子剤（真武湯や麻黄附子細辛湯など）で寒の病態を温めたりするのが治療の原則となる．

現代医学的な知見も考え合わせると，古方派が六病位の概念を用いて総合的に診断しているのは，神経・免疫・内分泌系が関与するストレス反応や生体防御反応の全体像である．表13.1に示した麻黄・柴胡・人参・附子の薬理作用から，以下の可能性が示唆される．太陽病期はストレス反応の警告反応期に相当し，麻黄剤は交感神経活動を増強しながら生体防御反応を促進する．少陽病期はストレス反応の抵抗期に相当し，柴胡剤は視床下部-下垂体-副腎皮質系の活動を調節しながら生体防御反応を制御する．陰証の病期はストレス反応の疲弊期に相当し，人参剤や附子剤は衰退した代謝活動を賦活しながら生体防御機能を活性化する．このように，神経・免疫・内分泌系の複雑な反応を，ストレス反応の時期に応じて治癒機転が活性化される方向に制御することが古方派による治療の本質であると考えることができる．

13.1.4 診断と治療に関する後世方派の基本的概念

後世方派は漢方医学的な診断・治療のプロセスを，気血水や五臓の概念を用いて理論的に説明する．ここでは現代生化学および生理学の概念と対応させながら，気血水と五臓の働き，およびその異常について簡単に解説する．

人体を構成する細胞はその機能と構造が多種多様であるにもかかわらず，ATPのエネルギーを利用して機能を発現する基本的メカニズムと，タンパク質や脂質を利用して構造を形成する基本的メカニズムはすべての細胞で共通している．前者の普遍的な機能発現機構を担っているのが気の働

表 13.2 気血水の病態で出現する症候とその適応漢方薬

病態	気血水の病態で出現する症候	適応生薬	適応方剤
気虚	疲労・倦怠感, 気力の低下, 日中の眠気, 風邪を引き易い, 食欲不振, 下痢, 胃下垂, 脱肛, 虚弱体質, 物事に驚き易い, 腹力が軟弱	人参, 黄耆, 白朮, 膠飴, 甘草	六君子湯, 補中益気湯, 加味帰脾湯, 小建中湯, 大建中湯
血虚	集中力の低下, 睡眠障害, 眼精疲労, めまい感, 腓腹筋痙攣, 無月経, 顔色不良, 皮膚の乾燥, 脱毛, 爪の異常, 知覚障害, 腹直筋の攣急	地黄, 当帰, 芍薬, 阿膠	芎帰膠艾湯, 温清飲, 酸棗仁湯, 十全大補湯, 芍薬甘草湯
気鬱	抑うつ状態, 神経症傾向, 朝起きにくく調子が出ない, 緊張型頭痛, 咽喉頭異常感症, 胸部・季肋部のつかえ感, 腹部膨満感, 排ガスが多い	香附子, 蘇葉, 柴胡, 陳皮	香蘇散, 半夏厚朴湯, 柴朴湯, 四逆散, 抑肝散加陳皮半夏
気逆	不安・パニック発作, 動悸, 物事に驚きやすい, 焦燥感に襲われる, 手掌足蹠の発汗, 発作性の頭痛, 嘔吐, 冷えのぼせ, 顔面紅潮, 臍上悸	桂枝, 呉茱萸, 黄連, 竜骨	苓桂朮甘湯, 柴胡加竜骨牡蛎湯, 呉茱萸湯, 黄連湯, 三黄瀉心湯
瘀血	肩こり, 筋肉痛, 痔, 月経困難症, 更年期障害, 顔面の色素沈着, 口唇・歯肉・舌の暗赤化, 舌裏静脈怒張, 下肢静脈瘤, 下腹部の抵抗・圧痛	牡丹皮, 桃仁, 川芎, 大黄	桃核承気湯, 桂枝茯苓丸, 女神散, 加味逍遙散, 釣藤散
水滞	拍動性の頭痛, 頭重感, めまい, 立ちくらみ, 水様の鼻汁, 悪心・嘔吐, 下痢, 朝のこわばり, 浮腫傾向, 尿量減少, 多尿, 胃部振水音	茯苓, 猪苓, 沢瀉, 蒼朮, 麻黄	五苓散, 猪苓湯, 八味地黄丸, 真武湯, 防已黄耆湯, 小青竜湯

きであり, 気が不足した気虚の病態では生体の機能が全般的に障害される. また, 後者の普遍的な構造形成機構を担っているのが血の働きであり, 血が不足した血虚の病態では生体の構造が全般的に障害される. さらに, 精神・身体機能発現のための情報を伝達する気の働きが障害されると気鬱や気逆の病態を呈し, 血管内の物質を運搬する血の働きが障害されると瘀血の病態を呈し, 血管外の物質を運搬する水の働きが障害されると水滞の病態を呈する. 以上の病態によって出現する症候を表 13.2 に整理して示したが, 各病態に適応となる漢方薬は気血水の働きを回復することで心身のさまざまな症候を改善することができる.

次に, 五臓の働きについて, 血圧の生理学的な調節機構と高血圧治療に関する現代医学の知見を参考に解説する. 血圧の調節には, 内分泌系 (レニン・アンギオテンシン・アルドステロン), 自律神経系, 腎尿細管機能, 血管内皮や平滑筋機能, 精神機能などが関与している. そのため, 高血圧の治療には ACE 阻害剤, β 遮断剤, 利尿剤, Ca 拮抗剤, 精神安定剤などが使用される. このように生体の活動はさまざまな調節機構によって制御されているが, それらを5つの制御系統に分けて, 各系統間の促進的および抑制的な相互作用を五行説という中国古代理論にしたがって整理したものが五臓 (肝・心・脾・肺・腎) の考え方である. 表 13.3 には, 五臓の働きと, それぞれの異常で出現する症候, ならびにその適応方剤についてまとめて示した.

表 13.3 五臓の働きとその異常で出現する症候ならびに適応方剤

五臓	五臓の働き	五臓の異常で出現する症候	適応方剤
肝	① 精神活動を安定化 ② 栄養素の代謝と解毒 ③ 血液を貯蔵し，全身に栄養供給 ④ 骨格筋トーヌスを維持，運動と平衡を制御	① 神経過敏，易怒性，いらいら ② 蕁麻疹，黄疸 ③ 月経異常，貧血 ④ 頭痛，肩こり，めまい，筋肉の痙攣 ⑤ 胸脇苦満	抑肝散加陳皮半夏，小柴胡湯，当帰四逆加呉茱萸生姜湯，芎帰膠艾湯
心	① 意識的活動を統括 ② 覚醒・睡眠のリズムを調節 ③ 血液の循環を司る ④ 熱の産生，汗の分泌，体温の調節	① 焦燥感，興奮，集中力の低下 ② 不眠，嗜眠，浅い眠り，多夢 ③ 動悸，息切れ，徐脈，高血圧 ④ 発作性の顔面紅潮，熱感	三黄瀉心湯，半夏瀉心湯，酸棗仁湯，黄連解毒湯，炙甘草湯，女神散
脾	① 食物の消化・吸収を司る ② 血液の流通をなめらかにし，血管からの漏出を防ぐ ③ 筋肉の形成，維持	① 食欲低下，消化不良，悪心，嘔吐，胃もたれ，腹痛，下痢 ② 皮下出血 ③ 脱力感，四肢の倦怠感，筋萎縮 ④ 抑うつ	人参湯，六君子湯，半夏白朮天麻湯，小建中湯，補中益気湯，加味帰脾湯
肺	① 呼吸機能を司る ② 皮膚の機能を制御し，そのバリア能力を保持 ③ 病原体に対する生体防御機能を制御	① 咳嗽，喀痰，喘鳴，鼻汁，呼吸困難，息切れ ② 気道粘膜の乾燥，発汗異常，痒み ③ かぜを引き易い ④ 憂い，悲しみ	麻黄湯，小青竜湯，苓甘姜味辛夏仁湯，麻黄附子細辛湯，麦門冬湯
腎	① 成長，発育，生殖能を制御 ② 骨・歯牙の形成，維持 ③ 泌尿機能と水分代謝を司る ④ 思考力・判断力・集中力を維持	① 性欲低下，不妊 ② 腰痛，歯牙脱落 ③ 浮腫，夜間尿，目や皮膚の乾燥 ④ 健忘，根気低下，恐れ，驚き ⑤ 白内障，耳鳴	八味地黄丸，牛車腎気丸，真武湯，五苓散，猪苓湯，桂枝加朮附湯

13.2 漢方薬の臨床応用と副作用

13.2.1 漢方薬の臨床応用

　漢方治療において実際に処方されるのは生薬ではなく，数種類から十数種類の生薬を組み合わせた方剤である．常用される方剤は約300種あり，保険適応のエキス製剤だけでも147種あるが，日本の医療の現場で漢方薬が広く使用されるようになってきた背景として2つの要因をあげることができる．第一に，基礎的な動物実験によって，漢方薬の薬理学的作用機序が科学的に解明されるようになってきたことである．第二は，漢方薬の臨床疫学的エビデンスが少しずつ報告されるようになってきたことである．そこでまず，薬理作用に基づく漢方薬の臨床応用について紹介し，そのあとでEBM（evidence-based medicine）の趣旨にかなった漢方薬の臨床応用について述べる．

　近年，漢方薬の適応病態が構成生薬の薬理作用によって説明されるようになってきたことを受けて，西洋医学の考え方で方剤を臨床応用することがある程度は可能になった．たとえば，麻黄の主要活性成分であるエフェドリンには気管支拡張作用・鎮咳作用・抗アレルギー作用・抗炎症作用などがあることから（表13.1），麻黄湯や小青竜湯は気管支喘息治療薬として臨床応用されている．しかし，方剤の薬理作用を単一の主要活性成分に還元する成分薬理学の手法だけでは限界があるこ

表 13.4 代表的方剤の漢方医学適応病態と臨床疫学的エビデンス

方剤	陰陽	表裏	虚実	寒熱	気血水	五臓	臨床疫学的エビデンスのある疾患
麻黄湯	陽	表	実	寒		肺	乳児のかぜ症候群に伴う鼻閉
葛根湯	陽	表	実	寒		肺	緊張性頭痛
香蘇散	陽	表	虚	寒	気鬱	肺	咽喉頭異常感症
小青竜湯	陽	表	虚	寒	水滞	肺	気管支炎・気管支喘息・アレルギー性鼻炎
苓甘姜味辛夏仁湯	陽	半	虚	寒	水滞	肺	アレルギー性鼻炎
麦門冬湯	陽	半	虚	熱	気逆	肺	かぜ症候群後慢性咳嗽・気管支喘息・シェーグレン症候群・向精神薬による口渇
大柴胡湯	陽	半	実	熱	気鬱	肝	胆石症・高脂血症
柴胡加竜骨牡蛎湯	陽	半	実	熱	気逆	肝	高脂血症・抑うつ状態・神経症・更年期障害・塩酸リトドリンによる頻脈
小柴胡湯	陽	半	間	熱	気鬱	肝	かぜ症候群・C型慢性肝炎
柴朴湯	陽	半	間	熱	気鬱	肝	気管支喘息・慢性肺気腫・舌痛症
柴苓湯	陽	半	間	熱	水滞	肝	潰瘍性大腸炎・慢性糸球体腎炎・ネフローゼ症候群・IgA腎症・糖尿病性腎症・特発性血尿・透析関連骨関節症・関節リウマチ・サルコイドーシスの眼病変・黄斑浮腫・滲出性中耳炎・末梢性顔面神経麻痺・多嚢胞性卵巣症候群・三叉神経痛・帯状疱疹後神経痛・ウイルス性胃腸炎に伴う嘔吐・感冒性消化不良症による下痢・向精神薬による口渇
桂枝茯苓丸	陽	・半	間	熱	瘀血	肝	無症候性脳梗塞・月経困難症・更年期障害・子宮筋腫・乳腺症・Gn-RHアナログ療法による副作用
柴胡桂枝湯	陽	半	虚	熱	気逆	肝	耳鳴・小児起立性調節障害・反復気道感染症
加味逍遙散	陽	半	虚	熱	瘀血	肝	自律神経失調症・更年期障害・乳腺症
抑肝散加陳皮半夏	陽	半	虚	熱	気鬱	肝	神経症
釣藤散	陽	半	虚	熱	瘀血	肝	高血圧・慢性頭痛・認知症・脳動脈硬化症・耳鳴
柴胡桂枝乾姜湯	陽	半	虚	寒	気逆	肝	更年期障害
三黄瀉心湯	陽	半	実	熱	気逆	心	胃炎・消化性潰瘍
黄連解毒湯	陽	半	実	熱	瘀血	心	胃炎・消化性潰瘍・保存期腎不全の瘙痒症・認知症・脳血管障害・パーキンソン病・統合失調症・痤瘡・掌蹠膿疱症・老人性皮膚掻痒症
半夏瀉心湯	陽	半	間	熱	気逆	心	胃炎・塩酸イリノテカンによる下痢
女神散	陽	半	間	熱	瘀血	心	更年期障害
温清飲	陽	半	間	熱	血虚	心	透析患者の瘙痒症・ベーチェット病・掌蹠膿疱症
酸棗仁湯	陽	半	虚	熱	血虚	心	不眠症
黄連湯	陽	半	間	熱	気逆	脾	口内炎・舌痛症
補中益気湯	陽	半	虚	熱	気虚	脾	睡眠呼吸障害・慢性閉塞性肺疾患・胃下垂症・男性不妊症・慢性疲労症候群・うつ病・アトピー性皮膚炎・帯状疱疹後神経痛・小児起立性調節障害・術後化学療法による副作用
加味帰脾湯	陽	半	虚	熱	気虚	脾	特発性血小板減少性紫斑病・抑うつ状態・神経症

方剤名	陰陽	表裏	虚実	寒熱	気血水	五臓	適応
半夏厚朴湯	陽	半	虚	寒	気鬱	脾	うつ病・抑うつ状態・神経症
五苓散	陽	半	間	熱	水滞	腎	起立性低血圧・肝硬変の腹水・三叉神経痛・急性胃腸炎に伴う嘔吐・感冒性胃腸症に伴う下痢・向精神薬による口渇
猪苓湯	陽	裏	間	熱	水滞	腎	尿管結石・尿道症候群・向精神薬による排尿障害
白虎加人参湯	陽	裏	実	熱		脾	口腔乾燥症・向精神薬による口渇
防風通聖散	陽	裏	実	熱		脾	常習性便秘症・肥満症
大黄甘草湯	陽	裏	間	熱		脾	便秘症
六君子湯	陰	裏	虚	寒	気虚	脾	運動不全型の上腹部不定愁訴・パーキンソン病・抑うつ状態・消炎鎮痛剤による消化器症状
大建中湯	陰	裏	虚	寒	気虚	脾	クローン病における腸閉塞・術後単純性イレウス・小児便秘症・向精神薬による便秘
小建中湯	陰	裏	虚	寒	気虚	脾	抑うつ状態・小児起立性調節障害
呉茱萸湯	陰	裏	虚	寒	気逆	脾	慢性頭痛
半夏白朮天麻湯	陰	裏	虚	寒	水滞	脾	めまい・小児起立性調節障害
十全大補湯	陰	裏	虚	寒	血虚	脾	肝硬変からの肝癌移行・術前自己血貯血・癌術後の免疫抑制・乳児肛門周囲膿瘍・抗癌剤による副作用
人参養栄湯	陰	裏	虚	寒	血虚	脾	肝硬変の血小板減少・術前自己血貯血・再生不良性貧血・骨髄異型性症候群・MCTDにおけるレイノー現象・シェーグレン症候群・原因不明のドライアイ・口腔乾燥症・抑うつ状態・放射線療法による副作用
桂枝加芍薬湯	陰	裏	虚	寒	血虚	脾	過敏性腸症候群
芍薬甘草湯	陰	裏	虚	寒	血虚	肝	腹痛・裂肛による内肛門括約筋の痙攣に伴う疼痛・肝硬変に伴う腓腹筋痙攣・透析患者の筋痙攣・月経困難症・高テストステロン血症・高プロラクチン血症
芎帰膠艾湯	陰	裏	虚	寒	血虚	肝	特発性血尿・機能性子宮出血
当帰芍薬散	陰	裏	虚	寒	血虚	肝	認知症・脳血管障害後遺症・更年期障害
当帰四逆加呉茱萸生姜湯	陰	裏	虚	寒	気逆	肝	レイノー現象・術後下腹部疼痛
防已黄耆湯	陰	表	虚	寒	水滞	肺	内臓肥満型糖尿病・関節リウマチ・変形性膝関節症
麻黄附子細辛湯	陰	表	虚	寒	水滞	肺	かぜ症候群・アレルギー性鼻炎
桂枝加朮附湯	陰	表	虚	寒	水滞	腎	骨粗鬆症・帯状疱疹後神経痛
八味地黄丸	陰	裏	虚	寒	水滞	腎	肝硬変に伴う腓腹筋痙攣・前立腺肥大・脳血管障害・高血圧・統合失調症・腰部脊柱管狭窄症・老人性皮膚掻痒症・更年期障害
八味地黄丸	陰	裏	虚	寒	水滞	腎	肝硬変に伴う腓腹筋痙攣・前立腺肥大・脳血管障害・高血圧・統合失調症・腰部脊柱管狭窄症・老人性皮膚掻痒症・更年期障害
牛車腎気丸	陰	裏	虚	寒	水滞	腎	肝硬変に伴う腓腹筋痙攣・老人性頻尿・特発性男子不妊症・糖尿病性神経障害・骨粗鬆症・腰部変形性脊椎症による神経根症・老人性皮膚瘙痒症・耳鳴

とから，方剤を1つの活性成分と同じようにみなして薬理作用を方剤レベルで研究するようになりつつある．

動物実験による薬理学的研究よりもむしろ，臨床疫学的なエビデンスを重視するのがEBMの立場である．また，客観的な臨床研究データに基づく判断と患者の個別性を重視した判断とをバランスのとれた形で調和させながら，効果的で質の高い患者中心の医療を実践することがEBMの趣旨だと言われ

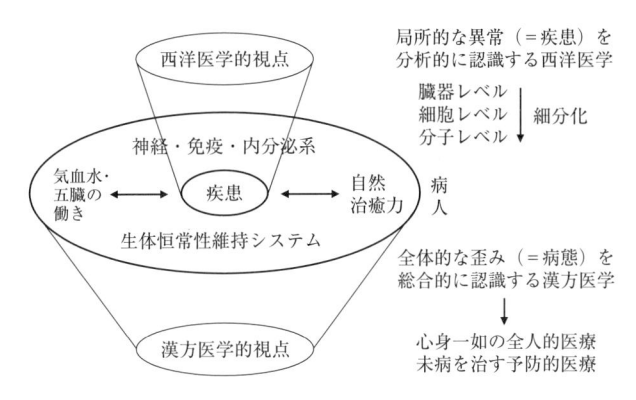

図13.1 西洋医学と漢方医学の視点の違い

ている．だとすれば，臨床判断の根拠として患者集団を対象とした臨床疫学的エビデンスだけに偏ることなく，個々の患者に特有の条件をも考慮するために漢方医学的な病態診断を利用することがEBMの趣旨にかなった漢方治療を実践することにつながる．表13.4には，代表的な50方剤について，漢方医学的な適応病態と臨床疫学的なエビデンスを整理して示した．牛車腎気丸・柴苓湯・芍薬甘草湯・人参養栄湯・補中益気湯のエビデンスを見ると，多岐にわたる疾患に対して同一の方剤が適応になっていることがよくわかる（＝異病同治）．また，同じ疾患であっても，病人の個人差に応じて異なる方剤が適応になるのも漢方治療の特徴である（＝同病異治）．

漢方薬の臨床応用が異病同治や同病異治になるのは，図13.1に示したように漢方医学が疾患そのものではなく，疾患を自ら治そうとする病人の自然治癒力に注目し，それを気血水や五臓の働きとして総合的に認識するからである．これは神経・免疫・内分泌系を中心とする生体恒常性維持システムの働きに相当し，局所的な異常を分析的に認識する西洋医学の視点では見えなくなってしまう側面である．このことが，ストレス・超高齢化・生活習慣病といった現代医療が直面している多くの課題の解決を困難なものにしている．したがって，心身一如の考え方で自然治癒力を活性化し，予防的医療の立場で未病を治す漢方医学の特質をよく理解したうえで，漢方薬を臨床応用することが今後ますます重要になってくる．

13.2.2　漢方薬の副作用

漢方薬の副作用については，いくつか注意すべき生薬が存在するので，主要活性成分の薬理作用と合わせて理解しておくとよい．たとえば，麻黄の主要活性成分であるエフェドリンには交感神経興奮作用や中枢神経興奮作用があるので，麻黄を含む方剤の副作用として，不眠，動悸，頻脈，興奮，血圧上昇，発汗過多，排尿障害などに対する注意が必要である．甘草は非常に多くの方剤に含まれているが，グリチルリチンによる偽アルドステロン症を引き起こすことがあり，浮腫・血圧上昇・低カリウム血症のどれか1つが見られたら甘草による副作用を疑う必要がある．附子に含まれるアコニチン系アルカロイドは少量で神経毒作用を示し，その副作用はのぼせ，顔面紅潮，動悸，舌のしびれ感などで始まり，重症になると悪心・嘔吐や不整脈，さらには心停止や呼吸中枢麻痺に至る．しかし，エキス製剤に含まれる附子は加圧加熱処理が施されているため，常用量を用いている限り危険性は少ない．

これ以外に注意が必要な副作用としては，消化器症状と皮膚症状，肝機能障害，間質性肺炎がある．

消化器症状を起こしうる生薬には，麻黄，地黄，当帰，川芎，石膏などがあるが，人参で胃がもたれる症例もあるので一概には言えない．発疹，瘙痒，蕁麻疹などの皮膚症状もあらゆる生薬で起こる可能性があるが，とくに桂枝や地黄，黄耆などで生じやすい．漢方薬による肝機能障害の発症頻度は全薬剤性肝障害の 0.01-0.05% とされるが，現在まで柴胡剤など黄芩を含む処方で発症したという報告が多い．間質性肺炎の副作用報告は小柴胡湯によるものが最も多く，インターフェロン製剤を投与中の患者，肝硬変・肝がんの患者，慢性肝炎における肝機能障害で血小板数 10 万/mm^3 以下の患者に対して小柴胡湯は禁忌になっている．

(喜多敏明)

参考文献

1) 日本東洋医学会学術教育委員会（編）：入門漢方医学．南江堂，2002.
2) 日本東洋医学会学術教育委員会（編）：学生のための漢方医学テキスト．南江堂，2007.
3) 寺澤捷年：症例から学ぶ和漢診療学（第 2 版）．医学書院，1998.
4) 喜多敏明：やさしい漢方理論．医歯薬出版，2001.
5) 喜多敏明：プライマリケア漢方．日本医事新報社，2007.
6) 寺澤捷年，喜多敏明，関矢信康（編）：EBM 漢方（第 2 版）．医歯薬出版，2007.
7) 谿 忠人：漢方薬の薬能と薬理．南山堂，1991.
8) 久保道徳，吉川雅之（編）：医療における漢方・生薬学．廣川書店，2003.

演習問題

問題 患者：72 歳，男性

半年前から夜間に腓腹筋痙攣（こむら返り）が出現して目が覚めるようになった．痙攣の頻度が徐々に増加し，1 ヵ月前からは毎日のように出現している．血液生化学検査では異常を認めず，西洋医学的には特に問題がないと言われているが，漢方医学的には気血水や五臓の異常として診断・治療することが可能である．

(1) 気血水の異常としては，どの病態が考えられるか．最も適当なものを 1 つ選べ．
 a. 気虚　b. 血虚　c. 気鬱　d. 瘀血　e. 水滞

(2) 五臓の異常としては，どの病態が考えられるか．最も適当なものを 1 つ選べ．
 a. 肝の異常　b. 心の異常　c. 脾の異常　d. 肺の異常　e. 腎の異常

(3) この患者には芍薬甘草湯という方剤が有効であった．芍薬甘草湯のように甘草を含む方剤を処方する際に注意すべき副作用を 2 つ選べ．
 a. 浮腫　b. 肝機能障害　c. 不眠　d. 低カリウム血症　e. 間質性肺炎

解答 (1) b　(2) a　(3) a, d

[付録] WORLD MEDICAL ASSOCIATION
ヘルシンキ宣言
人間を対象とする医学研究の倫理的原則

1964年 6月第18回WMA総会（ヘルシンキ，フィンランド）で採択
1975年10月第29回WMA総会（東京，日本）で修正
1983年10月第35回WMA総会（ベニス，イタリア）で修正
1989年 9月第41回WMA総会（九龍，香港）で修正
1996年10月第48回WMA総会（サマーセットウェスト，南アフリカ）で修正
2000年10月第52回WMA総会（エジンバラ，スコットランド）で修正
2002年10月WMAワシントン総会（アメリカ合衆国）で修正（第29項目明確化のため注釈追加）
2004年10月WMA東京総会（日本）で修正（第30項目明確化のため注釈追加）
2008年10月WMAソウル総会（韓国）で修正

A. 序文

1. 世界医師会（WMA）は，個人を特定できるヒト由来の試料およびデータの研究を含む，人間を対象とする医学研究の倫理的原則として，ヘルシンキ宣言を発展させてきた．
   本宣言は，総合的に解釈されることを意図したものであり，各項目は他のすべての関連項目を考慮に入れず適応されるべきではない．
2. 本宣言は，主として医師に対して表明されたものであるが，WMAは人間を対象とする医学研究に関与する医師以外の人々に対しても，これらの原則の採用を推奨する．
3. 医学研究の対象となる人々を含め，患者の健康を向上させ，守ることは，医師の責務である．医師の知識と良心は，この責務達成のために捧げられる．
4. WMAジュネーブ宣言は，「私の患者の健康を私の第一の関心事とする」ことを医師に義務づけ，また医の国際倫理綱領は，「医師は医療の提供に際して，患者の最善の利益のために行動すべきである」と宣言している．
5. 医学の進歩は，最終的に人間を対象とする研究を要するものである．医学研究に十分参加できていない人々には，研究参加への適切なアクセスの機会が提供されるべきである．
6. 人間を対象とする医学研究においては，個々の研究被験者の福祉が他のすべての利益よりも優先されなければならない．
7. 人間を対象とする医学研究の第一の目的は，疾病の原因，発症，および影響を理解し，予防，診断ならびに治療行為（手法，手順，処置）を改善することである．現在最善の治療行為であっても，安全性，有効性，効率，利用しやすさ，および質に関する研究を通じて，継続的に評価されなければならない．
8. 医学の実践および医学研究においては，ほとんどの治療行為にリスクと負担が伴う．
9. 医学研究は，すべての人間に対する尊敬を深め，その健康と権利を擁護するための倫理基準に従わなければならない．研究対象の中には，特に脆弱で特別な保護を必要とする集団もある．これには，同意の諾否を自ら行うことができない人々や強制や不適切な影響にさらされやすい人々が含まれる．
10. 医師は，適用される国際的規範および基準はもとより，人間を対象とする研究に関する自国の倫理，法律および規制上の規範ならびに基準を考慮するべきである．いかなる自国あるいは国際的な倫理，法律，または規制上の要請も，この宣言が示す研究被験者に対する保護を弱めたり，撤廃するべきで

はない．

B. すべての医学研究のための諸原則

11. 研究被験者の生命，健康，尊厳，完全無欠性，自己決定権，プライバシーおよび個人情報の秘密を守ることは，医学研究に参加する医師の責務である．
12. 人間を対象とする医学研究は，科学的文献の十分な知識，関連性のある他の情報源および十分な実験，ならびに適切な場合には動物実験に基づき，一般的に受け入れられた科学的原則に従わなければならない．研究に使用される動物の福祉は尊重されなければならない．
13. 環境に悪影響を及ぼすおそれのある医学研究を実施する際には，適切な注意が必要である．
14. 人間を対象とする各研究の計画と作業内容は，研究計画書の中に明示されていなければならない．研究計画書は，関連する倫理的配慮に関する言明を含み，また本宣言の原則にどのように対応しているかを示すべきである．計画書は，資金提供，スポンサー，研究組織との関わり，その他起こり得る利益相反，被験者に対する報奨ならびに研究に参加した結果として損害を受けた被験者の治療および/または補償の条項に関する情報を含むべきである．この計画書には，その研究の中で有益であると同定された治療行為に対する研究被験者の研究後のアクセス，または他の適切な治療あるいは利益に対するアクセスに関する取り決めが記載されるべきである．
15. 研究計画書は，検討，意見，指導および承認を得るため，研究開始前に研究倫理委員会に提出されなければならない．この委員会は，研究者，スポンサーおよびその他のあらゆる不適切な影響から独立したものでなければならない．当該委員会は，適用される国際的規範および基準はもとより，研究が実施される国々の法律と規制を考慮しなければならないが，それらによってこの宣言が示す研究被験者に対する保護を弱めたり，撤廃することは許されない．この委員会は，進行中の研究を監視する権利を有するべきである．研究者は委員会に対して，監視情報，とくに重篤な有害事象に関する情報を提供しなければならない．委員会の審議と承認を得ずに計画書を変更することはできない．
16. 人間を対象とする医学研究を行うのは，適正な科学的訓練と資格を有する個人でなければならない．患者あるいは健康なボランティアに関する研究は，能力があり適切な資格を有する医師もしくは他の医療専門職による監督を要する．被験者の保護責任は常に医師あるいは他の医療専門職にあり，被験者が同意を与えた場合でも，決してその被験者にはない．
17. 不利な立場または脆弱な人々あるいは地域社会を対象とする医学研究は，研究がその集団または地域の健康上の必要性と優先事項に応えるものであり，かつその集団または地域が研究結果から利益を得る可能性がある場合に限り正当化される．
18. 人間を対象とするすべての医学研究では，研究に関わる個人と地域に対する予想しうるリスクと負担を，彼らおよびその調査条件によって影響を受ける他の人々または地域に対する予見可能な利益と比較する慎重な評価が，事前に行われなければならない．
19. すべての臨床試験は，最初の被験者を募集する前に，一般的にアクセス可能なデータベースに登録されなければならない．
20. 医師は，内在するリスクが十分に評価され，かつそのリスクを適切に管理できることを確信できない限り，人間を対象とする研究に関与することはできない．医師は潜在的な利益よりもリスクが高いと判断される場合，または有効かつ利益のある結果の決定的証拠が得られた場合は，直ちに研究を中止しなければならない．
21. 人間を対象とする医学研究は，その目的の重要性が研究に内在する被験者のリスクと負担に勝る場合にのみ行うことができる．
22. 判断能力のある個人による，医学研究への被験者としての参加は，自発的なものでなければならない．

家族または地域社会のリーダーに打診することが適切な場合もあるが，判断能力のある個人を，本人の自由な承諾なしに，研究へ登録してはならない．

23. 研究被験者のプライバシーおよび個人情報の秘密を守るため，ならびに被験者の肉体的，精神的および社会的完全無欠性に対する研究の影響を最小限にとどめるために，あらゆる予防策を講じなければならない．

24. 判断能力のある人間を対象とする医学研究において，それぞれの被験者候補は，目的，方法，資金源，起こりうる利益相反，研究者の関連組織との関わり，研究によって期待される利益と起こりうるリスク，ならびに研究に伴いうる不快な状態，その他研究に関するすべての側面について，十分に説明されなければならない．被験者候補は，いつでも不利益を受けることなしに，研究参加を拒否するか，または参加の同意を撤回する権利のあることを知らされなければならない．被験者候補ごとにどのような情報を必要としているかとその情報の伝達方法についても特別な配慮が必要である．被験者候補がその情報を理解したことを確認したうえで，医師または他の適切な有資格者は，被験者候補の自由意思によるインフォームド・コンセントを，望ましくは文書で求めなければならない．同意が書面で表明されない場合，その文書によらない同意は，正式な文書に記録され，証人によって証明されるべきである．

25. 個人を特定しうるヒト由来の試料またはデータを使用する医学研究に関しては，医師は収集，分析，保存および/または再利用に対する同意を通常求めなければならない．このような研究には，同意を得ることが不可能であるか非現実的である場合，または研究の有効性に脅威を与える場合があり得る．このような状況下の研究は，研究倫理委員会の審議と承認を得た後にのみ行うことができる．

26. 研究参加へのインフォームド・コンセントを求める場合，医師は，被験者候補が医師に依存した関係にあるか否か，または強制の下に同意するおそれがあるか否かについて，特別に注意すべきである．このような状況下では，インフォームド・コンセントは，そのような関係とは完全に独立した，適切な有資格者によって求められるべきである．

27. 制限能力者が被験者候補となる場合，医師は，法律上の権限を有する代理人からのインフォームド・コンセントを求めなければならない．これらの人々が研究に含まれるのは，その研究が被験者候補に代表される集団の健康増進を試みるためのものであり，判断能力のある人々では代替して行うことができず，かつ最小限のリスクと最小限の負担しか伴わない場合に限られ，被験者候補の利益になる可能性のない研究対象に含まれてはならない．

28. 制限能力者とみなされる被験者候補が，研究参加についての決定に賛意を表すことができる場合には，医師は，法律上の権限を有する代理人からの同意のほか，さらに本人の賛意を求めなければならない．被験者候補の不同意は尊重されるべきである．

29. 例えば，意識不明の患者のように，肉体的，精神的に同意を与えることができない被験者を対象とした研究は，インフォームド・コンセントを与えることを妨げる肉体的・精神的状態が，その対象集団の必要な特徴である場合に限って行うことができる．このような状況では，医師は法律上の権限を有する代理人からのインフォームド・コンセントを求めるべきである．そのような代理人が存在せず，かつ研究を延期することができない場合には，インフォームド・コンセントを与えることができない状態にある被験者を対象とする特別な理由を研究計画書の中で述べ，かつ研究倫理委員会で承認されることを条件として，この研究はインフォームド・コンセントなしに開始することができる．研究に引き続き参加することに対する同意を，できるだけ早く被験者または法律上の代理人から取得するべきである．

30. 著者，編集者および発行者はすべて，研究結果の公刊に倫理的責務を負っている．著者は人間を対象とする研究の結果を一般的に公表する義務を有し，報告書の完全性と正確性に説明責任を負う．彼ら

は，倫理的報告に関する容認されたガイドラインを遵守すべきである．消極的結果および結論に達しない結果も積極的結果と同様に，公刊または他の方法で一般に公表されるべきである．刊行物の中には，資金源，組織との関わりおよび利益相反が明示される必要がある．この宣言の原則に反する研究報告は，公刊のために受理されるべきではない．

C. 治療と結びついた医学研究のための追加原則

31. 医師が医学研究を治療と結びつけることができるのは，その研究が予防，診断または治療上の価値があり得るとして正当化できる範囲内にあり，かつ被験者となる患者の健康に有害な影響が及ばないことを確信する十分な理由を医師がもつ場合に限られる．

32. 新しい治療行為の利益，リスク，負担および有効性は，現在最善と証明されている治療行為と比較考慮されなければならない．ただし，以下の場合にはプラセボの使用または無治療が認められる．
    - 現在証明された治療行為が存在しない研究の場合，または，
    - やむを得ない，科学的に健全な方法論的理由により，プラセボ使用が，その治療行為の有効性あるいは安全性を決定するために必要であり，かつプラセボ治療または無治療となる患者に重篤または回復できない損害のリスクが生じないと考えられる場合．この手法の乱用を避けるために十分な配慮が必要である．

33. 研究終了後，その研究に参加した患者は，研究結果を知る権利と，例えば，研究の中で有益であると同定された治療行為へのアクセス，または他の適切な治療あるいは利益へのアクセスなどの，研究結果から得られる利益を共有する権利を有する．

34. 医師は，治療のどの部分が研究に関連しているかを患者に十分に説明しなければならない．患者の研究参加に対する拒否または研究からの撤退の決定は，決して患者・医師関係の妨げとなってはならない．

35. ある患者の治療において，証明された治療行為が存在しないか，またはそれらが有効でなかった場合，患者または法律上の資格を有する代理人からのインフォームド・コンセントがあり，専門家の助言を求めた後であれば，医師は，まだ証明されていない治療行為を実施することができる．ただし，それは医師がその治療行為で生命を救う，健康を回復する，または苦痛を緩和する望みがあると判断した場合に限られる．可能であれば，その治療行為は，安全性と有効性を評価するために計画された研究の対象とされるべきである．すべての例において，新しい情報は記録され，適切な場合には，一般に公開されるべきである．

索　引

A～Z

α-methyldopa　58
$α_2$-PI　255

abciximab　256
acanthocytosis　246
ACE　153, 166
acebutolol　72
acetylcholine　54, 74
acetylcholinesterase　54, 82
acyclovir　273
adenylate cyclase　56
AIDS　273
AIHA　247
ambenonium　85
amosulalol　72
amphetamine　65
ARB　155, 167
arecoline　74
aromatase 活性　238
arotinolol　72
atenolol　72
ATIII　252
atracurium　88
atropine　78
autonomic nervous system　52

Basedow 病　234
BBB　138, 139
belladonna alkaloid　78
benzocaine　97
betaxolol　72
bethanechol　74
bevantolol　72
biperiden　81
bisoprolol　72
bopindolol　71
bretylium　60
bunazosin　70
bunitrolol　71
bupivacaine　99
butyrylcholinesterase　82

Ca^{2+}　237
caffeine　66

Candida albicans　270
carbachol　74
carteolol　71
carvedilol　72
catecholamine　61
catechol-O-methyl transferase　139
CBZ-epoxide　132
celiprolol　72
chemoreceptor trigger zone　152
cholinesterase inhibitors　81
circadian rhythm　40
clonidine　64
Clostridium difficile　207
cocaine　59, 96
Cockcroft-Gault　36
codeine　107
COMT　59, 139
COX　157, 211
COX-1　211
COX-2　211
Cryptococcus neoformans　270
CS　175
CSII　224
CTZ　152, 208
cyclopentilate　81
CYP　25
CYP2C19　110, 133, 205
CYP2C9　133, 135
CYP3A4　110, 132, 135

dantrolene　92
day surgery　106
DCA　175
DDS　212
decamethonium　90
delayed ON　139
DES　175
DFP　84
Diamond-Blackfan 症候群　245
DIC　247
dihydroergotamine　70
dihydroergotoxine　71
DMARDs　214
DMPP　95
DNA トポイソメラーゼ阻害薬　281

dobutamine　63
donepezil　86, 142
DOPAC　139
dopamine　57
dopamine-$β$-hydroxylase　57
DOTS　269
doxazosin　70
drug delivery system　212
d-tubocurarine　88

ECL　146
ED_{50}　11
EDRF　77
edrophonium　84
EM　37
eNOS　77
enterochromaffin cell　149
enterochromaffin-like cell　146
ephedrine　65
epinephrine　57
epoxide hydrolase　134
ergometrine　71
ergotamine　70
extensive metabolizer　26

FDP　253
fentanyl　108
fibrin/fibrinogen degradation products　253
first-order process　29
5-fluorocytosine　271
functional dyspepsia　153

$GABA_A$ 受容体　109
GAD　141
GCP　43, 44
GDP　16
G_i　16
glycoprotein Ib 受容体　251
GPIa/IIa　251
GPIIb/IIIa　251
G_q　17
G_s　16
GTP　16
GTPase　16

guanabenz 64
guanethidine 60
guanfacine 64

HAART 274
halothane 92
HbA$_{1C}$ 221
heparin-induced thrombocytopenia 257
hexamethonium 95
5-HIAA 150
HIT 257
5-HPETE 159
HSV-1 272
HSV-2 272
HUS 247

IFN 282
imipramine 59
impulse 54
indenolol 71
infusion reaction 217
ipratropium 80
isoproterenol 62

James Parkinson 137

17-KS 236

labetalol 72
LCAT 欠損症 246
LD$_{50}$ 11
levallorphan 109
levobupivacaine 100
lidocaine 98
ligand-gated ion channel 150
linear kinetics 133
5-LO 157
loading dose 32
Long 103

MAC 102
maintenance dose 32
MAO 139, 150
MAO inhibitors 59
mazaticol 81
MBC 259
MDS 245
methacholine 74
methamphetamine 65
methoxamine 64
3-methoxytyramine 139
methylephedrine 65

metixene 81
metoprolol 72
Meyer-Overton rule 103
MIC 259
minimum alveolar concentration 102
minimum bacteriocidal concentration 259
minimum inhibitory concentration 259
mivacurium 90
monoamine oxidase 59, 139
mood disorder 119
morphine 106
motor nerve 52
MSSA 261
3-MT 139
MTX 215, 279
muscarine 74

Na/Ca 交換機構 171
nadolol 71
naloxone 109
neostigmine 81, 84
neuroleptanalgesia 102
nicotine 93
nipradilol 72
NLA 102
no ON 139
nonlinear kinetics 133
norepinephrine 54
NSAIDs 211

17-OHCS 236
opioid receptors 106
ORT 208
oxitropium 80
oxybutynin 81

PAE 265
PAF 147
PAI-1 255
PAM 86
pancuronium 88
paralysis agitans 137
parasympathetic nervous system 52
parasympatholytic drugs 78
parasympathomimetic drugs 74
pargyline 59
PBP 261
PCI 175
PD 35

PDEIII 255
penbutolol 71
pentazocine 108
peripheral nervous system 52
peroxisome proliferator-activated receptor γ 226
pethidine 107
pharmacodynamic 4, 20, 35
pharmacogenetics 37
pharmacogenomics 37
pharmacokinetic 4, 20, 35
pharmacology 4
phenoxybenzamine 68
phentolamine 68
phenylephrine 64
physostigmine 81, 84
PIDT1/2 249
pilocarpine 74
pindolol 71
pirenzepine 81
piroheptine 81
PK 35
plasminogen activator inhibitor-1 255
PM 37
poor metabolizer 26
post-antibiotic 効果 265
postganglionic fiber 52
PPARγ 226
PPN 141
prazosin 69
preganglionic fiber 52
prilocaine 98
Prinzmetal's angina 175
procaine 96
procaterol 64
profenamine 81
propranolol 71
protease inhibitors 274
PTCA 175
PTCR 176
pyridostigmine 84

QOL 211
quality of life 211
quinidine 177
quinidine syncope 185

reserpine 59
reverse pharmacology 3
ritodrine 64
rocuronium 89

safrazine 59
salbutamol 64
SASP 216
scopolamine 78
scopolamine butylbromide 81
sensory nerve 52
SERT 150
shaking palsy 137
side effects 12
solifenacin 81
somatic nervous system 52
SSRI 144
steady state 21
succinylcholine 90
SUR1 225
sympathetic drugs 68
sympathetic nervous system 52
sympathomimetic drugs 61

tamsulosin 55, 70
TD_{50} 11
TDM 22, 37, 130
TEA 95

terazosin 70
terbutaline 64
tetracaine 98
TFPI 252
theobromine 66
theophylline 66
therapeutic drug monitoring 22
tilisolol 71
timolol 73
tissue factor 252
tissue factor pathway inhibitor 252
tissue plasminogen activator 253
TNF-α 214, 217
tolterodine 81
toxic effects 12
toxicology 4
tPA 176, 253
trihexyphenidyl 81
trimethaphan 95
trimetoquinol 64
tropicamide 81
TTP 247

tumor necrosis factor-α 214
tyramine 59, 65
tyrosine hydroxylase 57

UK 176
undesirable effects 12
untoward effects 12
uPA 257
urapidil 70

vanillylmandelic acid 60
vecuronium 88
viability 176
viscerosensory nerve 52
VKORC1 256
VMA 60
VMAT 150
von Willebrand factor 251
vWF 251

yohimbine 68

和文索引

あ 行

RA系 166
アカルボース 227
悪性関節リウマチ 214
悪性高熱 92
悪性高熱症 104, 105
悪性症候群 116
アゴニスト 14
アコニチン系アルカロイド 301
アザセトロン 208
アザチオプリン 280
亜酸化窒素 103
アシクロビル 273
アジスロマイシン 264
アスコルビン酸 291
アズトレオナム 263
アスピリン 160, 255
アスピリンジレンマ 255
アスペルギルス腫 270
アセタゾラミド 200
アセチルコリン 54, 74, 203
アセチルコリンエステラーゼ 54, 82
アセブトロール 72
アゼラスチン 148
アディポネクチン 226
アデニル酸シクラーゼ 56
アテノロール 72
アトラクリウム 88
アトロピン 78
アナストロゾール 283
アナフィラキシー反応 261
アバカビル 274
アプリンジン 186
アポモルフィン 208
アミオダロン 183, 187
アミカシン 265
アミノグリコシド系薬 265
アミロイドカスケード 141
アムホテリシンB 270
アムロジピン 166, 175
アモスラロール 72
アリピプラゾール 118
アルガトロバン 257
アルキル化薬 278
アルコール 109

アルコール依存症者 113
アルツハイマー型痴呆症 86
アルツハイマー病 141
アルデヒドデヒドロゲナーゼ 174
アルドステロン 167, 201
アルプロスタジル 160
アルベカシン 265
アレコリン 74
アロチノロール 72
アロプリノール 218
アロマターゼ 283
アロマターゼ活性 238
アロマターゼ阻害薬 283
アンジオテンシンII 166
アンジオテンシンIIタイプI受容体 166
アンジオテンシン受容体拮抗薬 155
アンジオテンシン変換酵素 153, 166
安静時狭心症 173
アンタゴニスト 14
アンチトロンビンIII 252
アントラサイクリン系抗癌抗生物質 281
アンドロゲン 242
アンフェタミン 65
アンベノニウム 85

EC細胞 150
異型狭心症 173
維持投与量 32
イソフルレン 102
イソプロテレノール 62
1型糖尿病 222
I群抗不整脈薬 181
一次過程 29
一酸化窒素 174
一酸化窒素合成酵素 77
一般名 5
遺伝子多型 26
遺伝性球状赤血球症 246
遺伝性脂質異常症 192
遺伝性楕円赤血球症 246
遺伝的多型 20
イノシトールリン脂質代謝回転 56
イプラトロピウム 80

イペカク 208
胃壁エンテロクロマフィン様 146
イマチニブ 285
イミプラミン 59
医薬品 5
医薬部外品 5
イリノテカン 281
陰イオン交換樹脂 194, 196
インジナビル 275
インスリン 221
インスリンアナログ 223
インスリン欠乏 222
インスリン抵抗性 222
インスリン抵抗性改善薬 225
インスリン分泌促進薬 224
インスリン様成長因子 229
インターフェロン 282
インデノロール 71
インドメタシン 160
インバースアゴニスト 14
インパルス 54
インフリキシマブ 216
インフルエンザ菌 261

ウェルニッケ脳症 290
ウラピジル 70
ウルソデオキシコール 210
ウロキナーゼ 257
運動神経 52

エイコサペンタエン酸 196
HIV感染症 273
AMPA型グルタミン酸受容体 135
ACE阻害薬 155, 167, 170
AT1受容体 166
AT1受容体拮抗薬 167
Aβワクチン療法 141, 142, 142
エキセメスタン 283
エコチオパート 84
エスケープ現象 215
ST合剤 267
エストラジオール 239
エストロゲン 238
エストロゲン依存性腫瘍 241
エストロゲン受容体調節薬 283
SU薬 225
エゼチミブ 194

エタネルセプト 217
エタンブトール 268
エーテル 102, 103, 105
エトポシド 281
エドロホニウム 84
N-アセチル転移酵素 37
エピナスチン 148
エピネフリン 57, 62
エピネフリン反転 69
エファビレンツ 274
エフェドリン 65, 298, 301
エプレレノン 201
エポプロステノール 160
MLCキナーゼ 173
エリスロマイシン 264
L-アスパラギナーゼ 282
LHサージ 241
エルゴタミン 70
エルゴメトリン 71, 243
遠位尿細管 199
炎症性サイトカイン 214
エンフルレン 102
エンプロスチル 206

黄体化ホルモン 231
黄体ホルモン 240
オキシトシン 233
オキシトロピウム 80
オキシブチニン 81
オザグレル 160
オピオイド受容体 106
オピオイド鎮痛薬 106
オメプラゾール 204
オランザピン 118
オンダンセトロン 152, 208

か 行

壊血病 289
概日リズム 40
化学受容器引き金帯 152, 208
過活動膀胱 81
覚醒剤 5
覚醒剤取締法 6
拡張期血圧 163
下垂体後葉ホルモン 231
下垂体性小人症 230
下垂体前葉ホルモン 229
ガストリン 203
ガス麻酔薬 102
家族性低リポ蛋白血症 246
カタレプシー 137
ガチフロキサシン 269
脚気 289

褐色細胞腫 61, 68
活性薬 14
活動電位 178
カテコラミン 61
カナマイシン 265
カフェイン 66
カプセル剤 7
カプレオマイシン 269
鎌状赤血球 247
可溶性グアニル酸シクラーゼ 173
空咳 167
カリクレイン 155, 252
カリジノゲナーゼ 157
カリジン 155
顆粒剤 7
カルシウム拮抗薬 166
Caチャネル 130
カルシトニン 233, 238
カルテオロール 71
カルバコール 74
カルバペネム薬 262
カルベジロール 72, 170
カルボプラチン 278
カルメロースナトリウム 206
肝機能障害 134
ガンシクロビル 273
カンジダ属 270
間質性肺炎 215
緩徐伝導 179
間接作用 8
関節リウマチ 211, 213
甘草 301
漢方薬 294
漢方薬の副作用 301

偽アルドステロン症 301
奇異反応 111
気鬱 297
気管支拡張剤 64
気管支喘息 80, 236
気逆 297
気虚 297
気血水 296
キサンチン誘導体 65
寄生虫治療薬 275
基礎インスリン分泌 223
拮抗薬 14
キニジン 177, 181, 185
キニナーゼⅠ 155
キニナーゼⅡ 155
キニノーゲン 155
機能性胃腸症 153
揮発性麻酔薬 102, 104

気分障害 119
偽膜性腸炎 207
キマーゼ 153
逆アゴニスト 14
逆転薬理学 3
脚間核 141
急性作用 9
急性循環不全 63
QT延長 115
吸入麻酔薬 102
強化インスリン療法 223
狭心痛 172
局所作用 8
局所麻酔薬 96
虚血 172
虚血性心疾患 172
巨赤芽球性貧血 244
起立性低血圧 169
キレート形成 23
近位尿細管 199
禁忌 12
筋弛緩薬 104
金製剤 216
禁断症状 5
金チオリンゴ酸ナトリウム 216

グアナベンズ 64
グアネチジン 60
グアンファシン 64
空腹時血糖値 221
クエチアピン 118
クエン酸マグネシウム 207
クッシング症候群 237
グラニセトロン 152, 208
クラミジア 265
グラム陰性桿菌 261
クラリスロマイシン 264
グラルギン 224
クラーレ 88
クリアランス 31, 35
グリチルリチン 301
グリニド薬 225
クリプトコッカス 274
グリベンクラミド 225
グリメピリド 225
クリンダマイシン 266
グルクロン酸抱合 110, 135
α-グルコシダーゼ 227
α-グルコシダーゼ阻害薬 227
グルコース 221
グルタミン酸 134
グルタミン酸脱炭酸酵素 141
クレアチニンクリアランス 28, 31,

140
クレチン病　234
グレープフルーツジュース　39
クロザピン　114, 117
クロニジン　64
クロピドグレル　255
クロファジミン　269
クロミフェン　240
クロルフェニラミン　148
クロロホルム　102, 105

経口血糖降下薬　224
経口避妊薬　239, 241
外科的治療　2
劇薬　5
下剤　206
ケタミン　106
血液脳関門　138
血管障害　221
血管内皮由来因子　77
血虚　297
結合組織型肥満細胞　147
血漿鉄消失速度　249
血小板活性化因子　147
欠神発作　134
血栓性血小板減少性紫斑病　247
血中濃度　131
ケトコナゾール　271
17-ケトステロイド　236
ケトチフェン　148
ケトライド系薬　265
ケノデオキシコール　210
ゲフィチニブ　285
下薬　295
幻覚薬　5
ゲンタマイシン　265

降圧薬　165
抗アルドステロン利尿薬　169
抗ウイルス薬　271
抗うつ薬　120, 144
効果器　16
交感神経系　52
交感神経作動薬　61
交感神経遮断薬　68
口腔乾燥症　75
高血圧　163
抗結核薬　268
抗コリン薬　140
高コレステロール血症　189
後シナプス電位　92
甲状腺ホルモン　233
口唇ヘルペス　272

抗精神病薬　143
酵素抗癌剤　282
後天的免疫不全症候群　273
高トリグリセリド血症　189
高尿酸血症　211
抗ヒスタミン薬　209
抗不整脈薬　177, 180
硬膜外麻酔　99
抗利尿ホルモン分泌過剰症候群　232
高リポ蛋白血症　191
5-HT_{2A}受容体　117
コカイン　59, 96
50%致死量　11
50%中毒量　11
50%有効量　11
後世方派　294
ゴセレリン　283
五臓　296
骨髄異形成症候群　245
骨髄抑制　105
コデイン　107
個別化医療　21
コリンエステラーゼ阻害薬　81, 141, 142
コルヒチン　218
コレステリルエステル転送蛋白　196
コレステロール胆石　209

さ　行

サイアザイド系利尿薬　169
サイクリックGMP　174
サイクロセリン　269
柴胡剤　296
最小殺菌濃度　259
最小肺胞濃度　102
最小発育阻止濃度　259
再生不良性貧血　245
サイトメガロウイルス感染症　273
細胞内情報伝達系　14
サキナビル　275
サクシニルコリン　90
坐剤　7
作動薬　14
サニルブジン　274
サフラジン　59
坐薬　7
作用薬　14
サラセミア　244
サラゾスルファピリジン　216
サリン　85
ザルシタビン　274

サルブタモール　64
サルポグレラート　152
三環系抗うつ薬　144
III群抗不整脈薬　183
散剤　7
散瞳　79, 81

G蛋白共役型受容体　16
GTP結合蛋白　16
G6PD欠損症　247
ジギタリス製剤　171
子宮筋収縮作用　206
子宮内膜症　239, 241
シクロオキシゲナーゼ　157, 211
シクロスポリン　264
シクロペントラート　81
シクロホスファミド　278
刺激薬　14
ジゴキシン　171
自己免疫性溶血性貧血　247
自己誘導　132
視床下核　141
ジスキネジア　140
システイニルロイコトリエン　159
シスプラチン　278
自然治癒力　301
持続皮下インスリン注入療法　224
ジソピラミド　181, 185
シタラビン　279, 280
疾患修飾性抗リウマチ薬　211
自動能　179
ジドブジン　274
歯肉増殖　133
α-シヌクレイン　137
ジノプロスト　160
GPIb受容体　251
ジヒドロエルゴタミン　70
ジヒドロエルゴトキシン　71
ジヒドロピリジン　183
ジヒドロピリジン系　166, 175
ジヒドロピリジン系カルシウム拮抗薬　39
ジピリダモール　174
ジフェンヒドラミン　148, 209
シプロヘプタジン　148, 152
嗜癖　6
シベンゾリン　181, 186
シメチジン　148, 203
ジメチルフェニルピペラジニウム　95
ジメンヒドリナート　148
ジャイレース　266
遮断薬　14, 168, 170

臭化ブチルスコポラミン　81
習慣性流産　241
集合管　199
収縮期血圧　163
重症筋無力症　85
終板電位　88
絨毛性ゴナドトロピン　231
主作用　10
受容体　14
　SU 受容体　225
　D_2 受容体　115
　D_2 受容体パーシャルアゴニスト　118
　δ 受容体　111
　κ 受容体　107
　μ 受容体　107
　ω 受容体　110
主要動脈硬化リスク　191
消化性潰瘍治療薬　81
傷寒論　294
笑気　102, 103
錠剤　7
脂溶性ビタミン　288
上皮型 Na^+ チャネル　201
小胞モノアミン酸トランスポーター　150
静脈内麻酔薬　102
静脈麻酔薬　105
生薬　295
上薬　295
常用量　5
初回通過効果　23
除去速度定数　29
除去半減期　29
女性化乳房　170, 240
除痛ラダー　108
徐波睡眠　111
徐放剤　133
徐放錠　7
自律神経系　52
自律神経節遮断薬　95
止痢薬　206, 207
ジルチアゼム　166, 175, 183, 188
シロスタゾール　255
シロップ剤　7
神経芽細胞腫　61
神経筋接合部遮断薬　87
神経原線維変化　141
神経遮断性麻酔　102, 106
神経衝撃　54
神経節作動薬　93
心血管病の危険因子　163
腎集合管上皮 Na チャネル　227

浸潤麻酔　99
振戦　140
心臓弁膜症　140
浸透圧利尿薬　201
神農本草経　294
心拍出量　163

水酸化アルミニウム　205
水酸化マグネシウム　205
水滞　297
水溶性ビタミン　288
スクラルファート　206
スコポラミン　78
スタチン系薬剤　189, 194
ストレプトマイシン　265
スピロノラクトン　171, 201
スマトリプタン　152
スルファメトキサゾール・トリメトプリム合剤　267

生活の質　211
制酸薬　205
精子形成　242
正常自動能　180
精神病状態誘発　134
精神療法　2
生体利用率　24
成長ホルモン　229
生物学的製剤　216
赤芽球癆　245
脊椎麻酔　99
赤血球内濃度　134
節後線維　52
節前線維　52
折衷派　294
切迫流産　64, 241
セファゾリン　261
セフェム系薬物　261
セリプロロール　72
セレコキシブ　160
セロトニン 5-HT_3 受容体　208
セロトニン 5-HT_3 受容体遮断薬　208
セロトニン症候群　151
セロトニントランスポーター　150
線形薬物動態　22, 33
全静脈麻酔　102
全身作用　8
全身麻酔薬　102
ω_1 選択性睡眠薬　111
選択的 α_1 受容体遮断薬　69
選択的 β_1 受容体刺激薬　63
選択的 β_2 受容体刺激薬　64

選択的ムスカリン M_1 受容体拮抗薬　81
センナ　207
全般発作　130
前立腺癌　243
前立腺肥大症　70

臓器移植　236
臓器障害　164
相互作用　135
躁状態　120
躁病エピソード　123
組織因子　252
組織プラスミノーゲン活性化因子　253
ソタロール　183, 188
ソマトスタチン　230
ソマトメジン　229
ソマトロピン　230
ソマン　85
ソリフェナシン　81
D-ソルビトール　206
ゾルミトリプタン　152

た　行

第 1 世代セフェム薬　261
第 1 相試験　46
第 I 相代謝　110
第一相反応　25
大うつ病エピソード　120
体液　197
大黄剤　296
体外衝撃波結石破砕療法　210
第 3 世代セフェム薬　262
第 3 相試験　47
代謝拮抗薬　279
代謝酵素阻害　27
代謝酵素誘導　27
体性神経系　52
ダイダノシン　274
大腸菌　261
第 2 世代セフェム薬　262
第 2 相試験　47
第 II 相代謝　110
第二相反応　25
大脳基底核　138
大麻　5
大麻取締法　6
体毛増加　133
退薬症候　109
第 4 相試験　48
ダウノルビシン　281
多形心室頻拍　180

多剤併用　136
脱分極性遮断　90
脱分極性神経筋接合部遮断薬　90
ターナー症候群　239
ダプソン　269
タブン　85
タムスロシン　55,70
タモキシフェン　240,283
炭酸脱水素酵素　200
単純部分発作　131
タンドスピロン　152
ダントロレン　92
蛋白結合率　131
ダンピング症候群　151

チアゾリジン系薬　226
チアマゾール　234
チアミン　290
遅延伝導　179
知覚神経　52
チクロピジン　255
治験　42
チトクローム P450　20, 25, 37, 132
緻密斑　153
チモロール　73
注射剤　7
中枢作用　9
中毒学　4
中薬　295
腸管クロム親和性細胞　149
チョウセンアサガオ　105
腸溶錠　7
直接作用　8
チラミン　59, 65
チリソロール　71
治療域血中濃度　131
治療係数　11
治療薬物モニタリング　22
チロキシン　233
チロシン水酸化酵素　57
鎮痙薬　81

追加インスリン分泌　223
通仙散　102
痛風　211, 217
痛風発作　217
ツベルクリン反応　268
d-ツボクラリン　88

低 Na 血症　133
DCI 量　138
定常状態　21, 30
D ダイマー　253

テオフィリン　66
テオブロミン　66
テガフール　279
デカメトニウム　90
適応　12
デキサメタゾン　209
テストステロン　242
デスモプレシン　232
鉄芽球性貧血　244
鉄欠乏性貧血　244
テトラエチルアンモニウム　95
テトラカイン　98
テトラサイクリン　205, 265
テトラサイクリン系　38
テトラサイクリン系薬　265
tPA 製剤　257
テラゾシン　70
デラビルジン　274
テーラーメイド医療　21
テリスロマイシン　265
テルブタリン　64
電位依存性カルシウムチャネル　166
電解質　197
点眼剤　7
伝達麻酔　99

盗血現象　174
糖質コルチコイド　235
糖質コルチコイド療法　236
糖尿病　221
糖尿病昏睡　223
洞房結節　177, 178
洞房結節細胞　177, 178
動脈硬化　189
動脈硬化進展抑制効果　194
ドキサゾシン　70, 168
ドキシサイクリン　265
トキソプラズマ原虫　274
ドキソルビシン　281
特異体質　12
毒薬　5
トコフェロール　291
吐根末　208
ドセタキセル　280
ドネペジル　86, 142
ドパ脱炭酸酵素　141
ドパ脱炭酸酵素阻害薬　138
ドパミン　57, 62, 114, 138
ドパミン β-水酸化酵素　57
ドパミンアゴニスト　140
ドパミン経路　115
ドパミン受容体作動薬　208

ドパミン受容体遮断薬　209
ドブタミン　63
トブラマイシン　265
トラスツズマブ　284
トランスポーター　198
トリアゾラム　264
トリアムテレン　201
トリプトファン　149
トリヘキシフェニジル　81
トリメタファン　95
トリメトキノール　64
トリヨードチロニン　233
トルテロジン　81
トレミフェン　283
トローチ剤　7
トロピカミド　81
トロンボキサン　157
トロンボモジュリン　252
ドンペリドン　209

な 行

内因性交感神経刺激作用　168
内臓知覚神経　52
ナテグリニド　225
Na^+/H^+ 交換輸送系　200
$Na^+/K^+/2Cl^-$ 共輸送体　199, 200
Na^+/Cl^- 共輸送体　199, 201
Na チャネル　130, 134
ナドロール　71
ナロキソン　109
軟膏剤　7

2 型糖尿病　222
II 群抗不整脈薬　183
ニコチン　93
ニコチン酸製剤　194, 196
ニコチン性アセチルコリン受容体　92
ニコランジル　175
ニザチジン　203
二次性徴　238
二重盲検法　49
日光過敏性皮膚炎　170
ニトログリセリン　173
ニトロ系血管拡張薬　173
ニフェカラント　183, 187
ニプラジロール　72
二分脊椎　134
日本薬局方　5
乳癌　240
ニューキノロン　205
ニューキノロン系薬　266
尿中未変化体排泄率　27, 35

妊娠　136
人参剤　296
妊娠糖尿病　222

ネオスチグミン　81, 84
ネダプラチン　278
ネチコナゾール　271
ネチルマイシン　265
ネフロン　198
粘膜型肥満細胞　147
粘膜保護薬　205

ノギテカン　281
ノルアドレナリン　168
ノルエピネフリン　54, 62
non-REM 睡眠　112

は 行

バイオアベイラビリティー　24
パーギリン　59
パーキンソン病　81, 137, 140
パクリタキセル　280
ハーゲマン因子　252
％赤血球利用率　249
バソプレシン　231
麦角アルカロイド　70, 243
白金化合物　278
パップ剤　7
華岡青洲　102
バニールマンデル酸　60
バラシクロビル　273
パラチオン　84
バランス麻酔　106
バルガンシクロビル　273
バルビツール酸誘導体　106
パロキセチン　152
ハロタン　92, 102
パンクロニウム　88
半減期　131
バンコマイシン　207, 263
播種性血管内凝固症候群　247
反跳性不眠　109, 112

ピオグリタゾン　226
ビグアナイド薬　226
ビコスルファートナトリウム　207
ヒスタミン　203
ヒスタミン受容体　115
ヒスチジン　146
ヒスチジン脱炭酸酵素　146
非ステロイド性経口抗アンドロゲン薬　284
非ステロイド性抗炎症薬　211

非線形薬物動態　33
ビソプロロール　72
非脱分極性神経筋接合部遮断薬　88
ビタミン　288
ビタミン A　291
ビタミン B_1　290
ビタミン B_2　290
ビタミン B_2 欠乏症　289
ビタミン B_6　290
ビタミン B_6 欠乏症　289
ビタミン B_{12}　290
ビタミン C　291
ビタミン D　237, 291
ビタミン E　291
ビタミン K　291
ビタミン K 依存性凝固因子　256
ビタミン K エポキシド還元酵素複合体 1　256
ビタミン欠乏症　288
非定型抗酸菌　274
ヒト免疫不全ウイルス　273
5-ヒドロキシインドール酢酸　150
17-ヒドロキシコルチコステロイド　236
ヒドロキシジン　148
ヒドロクロロチアジド　201
ヒドロコルチゾン　235
ビノレルビン　280
ビフォナゾール　271
ビペリデン　81
表現型　37
表面麻酔　99
ピラジナミド　268
ピリドスチグミン　84
ピリミジン誘導体　279
ピルジカイニド　182, 186
ピルビン酸キナーゼ欠乏症　247
ピレンゼピン　81
ピロカルピン　74
ピロヘプチン　81
ビンカアルカロイド系抗癌剤　280
ビンクリスチン　280
ピンドロール　71
ビンブラスチン　280

ファドロゾール　283
ファモチジン　148, 203
不安定ヘモグロビン　247
フィゾスチグミン　81, 84
フィナステリド　243
フィブラート系薬剤　194, 196
フェニレフリン　64
フェノキシベンザミン　68

フェノチアジン系抗精神病薬　116
フェロカイネティクス　249
フェンタニル　108
フェントラミン　68
フォスフォジエステラーゼ　174
負荷投与量　32
副腎皮質刺激ホルモン　231
腹腔鏡下胆嚢摘出術　210
副交感神経系　52
副交感神経作動薬　74
副交感神経遮断薬　78
副甲状腺（上皮小体）ホルモン　237
複雑部分発作　131
副作用　10, 12
副腎皮質ステロイド薬　209
ブシラミン　216
附子　301
附子剤　296
ブスルファン　278
不整脈　177
ブチリルコリンエステラーゼ　82
ブチロフェノン系抗精神病薬　116
普通薬　5
フッ化ピリミジン系の抗癌剤　39
物理療法　2
ブドウ糖　221
舞踏病様運動　140
ブナゾシン　70
ブニトロロール　71
ブピバカイン　99
部分発作　130
ブラジキニン　167
プラスミノーゲン活性化因子抑制因子-1　255
α_2-プラスミンインヒビター　255
プラセボ反応　49
プラゾシン　69, 168
プラリドキシム　86
プリロカイン　98
フルオロウラシル　279
古方派　294
フルシトシン　271
フルタミド　284
フルダラビン　280
フルボキサミン　152
ブレオマイシン　282
フレカイニド　182, 186
プレカリクレイン　252
ブレチリウム　60
プロカイン　96
プロカインアミド　181, 186
プロカテロール　64

プロゲステロン 235, 283
プロスタグランジン 157, 211, 243
プロスタグランジンE 203
プロテアーゼ阻害薬 274
プロテインC 252, 256
プロテインC欠損症 256
プロテインS 252, 256
プロドラッグ化 212
プロトンポンプ阻害薬 204
プロパフェノン 182, 187
プロピルチオウラシル 234
プロフェナミン 81
プロブコール 194, 196
プロプラノロール 71, 183
プロベネシド 218
プロポフォール 105
プロメタジン 209
ブロモクリプチン 230
プロラクチン 230
分配係数 103
分布容量 28

ヘキサメトニウム 95
ベクロニウム 88
ベーサルインスリン 224
ベタキソロール 72
ベタネコール 74
ペチジン 107
ベニジピン 175
ペニシリナーゼ 260
ペニシリナーゼ産生菌 261
ペニシリン 259
ペニシリン結合蛋白 261
ヘパリン 257
ヘパリン起因性血小板減少症 257
ベバントロール 72
ベプリジル 188
ベラドンナアルカロイド 78
ベラパミル 166, 183, 188
ベラプロスト 160
ヘリコバクター・ピロリ菌 203
ペルオキシソーム増殖因子受容体γ 226
ヘルシンキ宣言 43, 44
ヘルペスウイルス感染症 272
ペロスピロン 118
変換器 16
ベンザミド系抗精神病薬 117
ベンズブロマロン 218
ベンゾカイン 97, 99
1,5-ベンゾジアゼピン 134
ベンゾジアゼピン系誘導体 143
ペンタゾシン 108

便秘薬 206
ペンブトロール 71
ヘンレの係蹄 199

膀胱選択性ムスカリンM_3受容体拮抗薬 81
抱合反応 25
傍糸球体細胞 166
傍糸球体装置 153
房室結節 178
房室結節細胞 178
放射線治療 2
ボグリボース 227
ホスホジエステラーゼIII 255
ボピンドロール 71
ボーラスインスリン 224
ポルフィリア 247
ホルモン補充療法 239
本態性振戦 72

ま 行

マイクロドース 46
マイコプラズマ 265
マイトマイシンC 282
マイネルト基底核 142
麻黄 65, 298, 301
麻黄剤 296
膜電位依存性ナトリウムチャネル 96
マクロライド系薬 264
マザチコール 81
麻酔前投与薬 105
末梢血管抵抗 163
末梢作用 9
末梢神経系 52
麻薬 5
麻薬および向精神薬取締法 6
慢性炎症に伴う貧血 244
慢性作用 9
慢性心不全 170
曼陀羅華 102
マンニトール 202

ミグリトール 227
ミコナゾール 271
ミソプロストール 160, 206
ミソプロストロール 213
ミダゾラム 39
ミチグリニド 225
ミノサイクリン 265
ミバクリウム 90
ミルナシプラン 152

無β-リポ蛋白血症 246
ムスカリン 74
ムスカリン受容体拮抗薬 140
ムスカリン性コリン受容体 115
無動 140
無トランスフェリン血 244

メカセルミン 230
メキシレチン 181, 186
メタコリン 74
メタンフェタミン 65
メチキセン 81
メチシリン 259
メチシリン感受性ブドウ球菌 261
α-メチルドパ 58
メチルエフェドリン 65
メトキサミン 64
メトクロプラミド 209
メトトレキサート 215, 279
メトピロン試験 237
メトプロロール 72
メトホルミン 226
メドロキシプロゲステロン 283
メトロニダゾール 267
メルファラン 278
メロキシカム 160

モサプリド 152
モチフロキサシン 269
モノアミン仮説 120
モノアミン酸化酵素 59, 150
モノアミン酸化酵素阻害薬 59
モノアミン神経伝達物質 114
モノバクタム 263
5-モノヒドロペルオキシエイコサテトラエン酸 159
モルヒネ 106
モンテルカスト 160

や 行

薬害 3
薬剤 7
薬事法 5
薬物アレルギー 13
薬物血中濃度モニタリング 37
薬物相互作用 38
薬物治療学 4
薬物動態学 4, 20
薬物療法 2
薬理遺伝学 37
薬理学 4
薬力学 4, 20
薬理ゲノム学 37

有害作用　3
有効治療濃度域　22
遊離型薬物　25
UGT グルクロン酸転移酵素　37

溶血性尿毒症症候群　247
葉酸　136
用量-反応曲線　10
抑うつ状態　120
ヨヒンビン　68
IV 群抗不整脈薬　183

ら 行

ライディヒ細胞　242
β ラクタム環　260
β ラクタム薬　259
ラクツロース　206
ラニチジン　203
ラニムスチン　278
ラノコナゾール　271
ラフチジン　203
ラベタロール　72
ラベプラゾール　205
ラマトロバン　160
ラモセトロン　208
ランゲルハンス島 β 細胞　221
ランソプラゾール　205
ランダム化比較試験　48
卵胞刺激ホルモン　231

卵胞ホルモン　238
リアノジン　105
リアノジン受容体　92
リウマチ疾患　236
リガンド　14
リガンド依存性イオンチャネル　150
リケッチア　265
リスペリドン　118, 152
リツキシマブ　285
リドカイン　98, 181, 186
リトドリン　64, 243
リトナビル　275
利尿薬　198, 199
リファンピシン　40, 268, 269
リポキシゲナーゼ経路　157
リポ蛋白分画法　191
リボフラビン　290
リマプロスト　160
硫酸プロタミン　257
リュープロレリン　243, 283
緑内障　75
リンコマイシン系　266
リン酸コデイン　208
臨床試験　42
臨床薬理学　4
臨床薬効評価　48
臨床用量依存　112

ループ利尿薬　169, 200
レセルピン　59, 137, 152
レチノール　291
レニン-アンジオテンシン系　166
レバロルファン　109
レビー小体　137
レフルノミド　216
レボドパ/カルビドパ　138
レボドパ/ベンセラジド　138
レボブピバカイン　100
レボフロキサシン　269
REM 睡眠　111, 112

ロイコトリエン　157
老人斑　141, 142
ロキサジジン　203
6-メルカプトプリン　280
ロクロニウム　89
労作性狭心症　173
ロシグリタゾン　227
ロペラミド　208
ロベリン　94

わ 行

ワルファリン　38

実践臨床薬理学　　　　　　　　　　　　定価はカバーに表示

2010年11月25日　初版第1刷

編集者	中　谷　晴　昭
	大　橋　京　一
	越　前　宏　俊
発行者	朝　倉　邦　造
発行所	株式会社　朝　倉　書　店

東京都新宿区新小川町 6-29
郵便番号　162-8707
電　話　03 (3260) 0141
Ｆ Ａ Ｘ　03 (3260) 0180
http://www.asakura.co.jp

〈検印省略〉

ⓒ 2010〈無断複写・転載を禁ず〉　　　印刷・製本　東国文化

ISBN 978-4-254-31092-4　C 3047　　　　　　　　　Printed in Korea

前東大 杉本恒明・国立病院機構 矢崎義雄総編集

内　科　学（第九版）

32230-9　C3047　　　B 5 判 2156頁　本体28500円
32231-6　C3047　　　B 5 判（5分冊）本体28500円

内科学の最も定評ある教科書，朝倉『内科学』が4年ぶりの大改訂．オールカラーで図写真もさらに見やすく工夫．教科書としてのわかりやすさに重点をおき編集し，医師国家試験出題基準項目も網羅した．携帯に便利な分冊版あり．
〔内容〕総論：遺伝・免疫・腫瘍・加齢・心身症／症候学／治療学：移植・救急／感染症・寄生虫／循環器／血圧／呼吸器／消化管・膵・腹膜／肝・胆道／リウマチ・アレルギー／腎／内分泌／代謝・栄養／血液／神経／環境・中毒・医原性疾患

前東大 杉本恒明・前東大 小俣政男総編集

内　科　学　症　例　図　説

32208-8　C3047　　　B 5 判 656頁　本体18000円

症例を中心にその診断・治療の過程をストーリー性の中でわかりやすく，興味のもてるようにオールカラーで編集．典型的な症例を挙げ，その臨床所見と標準的な検査値を示し，超音波像・造影CT像・MRI像・血管造影像そして病理組織像などの画像診断をコンパクトに解説．〔内容〕感染症／循環器系疾患／呼吸器系疾患／消化器系疾患／肝疾患／胆・膵疾患／膠原病／腎・尿路系疾患／内分泌系疾患／代謝異常／血液疾患／神経疾患／眼底／救急医療

順天堂大 樋野興夫・順天堂大 木南英紀編

が　ん　医　療　入　門

30097-0　C3047　　　B 5 判 244頁　本体5000円

がん医療の専門家を目指す人—がん専門医，がん看護師，がん薬剤師，医学物理士—のためのがん教育入門テキスト．がん医療教育「がんプロフェッショナル養成プラン」のコアカリキュラムを中心にまとめた．医療現場からのコラムも多数収載．

昭和大 井廻道夫・虎の門病院 熊田博光・
鹿児島大 坪内博仁・阪大 林 紀夫編

肝　臓　病　学

32212-5　C3047　　　B 5 判 504頁　本体20000円

肝臓病の全体にわたる高度な内容を平易・簡潔にまとめEvidenceに基づいた実践的な指針を提供．
〔内容〕【構造と機能】【診断と症候】生検／腹腔鏡／画像診断／肝不全／腹水【各論】肝炎／肝硬変／脂肪肝／アルコール性肝障害／肝腫瘍／肝移植／他

前慶大 石井裕正・国際医学情報センター 朝倉 均・
千葉大 税所宏光・東海大 幕内博康編

臨　床　消　化　器　病　学

32206-4　C3047　　　B 5 判 672頁　本体25000円

臨床医学の中でも極めて広範囲な領域を包含している消化器病学について内科系・外科系が共同して消化器病における各種疾患の概念を，診断と治療を中心として最新の知識をわかりやすく編集し，最新の国家試験ガイドラインの内容も満たす

前阪大 垂井清一郎・東大 門脇 孝・阪医大 花房俊昭編

最　新　糖　尿　病　学
—基礎と臨床—

32200-2　C3047　　　B 5 判 796頁　本体28000円

人類病ともいわれる糖尿病について最新の基礎的・臨床的知識を集大成．〔内容〕概念／疫学／膵島の形態・発生・分化／インスリン／糖尿病の分類・成因／診断／病理／代謝異常・病態／治療／膵臓移植／慢性合併症／高血圧／肥満／予防，他

小佐野博史・山田安彦・青山隆夫編著
中島宏昭・上野和行・早瀬伸正・小林大介他著
薬学テキストシリーズ

薬　物　治　療　学

36264-0　C3347　　　B 5 判 424頁　本体6800円

薬物治療を適正な医療への処方意図の解釈と位置づけ，実際的な理解を得られるよう解説した．各疾患ごとにその概略をまとめ，治療の目標，薬物治療の位置づけ，治療薬一般，おもな処方例，典型的な症例についてわかりやすく解説した．

中込和哉・秋澤俊史編著　神崎 愷・川原正博・
定金 豊・小林茂樹・馬渡健一・金子希代子著
薬学テキストシリーズ

分　析　化　学　Ⅰ　—定量分析編—

36262-6　C3347　　　B 5 判 152頁　本体3500円

モデルコアカリキュラムにも準拠し，定量分析を中心に学部学生のためにわかりやすく，ていねいに解説した教科書．〔内容〕1部　化学平衡：酸と塩基／各種の化学平衡／2部　化学物質の検出と定量：定性試験／定量の基礎／容量分析

中込和哉・秋澤俊史編著　神崎 愷・川原正博・
定金 豊・小林茂樹・馬渡健一・金子希代子著
薬学テキストシリーズ

分　析　化　学　Ⅱ　—機器分析編—

36263-3　C3347　　　B 5 判 216頁　本体4800円

モデルコアカリキュラムにも準拠し，機器分析を中心にわかりやすく，ていねいに解説した教科書．
〔内容〕各種元素の分析／分析の準備／分析技術／薬毒物の分析／分光分析法／核磁気共鳴スペクトル／質量分析／X線結晶解析

渡辺 稔編著
薬学テキストシリーズ

薬　理　学
—基礎から薬物治療学へ—

36261-9　C3347　　　B 5 判 392頁　本体6800円

基本から簡潔にわかりやすく，コアカリにも対応させて解説．〔内容〕局所麻酔薬／末梢性筋弛緩薬／抗アレルギー薬／抗炎症薬／免疫抑制薬／神経系作用薬／循環器系作用薬／呼吸器系作用薬／血液関連疾患治療薬／消化器系作用薬／他

上記価格（税別）は 2010 年 10 月現在